外科护理学

李育芳　杨慧芳　刘菊新　主编

中国纺织出版社有限公司

内容提要

本书是临床护理专业适用教材。全书为十章，分别为神经外科疾病护理、胸心外科疾病护理、胃和十二指肠疾病护理、肠疾病护理、阑尾炎护理、肝脏疾病护理、胆道疾病护理、胰腺疾病护理、泌尿外科疾病护理、骨科疾病护理。本教材介绍了护理评估、护理诊断、护理措施和患者的健康教育等方法，兼具科学性与实用性，能有效提高护理人员的专业水平、病情观察能力及风险意识，使护理人员在工作中更有预见性，降低护理工作风险，从而进一步保障患者的安全。可供外科护理人员培训使用。

图书在版编目（CIP）数据

外科护理学 / 李育芳，杨慧芳，刘菊新主编.
北京：中国纺织出版社有限公司，2025.3. -- ISBN
978-7-5229-2499-1

Ⅰ. R473.6

中国国家版本馆CIP数据核字第2025CZ1127号

责任编辑：胡　敏　　　责任校对：王蕙莹　　　责任印制：王艳丽

中国纺织出版社有限公司出版发行
地址：北京市朝阳区百子湾东里 A407 号楼　邮政编码：100124
销售电话：010—67004422　传真：010—87155801
http://www.c-textilep.com
中国纺织出版社天猫旗舰店
官方微博 http://weibo.com/2119887771
三河市宏盛印务有限公司印刷　各地新华书店经销
2025年3月第1版第1次印刷
开本：787×1092　1/16　印张：26.75
字数：620千字　定价：138.00元

作者简介

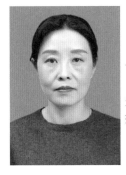

李育芳，毕业于长治医学院护理学专业。现任晋城市人民医院特需体检部护士长，主任护师。

从事临床护理工作30余年。近年来，一直致力于"外科临床护理"课题的研究。临床上，对普外科各种常见病、多发病的护理有丰富经验，尤擅长胃肠肿瘤疾病的护理。累计在国家级核心期刊发表相关论文3篇，主编专著1部。

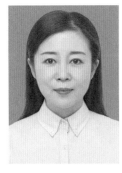

杨慧芳，毕业于长治医学院护理学专业。现任晋城市人民医院骨科四病区护士长，主任护师。

从事外科及感染性疾病护理工作30余年。近年来，一直致力于"ERAS快速康复"课题的研究。临床上，对外科各种常见病、多发病的护理有丰富经验，对骨科疾病的护理有着独到见解，尤擅长髋、膝关节置换术围术期的护理。曾获晋城地区科技论文一等奖，累计发表相关论文10余篇，主编专著1部。

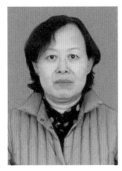

刘菊新，毕业于长治医学院护理学专业。现任晋城市人民医院骨科五病区副护士长，主任护师。中华医学会手外科学分会华北地区委员会护理学组山西委员，山西省晋城市护理学会骨科护理专业委员会委员，山西省护理学会人文护理专业委员会委员，山西省晋城市护理学会心理护理专业委员会副主任委员。

从事普通外科和骨科临床、教学及管理工作34年。临床上，对骨科常见疾病的护理有丰富经验，尤擅长骨科老年患者围术期管理。累计在学术刊物发表专业论文5篇，参编著作1部。

编 委 会

李育芳　晋城市人民医院

杨慧芳　晋城市人民医院

刘菊新　晋城市人民医院

前　言

随着现代医学的快速发展,越来越多的新理论和新技术广泛应用于外科临床,对外科医护人员提出了更高的要求。外科临床、护理人员除需要具备扎实的医学基础理论知识和过硬的临床操作及护理技术,更需要不断学习、归纳总结,以适应外科学的发展和建设需求,为此我们特编写了本教材。

本教材在介绍相关疾病的病因、临床表现、实验室检查、诊断、治疗等知识的基础上,有针对性地介绍了护理评估、护理诊断、护理措施和患者的健康教育等方法。本教材兼具科学性与实用性,能有效提高护理人员的专业水平、病情观察能力及风险意识,使护理人员在工作中更有预见性,降低护理工作风险,从而进一步保障患者的安全。可供相关学科临床医护人员及高等教学使用。

本教材编写具体分工如下:

第一主编李育芳(第2章第4~5节,第3章第3~5节,第4~6章,第7章第1~6节),共计21万余字;第二主编杨慧芳(第1章,第2章第1~3节,第10章第1~4节),共计20万余字;第三主编刘菊新(第2章第6节,第3章第1~2节,第7章第7节,第8~9章,第10章第5~9节),共计20万余字。

由于编者编写时间有限,书中恐存在遗漏或不足之处,敬请广大读者提出宝贵修改意见,以便今后再版时修正完善。

编　者

目　　录

第一章　神经外科疾病护理

第一节　颅脑损伤

一、头皮损伤

(一)病因及发病机制

常见的头皮损伤有头皮血肿、头皮裂伤、头皮撕脱伤。

头皮血肿多由钝器伤所致,按血肿出现于头皮的层次分为皮下血肿、帽状腱膜下血肿和骨膜下血肿。皮下血肿常见于产伤或碰伤,血肿位于皮肤表层与帽状腱膜之间;帽状腱膜下血肿是由于头部受到斜向暴力,头皮发生剧烈滑动,撕裂该层的血管所致;骨膜下血肿常由于颅骨骨折引起或产伤所致。

头皮裂伤是常见的开放性头皮损伤,多为锐器或钝器打击所致。

头皮撕脱伤是一种严重的头皮损伤,多因发辫受机械力牵拉,使大块头皮自帽状腱膜下层或连同骨膜一并撕脱。

(二)护理评估

1.头皮血肿

(1)皮下血肿:血肿位于皮下和帽状腱膜下,体积小、张力高、压痛明显,有时周围组织肿胀隆起,中央反而凹陷,稍软,易误认为是凹陷性颅骨骨折。

(2)帽状腱膜下血肿:位于帽状腱膜和骨膜中间,该处组织疏松,出血较易扩散,严重者血肿边界可与帽状腱膜附着缘一致,覆盖整个穹窿部,似戴一顶有波动的帽子;小儿及体弱者,可因此休克或贫血。

(3)骨膜下血肿:血肿多局限于某一颅骨范围内,以骨缝为界,血肿张力较高。

2.头皮裂伤

头皮血管丰富,出血较多,可引起失血性休克。头皮裂伤较浅时,因断裂血管受头皮纤维隔的牵拉,断端不能收缩,出血量反较帽状腱膜全层裂伤者多。由于出血多,常引起患者紧张,使血压升高,加重出血。

3.头皮撕脱伤

大块头皮自帽状腱膜下层连同骨膜一起被撕脱所致。剧烈疼痛及大量出血可导致失血性或疼痛性休克,易致颈椎骨折和脱位。较少合并颅骨损伤及脑损伤。

（三）辅助检查

头颅 X 线摄片可了解有无合并存在的颅骨骨折。

（四）处理原则

较小的头皮血肿一般在 1～2 周内可自行吸收,无须特殊处理;若血肿较大,则应在严格皮肤准备和消毒下,分次穿刺抽吸后加压包扎。

头皮裂伤现场急救可局部压迫止血,争取 24 小时内清创缝合。常规应用抗生素和破伤风抗毒素。

头皮撕脱伤现场急救可加压包扎止血、防治休克;尽可能在伤后 6～8 小时内清创做头皮瓣复位再植或自体皮移植。对于骨膜已撕脱不能再植者,需清洁创面,在颅骨外板上多处钻孔,深达板障,等骨孔内肉芽组织生成后再行植皮。

（五）护理诊断

1.疼痛

与头皮血肿、头皮裂伤有关。

2.潜在并发症

感染、出血性休克。

（六）护理措施

(1)病情观察:密切观察患者的生命体征、瞳孔、意识状况,警惕合并颅骨损伤、脑损伤及颅内压增高。

(2)头皮血肿嘱患者勿用力揉搓,以免增加出血,早期冷敷以减少出血和疼痛,24～48 小时后改用热敷,以促进血肿吸收。

(3)遵医嘱应用抗生素预防感染、缓解疼痛。做好伤口护理,注意创面有无渗血,保持敷料干燥清洁,保持引流通畅。

(4)头皮撕脱伤在急救过程中应注意保护撕脱的头皮,避免污染,用无菌敷料或干净布包裹、隔水放置于有冰块的容器内,随伤员一同送往医院,争取清创后再植。对出现休克的患者,在送往医院途中应保持平卧。

二、颅骨骨折

颅骨骨折的临床意义并不在骨折本身,而是骨折可能同时并发脑膜、脑、颅内血管和脑神经的损伤。按骨折部位分为颅盖骨折和颅底骨折;按骨折是否与外界相通分为开放性骨折和闭合性骨折;按骨折形态分为线性骨折和凹陷性骨折。

（一）护理评估

1.健康史

询问患者受伤的过程,如暴力的方式、部位、大小、方向,当时有无意识障碍及口鼻流血、输液等情况,初步判断有无脑损伤和其他损伤。

2.身体状况

(1)颅盖骨折:常合并有头皮损伤。若骨折片陷入颅内则可导致脑损伤,出现相应的症状和体征;若引起颅内血肿,则可出现颅内压增高症状。

（2）颅底骨折：多因间接暴力作用于颅底所致，常伴有硬脑膜破裂，引起脑脊液漏而确诊。主要表现为皮下和黏膜下瘀斑、脑脊液外漏和脑神经损伤3个方面（表1-1）。

表1-1 颅底骨折的临床表现

骨折部位	瘀斑部位	脑脊液漏	可能损伤的脑神经
颅前窝	眶周、球结膜下（熊猫眼征）	鼻漏	嗅神经、视神经
颅中窝	乳突区	鼻漏或耳漏	面神经、听神经
颅后窝	乳突和枕下部（Battle征）	无	第Ⅸ～第Ⅻ对脑神经

3.辅助检查

颅骨X线摄片和CT检查，可明确骨折的部位和性质。

4.处理原则

颅盖线性骨折一般不需特殊处理；凹陷性骨折，如有脑组织受压症状或凹陷直径大于5cm，深度达1cm者，应予手术整复。颅底骨折脑脊液漏超过1个月时，应予手术修补硬脑膜。开放性骨折应予抗生素预防感染。

（二）护理诊断

1.有感染的危险

有感染的危险与脑脊液外漏有关。

2.潜在并发症

颅内出血、颅内压增高、颅内低压综合征等。

（三）护理措施

1.病情观察

密切观察患者的意识状态、瞳孔、生命体征、肢体活动等。

2.脑脊液外漏的护理

护理的重点是防止因脑脊液逆行导致颅内感染。

（1）嘱患者采取半卧位，头偏向患侧，借重力作用使脑组织向颅底移动，促进漏口封闭，维持至停止漏液后3～5天。

（2）维持外耳道、鼻腔、口腔清洁，每天清洁消毒2～3次。

（3）严禁堵塞鼻腔和外耳道；禁止耳、鼻滴药、冲洗，严禁经鼻腔吸氧、吸痰和放置胃管；禁忌做腰椎穿刺。

（4）避免用力打喷嚏、擤鼻涕、咳嗽、用力排便，以防止脑脊液逆流。

（5）观察和记录脑脊液出量、颜色及性状。

（6）注意观察有无颅内感染征象，遵医嘱使用抗生素和破伤风抗毒素。

3.心理护理

向患者介绍病情、治疗方法和注意的事项，以取得配合，消除其紧张情绪。

三、原发性脑损伤

(一)轻型脑伤

1.病理生理改变

有关脑震荡发生的机制,至今仍意见不一,过去认为仅是脑生理功能的一时性抑制,在组织学上并无器质性改变,但近年来的临床和实验研究发现,头部遇到暴力打击,使脑在颅内发生摆动,可以造成脑的不同部位组织学损伤,发生如下变化。

动物受伤后意识丧失数分钟,呼吸暂停约1分钟,随后呼吸减慢和不规则,心率减慢,数分钟或十几分钟后呼吸、心率逐渐恢复正常。伤后瞬间脑血流量增加,但数分钟后血流量反而显著减小,约为正常状态下的一半,0.5小时后脑血流量可恢复正常。颅内压伤后立即升高,数分钟后逐渐下降至正常。动物脑的大体标本看不到明显变化,但是光学显微镜可发现轻度变化,如毛细血管充血,神经细胞胞体肿大和脑水肿等。电子显微镜观察显示,受力部位脑皮质有广泛改变,可见到神经元内线粒体肿胀,线粒体嵴被挤向周围,延髓和上部颈髓受损害时更为严重。神经轴突也发生肿胀,白质处有细胞外水肿等改变,提示血-脑脊液屏障的通透性增加。以上改变在伤后0.5小时可出现,1小时最明显,多在24小时内自然消失。在脑干和上部颈髓,这种病理变化可以解释脑震荡出现短暂的意识丧失、呼吸、心率和脑血管的改变。

脑震荡患者脑电图波幅降低,节律性差,以后出现广泛的θ波和δ波,可能与脑干网状结构功能障碍有关。患者清醒后脑电图恢复正常。脑干听觉诱发电位检查显示:半数病例的波形及其潜伏期均有改变。脑震荡患者的脑脊液中,可检出乙酰胆碱的含量增高,胆碱酯酶的活性降低。脑脊液中乙酰胆碱含量与患者昏迷程度正相关。临床症状好转时,乙酰胆碱的含量也随之降低。研究表明,乙酰胆碱浓度升高就可以使神经元突触发生传导阻滞。脑干网状结构对意识的维持是依赖从周围传来的冲动,如果多突触传导路径发生阻滞,便会导致意识障碍。

2.临床表现

(1)短暂性脑干功能障碍:伤后患者出现一过性意识障碍、面色苍白、四肢松软、呼吸表浅且不规则、血压降低和脉搏微弱等脑干功能紊乱的表现。动物实验出现的呼吸暂停、心率减慢、角膜反射和瞳孔对光反射消失等情况,但在伤后来院的患者中多数观察不到。

以上脑干症状多在数分钟或十多分钟逐渐消失或恢复正常。意识障碍一般不超过30分钟。但偶有患者表现为瞬间意识混乱或恍惚,并无昏迷,也有个别出现为期较长的昏迷,甚至死亡者,这可能因暴力经大脑深部结构传导至延髓等生命中枢所致。患者遭受外力时不仅有大脑和上脑干功能的暂时中断,同时也有下脑干、延髓及颈髓的抑制,使血管神经中枢及自主神经调节也发生紊乱,引起心率减慢、血压下降、面色苍白、出冷汗、呼吸暂停继而浅弱及四肢松软等一系列反应。大多数可逆的轻度脑震荡患者,中枢神经功能迅速自上而下,由颈髓-延髓-脑干向大脑皮质恢复;而在不可逆的严重脑震荡则可能是自上而下的抑制过程,使延髓呼吸中枢和循环中枢的功能中断过久,因而导致死亡。

(2)逆行性遗忘或近事遗忘:患者从昏迷中清醒后,不能回忆受伤发生的时间、地点和经过,对受伤前不久的事情也不能回忆,但对往事(远记忆)仍能叙述,伤前越久的事情记忆越清楚。此称为逆行性遗忘。可能为近记忆中枢——海马回受外伤影响的结果。

（3）其他症状：脑震荡患者清醒后，约有半数出现头痛、头昏、眩晕、耳鸣、恶心、呕吐、畏光、乏力以及心悸、失眠、烦躁、怕吵闹、注意力不集中、思维力低下等症状。一般可持续数日至数周，以后逐渐消失。有的患者症状持续数月或数年，称为脑震荡后综合征或脑外伤后综合征。

（4）神经系统检查：均无阳性体征。

3.辅助检查

目前，脑震荡客观的诊断依据及其与轻度脑挫伤的临床鉴别仍无可靠的方法。因此，常需要借助各种辅助检查方法才能明确诊断：如颅骨 X 线摄片、腰穿测压力、脑脊液检查、脑电图、脑干听觉诱发电位、CT 等。

4.诊断与鉴别诊断

根据患者头部外伤后有以上临床特点，特别是伤后有短暂昏迷或近事遗忘，但无明显的生命体征改变，无神经系统阳性体征发现，患者症状很快消失者，即可诊断本症。但伤后患者一直无意识障碍，对受伤当时情况记忆清楚者，一般不能诊断脑震荡。

5.治疗原则

（1）观察对症治疗：在伤后一定时间内可在急诊室观察，密切注意意识、瞳孔、肢体活动功能和生命体征变化。一般无须特殊治疗，急性期要安静休息，减少对患者不良刺激，最好卧床休息 5～7 天，对兴奋患者可适当给予镇静剂，一般性头痛者可服罗通定等止痛药，对血管性头痛者可用调节血管运动功能的药物如尼莫地平、麦角胺等；对有自主神经功能紊乱的患者应用谷维素、胞磷胆碱等药物，但应避免使用影响观察的吗啡类药物。

（2）症状延迟恢复：部分患者症状消失较慢，原因可能有以下 3 种。①外伤较重，脑干等重要结构损害比较明显。②可能合并有其他类型的脑损伤，如脑挫伤、颅内血肿等。③恐惧心理，一部分人对脑震荡认识不清，有恐惧心理。因此，对此类患者应做详细检查，必要时行 CT 扫描，在排除器质性病变后，向患者做耐心解释工作。

（二）脑挫裂伤

脑挫裂伤是脑挫伤和脑裂伤的总称，一般脑凸面挫裂伤多发生在暴力的直接作用部位，属于加速伤，通常为局灶性。但是头枕部等部位着力后，远离冲击点的对冲部位即额、颞前端和底部接触面广泛的脑组织在颅腔内发生滑动并与凹凸不平的颅底相擦、碰撞，从而可以出现损伤（减速性），临床上称为对冲性脑挫裂伤。

1.病理生理改变

脑挫伤指脑组织遭受破坏较轻，软脑膜尚完整者；脑裂伤指软脑膜、血管和脑组织同时有破裂，伴有外伤性蛛网膜下腔出血。脑挫裂伤的程度与致伤力的大小有关，轻者可见脑表面淤血、水肿，软膜下有点状出血灶，血性脑脊液。严重时脑组织挫碎、破裂，局部出血、水肿，甚至形成脑内血肿，受损皮质血管栓塞，脑组织坏死，挫裂区周围有点状出血及软化灶。4～5 天后坏死组织开始液化，凝血块分解，周围脑组织可见铁锈样含铁血黄素染色，糜烂组织中混有黑色凝血碎块。

2.临床表现

轻者可没有原发性意识障碍，如由单纯的闭合性凹陷性骨折造成的脑挫裂伤即有可能出现此种情况。而重者,如损伤多发、范围广泛或合并脑内血肿,可至昏睡,甚至昏迷。

(1)意识障碍:意识障碍是脑挫裂伤最突出的临床表现之一,其严重程度是衡量伤情轻重的指标。轻者伤后立即昏迷的时间可为数十分钟或数小时,重者可持续数日、数周或更长时间,有的甚至长期昏迷。

(2)头痛、恶心、呕吐等症状:脑挫裂伤患者由于同时伴有不同程度的脑水肿、颅内压增高和外伤性蛛网膜下腔出血,清醒后多有头痛、头晕、恶心、呕吐。伤后早期出现恶心、呕吐可能由于头部受伤时第四脑室底部呕吐中枢受冲击、蛛网膜下腔出血对脑膜的刺激或对前庭系统的刺激等所致。如果脑挫裂伤急性期已过,仍持续剧烈头痛、频繁呕吐或者一度好转后又加重,需警惕继发颅内出血的可能。

(3)脑损伤局部症状:如果脑挫裂伤发生在脑皮质功能区时,可出现相应的神经功能缺失症状,如肢体瘫痪、失语、感觉障碍、视野缺损以及局灶性癫痫等;如果仅伤及额、颞叶前端等脑功能"哑区",可无神经功能缺如的表现。

(4)生命体征变化:早期多表现为血压下降、脉搏呼吸浅快,这主要为脑干功能抑制所致,常于伤后不久逐渐恢复。若出现持续性低血压,需注意有无复合伤存在。如果生命体征短时间内即恢复正常并出现血压进行性升高,脉搏洪大有力,心率变慢,呼吸深缓,则需考虑发生颅内血肿及脑水肿、脑肿胀等继发性损伤。脑挫裂伤患者常有低热,若损伤波及下丘脑则会出现中枢性高热。

(5)脑膜刺激征:因蛛网膜下腔出血引起,表现为畏光,颈强直,克尼格征阳性,多在 1 周后消失,若持久不见好转,应注意排除颈椎损伤或继发颅内感染。

3.辅助检查

(1)腰椎穿刺:腰椎穿刺检查颅内压多显著增高,脑脊液呈血性,含血量与损伤程度有关;颅内压明显增高者应高度怀疑有颅内血肿或严重肿胀、脑水肿。已出现颅内压明显增高、颅内血肿征象或脑疝迹象时禁忌腰椎穿刺。

(2)头颅 X 线检查:在伤情允许的情况下,头颅 X 线检查仍有其重要价值,不仅能了解骨折的具体情况,而且对分析致伤机制和判断伤情有其特殊意义。

(3)头颅 CT 和 MRI 扫描:CT 扫描是首选的重要检查,能确定脑组织损伤部位及性质,脑挫裂伤多表现为低密度和高、低密度混杂影像,挫裂伤区呈点片状高密度区,数小时后病灶周围出现低密度水肿带,同时可见侧脑室受压变形,严重者出现中线移位。CT 扫描对脑震荡和脑挫裂伤有明确的鉴别诊断意义,并能清楚显示挫裂伤的部位、程度以及继发损害,如颅内出血、水肿,同时通过观察脑室、脑池的大小和形态及移位情况间接估计颅内压的高低。但需要强调的是,CT 只能反映检查当时的颅内情况,不能预测颅内血肿和严重脑肿胀的发生和发展。

MRI 扫描较少用于急性颅脑损伤诊断,但对诊断脑挫裂伤的敏感性明显优于 CT,主要表现为脑挫裂伤灶内的长 T_1、长 T_2 水肿信号及不同时期的出血信号。

4.诊断与鉴别诊断

根据患者头部外伤后有以上临床特点,特别是伤后有原发昏迷超过 30 分钟,有神经系统定位体征,脑膜刺激征阳性,结合 CT 扫描等辅助检查,即可确立脑挫裂伤的诊断。临床上需与颅内血肿鉴别,颅内血肿一般表现为继发昏迷,与脑挫裂伤原发昏迷之间可存在一个中间好转或清醒期,并且颅内压增高症状明显,明确的诊断依赖于辅助检查。

5.治疗原则

脑挫裂伤的治疗视伤情及继发性脑损伤的程度而定,一般以非手术治疗为主,若出现颅内继发性血肿、难以遏制的脑水肿、颅内压增高时需考虑手术治疗。

(1)非手术治疗:对于轻型脑挫裂伤患者的非手术治疗可参照脑震荡的治疗,密切观察病情变化,针对脑水肿对症治疗,及时复查 CT 扫描。对于中重型脑挫裂伤患者则应加强专科监护,注意保持气道通畅,持续给氧,对有呼吸困难者应及时行气管插管呼吸机辅助呼吸。维持水、电解质平衡,在没有过多失钠的情况下,含盐液体每天 500mL 即可。含糖液补给时要防止高血糖以免加重脑缺血、缺氧损害及酸中毒。如果患者 3~4 天不能进食时,宜留置胃管,鼻饲流食以补充热量和营养。对于休克患者在积极抗休克治疗同时,应详细检查有无骨折、胸腹腔有无脏器伤和内出血,避免延误复合伤治疗。

1)脱水:伤后 6 小时当排除了颅内血肿,无血压过低及其他禁忌证即可使用脱水治疗。其中 20% 甘露醇为临床常用的渗透性脱水药,它除了有确切的降低颅内压的作用外,还可降低血细胞比容、降低血液黏滞度、增加脑血流量和增加脑氧携带能力。目前主张小剂量甘露醇,每次 125mL,6~8 小时 1 次,10~15 分钟快速静脉滴注。值得注意的是,甘露醇进入血-脑脊液屏障破坏区可加重局部脑水肿,大剂量、长期使用时可引起电解质紊乱、肾衰竭、酸中毒等,如同时应用其他肾毒性药物或有败血症存在时更容易发生肾衰竭。当出现弥散性脑肿胀时,则应立即给予激素和巴比妥治疗,同时行过度换气及强力脱水,冬眠降温、降压也有助于减少脑血流量、减轻血管源性水肿。

2)抗癫痫和镇静:患者的躁动、抽搐、去脑强直和癫痫发作常加重脑缺氧,促进脑水肿,应及早查明原因给予有效的抗癫痫和镇静治疗,苯巴比妥 0.1~0.2g 肌内注射,并避免使用有呼吸抑制作用的药物。对于颅脑损伤患者是否需要给予预防性抗癫痫药的问题一直存在争议。有些学者认为伤后给予抗癫痫药能有效地预防癫痫灶的形成和癫痫的发生,而一些前瞻性的临床研究却认为预防性抗癫痫药无效。但后来有学者提出,只要达到药物有效的治疗浓度,就能起到预防癫痫的作用。

3)脑功能保护:急性期治疗中应注意保护脑功能,可以酌情使用神经功能恢复药物,待病情平稳后尽早开始各种脑功能锻炼,包括听力、语言、肢体功能的康复治疗。对于不伴有气胸、休克、颅内血肿、感染等患者,可采用高压氧治疗;可降低脑外伤后因合并低氧血症、低血压、贫血等,从而导致继发缺血缺氧性脑损伤的可能,早期适时使用高压氧疗法有助于可逆性脑损伤的好转。

(2)手术治疗:原发性脑挫裂伤一般不需要手术治疗,但对于下列两种情况应考虑急诊手术治疗。①伤后进行性意识障碍和神经功能损害加重,出现急性颅内压增高,通过脱水等药物治疗无法控制,颅内压＞3.3kPa(25mmHg)或出现脑疝临床表现者。②额颞顶叶挫裂伤体积＞20mL,中线移位＞5mm,伴基底池受压,应尽早行开颅手术。除了掌握手术指征,临床医师还必须结合患者年龄、全身复合伤、生命体征、伤前有无重要脏器疾病、伤后 CT 扫描时间等综合因素全面分析,才能作出合理判断。手术的目的是清除颅内血肿和挫碎坏死的组织,充分内外减压。

手术要点:①根据 CT 扫描所显示的病变部位选择适合的手术方式。由于严重脑挫裂伤多发生在枕部着力所致的额颞叶对冲部位,因此手术切口多采用额颞部问号或反问号形;②术中注意彻底清除挫碎的脑组织和颅内血肿,达到内减压的目的,严密止血,必要时行颞肌下减压或去骨瓣减压。

(三)脑干损伤

脑干损伤是一种严重的脑损伤,常危及伤者的生命,包括原发性损伤和继发性损伤两种。原发性脑干损伤占 44.4%～71.1%,在颅脑损伤中发生率为 3%～55%,病死率高达 33.3%;脑干损伤出现并发症者可占 80%,因并发症而死亡者高达 30%～50%。脑干损伤有大量的迟发性细胞死亡或细胞凋亡。头颅 CT 和 MRI 扫描,可以用于脑干损伤诊断、分类及判断其预后。

1.生物力学机制

原发性脑干损伤指脑干在外力作用当时直接受到震动、牵拉、撕裂而受损或是由于颅脑外伤后脑干受周围形成的水肿或血肿而受到挤压或是脑干本身出现水肿或血肿,而造成的继发损伤。外力作用的力学模式多见于脑干直接受撞或是脑干快速旋转扭挫。

2.临床表现

(1)意识障碍:脑干损伤后,由于网状结构受损,可产生严重的意识障碍,多在外伤当时出现,呈持续性昏迷,无中间清醒期。昏迷时间长短不一,可达数日、数周甚至数月或长期处于植物状态。持续昏迷常见于原发性脑干损伤,但在继发性颅内血肿致严重脑疝形成或救治效果差时也可发生。

(2)瞳孔与眼球运动变化:脑干损伤后,尤其是中脑和脑桥损伤,常有双侧瞳孔散大或大小不等或双侧瞳孔交替变化,时大时小,对光反射消失或一侧或双侧瞳孔极度缩小;眼球位置常有异常,可表现为眼球固定、眼球分离、双眼偏斜、双眼同向凝视麻痹等。

(3)锥体束征:可出现一侧或双侧肢体无力或瘫痪,肌张力增高,腱反射亢进,病理反射阳性等锥体束征,严重者可呈松弛性瘫痪状态。中脑和延髓损伤常致偏瘫或双侧锥体束征阳性,脑桥损伤则肢体瘫痪征象可不甚明显。伤情严重时,可出现全部反射和病理反射皆不能引出,四肢肌张力消失,待病情稳定、好转后,锥体束征等阳性体征又开始出现。

(4)去皮质状态和去大脑强直状态:脑干损伤后可表现出去皮质状态,如四肢伸直,肌张力增高,双上肢内收前旋,双足过度跖屈,颈项后仰呈角弓反张状。轻者呈阵发性发作,如压迫眶上神经或刺痛皮肤即可引起发作,重者呈去大脑强直状态。一般在临床上将去大脑强直状态作为脑干损伤,尤其是中脑平面以上受损的特征性表现。

(5)生命体征改变。

1)呼吸功能紊乱。脑干损伤早期即可出现呼吸节律紊乱,多为先浅快继而深慢,最后出现病理性呼吸。延髓直接损伤者,可发生急性呼吸功能衰竭,在伤后或很短时间内即自动停止。同时,由于自主神经功能紊乱,气管内分泌物增多。一般呼吸停止后心跳并不立即停止,可在人工呼吸下维持数小时、数天,甚至能维持数十天。

2)心血管功能紊乱。脑干损伤后,可出现血压的明显波动,一般先升后降,先心率增快继而心率减慢,后期可出现心律不齐、搏动微弱甚至停止。脑干损伤的患者在出现呼吸紊乱的同时也可出现脉搏细速微弱或慢而弱、血压低等,有学者称此现象为脑性休克或延髓休克。

3)体温调节障碍。脑干损伤可引起交感神经系统功能障碍,可导致伤者高热或虚脱。

(6)脑干各平面损伤的特点。

1)中脑平面损伤。主要表现为意识障碍较深、眼球位置异常和去皮质强直。伤者常双侧瞳孔大小不等或时大时小交替变化,形态可不规则,早期伤侧瞳孔可明显散大且不规则,对光反射消失,眼球歪斜或凝视。四肢肌张力显著增高,呈角弓反张状,并阵发性发作,常因刺激而加重。严重时可出现双侧瞳孔散大固定,四肢松弛性瘫痪,深浅反射消失。

2)脑桥平面损伤。多有持久性昏迷,双侧瞳孔常极度缩小,对光反射消失,双眼球多向健侧凝视,虽然锥体束征较少见,但面神经、展神经核性麻痹多见。可出现较为突出的呼吸、脉搏节律的紊乱,呈现呼吸节律不规则、陈-施呼吸或抽泣样呼吸。

3)延髓平面损伤。突出表现为呼吸抑制和循环功能紊乱。伤者呼吸慢而不规则,常出现潮式呼吸,甚至呼吸停止。脉搏往往细弱和增快,血压下降,眼心反射消失。

(7)合并伤和并发症:原发性脑干损伤多同时伴有弥散性轴索损伤或合并有较严重的弥散性脑损伤以及脑挫裂伤和下丘脑损伤。下丘脑损伤后可出现体温调节障碍、尿崩症、糖尿病、消化道出血、顽固性呃逆以及内分泌功能障碍等。

(8)预后过程:临床所见多在伤后最初的1~2个月呈深昏迷,对强痛刺激仅有肢体伸直反应,其后1~2个月痛刺激时,逐渐出现睁眼动作。晚期可出现本能的自发睁眼或无目的眼球游动,对语言毫无反应,无遵嘱活动。随时间推移,原有的去皮质状态或去大脑强直逐渐减弱或消失,对痛刺激出现缓慢的肢体回缩反应,但肌张力仍较强,并常有强握、吸吮、磨牙和咀嚼等动作出现。

3.辅助检查

(1)CT检查:由于颅后窝伪影,一般CT平扫很难显示脑干损伤征象,高分辨CT平扫可提示脑干内小灶出血。

(2)MRI检查:在脑损伤早期,T_2加权像可见脑干内呈现类圆形或条状高信号,常见于脑干背外侧,T_1加权像则为低信号;伤后3~4天,T_1加权像可显示高信号小出血灶;脑干损伤后期,T_2加权像可见局灶性低信号。

(3)脑电图检查:脑干损伤患者脑电图多有异常,多呈弥散性高慢波活动或呈低波幅8~9Hz的α波,以前额和中央区明显。

(4)脑干听觉诱发电位检查:脑干听觉诱发电位能较准确地反映脑干损伤的平面及程度,并能进行动态的监测,以了解脑干损伤的情况。严重脑干损伤患者,对声、光、疼痛等刺激均无反应。

4.诊断与鉴别诊断

如患者伤后立即出现昏迷、去大脑强直、瞳孔变化、眼球位置异常、双侧锥体束征以及呼吸循环功能障碍者,应考虑原发性脑干损伤的可能。头颅CT或MRI检查可进一步明确是原发性脑干损伤还是继发性脑干损害,尤其是MRI检查,对脑干损伤具有独特的临床诊断价值。脑干听觉诱发电位与体感诱发电位可比较正确地反映脑干损伤的平面和程度。通常损伤平面以下的各波正常,而损伤水平及其以上的各波则显示异常或消失。

5.治疗原则

(1)ICU 监护:进入 ICU 进行严格的监护,严密观察意识状态、生命体征、颅内压、血氧饱和度、眼征、锥体束征以及其他神经系统症状和体征的改变,注意水、电解质以及酸碱平衡的监测,血糖监测,记录出入量,必要时行脑干听觉诱发电位和影像学的动态观察等。

(2)颅内压监护:颅内压监护是采用传感器和监护仪连续监测颅内压以观察颅内压动态变化的方法。可以了解颅脑伤后颅内压的状态,在颅脑损伤的诊断、治疗和预后判断方面都有较大的参考价值。除了解颅内压外,还可以借此监测脑灌注压。

(3)呼吸道管理:应定时叩击胸部、翻身拍背,协助排痰,有气管切开的指征者,应尽早行气管切开术,以保证呼吸道通畅,防止脑缺氧。同时,在保持呼吸道通畅的前提下应充分给氧,以面罩给氧较为有效,氧流量可为 3~5L/min,以维持血氧饱和度在 95%~100%,并定期抽动脉血查血气分析。呼吸不稳定者,用呼吸机维持和辅助呼吸,血氧饱和度进行性下降者,可果断行气管切开术。

(4)减轻脑水肿、降低颅内压。

1)高渗性脱水剂的应用。常用的脱水剂有甘露醇、呋塞米等,可单独或两者合用,与肾上腺皮质激素合用效果更佳。甘露醇的用量依伤情而定,使用期间应注意肾功和血清电解质的变化。另外,适当应用血浆和(或)人血白蛋白以提高胶体渗透压可增强渗透性脱水剂的脱水、减轻脑水肿的功效,并可减少渗透性脱水剂的"反跳现象"。

2)亚低温治疗。目前国际上将低温划分为轻度低温(33~35℃)、中度低温(28~32℃)、深度低温(17~27℃)和超深低温(2~16℃)。

3)巴比妥昏迷疗法。应在连续监测各项生理指标和颅内压监护的情况下进行。临床上一般用硫喷妥钠,按 10~20mg/kg 缓慢静脉滴注,若能配合亚低温治疗,则对脑干损伤的脑保护作用更佳。

4)开颅减压手术。原发性脑干损伤常伴有严重脑挫裂伤或颅内血肿等。可出现进行性的颅内压增高,若非手术疗法不能缓解高颅压时,应积极考虑开颅减压手术,清除挫碎糜烂的脑组织、颅内血肿以及散在血肿块或行侧脑室外引流术、基底池引流术、小脑幕切开术等,必要时可行切除部分非功能区脑组织、去除骨瓣等减压措施,以达到切实有效的减压效果。

(5)维持水、电解质以及酸碱平衡:该类伤者在临床上多出现高钠血症、低钠血症、低钾血症、代谢性或呼吸性酸中毒等。因此,应常规记 24 小时出入量,每天抽血查电解质、血糖、肝肾功能、血气分析等,一旦出现电解质紊乱或酸碱平衡失调,应及时予以纠正。

(6)并发症防治。

1)消化道出血。上消化道出血是原发性脑干损伤最为常见的并发症之一,若脑干损伤合并下丘脑损伤则更易发生消化道出血。

2)肺部感染。应提早预防肺部感染,加强呼吸道的护理工作。对有意识障碍、排痰困难者,应及早行气管切开,以利于排痰和吸痰。

3)其他。感染、癫痫、失水、便秘、尿潴留及压疮等并发症的预防和处理也不容忽视。

(7)营养支持:为维持营养,除口服和鼻饲饮食之外,尚需静脉给予乳化脂肪、氨基酸、水解蛋白、维生素、微量元素、血浆、白蛋白、球蛋白等,也可深静脉给予高能量复合营养液,定期输以少量新鲜血液；为防止关节强直和肌肉萎缩，可隔数日肌内注射丙酸睾酮等雄性激素，促进蛋白合成。

（8）营养神经、活血化瘀的西药和中药：患者度过急性期以后，可尽早选用促进脑细胞代谢和脑功能恢复的药物，同时应用催醒的药物。给予营养神经（吡拉西坦、脑复新、脑蛋白水解液、脑活素、神经生长因子、神经节苷脂等）和代谢活化药物（三磷腺苷、辅酶 A、细胞色素 C、谷氨酸、谷酰胺、γ-氨酪酸、维生素 B_6、琥珀酸平醛、胞磷胆碱）。呼吸微弱或不稳定者，辅以呼吸兴奋剂（洛贝林、尼可刹米）、开窍醒神药物（中药麝香、安宫牛黄丸）以及活血化瘀药物（中药丹参）等。

（9）高压氧治疗：为改善脑血供应和提高血氧含量，可行高压氧舱和充氧血输入等措施；提倡早期进行高压氧治疗，以促进患者的康复。但应注意伴有癫痫发作或阵发性去皮质强直发作的患者不宜施行高压氧治疗。

（四）弥漫性轴索损伤

弥漫性轴索损伤（DAI）为严重的脑白质损伤，是在特殊的生物力学机制作用下，脑内发生以神经轴索肿胀、断裂，轴缩球形成为特征的一系列病理生理变化，临床以意识障碍为特点的综合征。占重型颅脑损伤的 28%～42%，病死率高达 50%，恢复良好者不及 25%。常见于交通事故，另见于坠落、打击等，诊断与治疗都较为困难。弥漫性轴索损伤后最初期光镜下难以发现损伤性病理变化，伤后中晚期光镜下可以见到轴突变性、轴索球，微胶质星状物，脑白质萎缩等病理改变。轴索损伤易发生在以脑干为轴的中线结构、脑灰、白质交界处和胼胝体等部位。严重损伤时可以出现在整个脑区。随着人们对 DAI 病理生理概念认识的不断深化，近年来有倾向将脑震荡及原发脑干伤纳入 DAI 中，认为脑震荡是最轻的 DAI，原发脑干伤为最重的 DAI。

1.DAI 生物力学机制

动物和尸颅实验研究证实，DAI 是在特殊的外力机制作用下，脑内发生的以神经轴索断裂为特征的一系列病理生理变化，意识障碍是其典型临床表现，诊断和治疗困难，预后极差。目前，已有可靠的头颅瞬间旋转加速脑损伤动物模型，用于研究 DAI 的病理生物学特征以及临床行为学特点。

头颅瞬时旋转，使脑在惯性驱导下作非线性加速运动，此间脑冠状面产生的与脑长轴垂直的剪力，是 DAI 发病的始动因素。一般认为，脑质量越小，惯性越小，头颅侧向旋转越难引发颅脑加速伤。目前，头颅瞬间旋转加速脑损伤动物模型多限于狒狒、幼猪等大动物，至今尚无小动物头颅旋转加速颅脑损伤模型。

大鼠头颅瞬间旋转后均表现有原发昏迷，时间 2～25 分钟，组织切片嗜银染色光镜下见延髓、中脑被盖等部位广泛神经轴索迂曲、增粗、肿胀，部分轴索断裂后轴浆溢出形成轴索球，脑干多处见点状出血性改变。NF68 免疫组织化学染色更清楚地显示了本模型中脑内，尤其是脑干区，存在着大量的神经轴索迂曲、增粗、肿胀以及轴索球形成。以上表明本动物模型符合DAI 的临床及病理特征，而脑干损伤最重是该旋转加速损伤模型的特点。

2.DAI 病理学变化

（1）损害部位：DAI 好发于轴索集聚区，如胼胝体、脑干上端背外侧、脑白质、小脑、内囊、基底核区。DAI越重,损伤越趋于脑深部或中线结构。尸检示DAI典型征密度顺序为:胼胝体＞脑干＞白质＞基底核。

（2）大体改变:组织间裂隙及血管撕裂性出血灶,与显微镜下DAI征在分布和密度上一致,是DAI区域能被肉眼所识的病理改变。尸检病例大体见,严重DAI数小时或数日内胼胝体区及脑干上端背外侧常有局限性出血灶。尽管严重DAI者偶伴矢状窦旁白质局限性挫伤及深部小血肿,但和非DAI相比,其一般不伴明显脑挫裂伤及颅内血肿等引起颅内压显著增高的病灶。

（3）显微及超微结构异常:轴索球是DAI光镜下诊断依据。

3.临床表现

（1）意识障碍:以脑干为轴的中线结构,脑灰质、白质交界处和胼胝体等部位是上行传导激活系统的重要组成部分。该部位的受损,会导致即刻昏迷,昏迷程度深,持续时间较长,极少有清醒期,此为DAI的典型临床特点。

（2）生命体征变化:弥漫性轴索损伤后可表现为血压偏高或偏低,脉搏增快或减慢,但以血压降低、脉搏增快多见,且波动较大。呼吸功能的紊乱可表现为减慢,甚至呼吸停止。可出现非脑疝性的一侧或双侧瞳孔散大。

（3）双侧病理反射、去脑强直。

（4）其余临床表现似脑干损伤及重型脑挫裂伤。

4.辅助检查

DAI概念的形成是基于病理学发现,因而临床上DAI的诊断实际上属于间接诊断。如果CT或MRI未发现明显的脑挫裂伤病灶或颅内继发性血肿,但患者意识障碍发生早,程度深,时间长,大多考虑为DAI。CT和MRI在DAI诊断中起重要辅助作用。

（1）CT检查。

1）早期可见弥漫性脑水肿或脑肿胀,脑室变小,脑池消失。大片密度降低区或出现双侧对称密度降低,CT值＜20Hu。

2）多在伤后24小时之内,大脑灰质、白质交界处常可以出现单发或多发散在不对称高密度小出血灶（直径＜2mm）,多伴有蛛网膜下腔出血。

3）可出现胼胝出血、脑室内出血或第三脑室周围小出血灶（直径＜2mm）。

（2）MRI检查。

1）MRI的诊断敏感性明显优于CT,T_2加权像优于T_1加权图像。T_2像在脑白质、脑灰白质交界处和胼胝体等部位出现散在、不对称分布的5～15mm圆形或椭圆形异常高信号,在T_1像可见上述病灶为低信号或等信号。

2）T_2加权像的高信号水肿区中,可见低信号出血灶;T_1像则为等信号,常无占位效应。损伤后期出血灶在T_1像变为高信号。

CT及MRI不能显示受损伤轴索,常以DAI中组织撕裂性出血变化作为诊断间接证据。DAI愈重,其影像学诊断就愈可靠。CT或MRI示脑干出血,则确诊DAI的把握性最大。目前国外推崇的DAI诊断标准为:①创伤后持续昏迷（＞6小时）;②CT示组织撕裂出血或正常;③颅内压正常但临床状况差;④无明确结构异常的创伤后持续植物状态;⑤创伤后弥漫性脑萎缩;⑥尸检可见 DAI 病理征象。

5.诊断与鉴别诊断

DAI 的临床诊断较为困难,多发于交通事故、坠落伤后,此后长时间深度昏迷(6 小时以上),其诊断更依赖于影像学检查。CT、MRI 示好发区域组织撕裂出血的影像学特点,另外无颅脑明确结构异常的伤后持续植物生存状态,创伤后弥漫性脑萎缩都需考虑此诊断,确诊需病理检查。DAI 需与原发性脑干损伤、广泛性脑挫裂伤相鉴别。原发性脑干损伤应属于 DAI 的较重的一类;广泛脑挫裂伤有时也出现长时间昏迷、植物生存状态,但 DAI 的脑水肿、颅内压增高不明显,而且 CT 上无明显占位效应,是散在小出血灶。

根据临床昏迷时间和程度,可将 DAI 分为三种类型。

(1)轻型 DAI:占闭合性颅脑损伤 8%,占 DAI 患者 11%。伤后昏迷时间一般在 6～24 小时清醒,后伴有记忆力减退,逆行性健忘,无肢体运动障碍,少数患者有去脑皮质状态,但这些体征可很快消失。

(2)中型 DAI:最为常见,占闭合性颅脑外伤 20%,占 DAI 患者的 45%。伤后昏迷时间可在数天至数周,常伴有颅底骨折,伤后偶有脑干体征和去脑皮质状态,可有躁动,清醒后可有明显记忆力减退,逆行性健忘和轻度肢体运动障碍。

(3)重型 DAI:是 DAI 最严重的一种类型,占闭合性颅脑外伤 26%,约占 DAI 患者的 33%以上。伤后昏迷时间可在几周或更长时间,有明显的脑干体征、去脑皮质状态或去大脑强直,这类患者常包括临床诊断的原发性脑干伤。

6.治疗原则

DAI 患者,病情重,恢复时间长。恢复过程中极易伴发各种并发症或多器官功能衰竭,也是最常见的导致伤者死亡的原因。因此 ICU 十分必要。在 ICU 治疗期间,一般可采用过度换气、吸氧、脱水、巴比妥类药物治疗,冬眠、亚低温治疗措施也可应用。还可应用脑细胞功能恢复药物系统治疗,但应早期应用。现临床中已开始应用尼莫地平、自由基清除剂、兴奋性氨基酸受体拮抗剂等,但目前疗效仍难以确定。此外需加强并发症治疗,防治感染。对明显脑肿胀、非手术疗法难以控制的颅内压渐进性增高的患者,可行减压手术。

(1)密切观察病情:对生命体征及神经系统体征进行动态观察。持续颅内压监护及血氧饱和度监测。入院初期每天记录出入量,查血生化、肾功能。如病情无好转或病情逐渐加重,应及时复查头颅 CT。

(2)呼吸功能监护和管理:保持呼吸道通畅,一旦出现呼吸困难及低氧血症,应立即气管切开,早期应用呼吸机。

1)呼吸机监测。呼吸监测主要是对呼吸频率、幅度、呼吸状态、血氧饱和度与血气分析的监测。使用呼吸机机械通气辅助呼吸时,要在使用之前调整潮气量、气道压力、吸入气氧分压等,确认呼吸机的工作状态正常时,才能用于患者。临床定时观察患者的呼吸频率、呼吸深度、缺氧体征以及肺部听诊等,均是评估呼吸功能简单有效的指标,但它不能真正反映其呼吸功能。而呼吸机监护可以准确反映呼吸功能。

2)机械辅助通气。DAI 如伴发下丘脑、脑桥和延髓损伤,更可能引起中枢性呼吸衰竭。如同时继发支气管黏膜下出血、神经源性肺水肿及肺部感染等周围性呼吸不利因素,使用呼吸机辅助呼吸更为重要。通常呼吸频率为 10～30 次/分,呼吸频率超过 30 次/分即为呼吸过快;呼吸频率少于 10 次/分为呼吸过慢。病理性呼吸有潮式呼吸、窒息性呼吸等。如出现呼吸频率、幅度异常及病理性呼吸,应多方面从脑损伤和全身因素分析病因,及时处理。

3)动脉血气分析。动脉血气分析在呼吸监测中有十分重要的价值,用于直接测定动脉血氧分压(PaO_2)和二氧化碳分压($PaCO_2$)。其中 $PaCO_2$ 直接反映肺泡通气状态,正常参考值 4.7～6kPa(35～45mmHg),低于 4.7kPa(30mmHg)为过度换气;而高于 6kPa(45mmHg)为 CO_2 潴留,说明肺通气功能不良,应及时处理。PaO_2 反映是否缺氧及其程度,正常参考值 11.3～13.3kPa(85～100mmHg)。重型颅脑损伤患者,要求维持氧分压在 11.3kPa(85mmHg)以上。低于 10.7kPa(80mmHg)为低氧血症,应及时处理;低于 8kPa(60mmHg)为严重低氧血症,属呼吸衰竭,应予支持呼吸等处理。同时监测血酸碱度(pH)、碱剩余(BE)、碳酸氢根(HCO_3^-)等项目,可了解体内是否有酸碱失衡。参照吸气氧浓度(FiO_2)、血红蛋白(Hb)、血酸碱度(pH)、血氧饱和度(SaO_2)等,还可计算出一系列呼吸监护指标。这些指标提示了多个量间的相互关系,因此有时比单纯直观指标更有指导意义。

4)血氧饱和度监护。血氧饱和度监测方法包括间歇性血气分析测定动脉血氧饱和度(SaO_2)法和持续性脉搏血氧饱和度(SpO_2)监测法。SpO_2 是通过脉搏血氧饱和度仪来持续监测的,它可以较敏感地反映 SaO_2,并可同时计数脉搏。持续脉搏血氧饱和度监测已普遍应用于危重症监护及手术麻醉过程中。当 $SaO_2 < 70\%$ 时,其 95% 可信限的精度为 4%,可见 SpO_2 是准确可靠反映动脉血氧合状态的指标。根据氧离解曲线的固有特性,当 $PaO_2 > 13.3kPa(100mmHg)$ 时,SpO_2 为 $99\%～100\%$,PaO_2 降到 10.7kPa(80mmHg)时,SaO_2 为 $94.5\%～95\%$,PaO_2 低至 8kPa(60mmHg)时,SaO_2 仍 $>90\%$。DAI 患者,经常引起呼吸循环障碍,代偿能力降低,易导致缺氧,所以应常规地检测氧饱和度,重视血气分析。SpO_2 应保持在 $95\%～100\%$ 水平,若 $SpO_2 < 95\%$,提示低氧血症,$SpO_2 < 90\%$,提示严重低氧血症。在 SpO_2 持续监测过程中,一旦发现患者低氧血症等动脉血氧饱和度低下的变化,应予以相应的处理。一方面从伤情变化上考虑,解除引起伤情加重的原因,另一方面调整体位,改善呼吸,适时地应用机械通气辅助呼吸,以纠正缺氧状态。定期监测血气分析,维持脑组织氧浓度,以免使脑组织发生继发性损害。

(3)药物治疗:常规应用止血剂、抗生素及神经细胞代谢药物。适当补充水和电解质,防止水、电解质紊乱。静脉应用胰岛素,降低高血糖。

(4)脱水降颅压:降低颅内压控制脑水肿根据颅内压增高程度给予脱水药物,如甘露醇、呋塞米和人体白蛋白。伤后早期可应用大剂量地塞米松。

(5)脑保护治疗。

1)静脉应用尼莫地平,减轻轴索钙超载引起的轴索肿胀。

2)应用镇静、冬眠及抗癫药物,对不能控制的脑干发作和癫痫发作患者,应在呼吸机控制下静脉应用肌松剂。

3)亚低温(32～35℃)治疗,应激期基础代谢率高,亚低温降低基础代谢率,减少机体能量消耗。

(6)亚低温治疗:亚低温治疗可减轻脑损伤后的继发性病理损害程度,促进神经功能的恢复。一般说来,对脑干损伤患者行亚低温治疗开始越早,效果越好。

(7)手术治疗:一般而言,DAI 不伴有明显占位的伤后继发性病理改变,尽管脑室因脑肿胀而变小或消失,但中线不发生偏移,故通常无须手术减压。但部分患者,伤后继发颅内不对称性脑水肿和(或)血肿,使得开颅减压成为必须。及时采取手术,有重要意义。对伤后无脑干功能衰竭的患者,出现一侧瞳孔散大、昏迷加深,CT 提示一侧大脑半球肿胀或水肿,中线结构明显移位的患者,必须立即采取手术,去除骨瓣以达到充分减压目的,从而缓解颅内高压所引起的脑继发性损害。若发现继发颅内血肿,应急诊行血肿清除术。伤后即呈深昏迷,短时间内出现脑干功能损害或脑疝者,多属不可逆性脑损害,病情很难控制;即使有薄层硬膜下血肿或脑实质内挫伤,积极手术清除血肿或去骨瓣减压,也常预后凶险。

(8)并发症防治。并发症主要有:①肺部、尿路、颅内及全身感染,包括细菌和真菌感染;②呼吸功能衰竭,包括中枢性和周围性呼吸衰竭;③急性肾衰竭;④应激性溃疡等。

7.预后

DAI 预后与入院时格拉斯哥昏迷评分(GCS)、瞳孔表现、年龄及脑出血灶部位等明显相关。有学者报道重型 DAI 患者痊愈率为 5%,重残率为 49%,植物生存率 15%,病死率为 49%。

(五)护理

1.主要护理问题

(1)意识障碍:与脑损伤、颅内压增高有关。

(2)清理呼吸道无效:与脑损伤后意识不清有关。

(3)营养失调:低于机体需要量,与脑损伤后高代谢、呕吐、高热等有关。

(4)有失用综合征的危险:与脑损伤后意识和肢体功能障碍及长期卧床有关。

(5)潜在并发症:颅内高压、脑疝及癫痫发作。

2.护理目标

(1)患者意识逐渐恢复,生命体征平稳,意识障碍期间生理需求得到满足。

(2)患者呼吸道保持通畅,呼吸平稳,无误吸发生。

(3)患者营养状态能够维持良好。

(4)患者未出现因不能活动引起的并发症。

(5)患者颅内压增高、脑疝的早期迹象及癫痫发作能够被及时发现和处理。

3.护理措施

(1)非手术治疗护理措施。

1)病情观察。①严密观察生命体征,意识、瞳孔及时发现病情变化。②有癫痫发作的患者应注意观察发作前的先兆、持续时间及发作类型。③注意观察有无上消化道出血等并发症的发生。④早期发现继发性颅内出血和颅内高压,及时进行手术治疗。⑤早期发现继发脑神经损害,及时处理。

2)保护患者安全。①对于癫痫和躁动不安的患者,给予专人护理。②在癫痫发作时应注意保护患者。③烦躁患者床旁加床档,在取得家属的同意后,适当约束防止患者受伤。

3)解除呼吸道梗阻,防止误吸。①患者置于侧卧位,床旁备吸引器,随时吸出患者呕吐物、口鼻腔分泌物、血块等。②立即给患者吸氧。③必要时置口咽通气道或行气管插管。④注意观察患者的血氧饱和度。

4)高热患者给予物理降温或亚低温治疗。

5)心理护理:对清醒患者做适当的解释,让患者知道某些症状可随时间的延长而逐渐消失,以消除患者的思想顾虑;对于昏迷患者,应主动安慰家属,稳定家属的情绪。

6)健康宣教。①轻型患者应鼓励其尽早自理生活和恢复活动,注意劳逸结合;瘫痪患者制订具体计划,指导协助肢功能锻炼。②原发性颅脑损伤有的可留下不同程度的后遗症,某些症状可随时间的延长而逐渐消失。对有自觉症状的患者,应及时与患者及家属沟通,给予恰当解释和宽慰;鼓励患者保持乐观情绪,主动参与社活动。③有癫痫发作者不能单独外出,指导其按医嘱定时服用抗癫痫药物。④如原有症状加重时应及时就诊。⑤3~6个月后门诊影像学复查。

(2)手术治疗护理措施。

1)术前护理措施。①心理护理:解释手术的必要性、手术方式、注意事项;鼓励患者表达自身感受;教会患者自我放松的方法;针对个体情况进行针对性心理护理;鼓励患者家属和朋友给予患者关心和支持。②饮食护理:急行手术者应即刻禁饮禁食;择期手术者术前8小时禁食禁饮;饱胃患者应行胃肠减压,防止麻醉后食物反流引起窒息。③术前检查:协助完善相关术前检查:血常规、尿常规、肝肾功、心肺功能、MRI、CT等。④术前准备:交叉配血或自体采血,以备术中用血;行抗生素皮试,以备术中、术后用药;剃头、备皮、剪指甲、更换清洁病员服;遵医嘱带入术中用药;测生命体征,如有异常或患者发生其他情况,及时与医师联系;遵医嘱于术前用药;准备好病历、CT、MRI片等以便带入手术室;与手术室人员进行患者、药物核对后,送入手术室。

2)术后护理措施。①全身麻醉术后护理常规:了解麻醉和手术方式、术中情况、切口和引流情况;持续吸氧2~3L/min;持续心电监护;床档保护防坠床,必要时行四肢约束;严密监测生命体征。②伤口观察及护理:观察伤口有无渗血渗液,若有,应及时通知医师并更换敷料;观察头部体征,有无头痛、呕吐等。③饮食护理:术后6小时内禁食禁饮,6小时后普食。④各管道观察及护理:输液管保持通畅,留置针妥善固定,注意观察穿刺部位皮肤;导尿管按照导尿管护理常规进行,一般清醒患者术后第2天可拔除导尿管,拔管后注意关注患者自行排尿情况;气管插管,切开按气管插管/切开护理常规进行。⑤疼痛护理:评估患者疼痛情况,注意头痛的部位、性质,结合生命体征等综合判断;遵医嘱给予镇痛药物或非药物治疗;提供安静舒适的环境。⑥基础护理:做好口腔护理、导尿管护理、定时翻身、雾化、患者清洁等工作。

3)体位与活动。①全身麻醉清醒前:去枕平卧位,头偏向一侧。②全身麻醉清醒后手术当日:低半卧位或斜坡卧位,床头抬高15°~30°。③术后1~3天:半卧位为主,适当增加床上运动。④3天后:半卧位为主,可在搀扶下适当屋内活动。

注:活动能力应当根据患者个体情况循序渐进,对于年老或体弱的患者,应当相应推后活动进度。意识、运动、感觉、排泄等障碍者,按相应康复训练措施进行。

四、继发性颅脑损伤

颅脑损伤占全身损伤的 15%～20%，仅次于四肢损伤，常与身体其他部位的损伤复合存在，其致残率及致死率均居首位。继发性颅脑损伤是指头部受伤一段时间后出现的脑受损病变，主要有脑水肿和颅内血肿等。

（一）创伤性脑水肿

脑水肿发生在外伤之后称为创伤性脑水肿。脑水肿可使颅内压增高，颅内压增高又可转而加重脑水肿，发展到一定程度时，就可使脑组织发生功能和结构上的损害，如不能及时诊断和处理，将对脑形成严重危害。

1.病因

各种颅脑损伤，直接或间接造成脑挫伤、裂伤，均能引起脑水肿。

2.病理

外伤使头颅产生加速或减速运动，从而使脑组织受到压迫、牵张、滑动或负压吸引等多种压力引起脑水肿。根据脑水肿的发生机制不同，脑水肿可分为四种类型：细胞毒性脑水肿、血管源性脑水肿、间质性脑水肿和缺血性脑水肿。

3.诊断要点

（1）临床表现

1）脑损害症状。如意识障碍、癫痫、瘫痪等。

2）颅内压增高症状。如头痛、呕吐、视盘水肿，躁动不安，意识障碍加深。颅内压增高可能导致颞叶或小脑扁桃体形成脑疝，导致脑干萎缩，危及生命。

3）其他症状。脑水肿影响到额叶、颞叶、丘脑前部等，可引起精神障碍症状、中枢性高热等。

（2）辅助检查：颅内压监护；CT 表现为在病灶周围或白质区域不同范围的低密度区；MRI 结果较 CT 更优。

4.治疗

（1）非手术处理。

1）头位与体位。头部抬高 30°，身体自然倾斜，避免颈部扭曲，以利颅内静脉回流，从而减轻脑水肿，降低颅内压。

2）保持气道通畅，及时清除呼吸道分泌物，维持正常呼吸功能。

3）严密观察病情变化，有异常情况采取相应措施。

4）对抗脑水肿。①脱水治疗：脱水剂主要为 20% 甘露醇，成人 250mL 每 6～8 小时快速静脉滴注，紧急时可加量，病情危急时可加呋塞米 20～40mg 静脉注射，肾功能障碍时可改用 10% 甘油果糖250～500mL，每天 2～3 次。②激素：给药宜早，剂量宜大，疗程宜短，停药宜缓。③过度换气：借助呼吸机做控制性过度换气，使血 $PaCO_2$ 降低、PaO_2 升高，促使脑血管适度收缩，脑血流量减少，从而降低颅内压。④对抗高热：主要应用物理降温，如冰帽、冰袋等。体温过高，物理降温无效时，需采用冬眠疗法，保持体温 32～35℃。

（2）手术治疗：创伤性脑水肿达到手术指征者应及时手术，常用的手术方式为去骨瓣减压术。

（二）颅内血肿

颅内血肿是颅脑损伤中最多见、最危险却又是可逆的继发性病变。由于血肿直接压迫脑组织，常引起局部功能障碍的症状和体征及颅内压增高的病理生理改变，若未及时处理，可导致脑疝危及生命，早期发现和及时处理可很大程度上改善预后。

根据血肿的来源和部位分为硬膜外血肿、硬膜下血肿和脑内血肿。根据血肿引起颅内压增高及早期脑疝症状所需时间分为：①急性型，3天内出现症状。②亚急性型，3天至3周出现症状。③慢性型，3周以上才出现症状。

1.硬膜外血肿

（1）概述：硬膜外血肿是指出血积聚于颅骨与硬脑膜之间，好发于幕上半球凸面，占外伤性颅内血肿的25%～30%，其中急性85%，亚急性12%，慢性3%。

（2）病因：急性硬膜外血肿常见于青壮年颅骨线性骨折患者，慢性硬膜外血肿致伤因素与急性者相同，不同者在于患者伤后能够较长时间耐受血肿，并且临床症状表现十分缓慢。

（3）病理：硬膜外血肿与颅骨损伤有密切关系，由于颅盖部的硬脑膜与颅骨附着较松，易于分离，而颅底部硬脑膜附着紧密，故硬膜外血肿见于穹窿部线性骨折时，以额颞部和顶颞部最多。可因骨折或颅骨的短暂变形撕破部位于骨管沟内的硬脑膜中动脉或静脉窦而引起出血或骨折的板障出血。血液积聚使硬脑膜与颅骨分离过程中也可撕破一些小血管，使血肿增大。

（4）诊断要点

1）临床表现。其症状取决于血肿的部位、扩展速度及年龄的差异。

①意识障碍有3种情况。损伤较轻者，伤后无原发昏迷，待颅内血肿形成后，颅内压增高导致脑疝出现意识障碍。损伤略重者，呈现为典型的"中间清醒期"，即伤后有短暂意识障碍，随后即完全清醒，不久之后由于血肿形成，颅内压增高导致脑疝出现意识障碍。损伤较重者，伤后持续昏迷，随着硬膜外血肿的形成，昏迷进行性加重。

②颅内压增高及脑疝的表现：头痛、恶心呕吐剧烈，一般成人幕上血肿大于20mL或幕下血肿大于10mL，即可引起颅内压增高的症状。幕上血肿者大多先经历小脑幕切迹疝，然后合并枕骨大孔疝，故常发生在意识障碍和瞳孔改变之后出现严重的呼吸循环障碍。幕下血肿者可直接发生枕骨大孔疝，较早发生呼吸骤停。

③神经系统体征。瘫痪：患者伤后立即出现全瘫或偏瘫。一侧瞳孔散大：血肿侧瞳孔逐渐散大，对光反射减弱或消失，对侧肢体完全或不完全瘫痪。去大脑强直。

④生命体征的变化：血压升高、体温升高、心率和呼吸减慢等代偿性反应，即Cushing反应。

2）辅助检查。CT检查表现为颅骨内板与脑表面之间有双凸镜形或弓形密度增高影，常伴颅骨骨折和颅内积气。

（5）治疗。

1）非手术治疗。对于意识清楚、病情平稳、血肿量＜15mL的幕上急性硬膜外血肿可采取保守治疗。但必须动态观察患者意识、临床症状和动态CT检查。一旦发现血肿增大，立即改为手术治疗。

2）手术治疗。①钻孔冲洗引流术。②骨窗或骨瓣开颅硬膜外血肿清除术。

2.硬膜下血肿

（1）概述：硬膜下血肿是指出血积聚在硬膜下隙，是最常见的颅内血肿，发生率为 $5\%\sim6\%$，占颅内血肿的 $50\%\sim60\%$。其中，急性硬膜下血肿发生率最高，其次为慢性型，亚急性次之。

（2）病因：急性和亚急性硬膜下血肿常见于脑挫裂伤皮质血管破裂引起出血，慢性硬膜下血肿者绝大多数有轻微头部外伤史。

（3）病理：急性或亚急性硬膜下血肿多见于额颞部，常继发于对冲性脑挫裂伤。出血多来自挫裂的脑实质血管。症状类似硬膜外血肿，脑实质损伤较重，原发性昏迷时间长，中间清醒期不明显，颅内压增高与脑疝的其他征象多在 $1\sim3$ 天内进行性加重。

慢性硬膜下血肿的致病机制主要为：血肿占位效应引起颅内高压，局部脑受压，脑循环受阻、脑萎缩及变性，癫痫发生率较高，约为 40%。

（4）诊断要点。

1）临床表现。急性硬膜下血肿其临床表现与急性硬膜外血肿相似，不同者是进行性颅内压增高更加显著，患者伤后多处于持续昏迷状态，很快出现脑疝的表现。

亚急性硬膜下血肿神经体征逐渐加重，颅内压逐渐升高，意识逐渐恶化。

慢性硬膜下血肿表现为慢性颅内压升高，出现头痛、恶心、呕吐、视盘水肿、视力减退等症状，意识淡漠，双侧瞳孔可有轻度不等大。

2）辅助检查。CT 检查示颅骨内板与脑组织表面之间有高密度、等密度或混合密度的新月形或半月形影。

（5）治疗。

1）急性或亚急性硬膜下血肿。由于病情发展急重，一经确诊，应尽早手术治疗。

2）慢性硬膜下血肿。保守治疗，一旦出现颅内压升高症状，应立即手术治疗。

3）手术治疗。①钻孔引流术；②骨窗或骨瓣开颅术；③颞肌下减压或去骨片减压术。

3.脑内血肿

（1）概述：脑内血肿有两种类型：①浅部血肿，出血均来自脑挫裂伤灶，多伴有颅骨凹陷性骨折或严重的脑挫裂伤，好发于额叶和颞叶，常与硬脑膜下和硬膜外血肿并存；②深部血肿，多见于老年人，血肿位于白质深处，脑表面可无明显挫伤。

（2）病因：急性或亚急性脑内血肿常见于对冲性脑挫裂伤，其次为直接打击的冲击伤或凹陷性骨折引起。迟发性外伤性脑内血肿多见于中、老年患者，发病高峰常在脑挫裂伤后 3 天内或清除其他脑内血肿突然减压后。

（3）病理：血肿初期仅为一血凝块，$4\sim5$ 天后血肿开始液化，变为棕褐色陈旧血液，$2\sim3$ 周后，血肿表面开始有包膜形成。

（4）诊断要点。

1）临床表现。①颅内压增高。②以进行性加重的意识障碍为主。③若血肿累及重要脑功能区，可出现偏瘫、失语、癫痫等局部症状。

2）辅助检查：CT 检查在挫裂伤灶附近或脑深部白质内见到圆形或不规则高密度血肿影，

周围有低密度水肿区。

(5)治疗:一般采用骨窗或骨瓣开颅术清除血肿。

(三)护理

1.主要护理问题

(1)潜在并发症:颅内高压、脑疝及癫痫发作。

(2)意识障碍:与脑损伤、颅内压增高有关。

(3)清理呼吸道无效:与脑损伤后意识不清有关。

(4)营养失调:低于机体需要量,与脑损伤后高代谢、呕吐、高热等有关。

(5)有废用综合征的危险:与脑损伤后意识和肢体功能障碍及长期卧床有关。

2.护理目标

(1)患者颅内压增高、脑疝的早期迹象及癫痫发作时被及时发现和处理。

(2)患者意识逐渐恢复,生命体征平稳,意识障碍期间生理需求得到满足。

(3)患者呼吸道保持通畅,呼吸平稳,无误吸发生。

(4)患者营养状态能够维持良好。

(5)患者未出现因不能活动引起的并发症。

3.护理措施

(1)急诊手术按急诊患者术前护理,术前及术后护理按神经外科围手术期护理常规。

(2)继发性颅脑损伤护理要点。

1)严密病情观察。①严密观察意识、瞳孔、生命体征,如有异常及时通知医师。②当患者出现头痛剧烈、呕吐加剧、躁动不安等典型症状时,应立即通知医师并迅速输入20%甘露醇250mL,同时做好术前准备工作。③脑内血肿位于后颅凹者,因后颅凹空隙较小,少量血肿即可引起猝死,应严密观察呼吸变化及是否出现颈强直症状。④继发性颅脑损伤者不可轻易使用镇痛剂、降压药、止吐药等,以免掩盖病情变化。

2)紧急情况处理。①急诊入院诊断明确有手术指征者,应立即做好急诊术前准备。②急性颅脑损伤发生休克者,应立即开放静脉通路,输血或代血浆维持血液循环。③躁动患者及癫痫发作患者应注意安全防护,遵医嘱予抗癫痫药物,防止因癫痫发作引起血肿增大。

3)其他特殊情况处理。①慢性硬膜下血肿行硬膜下钻孔引流术后去枕卧位或头低脚高,直到拔出引流管,有利于淤血引出。②保持呼吸道通畅,昏迷患者头偏向一侧,及时吸痰,必要时尽早行气管切开术。③昏迷及瘫痪患者保持肢体功能位,加强口腔护理、皮肤护理、翻身等,预防肺部感染及压疮的发生。④高热患者行药物及物理降温,必要时给亚低温治疗。⑤眼睑闭合不全者注意保护眼睛,如涂眼药膏等,防止角膜溃疡。

4)康复:根据患者情况,制订语言、运动、智力等康复训练。

(3)健康宣教:脑损伤遗留的语言、运动或智力障碍,在伤后1~2年内有部分恢复的可能,应提高患者自信心,同时制订康复计划,进行废损功能训练,如语言、记忆力等方面的训练,以改善生活自理能力以及社会适应能力。

4.并发症的处理及护理

(1)颅内出血:严密观察患者生命体征、瞳孔意识的变化,一旦确定再次出血,应及时准备手术治疗。

（2）压疮：保持皮肤清洁干燥，定时翻身，按摩骶尾部、足跟等骨隆突部位。

（3）肺部感染：加强呼吸道管理，定期翻身拍背，保持呼吸道畅通，防止呕吐物误吸引起窒息和呼吸道感染。

（4）泌尿系统感染。

1）导尿时，应严格执行无菌操作。

2）留置导管过程中，加强会阴部护理，并定时放尿以训练膀胱储尿功能。

3）导尿管留置时间不宜超过 3～5 天，需长期导尿者，可考虑行耻骨上膀胱造瘘术，以减少泌尿系统感染。

（5）暴露性角膜炎。

1）眼睑闭合不全者，给予眼药膏保护。

2）无须随时观察瞳孔时，可用纱布遮盖眼睛，必要时行眼睑缝合术。

（6）关节挛缩、肌萎缩。

1）保持肢体位于功能位防止足下垂。

2）每天 2～3 次做四肢关节被动活动及肌肉按摩，防止肢体挛缩和畸形。

（杨慧芳）

第二节　脑脓肿

脑脓肿指由化脓性细菌或其他病原体引起的脑组织的化脓性感染，主要表现为隐性感染、颅内压增高及脑局灶性症状和体征。

一、病因

根据病史分析可能病因有：无感染灶菌血症，脑外伤及术后，颅脑手术相关脓肿形成（脑出血术后脓肿形成，脑肿瘤术后脓肿），中耳炎，鼻炎，心内膜炎，呼吸系统感染，皮肤感染等。

二、诊断

CT 和 MRI 已成为诊断脑脓肿最主要的影像学方法，较典型的表现为囊壁光滑的环形强化占位灶，周围伴不同程度水肿。但也有肿瘤坏死后表现为环形强化占位，不易与脑脓肿区分。另外，脑脓肿也可有不典型影像学表现，如脓肿壁不规则、脓腔较小，加之患者临床症状不典型，造成脑脓肿误诊误治。

三、鉴别诊断

弥散加权成像（DWI）是能在活体组织中进行水分子扩散测量的方法，基于脑脓肿和囊性肿瘤内囊液的性质不同，可以检测囊液中水分子的弥散受限程度，对两者进行区分。脑脓肿腔内是炎性黏性液体，水分子弥散受限，在 DWI 上一般呈明显高信号，表观弥散系数（ADC）值低,ADC图呈低信号;脑肿瘤坏死囊变区以浆液为主,水分子弥散相对自由,在DWI上呈低信号,ADC值增高,ADC图呈高信号。

针对脑脓肿与囊性肿瘤的病理性质不同,磁共振波谱成像(MRS)可通过对囊液、囊壁及其周围组织的检测,鉴别脑脓肿与囊肿。在MRS检测中包膜期脑脓肿的坏死中心胞质氨基酸和乳酸水平升高,同时伴有或不伴有醋酸和琥珀酸的增高。因在脑肿瘤中也可检测到乳酸信号而无氨基酸,故氨基酸(缬氨酸、亮氨酸和异亮氨酸)是诊断脑脓肿的关键性标志。但如果脑脓肿或肿瘤的囊腔较小,囊壁不厚,周围肿瘤组织浸润不明显,MRS检测将受限。因此只有在囊腔相对较大、囊壁不规则且较厚时,MRS对鉴别有一定帮助。

四、治疗原则

脑脓肿的治疗方法已经非常成熟,抗菌药物、脓肿腔穿刺、开颅手术切除是治疗的主要手段。但脑脓肿的治疗不能用统一的标准,需要对患者采取灵活的个体化治疗。脓肿腔穿刺因创伤损伤小,已经成为现如今的主流治疗方法,尤其是脑深部或功能区脓肿尤为适用。然而对于有明显颅内压增高的患者或厚壁的多房的脓肿,开颅手术仍应作为首选,对于外伤性脓肿开颅手术能清除可能的异物并封闭可能的瘘口也应作为首选。

脓肿腔穿刺是非常有效的治疗方法,绝大多数脓肿能通过穿刺抽吸辅助抗菌药物得到治愈,少部分病例需要多次穿刺,主要原因可能是脓腔壁厚、脓液抽吸不全、脓腔冲洗不干净所致。合理的抗菌药物治疗是必须的,一般而言需要选用广谱的透血脑屏障良好的抗菌药,常规选用的有头孢曲松、美罗培南。如果有培养结果可根据药敏结果选用抗菌药物。必要情况下需要考虑混合感染与厌氧菌感染而选用抗菌药物。

五、主要护理问题

1.疼痛

与手术创伤有关。

2.焦虑/恐惧/预感性悲哀

与疾病引起的不适及担心预后有关。

3.体温过高

与疾病有关。

4.自理缺陷

与疾病引起的头痛、呕吐、肢体运动障碍及视力下降有关。

5.营养失调——低于机体需要量

与术中机体消耗及术后禁食有关。

6.清理呼吸道无效

与咳嗽反射减弱或消失及呼吸道梗阻导致呼吸道分泌物积聚有关。

7.体液不足/有体液不足的危险

与呕吐、高热、应用脱水药物等有关。

8.有感染的危险

与留置各种引流管有关。

9.知识缺乏

缺乏与所患疾病有关的知识。

10.潜在并发症

脑疝形成,脓肿破裂而引起急性脑膜炎、室管膜炎。

六、护理目标

(1)患者未诉疼痛或所受疼痛在忍受范围内。

(2)患者或家属心态平稳,恐惧或焦虑状况减轻,能够接受疾病的现实。

(3)患者体温下降。

(4)患者基本生活得到自理。

(5)患者营养失调得到改善。

(6)患者呼吸道通畅,未发生窒息。

(7)患者体液能维持平衡,尿量正常,生命体征平稳。

(8)各种引流管通畅,按期拔除,未发生感染。

(9)患者能够复述手术前后与疾病相关的注意事项,并遵从指导,配合治疗。

(10)患者病情变化能够被及时发现并处理。

七、术前护理

(一)心理护理

(1)解释手术的必要性、手术方式、注意事项。

(2)鼓励患者表达自身感受,对失语的患者鼓励其使用书写或画画的方式表达。

(3)教会患者自我放松的方法。

(4)针对个体情况进行针对性心理护理。

(5)鼓励患者家属和朋友给予患者关心和支持。

(二)饮食护理

(1)患者长期卧床、发烧,能量大量消耗,应给予易消化、高纤维、高蛋白质、高热量饮食。

(2)必要时给予静脉输入高营养液,以改善患者的全身营养状况,增强机体抗病能力。

(三)病情观察及护理

(1)注意观察患者意识、瞳孔、生命体征变化。

(2)观察颅内压增高的征象,如患者头痛加剧,呕吐频繁,反应迟钝,意识障碍加深,此时应警惕脑疝的发生。

(3)观察脓肿破溃征象,如果患者出现突发高热、昏迷、脑膜刺激症状或者癫痫发作,应考虑脓肿破溃进入脑室或蛛网膜下腔。

(4)遵医嘱按时按量给予抗生素。

（四）术前常规准备

（1）术前行抗生素皮试，术晨遵医嘱带入术中用药。

（2）协助完善相关术前检查：胸部 X 线，心电图，B 超，出血时间、凝血时间试验等。

（3）术前 8 小时禁食禁饮。

（4）术前更换清洁病员服。

（5）术前 2 天用洗发剂洗头吹干后用氯己定揉搓头皮 5 分钟，手术当日入手术室前根据手术标记推剪去手术部位头发。

（6）术前与手术室人员进行患者、药物、病历、影像学资料核对后，送入手术室。

（7）麻醉后置导尿管。

八、术后护理

（一）神经外科术后护理常规

1.全身麻醉术后护理常规

（1）了解麻醉和手术方式、术中情况、切口和引流情况。

（2）持续低流量吸氧。

（3）持续心电监护。

（4）床档保护防坠床。

（5）严密监测生命体征，特别注意血压变化，警惕颅内高压的发生。

2.病情观察

（1）严密观察意识、瞳孔变化，并注意术后肢体活动的观察，发现异常及时通知医师，给予初步处置后急查 CT，确定病因及时治疗。

（2）定时测量体温，积极采取降温措施。

3.伤口观察护理

观察伤口有无渗血，及时通知并协助处理。

4.各管道观察及护理

（1）输液管保持通畅，留置针妥善固定，注意观察穿刺部位皮肤。

（2）导尿管按照导尿管护理常规进行。

5.疼痛护理

（1）评估患者疼痛情况，警惕颅内高压的发生。

（2）遵医嘱给予脱水剂或镇痛药物。

（3）提供安静舒适的环境。

6.饮食护理

（1）给予含有丰富蛋白质和维生素且易消化的流质饮食或半流质饮食。

（2）必要时给予静脉输入高营养液。

7.基础护理

做好口腔护理、导尿管护理、定时翻身、雾化、患者清洁等工作。

（二）脓腔引流管护理

1.保持通畅

勿折叠、扭曲、压迫管道。

2.妥善固定

(1)引流瓶(袋)应至少低于脓腔30cm,患者应取利于引流的体位。

(2)注意避免牵拉、扭曲管道及防止引流管脱落。

3.脓腔冲洗

(1)为避免颅内感染扩散,应待术后24小时、创口周围初步形成粘连后方可进行囊内冲洗;先用生理盐水缓慢注入腔内,再轻轻抽出,注意不可过分加压,冲洗后注入抗生素,然后夹闭引流管2～4小时。

(2)若脓块较多引流不畅时,可用尿激酶注入脓腔内,有溶解脓块的作用,以利引流。

(3)更换或倾倒引流液时应严格注意无菌原则。

4.观察并记录

观察并记录引流液的性状、颜色、量。

5.拔管

引流管的位置应保留在脓腔的中心,故需根据X线检查结果加以调整,待脓腔闭合时拔管。

（三）健康宣教

1.饮食与活动

(1)加强营养,宜进高蛋白质、高能量及粗纤维食物。

(2)术后1个月内适当室内活动。

(3)避免头部受伤。

2.复查

1个月后复查。

九、并发症的处理及护理

并发症的处理及护理见表1-2。

表1-2 并发症的处理及护理

常见并发症	临床表现	处理
颅内感染	体温持续升高在38℃以上,同时出现头痛、恶心、呕吐、颈项强直等脑膜刺激征	观察引流管引流情况。 (1)控制进液量 (2)出管有无堵塞 (3)伤口周围有无渗液 (4)患者有无头痛加重或发热 (5)对双腔管引流出现的问题应及时通知医师以便采取有效措施

（杨慧芳）

第三节 颅内压增高

颅内压是颅腔内容物对颅腔内壁产生的压力。颅内容物包括脑组织、脑脊液和血液,三者与颅腔相适应,使颅内保持一定的压力,正常值为 $70\sim200mmH_2O$。颅内压增高是许多颅脑疾病,如颅脑损伤、脑肿瘤、脑出血和脑积水等共有的表现。因上述原因使颅腔内容物体积增加或颅腔容积减少超过颅腔可代偿的容量,导致颅内压持续高于 $1.96kPa(200mmH_2O)$ 并出现头痛、呕吐和视神经乳头水肿三大病征,称为颅内压增高。当颅内压增高到一定程度时,引起一系列中枢神经系统功能紊乱和病理生理变化。其主要病理生理改变是脑血流量减少或形成脑疝。前者造成脑组织缺血、缺氧,从而加重脑水肿和颅内高压;后者主要表现为脑组织移位压迫脑干,抑制循环和呼吸中枢。两者的最终结果是导致脑干功能衰竭。脑疝是颅内压增高危象和死亡的主要原因,是颅内压增高失代偿的结果。常见的脑疝有小脑幕切迹疝和枕骨大孔疝。

一、病因与发病机制

(一)病因

1.颅腔内容物体积增大或量增大

(1)脑水肿:脑组织损伤、炎症、缺血、缺氧及中毒引起脑水肿,导致脑组织体积增大,这是颅内压增高的最常见原因。

(2)脑积水:脑脊液分泌或吸收失衡,扩大了正常脑脊液所占的空间,从而继发颅内压增高。

(3)颅内血容量过多:颅内静脉回流受阻或过度灌注,脑血流量增加,颅内血容量增多。

2.颅内空间或颅腔体积缩小

颅内空间相对变小:如外伤性颅内血肿、脑肿瘤、脑脓肿。先天畸形使颅腔容积变小:如广泛凹陷性颅骨骨折、狭颅症、颅底凹陷症。

(二)发病机制

颅内压增高时,脑血流量减少,脑组织处于严重缺血、缺氧的状态。而严重的脑缺氧会造成脑水肿,进一步加重颅内高压,形成恶性循环。当颅内压增高到一定程度时,尤其是占位性病变造成各分腔压力不均衡,会使一部分脑组织通过生理性间隙从高压区向低压区移位,形成脑疝,引起一系列临床综合征。当疝出的脑组织压迫脑内重要结构和生命中枢,常常危及生命。

二、护理评估

(一)健康史

了解患者有无脑外伤(受伤时间、致伤原因、致伤强度、作用部位)、颅内炎症、脑肿瘤、高血压、脑动脉硬化、颅内急性病史,是否合并其他系统疾病,初步判断颅内压增高的原因。注意患者是否有高热等加剧颅内压增高的因素,还要询问有无致颅内压急骤升高的相关因素,有无呼吸道梗阻、便秘、剧烈咳嗽、癫痫等病史。关注疾病发展,预估是否存在发生颅内压突然增高的可能。

(二)身体状况

1.颅内压增高"三主征"

头痛、呕吐、视神经乳头水肿是颅内压增高的典型表现。

(1)头痛:是颅内压增高最常见的症状,程度因人不同,呈阵发性,一般在早晨及晚间出现,部位多在额部及两颞,也可位于枕下向前放射于眼眶部,头痛程度随颅内压的增高进行性加重,用力、咳嗽、弯腰或低头活动时常使头痛加重。婴幼儿骨缝尚未闭合,头痛出现较晚。

(2)呕吐:常出现于头痛剧烈时,呕吐常呈喷射性。呕吐虽与进食无关,但较易发生于食后,呕吐后头痛缓解,因此,患者常常拒食,可导致失水和体重锐减。

(3)视神经乳头水肿:颅内压增高的重要客观体征,可通过眼底镜观察。表现为视神经乳头充血,边缘模糊不清,中央凹陷消失,视盘隆起,静脉怒张,动脉曲张扭曲,严重者可见出血;但急性颅内压增高病情发展迅速,眼底检查不一定见到视神经乳头水肿。

2.意识障碍

疾病初期意识障碍可出现嗜睡,反应迟钝。严重病例可出现昏睡、昏迷,伴有瞳孔散大、对光反应消失、发生脑疝,去大脑强直。

3.生命体征变化

早期为脉搏慢而有力,呼吸深慢,血压升高(两慢一高),这种改变是脑组织对缺氧的一种代偿反应,称为库欣(Cushing)反应,后期可伴有呼吸不规则、体温升高等病危状态甚至呼吸停止,终因呼吸、循环衰竭而死亡。

4.脑疝的表现

(1)小脑幕切迹疝(颞叶沟回疝):幕上占位病变引起颅内压增高,由上向下压迫挤压脑组织,颞叶的海马回和沟回通过小脑幕切迹被推移至幕下。

1)颅内压增高。剧烈头痛、频繁呕吐。

2)进行性意识障碍。安静转为烦躁不安,进而转为嗜睡、浅昏迷,晚期出现深昏迷。

3)瞳孔改变。瞳孔两侧不等大。患侧对光反射迟钝,先一过性缩小(最初动眼神经受到刺激),旋即对光反射消失,瞳孔散大(动眼神经麻痹)。如脑疝继续发展,最终双侧瞳孔散大,对光反射消失。

4)肢体运动障碍。多数发生在对侧。肢体自主活动减少或消失,出现上运动神经元瘫痪的体征。对侧肌力减退,肌张力增高,腹壁反射消失,腱反射亢进和下肢病理反射(巴宾斯基征)出现。晚期症状波及双侧,引起四肢肌力减退,并出现头颈后仰,四肢伸肌张力过强,躯干背伸,呈角弓反张状,称为去大脑强直。

(2)小脑扁桃体疝(枕骨大孔疝):后颅窝占位病变时易发生,幕下压力高于椎管内压力,小脑扁桃体经枕骨大孔向椎管内移位所形成的疝。病情发展快,头痛剧烈和呕吐频繁、颈项强直、生命体征紊乱出现较早,意识障碍和瞳孔变化出现较晚。由于延髓的呼吸中枢受压,患者早期可突发呼吸骤停而死亡。

（三）心理—社会状况

头痛、呕吐等不适可引起患者烦躁不安、焦虑等心理反应，了解患者及家属对疾病的认知和适应程度。

（四）辅助检查

（1）CT、MRI（平扫、增强）、脑血管造影可确定颅内压增高的原因。其中，CT是诊断颅内占位性病变的首选辅助检查措施。

（2）头颅X线射片：特点是颅骨骨缝分离、指状压迹增多、鞍背骨质疏松、蝶鞍扩大、蛛网膜颗粒加深。

（3）腰椎穿刺可直接测量颅内压并取脑脊液检查，但当颅内压明显增高时应禁用，以免造成幕下腔与髓腔压力差的增加而出现脑疝。

（五）治疗要点与反应

1.去除病因

这是颅内压增高的根本治疗原则。颅内压增高造成急性脑疝时，应紧急手术处理。常用手术方式如下。

（1）颅内占位性病变：首先应做病变切除术，如血肿清除、切除肿瘤。

（2）外减压术：颅内压增高时脑组织外膨，此时去除骨片，敞开硬膜扩大颅腔容积。

（3）内减压术：切除一部分脑组织（非优势半球的额叶、颞叶的切除），减少颅腔内容物的体积。

（4）脑脊液分流术：脑脊液的循环通路梗阻或吸收障碍时引起脑积水，颅内压增高。将脑脊液引流至颅腔外达到减压目的，如脑室外引流、脑室-腹腔分流术目前最为常用。

2.对症处理

对尚未查明病因或一时不能解除病因者采取非手术的对症处理。常用脱水治疗、糖皮质激素治疗、冬眠疗法。

三、护理诊断及合作性问题

（一）急性疼痛

与颅内压增高有关。

（二）有体液不足/有体液不足的危险

与颅内压增高引起剧烈呕吐及应用脱水剂等有关。

（三）潜在并发症

脑疝。

四、护理目标

（1）颅内压降低，头痛减轻或消除，未出现因颅内压增高造成脑组织的进一步损害。

（2）体液恢复平衡，生命体征平稳，尿比重在正常范围，无脱水症状和体征。

（3）未出现脑疝或出现脑疝征象时能够被及时发现和处理。

五、护理措施

(一)术前护理

1.一般护理

(1)体位:抬高床头 15°～30°,促进颅内静脉的回流,头颈不可过伸或过屈。昏迷患者取侧卧位,有利于呼吸道分泌物排出,防止呕吐物导致窒息。

(2)给氧:持续或间断给氧,改善脑缺氧,促进血管收缩,降低脑血流量。

(3)饮食与补液:意识清醒者可给予清淡、低盐普食;意识障碍、频繁呕吐者可通过胃肠外营养补充,成人补液不超过每天 2000mL,尿量不少于每天 600mL,注意控制补液速度。

(4)安全防护:加强安全护理,防坠床、防跌伤、烦躁的患者应适当约束。

2.防止颅内压升高

(1)休息:患者绝对卧床休息,保持病室的安静,避免情绪激动。

(2)保持呼吸道通畅:若呼吸道梗阻,患者用力呼吸,胸腔压力增高、$PaCO_2$ 增高诱发脑血管扩张、脑血流量增多、颅内压增高。应及时清除分泌物及呕吐物,防误吸。舌后坠者可放置口咽通气管,必要时协助医师做气管插管或气管切开。翻身拍背,协助痰液排出,痰液黏稠者定时雾化吸入。

(3)避免剧烈咳嗽和便秘:避免胸腹腔压力骤然升高导致脑疝。注意保暖、防止着凉感冒;鼓励患者多摄入粗纤维食物有利于排便,便秘者可给缓泻剂或小剂量低压灌肠,禁止高压灌肠。

(4)及时控制癫痫发作:癫痫发作可加重脑水肿,遵医嘱给予抗癫痫药物,发作时做好安全护理。

(5)躁动的护理:患者躁动要寻找原因,不可盲目使用镇静剂或强制约束,躁动患者突然变安静或由安静变躁动都提示病情变化。

3.用药护理

(1)脱水剂治疗护理:静脉滴注 20％～25％甘露醇 125～250mL,15～30 分钟滴完,注意输液的速度和脱水的效果。使用高渗液体后血容量突然增加,加重循环系统负担,可导致心力衰竭或肺水肿,特别注意儿童、老年人及心功能不良者。遵医嘱定时、反复使用,停药前逐步减量或延长给药物间隔时间,防止颅内压反跳现象。

(2)激素治疗护理:遵医嘱给药,注意有无应激性溃疡、感染等不良反应。

(3)冬眠低温疗法护理:室温 18～20℃,抢救药品,专人护理。①先冬眠后物理降温:冬眠药物可选用冬眠Ⅰ号(氯丙嗪、异丙嗪、哌替啶)或冬眠Ⅱ号(哌替啶、异丙嗪、双氯麦角碱)。待患者御寒反应消失进入昏睡状态后用物理降温,避免寒战影响。②预防寒战:寒战发生机体代谢率升高、耗氧量增加、颅内压增高。为增强冬眠效果、减轻寒战,可遵医嘱使用苯巴比妥或水合氯醛。③物理降温方式:可选择冰帽、冰敷大动脉、降低室温、减少被褥、温水浴或冰毯等。④降温速度:下降 1℃/h 为宜。⑤降温标准:体温过低诱发心律失常、低血压、凝血障碍等并发症,测量肛温 32～34℃;腋温 31～33℃停止降温。⑥缓慢复温:冬眠低温疗法一般 3～5 天,复温时先停物理温度后逐步减少冬眠药剂量至停用。应自然复温,复温速度不可过快,以免颅内压反跳)。

(4)病情观察。①意识状态:可采用意识障碍传统分级法(表1-3)或格拉斯哥(Glasgow)昏迷评分法进行评估。Glasgow 评分满分 15 分,最低 3 分,低于 8 分为昏迷(表1-4)。②瞳孔:观察瞳孔是否等大等圆、对光反射是否灵敏。③生命体征:观察体温、脉搏、呼吸、血压,观察有无库欣反应。

表1-3 意识障碍传统分级法

意识状态	语言反应	疼痛反应	生理反射	配合检查	大小便自理情况
清醒	灵敏	灵敏	正常	能	能
模糊	迟钝	不灵敏	正常	有时不能	有时不能
浅昏迷	无	迟钝	正常	不能	不能
昏迷	无	无防御	减弱	不能	不能
深昏迷	无	无	无	不能	不能

表1-4 格拉斯哥昏迷评分法

睁眼反应(E)	计分	语言表现反应(V)	计分	运动反应(M)	计分
自动睁眼	4	回答正确	5	能按吩咐运动	6
呼唤睁眼	3	回答有误	4	疼痛定位	5

(5)监测颅内压防治脑疝。①监测颅内压:利用颅内压检测仪,将导管或微型压力感受器置于颅腔内,颅内压检测仪屏幕会显示数值,观察颅内压的变化。检测仪使用前要调零,于外耳道齐平,监测过程中注意无菌操作,预防逆行感染,一般监测时间不超过 1 周。观察患者是否存在烦躁、头痛剧烈、呕吐频繁、意识障碍进行性加重,瞳孔是否等大等圆,对光反射是否灵敏。②脑疝急救:20%～25%甘露醇快速静脉滴注,保持呼吸道通畅给氧,严密监测生命体征,做好急诊术前准备。

(6)对症护理。①高热:有效降温。②头痛:使用镇痛药,但禁用吗啡、杜冷丁。避免加重头痛的因素,如咳嗽、打喷嚏、低头弯腰及用力活动。③呕吐:及时清理防止误吸,观察记录呕吐物的颜色性质和量。④便秘:多吃蔬菜、水果,可给予缓泻剂但禁止高压灌肠。⑤尿潴留:先诱导排尿,无效可留置导尿,注意会阴部护理。

(二)术后护理

1.脑室引流护理

(1)引流管位置:高于侧脑室平面 10～15cm,搬动时应夹闭。

(2)控制引流速度及量:每天不超过 500mL;有颅内感染者,可适当增加引流量。

(3)保持引流通畅:正常时管内液面随呼吸、脉搏上下波动。如不通畅,可能有以下原因。①颅内压低于 1.18～1.47kPa(120～150mmH$_2$O),可降低引流袋后观察。②引流管过深过长、盘曲,可经造影证实后,抽出部分重新固定。③引流管管口吸附于脑室壁,可轻轻旋转调整。④小凝血块或脑组织阻塞,可于严格消毒后,用注射器向外抽吸,不可冲洗。处理无效,需更换引流管。

(4)观察记录:记录引流液的颜色、量、性状,术后1~2天脑脊液呈血性,以后逐渐转为淡黄色。若一直引流血性液提示颅内出血,若脑脊液呈毛玻璃样或絮状物提示感染,引流不宜超过5~7天。

(5)无菌原则:严格无菌操作,每天更换引流袋,更换前夹闭引流管。

(6)拔管护理:夹闭24小时,若无症状可拔管。拔管后若伤口处有脑脊液漏,应及时通知医师处理,防止颅内感染。

2.并发症护理

(1)肺部感染:保持呼吸道通畅,定时翻身拍背,雾化吸入。

(2)低血压:低温导致心排出量减少,周围血管阻力降低,可引起低血压,搬动患者或翻身时动作轻稳、缓慢,以防体位性低血压。

(3)冻伤:冰袋不可直接接触患者,注意观察肢端血运,定时按摩。

(4)其他:防止压疮、保护眼睛等。

3.心理护理

多和患者及其家属沟通,鼓励其表达出内心的感受。向患者及其家属介绍疾病的相关知识和治疗方案,指导患者及家属参与到康复训练中来,尽早掌握康复训练的知识和技能。

(三)健康教育

(1)指导患者保持情绪稳定,避免便秘、咳嗽、搬重物等突然导致颅内压升高。

(2)指导患者掌握康复训练,如肌力锻炼、步态平衡练习等。

(3)告知患者出现不适及时复查。

(杨慧芳)

第四节　颅内肿瘤

一、脑叶肿瘤

大脑由左、右大脑半球组成,其间以胼胝体相连。每侧大脑半球包括大脑表面的灰质,即大脑皮质,灰质深部的白质,即大脑髓质,白质深部的灰质团块,即基底核。其中,大脑皮质是神经系统发育最完善的部分,其表面分别被外侧沟、中央沟、顶枕沟分为额叶、颞叶、顶叶、枕叶和岛叶。

脑叶肿瘤是颅内常见肿瘤,其发生率居幕上各部位肿瘤的首位,约占颅内肿瘤总数的1/5。其中以胶质瘤为最为常见,约占颅内胶质瘤总数的1/4;其次是脑膜瘤,约占颅内脑膜瘤总数的1/10;另外先天性肿瘤、转移瘤等,也常在此部位发生。

(一)病因

脑叶肿瘤的病因尚未完全清楚。目前认为主要与以下因素有关。

(1)基因及遗传因素。

（2）电离辐射与非电离辐射。

（3）职业暴露。

（4）饮食、吸烟及饮酒等不良生活习惯。

（5）既往史（脑外伤、病毒感染）。

（二）病理

1.发病部位

脑叶肿瘤以额叶肿瘤（图1-1）发生率最高，居幕上各部位肿瘤之首，约占颅内肿瘤总数的1/5，其次为颞叶肿瘤，顶叶肿瘤次之，枕叶和岛叶肿瘤较为少见。

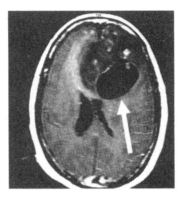

图1-1　额叶部位肿瘤

2.肿瘤类型

脑叶肿瘤以胶质瘤为最多，其次为脑膜瘤，少数为转移瘤。

（三）诊断要点

1.临床表现

（1）额叶肿瘤：额叶肿瘤生长缓慢，早期症状多不明显，随着肿瘤的长大，除有头痛、呕吐、视盘水肿等颅内压增高症状外，其主要临床表现与精神、情感、运动、言语、小脑协调运动等方面有关。

1）精神症状。额叶肿瘤所致精神症状的发生率居脑叶肿瘤之首，与其他部位肿瘤所致精神症状相比，表现更为突出且出现较早，尤其当两侧额叶受损时精神障碍、智力障碍尤为明显。

2）癫痫发作。额叶肿瘤所致癫痫发作居脑叶肿瘤之首，常为其首发症状，其中绝大多数属于无先兆的癫痫大发作，少部分为局限性癫痫。

3）锥体束受损症状。因肿瘤大小及对运动区损害程度的不同而异，表现为病灶对侧半身或单一肢体肌肉无力或瘫痪。

4）运动性失语。右侧大脑半球优势患者如肿瘤侵犯左侧额下回后部布罗卡语言区时，可致运动性失语，肿瘤侵犯优势半球额中回后份时，可致书写不能。

5）额叶性共济失语。额叶肿瘤所致的共济失语，系由于额-桥脑-小脑束受损而引起，主要表现为动作笨拙或不协调。

6）其他。强握反射和摸索运动、嗅觉障碍、视力障碍等。

（2）颞叶肿瘤：颞叶肿瘤早期多无明显的临床症状，随着肿瘤的发展，逐渐出现下述症状。

1)视野改变。颞叶深部肿瘤影响视辐射神经纤维,可出现视野缺损。

2)感觉性失语。优势半球的肿瘤损伤颞上回后份引起感觉性失语,损伤颞叶后部,出现命名性失语,是诊断颞叶肿瘤最可靠的症状之一。

3)癫痫发作。颞叶肿瘤所致癫痫大发作的发生率仅次于额叶肿瘤。部分患者还可出现局限性癫痫发作,多因肿瘤向上侵犯运动区所致。与额叶癫痫不同,颞叶癫痫发作的特点是先兆多样,症状复杂,可有精神恍惚、言语错乱、精神运动性兴奋、定向力障碍、幻觉、错觉、记忆力缺损等。其中以嗅觉先兆最多见,当肿瘤位于颞叶内侧影响到海马沟回时,常出现此种先兆,称为"沟回发作"。发作时患者突然闻到一种极不舒服的怪味或恶臭。

4)精神症状。精神障碍也是颞叶肿瘤常见的症状,仅次于额叶肿瘤。精神症状较多发生于优势半球颞叶广泛而迅速生长的肿瘤。

5)锥体束受损症状。颞叶上部的肿瘤,可以压迫额叶及顶叶的下部而出现面部及上肢的运动或感觉障碍,压迫对侧大脑脚、内囊,可致肿瘤同侧的锥体束征,而产生不同程度的偏瘫。

6)共济失调。颞中回及颞下回的后部,通过颞叶桥脑小脑纤维与小脑发生联系,因此,一侧颞叶损害也可以发生对侧半身共济失调,表现为平衡失调,常向病变对侧倾倒。

7)其他。中脑及基底节等受压症状。

(3)顶叶肿瘤:顶叶的功能主要是分析、综合各种感觉信息,从而分辨和确定刺激性质和部位。多数顶叶肿瘤患者都可出现明确的症状和体征,尤其伴有局限性感觉性癫痫发作,则更有定位诊断价值。

1)感觉障碍。顶叶肿瘤的损害主要表现为对侧半身的感觉障碍,以皮层感觉障碍为主,一般痛、温觉障碍不明显。如患者在闭眼情况下,对手中所持的物体,虽然能感觉到,但却不能判断该物体的大小、形状、重量、质地等。

2)癫痫发作。多为局限性发作,表现为病灶对侧发作性感觉异常,首发部位以拇指和示指多见,表现为阵发性麻木、触电样感觉或疼痛为主,向固定方向扩展。

3)失读症。顶下小叶的角回为视觉性语言中枢,具有理解看到的符号和文字意义的功能。此区受损后,患者虽有视觉,但不能理解所视对象的意义,称为失读症。

4)其他。对侧同向偏盲、失用症、失语症、失写症、失算症、手指失认症等。

(4)枕叶肿瘤:枕叶是最高级的视觉分析器,枕叶肿瘤主要表现为视觉方面的障碍。毁坏性病变时出现中枢性偏盲(黄斑回避)、皮质盲、视觉失认等,刺激性病变时出现视觉性发作,有时为癫痫发作的先兆。部分枕叶肿瘤常在病变对侧视野中出现幻视,幻视的特点多为不成形幻视,如闪光、圆圈、线条、颜色等,并出现浮动现象。

(5)岛叶肿瘤:因与海马紧密相邻,绝大多数患者以癫痫为首发症状。

2.辅助检查

①CT;②MRI。

(四)治疗

(1)手术切除为主。

(2)放射治疗。

(3)化学治疗。

（4）免疫治疗。

（五）主要护理问题

1.有受伤的危险

与精神症状、癫痫发作、共济失调、视野缺损等有关。

2.感知改变（特定的）

与精神症状、语言障碍、幻视、幻听等有关。

3.语言沟通障碍

与精神症状、定向力障碍、失语等有关。

4.有窒息的危险

与癫痫发作、全身麻醉后有关。

5.有皮肤完整性受损的危险

与偏瘫、感觉障碍有关。

6.焦虑

与担心疾病预后有关。

7.知识缺乏（特定的）

与缺乏信息来源、认知能力受限有关。

8.生活自理能力部分缺陷

与智能障碍、肢体瘫痪、共济失调、视野缺损等有关。

9.潜在并发症

脑疝、癫痫、出血、脑水肿、感染等。

（六）护理目标

（1）患者未发生脑疝、癫痫、出血、感染等相关并发症或并发症发生后能得到及时治疗与处理。

（2）患者的安全得到保障，未发生受伤。

（3）患者或家属能掌握相关疾病知识以及相关注意事项。

（4）患者或家属焦虑/恐惧程度减轻，配合治疗及护理。

（5）患者住院期间自我需求得到满足。

（七）护理措施

1.术前护理

（1）心理护理。

1）评估不良心理问题来源和程度。

2）鼓励患者表达自身感受，正确面对疾病。

3）教会患者自我放松的方法。

4）解释手术的必要性、手术方式、注意事项。

5）针对个体情况进行针对性心理护理。

6）鼓励患者家属和朋友给予患者关心和支持。

（2）安全护理。

1）进行压疮、跌倒/坠床危险因素及生活自理能力评估,特别是有精神症状、癫痫大发作、视野缺损、幻视、偏瘫、感觉障碍等表现的患者。

2）根据评估结果留陪护,采取预防压疮、烫伤、跌倒、坠床等护理措施。

（3）安全护理:细心观察,及时发现癫痫先兆症状并通知医师处理。口服镇静药、抗癫痫药者,应指导、督促患者服药并告知注意事项。

（4）饮食护理:术前禁食禁饮 8 小时。

（5）术前检查:血常规、尿常规、肝肾功、心肺功能、MRI、CT 等。关注检查结果并及时告知主管医师,了解有无手术禁忌证。

（6）术前准备。

1）交叉配血或自体采血,以备术中用血。

2）行抗生素皮试,以备术中、术后用药。

3）与医师共同完成患者手术前双核查表内容。

4）术前两日洗头膏洗头后,用氯己定消毒手术部位,检查术区皮肤情况、剪指甲,术前用医用专用备皮器推除手术切口周围 3cm 毛发。

5）遵医嘱准备术中用药。

6）测生命体征,如有异常或患者发生其他情况,及时与医师联系遵医嘱予术前用药。

7）更换清洁病员服,准备好病历、CT、MRI 片等以便带入手术室填写并打印术前评估交接单,再次确认腕带、手术部位标记正确,与手术室工作人员进行患者、药物核对后,送入手术室。

2.术后护理

（1）全身麻醉术后护理常规。

1）了解麻醉和手术方式、术中情况、切口和引流情况。

2）持续吸氧 2～3L/min。

3）持续心电监护。

4）床档保护防坠床,必要时行四肢约束。

5）严密监测意识、瞳孔、生命体征、对侧肢体活动。

6）保持呼吸道通畅,注意观察患者血氧饱和度。安置气管插管或鼻咽通气管患者出现不耐管时,遵医嘱及时拔除。

（2）全身麻醉术后护理常规:再次进行压疮、跌倒、坠床危险因素评估及患者生活自理能力评估,根据评估结果提供正确的护理措施。

（3）伤口观察及护理。

1）观察伤口有无渗血渗液并记量,根据渗出情况及时更换敷料。

2）观察头部体征,有无头痛、呕吐等。

（4）不同脑叶肿瘤的观察要点。

1）额叶。运动、语言、精神、情感、人格、智能障碍、癫痫等。

2）颞叶。运动、语言、视觉、嗅觉及感觉障碍,癫痫等。

3）顶叶。感觉，癫痫，失读，对侧同向偏盲等。

4）枕叶。视觉等。

（5）各管道观察及护理。

1）留置针在有效期内（72～96 小时），妥善固定并注意观察穿刺部位皮肤，保证输液管路通畅。

2）头部引流管妥善固定于床头，高度正确，防止引流管扭曲、阻塞、折叠，注意观察引流液颜色、性质、量和水柱波动，根据引流的颜色、性质和量，在主管医师的指导下适当调节引流管高度。

3）导尿管按照导尿管护理常规进行护理，一般清醒患者术后第 1 天可拔除导尿管，拔管后注意观察患者自行排尿情况。长期安置导尿管的患者在夹闭导尿管行膀胱功能训练时，注意按时打开开关。

4）患者检查完毕回病房后及时打开各管道开关并检查管道是否通畅。

5）气管插管/切开按气管插管/切开护理常规进行。

（6）疼痛护理。

1）评估患者疼痛情况，注意头痛的部位、性质和发生时间，结合生命体征等综合判断。

2）遵医嘱给予镇痛、脱水药物或非药物治疗。

3）提供安静舒适的环境。

（7）基础护理：做好口腔护理、导尿管护理、定时翻身、雾化、患者清洁等工作。

（8）饮食护理：术后 6 小时内禁食禁饮，6 小时后普食。

（9）康复护理：早期行康复护理，包括语言、感知、偏瘫肢体的全面康复。

3.体位与活动

患者体位与活动见表1-5。

表 1-5　患者体位与活动

时间	体位与活动
全身麻醉清醒前	去枕平卧位，头偏向一侧
全身麻醉清醒后手术当日	床头抬高 $15°\sim30°$
术后 1～3 天	半卧位为主，适当增加床上运动
3 天后	半卧位为主，可在搀扶下适当屋内活动

注　体积较大的肿瘤切除后，24 小时内手术切开部位应保持在头部上方，以免脑和脑干突然移位，引起大脑上静脉的断裂出血和脑干功能的衰竭。

（八）并发症的处理及护理

并发症的处理及护理见表1-6。

表 1-6　并发症的处理及护理

常见并发症	临床表现	处理
术区出血	意识障碍逐渐加深，一侧瞳孔逐渐散大，对侧肢体瘫痪进行性加重	严密观察意识、瞳孔、生命体征、对侧肢体活动的变化

常见并发症	临床表现	处理
术区出血	引流液颜色呈鲜红色,量多 头痛、呕吐等颅内高压症状进行性加重 生命体征逐渐改变,出现脉搏减慢、呼吸减慢、血压升高	严密观察引流液颜色、性质及量,避免引流管扭曲、阻塞、折叠 监测颅内压,颅内压值高于正常值时,应通知医师处理并积极查找颅外因素,如检查导尿管是否通畅等 及时提醒医师复查CT,既往无高血压史的患者出现血压升高,脉搏、呼吸减慢切忌盲目使用降压药
感染	发热:体温高于38.5℃ 伤口分泌物培养或血培养或痰培养等显示有病原菌感染	注意监测体温 根据药敏试验选用合适的抗生素
癫痫	发作性局部或全身抽搐或伴有相应的运动感觉内脏症状	服药种类、药物剂量、是否停药、均应遵医嘱
脑疝的观察	意识障碍加深、双侧瞳孔不等大、生命体征改变、对侧肢体瘫痪等	严密观察生命体征、及时与医师沟通

二、丘脑肿瘤

丘脑为位于大脑深部的灰质团块,内侧和下方临近第三脑室和下丘脑,外临内囊。丘脑肿瘤约占颅内肿瘤的1%。可发生于任何年龄,但以青中年患者为主,男性患者略多于女性。

一般认为:丘脑不仅是视觉、听觉以外身体感觉传至相应大脑皮质的中继站,还是一个复杂的感觉综合器官,与许多感觉经验相关的情绪感觉有关。

丘脑的肿瘤主要为神经胶质瘤,以星形细胞瘤最常见,极性成胶质细胞瘤及多形性成胶质细胞瘤次之。其它如肉瘤、结核瘤偶见。该病多见于青、中年人群,男性略多于女性。丘脑位置深在,功能重要。丘脑肿瘤的临床表现多样、症状不一。

(一)病因

丘脑肿瘤的病因尚未完全清楚。目前认为主要与以下因素有关:①基因及遗传因素;②电离辐射与非电离辐射;③职业暴露;④饮食、吸烟及饮酒等不良生活习惯;⑤既往史(脑外伤、病毒感染)。

(二)病理

肿瘤类型多为胶质瘤,约占90%。其中星形细胞瘤约占80%,其他如少突状胶质细胞瘤、混合性胶质瘤和室管膜瘤约占20%。

(三)诊断要点

1.临床表现

丘脑肿瘤患者一般隐匿性起病,首发症状为头痛,以后逐渐出现相应的临床症状。其临床表现如下。

（1）颅内压增高症状:由于肿瘤压迫侧脑室室间孔、第三脑室导水管从而阻塞脑脊液循环通路。多数患者早期即可出现此症状。

（2）局灶症状。

1)丘脑综合征。由于丘脑膝状体动脉被肿瘤压迫,造成闭塞后影响丘脑外侧核的后下部、内囊后肢、外侧膝状体内侧、内侧膝状体外侧的功能所致。表现为:①病变对侧半身感觉障碍,以深感觉障碍为主。②病变对侧肢体轻瘫。③病变对侧半身自发性疼痛。④病变同侧肢体共济运动失调。⑤病变同侧肢体舞蹈样或指划运动。

2)丘脑性三偏症状。偏瘫、偏身感觉障碍、同向性偏盲。

3)精神症状。肿瘤向丘脑前内侧发展,精神障碍较为明显,如情绪多变、精神呆滞、嗜睡、语无伦次,甚至表现偏执、抑郁等。

4)共济失调。如小脑-红核-丘脑系统受损,则患者出现共济失调。

5)不自主运动。肿瘤侵及基底核所致。患者表现为:手足徐动、震颤麻痹样运动或肌强直等。

6)内分泌症状。当丘脑下部受侵时,患者则出现内分泌失调症状,如肥胖、嗜睡、尿崩症等。

2.辅助检查

①CT;②MRI。

（四）治疗

（1）手术治疗。

（2）放射治疗。

（3）化学治疗。

（五）主要护理问题

1.头痛

与颅内压增高有关。

2.损伤的危险

与偏瘫、偏盲、偏身感觉障碍、精神障碍、共济失调等有关。

3.生活自理能力部分缺陷

与偏瘫、偏盲、偏身感觉障碍、共济失调等有关。

4.焦虑

与担心疾病预后有关。

5.知识缺乏

与缺乏信息来源、认知能力受限有关。

6.潜在并发症

脑疝、出血、脑水肿、尿崩症、中枢性高热、感染、癫痫等。

（六）护理目标

（1）患者未发生脑疝、出血、尿崩症、感染、癫痫等相关并发症或并发症发生后能得到及时治疗与处理。

（2）患者的安全得到保障,未发生受伤。

（3）患者或家属能掌握相关疾病知识及相关注意事项。

（4）患者或家属焦虑/恐惧程度减轻,配合治疗及护理。

（5）患者住院期间自我需求得到满足。

（七）护理措施

1.术前护理

（1）心理护理。

1)评估不良心理问题来源和程度。

2)鼓励患者表达自身感受,正确面对疾病。

3)教会患者自我放松的方法。

4)针对个体情况进行针对性心理护理。

5)解释手术的必要性、手术方式、注意事项。

6)鼓励患者家属和朋友给予患者关心和支持。

（2）安全护理。

1)进行跌倒、坠床危险因素以及生活自理能力评估,特别是偏瘫、偏盲、偏身感觉障碍、共济失调、精神障碍的患者。

2)根据评估结果留陪护,采取预防压疮、烫伤、跌倒、坠床等护理措施。

（3）饮食护理:术前禁食禁饮8小时。

（4）术前检查:协助完善相关术前检查包括血常规、尿常规、肝肾功、心肺功能、MRI、CT等。

（5）术前准备。

1)交叉配血或自体采血,以备术中用血。

2)行抗生素皮试,以备术中、术后用药。

3)与医师共同完成患者手术前双核查表内容。

4)术前两日洗头膏洗头后,用氧己定消毒手术部位、检查术区皮肤情况、剪指甲,手术前用医用专用备皮器推除手术切口周围3cm毛发。

5)遵医嘱准备术中用药。

6)测生命体征,如有异常或患者发生其他情况,及时与医师联系。

7)遵医嘱予术前用药。

8)更换清洁病员服,准备好病历、CT、MRI片等以便带入手术室。

9)填写并打印术前评估交接单,再次确认腕带、手术部位标记正确,与手术室工作人员进行患者、药物核对后,送入手术室。

2.术后护理

（1）术后护理常规。

1)了解麻醉和手术方式、术中情况、切口和引流情况。

2)持续吸氧2～3L/min。

3）持续心电监护。

4）严密监测意识、瞳孔、生命体征、对侧肢体活动。

5）保持呼吸道通畅，注意观察患者血氧饱和度，气管插管或置鼻咽通气管患者出现不耐管时，通知医师予以及时拔除。

6）观察有无丘脑功能受损症状，如感觉、运动、内分泌改变等。

7）记录每小时尿量。

8）再次进行压疮、跌倒、坠床危险因素评估以及患者生活自理能力评估，根据评估结果提供正确的护理措施。

（2）伤口观察及护理。

1）观察伤口有无渗血渗液并记量，根据渗出情况及时通知医师并更换敷料。

2）观察头部体征，有无头痛、呕吐等。

（3）各管道观察及护理。

1）留置针在有效期内（72～96小时），妥善固定并注意观察穿刺部位皮肤，保证输液管路通畅。

2）头部引流管妥善固定于床头，高度正确，防止引流管扭曲、阻塞、折叠，注意观察引流液颜色、性质、量和水柱波动，根据病情，引流液的颜色、性质和量，在主管医师的指导下适当调节引流管高度。

3）导尿管按照导尿管护理常规进行护理，一般清醒患者术后第1天可拔除导尿管，拔管后注意观察患者自行排尿情况。长期安置导尿管的患者在夹闭导尿管行膀胱功能训练时，注意按时打开开关。

4）患者检查完毕回病房后及时打开各管道开关并检查管道是否通畅。

5）气管插管/切开按气管插管/切开护理常规进行。

（4）疼痛护理。

1）评估患者疼痛情况，注意头痛的部位、性质和发生时间，结合生命体征等综合判断。

2）遵医嘱给予镇痛、脱水药物或非药物治疗。

3）提供安静舒适的环境。

（5）基础护理：做好口腔护理、导尿管护理、定时翻身、雾化、患者清洁等工作。

（6）饮食护理：术后6小时内禁食禁饮，6小时后清醒患者普食。

（7）康复护理：早期行肢体功能的康复护理。

3.体位与活动

术后患者体位与活动见表1-7。

表1-7　术后患者体位与活动

时间	体位与活动
全身麻醉清醒前	去枕平卧位，头偏向一侧
全身麻醉清醒后手术当日	低半卧位或斜坡卧位，床头抬高15°～30°
术后1～3天	半卧位为主，适当增加床上运动

续表

时间	体位与活动
3天后	半卧位为主,可在搀扶下适当屋内活动

注 ①活动能力应当根据患者个体情况循序渐进,对于年老或体弱的患者,应当相应推后活动时间。

②意识、运动、感觉、排泄等障碍者,按相应康复训练措施进行。

(八)并发症的处理及护理

并发症的处理及护理见表1-8。

表1-8 并发症的处理及护理

常见并发症	临床表现	处理
出血	意识障碍逐渐加深,一侧瞳孔逐渐散大,对侧肢体瘫痪进行性加重	严密观察意识、瞳孔、生命体征、对侧肢体活动的变化
	引流液颜色呈鲜红色,量多	严密观察引流液颜色、性质及量,避免引流管扭曲、阻塞、折叠
	头痛、呕吐等颅内高压症状进行性加重	监测颅内压,颅内压值高于正常值应通知医师并积极查找颅外因素,检查导尿管是否通畅
	生命体征逐渐改变,出现脉搏变慢、呼吸变慢、血压升高	及时提醒医师复查CT,既往无高血压史的患者出现血压升高,脉搏、呼吸减慢切忌盲目使用降压药
感染	发热,体温高于38.5℃	注意监测体温
	伤口分泌物培养或血培养或痰培养等显示有病原菌感染	根据药敏试验选用合适的抗生素
中枢性高热	体温骤然升高,可在40℃以上,持续数小时甚至数天,无寒战	注意监测体温
		根据医嘱及时行人工冬眠低温治疗
	全身皮肤干燥无汗,躯干温度高,四肢温度低,双侧肢体温度可不对称,相差超过0.5℃	按人工冬眠低温治疗护理方法进行护理
	抗生素及解热剂降温效果差	
	体温易随外界温度变化而波动	
尿崩症	24小时小便量＞4000mL且尿比重低于1.005	准确记录出入量并测尿比重,小便量增多时应通知医师处理
		注意观察患者反应、精神状态,了解患者电解质情况,及时发现低钠低钾/高钠高钾等电解质紊乱,并通知医师及时处理

三、松果体区肿瘤

松果体区位于颅腔正中,前部为第三脑室后壁,后部为小脑幕切迹游离缘、大脑镰和小脑幕结合处,上部达胼胝体压部,下部为中脑四叠体和中脑导水管。松果体区肿瘤主要指源于第三脑室后部和松果体的肿瘤,国内文献报道占颅内肿瘤的1.1%～1.6%,好发于儿童及青少年,男性多于女性。

(一)病因

松果体区肿瘤的病因尚未完全清楚。目前认为主要与以下因素有关。

（1）基因及遗传因素。

（2）电离辐射与非电离辐射。

（3）职业暴露。

（4）饮食、吸烟及饮酒等不良生活习惯。

（5）既往史（脑外伤、病毒感染）。

(二)病理

1.组织学分类

（1）生殖细胞源性肿瘤：生殖细胞瘤、畸胎瘤、恶性畸胎瘤等。

（2）松果体细胞源性肿瘤：包括松果体细胞瘤和松果体母细胞瘤。

（3）其他细胞源肿瘤：胶质瘤等。

其中松果体生殖细胞瘤最为常见，占50％以上，其次为胶质瘤和畸胎瘤。

2.转移方式

生殖细胞瘤、室管膜瘤、松果体细胞瘤易发生转移。最常见的转移方式为经脑脊液沿整个脑室系统播散，通常种植于脑脊膜及脊髓，由于重力的原因，骶尾部较脊髓其他部位更易种植。

(三)诊断要点

1.临床表现

（1）颅内压增高：常为其首发症状。由于肿瘤压迫或侵犯中脑导水管和第三脑室后部，几乎所有患者出现症状时均有脑积水，出现头痛、呕吐、视力减退、嗜睡、记忆力障碍等。

（2）神经系统症状。

1）四叠体上丘综合征（Parinaud综合征）：肿瘤压迫或累及中脑四叠体上丘和顶盖前区，可引起眼球垂直运动障碍，表现为两眼上视不能、瞳孔散大或不等大、对光反射障碍。

2）四叠体下丘损害：随着肿瘤的发展，可压迫中脑四叠体下丘及内侧膝状体，产生耳鸣及听力障碍。

3）小脑功能损害：肿瘤压迫或侵犯小脑，可引起辨距不良、共济失调、肌张力降低、眼球水平震颤等。

4）丘脑下部损害：肿瘤直接侵犯或肿瘤细胞沿脑脊液播散种植到丘脑下部所致。主要表现为尿崩症、少数患者亦可出现嗜睡、肥胖、发育迟缓或停顿等丘脑下部损害症状。

（3）内分泌系统紊乱症状：主要为性征发育紊乱，多数表现为性早熟。松果体区生殖细胞肿瘤、畸胎瘤因破坏了松果体腺的正常分泌，多表现为性早熟，而起源于松果体实质细胞的肿瘤则主要表现为性征发育迟缓或停滞。

（4）其他症状：锥体束征、癫痫、脊髓和马尾神经损害等。

2.辅助检查

①CT；②MRI；③脑脊液检查；④肿瘤标志物的检测。

(四)治疗

（1）手术治疗。

（2）放射治疗。

（3）化学治疗。

（五）主要护理问题

1.头痛

与颅内压增高有关。

2.感知改变（特定的）

与视力、听力减退等有关。

3.有外伤的危险

与视力减退、肌张力降低、共济失调有关。

4.焦虑

与担心疾病预后有关。

5.知识缺乏（特定的）

与缺乏信息来源有关。

6.生活自理能力部分缺陷

与视力减退、肌张力降低、共济失调有关。

7.潜在并发症

脑疝、出血、脑水肿、尿崩症、癫痫、感染等。

（六）护理目标

（1）患者未发生脑疝、出血、癫痫、尿崩症、感染等相关并发症或并发症发生后能得到及时治疗与处理。

（2）患者的安全得到保障，未发生受伤。

（3）患者或家属能掌握相关疾病知识及相关注意事项。

（4）患者或家属焦虑/恐惧程度减轻，配合治疗及护理。

（5）患者住院期间自我需求得到满足。

（七）护理措施

1.术前护理

（1）心理护理。

1）评估不良心理问题来源和程度。

2）鼓励患者表达自身感受，正确面对疾病。

3）教会患者自我放松的方法。

4）解释手术的必要性、手术方式、注意事项。

5）针对个体情况进行针对性心理护理。

6）鼓励患者家属和朋友给予患者关心和支持。

（2）安全护理。

1）进行跌倒、坠床危险因素以及生活自理能力评估，特别是肌张力降低、共济失调、视力减退的患者。

2)根据评估结果留陪护,采取预防跌倒、坠床等护理措施。

（3）饮食护理:术前禁食禁饮 8 小时。

（4）术前检查:协助完善相关术前检查,包括血常规、血糖、尿常规、肝肾功检查、心肺功能、MRI、CT 等。

（5）术前准备。

1)交叉配血或自体采血,以备术中用血。

2)行抗生素皮试,以备术中、术后用药。

3)与医师共同完成患者手术前双核查表内容。

4)术前两日洗头膏洗头后,用氯己定消毒手术部位,检查术区皮肤情况、剪指甲,术前用医用专用备皮器推除手术切口周围 3cm 毛发。

5)遵医嘱准备术中用药。

6)测生命体征,如有异常或患者发生其他情况,及时与医师联系。

7)遵医嘱予术前用药。

（6）术前准备。

1)更换清洁病员服,准备好病历、CT、MRI 片等以便带入手术室。

2)填写并打印术前评估交接单,再次确认腕带、手术部位标记正确,与手术室工作人员进行患者、药物核对后,送入手术室。

2.术后护理

（1）术后护理常规。

1)了解麻醉和手术方式、术中情况、切口和引流情况。

2)持续吸氧 2～3L/min。

3)持续心电监护。

4)严密监测意识、瞳孔、生命体征、对侧肢体活动。

5)保持呼吸道通畅,注意观察患者血氧饱和度,气管插管或置鼻咽通气管患者出现不耐管时,通知医师予以及时拔除。

6)记录每小时及 24 小时尿量。

（2）伤口观察及护理。

1)观察伤口有无渗血渗液并记量,根据渗出情况及时通知医师并更换敷料。

2)观察头部体征,有无头痛、呕吐等。

（3）各管道观察及护理。

1)留置针妥善固定并注意观察穿刺部位皮肤,保证输液管路通畅。

2)头部引流管妥善固定于床头,高度正确,防止引流管扭曲、阻塞、折叠,注意观察引流液颜色、性质、量和水柱波动,根据引流液颜色、性质和量,在主管医师的指导下适当调节引流管高度。

3)导尿管按照导尿管护理常规进行护理,一般清醒患者术后第 1 天可拔除导尿管,拔管后注意观察患者是否自行排尿。长期安置导尿管的患者在夹闭导尿管行膀胱功能训练时,注意按时打开开关。

(4)各管道观察及护理。

1)患者检查完毕回病房后及时打开各管道开关并检查管道是否通畅。

2)气管插管/切开按气管插管/切开护理常规进行。

(5)疼痛护理。

1)评估患者疼痛情况,注意头痛的部位、性质、发生时间,结合生命体征等综合判断。

2)遵医嘱给予镇痛、脱水药物或非药物治疗。

3)提供安静舒适的环境。

(6)基础护理:做好口腔护理、导尿管护理、定时翻身、雾化、患者清洁等工作。

(7)饮食护理:术后 6 小时内,禁食禁饮,6 小时后清醒患者普食。

3.体位与活动

患者体位与活动见表1-9。

表 1-9　患者体位与活动

时间	体位与活动
全身麻醉清醒前	去枕平卧位,头偏向一侧
全身麻醉清醒后手术当日	低半卧位或斜坡卧位,床头抬高 15°～30°
术后 1～3 天	半卧位为主,适当增加床上运动
3 天后	半卧位为主,可在搀扶下适当屋内活动

注　①活动能力应当根据患者个体情况循序渐进,对于年老或体弱的患者,应当相应推后活动时间。

②意识、运动、感觉、排泄等障碍者,按相应康复训练措施进行。

(八)并发症的处理及护理

并发症的处理及护理见表1-10。

表 1-10　并发症的处理及护理

常见并发症	临床表现	处理
出血	意识障碍逐渐加深,一侧瞳孔逐渐散大,对侧肢体瘫痪进行性加重	严密观察意识、瞳孔、生命体征、对侧肢体活动的变化
	引流液颜色呈鲜红色,量多	严密观察引流液颜色、性质及量,避免引流管扭曲、阻塞、折叠
	头痛呕吐等颅内高压症状进行性加重	监测颅内压,颅内压值高于正常值,应通知医师并积极查找颅外因素,如检查导尿管是否通畅等
	生命体征逐渐改变,出现脉搏减慢、呼吸减慢、血压升高	及时提醒医师复查CT,既往无高血压史的患者出现血压升高,脉搏、呼吸减慢切忌盲目使用降压药
感染	发热:体温高于 38.5℃	注意监测体温
	伤口分泌物培养或血培养或痰培养等显示有病原菌感染	根据药敏试验选用合适的抗生素

续表

常见并发症	临床表现	处理
中枢性高热	体温骤然升高,可在 40℃ 以上,持续数小时甚至数天,无寒战 全身皮肤干燥无汗,躯干温度高,四肢温度低,双侧肢体温度可不对称,相差超过 0.5℃ 抗生素及解热剂降温效果差 体温易随外界温度变化而波动	注意监测体温 根据医嘱及时行人工冬眠低温治疗,按人工冬眠低温治疗护理方法进行护理
尿崩症	24 小时小便量＞4000mL 且尿比重低于 1.005	准确记录出入量并测尿比重,小便量增多时,应通知医师处理 注意观察患者反应、精神状态,了解患者电解质情况,及时发现低钠低钾/高钠高钾等电解质紊乱并通知医师及时处理

四、侧脑室内肿瘤

侧脑室位于大脑半球深部,左右各一,形状不规则,位于额叶、顶叶、枕叶及颞叶内。分为前角(额角)、下角(颞角)、后角(枕角)、体部和三角区 5 个部分,内含脑脊液。侧脑室内肿瘤是指来源于侧脑室壁、脉络膜组织及异位组织的肿瘤。发生率低,占颅内肿瘤总数的 0.81% ～ 1.60%。可见于任何年龄,但以儿童青少年多见。

(一)病因

侧脑室内肿瘤的病因尚未完全清楚。目前认为主要与以下因素有关。

(1)基因及遗传因素。

(2)电离辐射与非电离辐射。

(3)职业暴露。

(4)饮食、吸烟及饮酒等不良生活习惯。

(5)既往史(脑外伤、病毒感染)。

(二)病理

1.肿瘤类型

侧脑室肿瘤常见有星形细胞瘤、脑膜瘤、室管膜瘤、脉络膜乳头状瘤,偶见上皮样囊肿。据国外一组报告,侧脑室内最常见的肿瘤是星形细胞瘤(16.3%),其次为脑膜瘤(14%)及少枝胶质细胞瘤(11.6%)。

2.好发部位

侧脑室肿瘤最常见的生长部位是侧脑室三角区及颞角。在侧脑室三角区、颞角和枕角区多为脑膜瘤或乳头状瘤,在侧脑室前角和体部则以星形细胞瘤及室管膜瘤为多见。

（三）诊断要点

1.临床表现

（1）颅内压增高：首发症状为颅内压增高所致间歇性头痛，占 $80\%\sim92.5\%$。当因体位或头位发生变动使脑室受阻的情况解除时，患者头痛可很快停止。如再次阻塞，头痛会再次发生。

（2）生命体征的变化及意识障碍：颅内压急性增高患者可出现进行性的意识障碍加深，甚至发生脑疝，出现库欣反应；颅内压慢性增高患者可表现为反应迟钝，表情呆滞、淡漠。

（3）临近脑损害症状：肿瘤累及内囊、基底节或向脑实质内生长，患者出现对侧肢体偏瘫和感觉障碍，同向性偏盲等。如果左侧颞、顶、枕交界区受到侵犯，患者将出现失认及失语症。

（4）眼部症状：早期患者表现为视神经乳头水肿，晚期则表现为继发性视神经萎缩。患者视力逐渐减退，甚至失明。由于高颅压影响或压迫中脑及四叠体区造成眼肌运动障碍，部分患者表现为复视，约占 35%。

（5）癫痫发作：少数患者可出现癫痫大发作或一过性强直性痉挛性发作，一般认为由颅内压增高所引起。

2.辅助检查

①头部 CT；②MRI；③脑脊液检查；④脑室造影。

（四）治疗

（1）手术治疗。

（2）放射治疗。

（3）化学治疗。

（五）主要护理问题及措施

1.头痛

与颅内压增高有关。

2.脑组织灌注量改变

与颅内压增高有关。

3.潜在并发症

颅内出血与手术创伤有关。

4.清理呼吸道低效

与术后咳嗽无耐力有关。

5.有引流不畅的危险

与安置引流管有关。

6.自理能力部分缺陷

与偏瘫、偏盲、偏身感觉障碍、复视等有关。

7.有受伤的危险

与偏瘫、偏盲、偏身感觉障碍、复视等有关。

8.潜在并发症

脑疝、颅内高压、颅内低压、癫痫、感染等。

(六)护理目标

(1)头痛时得到及时处理,头痛减轻。

(2)患者脑组织灌注有所改善,平稳度过水肿期。

(3)患者平稳度过危险期,未发生颅内出血。

(4)患者有效清除呼吸道分泌物,呼吸道通畅。

(5)患者带管期间未发生引流不畅。

(6)患者自理能力提高,生活需求得到满足。

(7)患者的安全得到保障,未发生跌倒受伤。

(8)患者未发生脑疝、出血、癫痫、感染等相关并发症或并发症发生后能得到及时治疗与处理。

(七)护理措施

1.术前护理

(1)心理护理。

1)解释手术的必要性、手术方式、注意事项。

2)鼓励患者表达自身感受。

3)教会患者自我放松的方法。

4)针对个体情况进行针对性心理护理。

5)鼓励患者家属和朋友给予患者关心和支持。

(2)体位护理。

1)取平卧位或患侧卧位。

2)头部、身体避免过度活动,以免造成侧脑室内肿瘤移动阻塞室间孔引起剧烈头痛。

3)当患者头部活动到某一位置引起剧烈头痛时,指导患者改变体位以解除梗阻,缓解头痛。

(3)饮食护理:术前禁食禁饮 8 小时。

(4)术前检查:血常规、尿常规、肝肾功、心肺功能、MRI、CT 等。

(5)术前准备。

1)交叉配血或自体采血,以备术中用血。

2)行抗生素皮试,以备术中、术后用药。

3)术前两日洗头膏洗头后用氯己定消毒手术部位,检查术区皮肤情况、剪指甲、术晨更换清洁病员服,术前用医用专用备皮器推除手术切口周围 3cm 毛发。

4)遵医嘱带入术中用药。

(6)术前准备。

1)测生命体征,如有异常或患者发生其他情况,及时与医师联系。

2)遵医嘱予术前用药。

3)准备好病历、CT、MRI片等以便带入手术室。

4)准确填写手术前交接单并与手术室人员进行患者、药物核对后送入手术室。

2.术后护理

(1)全身麻醉术后护理常规。

1)了解麻醉和手术方式、术中情况、切口和引流情况。

2)持续吸氧2～3L/min。

3)持续心电监护。

(2)全身麻醉术后护理常规。

1)严密监测意识、瞳孔、生命体征、对侧肢体活动。

2)保持呼吸道通畅,注意观察患者血氧饱和度,气管插管或置鼻咽通气管患者出现不耐管时,通知医师予以及时拔除。

(3)伤口观察及护理。

1)观察伤口有无渗血渗液并记量,根据渗出情况及时通知医师并更换敷料。

2)观察头部体征,有无头痛、呕吐等。

(4)各管道观察及护理。

1)输液管保持通畅,留置针妥善固定,注意观察穿刺部位皮肤。

2)头部脑室引流管妥善固定于床头,低于侧脑室10～15cm,防止引流管扭曲、阻塞、折叠,注意观察引流液颜色,早期为血性,24小时后为淡血性,2～3天后逐渐清亮,引流量24小时小于500mL。

3)导尿管按照导尿管护理常规进行,一般清醒患者术后第1天可拔除导尿管,拔管后注意关注患者自行排尿情况。

4)气管插管/切开按气管插管/切开护理常规进行。

(5)疼痛护理。

1)评估患者疼痛情况,注意头痛的部位、性质,结合生命体征等综合判断。

2)遵医嘱给予镇痛药物或非药物治疗。

3)提供安静舒适的环境。

(6)基础护理:做好口腔护理、导尿管护理、定时翻身、雾化、患者清洁等工作。

(7)饮食护理:术后6小时内禁食禁饮,清醒患者6小时后普食。

3.体位与活动

术后患者体位与活动见表1-11。

表1-11　术后患者体位与活动

时间	体位与活动
全身麻醉清醒前	去枕平卧位,头偏向一侧
全身麻醉清醒后手术当日	低半卧位或斜坡卧位,床头抬高15°～30°,多卧向患侧
术后1～3天	半卧位为主,多卧向患侧,适当增加床上运动

时间	体位与活动
3天后	半卧位为主,可在搀扶下适当屋内活动

注 ①活动能力应当根据患者个体情况循序渐进,对于年老或体弱的患者,应当相应推后活动时间。

②意识、运动、感觉、排泄等障碍者,按相应康复训练措施进行。

(八)并发症的处理及护理

并发症的处理及护理见表1-12。

表1-12　并发症的处理及护理

常见并发症	临床表现	处理
出血	意识障碍逐渐加深,一侧瞳孔逐渐散大,对侧肢体瘫痪进行性加重	严密观察意识、瞳孔、生命体征、对侧肢体活动的变化
	引流液颜色呈鲜红色,量多	严密观察引流液颜色、性质及量,避免引流管扭曲、阻塞、折叠
	头痛呕吐等颅内高压症状进行性加重	监测颅内压,颅内压值高于正常值,应通知医师
	生命体征逐渐改变,出现脉搏减慢、呼吸减慢、血压升高	重视患者主诉,结合多种症状作出正确分析,及时通知、提醒医师进行必要的检查,做出正确处理
感染	发热:体温高于38.5℃	注意监测体温
	伤口分泌物培养或血培养或痰培养等显示有病原菌感染	根据药敏试验选用合适的抗生素
颅内高压	头痛、呕吐、视盘水肿、生命体征改变等	严密观察生命体征,观察引流管高度,及时与医师沟通
颅内低压	头部挤压性疼痛,可伴有头昏、恶心、呕吐、乏力、虚弱、厌食、脉搏细弱、血压偏低等,严重时有精神萎靡、脱水和电解质紊乱等表现	当引流液颜色清亮或引流液过多时应适当抬高引流管高度
		监测颅内压,颅内压值低于正常值,应通知医师
	上述表现与引流管高度有关,抬高引流管症状减轻或消失,放低引流管时症状加重	
	临床表现与颅内高压相似,要注意鉴别	

(杨慧芳)

第二章　胸心外科疾病护理

第一节　胸部损伤

一、肋骨骨折

在胸部损伤中,肋骨骨折最为常见,可分为单根或多根肋骨骨折,同一肋骨又可发生一处或多处骨折。第4~第7肋骨较长且固定,最易发生骨折;左右肋弓骨折常伴有脾脏、肝脏的破裂,需要警惕。

单根或多根肋骨单处骨折时,骨折区上下仍有完整的肋骨支撑,对呼吸影响不大;多根肋骨多处骨折时,骨折区局部胸壁失去完整的肋骨支撑而软化,吸气时软化区胸壁内陷,呼气时外突,出现反常呼吸运动,称连枷胸。若软化区范围较大,呼吸时两侧胸膜腔内压力不能保持平衡,可致纵隔左右摆动,影响换气和静脉血液回流,严重时可导致呼吸和循环衰竭。

(一)护理评估

1.健康史

患者有胸部受伤病史,分为直接暴力损伤和间接暴力损伤。直接暴力常导致骨折断端向内移动刺破血管和肺组织形成气胸、血胸;间接暴力常使断端向外移动刺破胸壁,导致开放性损伤。

2.身体状况

(1)症状:主要表现为骨折部位疼痛,深呼吸、咳嗽或体位改变时加重;若骨折断端刺破肺或肋间血管时,可出现咯血或血气胸;多根肋骨多处骨折时可有呼吸困难或休克。

(2)体征:受伤胸壁可见肿胀、压痛;骨折处有畸形,触诊可摸到骨折断端和骨擦感;多根肋骨多处骨折出现反常呼吸运动;部分患者有皮下气肿。

3.心理—社会状况

肋骨骨折患者不仅躯体伤残,往往还面临生命威胁,其心理常常感到紧张、焦虑、不安,甚至绝望。

4.辅助检查

(1)胸部X线检查:胸部X线摄片可显示肋骨骨折的部位、移位情况,同时还能显示有无血气胸存在。

(2)实验室检查:肋骨骨折合并血管损伤大出血者,血常规可显示红细胞计数、血红蛋白下降。

5.治疗要点

闭合性单根或多根单处肋骨骨折处理重点是止痛、固定胸廓和防治并发症。闭合性多根多处肋骨骨折重点是局部固定或加压包扎,消除胸壁反常呼吸运动。开放性肋骨骨折的重点是尽早清创固定,应用抗生素预防感染。

(二)护理问题

1.气体交换受损

与疼痛、反常呼吸运动有关。

2.疼痛

与组织损伤有关。

3.焦虑

与外伤打击、害怕手术及担忧预后有关。

4.潜在并发症

肺不张、肺内感染、休克。

(三)护理措施

1.急救护理

多根多处肋骨骨折可致胸壁软化,形成连枷胸,出现反常呼吸运动,应立即用厚敷料加压包扎固定,消除反常呼吸,维持有效的气体交换。

2.保障有效气体交换

鼓励或协助患者有效咳嗽、咳痰、深呼吸,止痛,及时清理呼吸道分泌物,保持呼吸道通畅。

3.止痛

遵医嘱使用胸带或弹性绷带固定胸壁,患者咳嗽时,协助或指导患者用其双手按压伤侧胸壁。

4.预防肺部感染

(1)鼓励患者深呼吸,有效咳嗽、咳痰,增加肺通气量。

(2)清理呼吸道分泌物,必要时行雾化吸入或吸痰。

(3)开放性骨折,及时更换创面敷料,保持敷料清洁干燥,遵医嘱使用抗生素。

5.心理护理

及时做好解释和安慰工作,讲解治疗的注意事项及相关知识,减轻患者的焦虑,使患者和家属积极配合治疗及护理。

(四)健康教育

(1)指导患者学习胸部损伤的急救知识,如连枷胸消除反常呼吸。

(2)指导患者练习腹式呼吸及有效的咳嗽、排痰,保持呼吸道通畅。

(3)出院后定期复查,出现不适时随时就诊。

二、气胸

气胸即指胸膜腔内积气。多由于肺组织、气管、支气管、食管破裂,空气逸入胸膜腔或因胸壁伤口穿破胸膜,外界空气进入胸膜腔所致。在胸部损伤中气胸的发生率仅次于肋骨骨折。

（一）分类

根据胸膜腔压力情况,一般分为闭合性气胸、开放性气胸和张力性气胸三类。

1.闭合性气胸

多并发于肋骨骨折,由于肋骨断端刺破肺,空气进入胸膜腔所致。

2.开放性气胸

多并发于因刀刃、锐器、弹片或火器等导致的胸部穿透伤。胸膜腔通过胸壁伤口与外界大气相通,外界空气可随呼吸自由出入胸膜腔。

3.张力性气胸

主要原因是较大的肺泡破裂、较深较大的肺裂伤或支气管破裂。

（二）病理生理

1.闭合性气胸

空气通过胸壁或肺的伤道进入胸膜腔后,伤道立即闭合,气体不再进入胸膜腔,胸腔内负压被抵消,但胸膜腔内压仍低于大气压,使患侧肺部分萎陷、有效气体交换面积减少,影响肺的通气和换气功能。

2.开放性气胸

患侧胸膜腔与大气直接相通后负压消失,胸膜腔内压几乎等于大气压,伤侧肺被压缩而萎陷致呼吸功能障碍;若双侧胸膜腔内压力不平衡,患侧显著高于健侧时可致纵隔向健侧移位,使健侧肺受压、扩张受限。表现为:吸气时,健侧负压增大,与患侧的压力差增加,纵隔进一步向健侧移位;呼气时,两侧胸腔内压力差减少,纵隔又移回患侧,导致其位置随呼吸而左右摆动,称为纵隔扑动,可影响静脉血回流,造成严重的循环功能障碍。同时,此类患者在吸气时健侧肺扩张,不仅吸入从气管进入的空气,而且吸入由患侧肺排出的含氧量低的气体;而呼气时健侧肺气体不仅排出体外,同时也排至患侧支气管和肺内,使低氧气体在双侧肺内重复交换而致患者严重缺氧。

3.张力性气胸

气管、支气管或肺损伤裂口与胸膜腔相通,且形成活瓣,气体随每次吸气时从裂口进入胸腔,而呼气时活瓣关闭,气体只能入不能出,致使胸膜腔内积气不断增多,压力不断升高,导致胸膜腔压力高于大气压,又称为高压性气胸。胸腔内高压使患侧肺严重萎陷,纵隔显著向健侧移位,并挤压健侧肺组织,影响腔静脉回流,导致严重的呼吸和循环障碍。有些患者,由于高于大气压的胸膜腔内压,驱使气体经支气管、气管周围疏松结缔组织或壁层胸膜裂伤处进入纵隔或胸壁软组织,并向皮下扩散,导致纵隔气肿或颈、面、胸部等处皮下气肿。

（三）临床表现

1.闭合性气胸

(1)症状:胸闷、胸痛、气促和呼吸困难,其程度随胸膜腔积气量和肺萎陷程度而不同。肺萎陷在30%以下者为小量气胸,患者可无明显呼吸和循环功能紊乱的症状;肺萎陷在30%～50%者为中量气胸;肺萎陷在50%以上者为大量气胸。后两者均可出现明显的低氧血症症状。

（2）体征：可见气管向健侧移位，患侧胸部饱满，叩诊呈鼓音，听诊呼吸音减弱甚至消失。

2.开放性气胸

（1）症状：表现为气促、明显呼吸困难、鼻翼翕动、口唇发绀，重者伴有休克症状。

（2）体征：可见患侧胸壁的伤道，呼吸时可闻及空气进出胸腔伤口的吸吮样音；颈静脉怒张；患侧胸部叩诊呈鼓音，听诊呼吸音减弱甚至消失；气管向健侧移位。

3.张力性气胸

（1）症状：患者表现为严重或极度呼吸困难、发绀、烦躁、意识障碍、大汗淋漓、昏迷、休克，甚至窒息。

（2）体征：气管明显向健侧偏移，颈静脉怒张，患侧胸部饱满，肋间隙增宽，呼吸幅度减低，多有皮下气肿，叩诊呈鼓音；听诊呼吸音消失。

（四）辅助检查

1.影像学检查

主要通过胸部 X 线检查显示肺压缩和胸膜腔积气及纵隔移位情况，并可反映伴随的肋骨骨折、血胸等情况。

2.诊断性胸腔穿刺

既能明确有无气胸的存在，又能抽出气体降低胸膜腔内压力，缓解症状。

（五）处理原则

以抢救生命为首要原则。处理包括封闭胸壁开放性伤口，通过胸膜腔闭式引流排出胸腔内积气和防治感染。

1.不同类型气胸的处理

（1）闭合性气胸：①小量气胸者的积气一般可在 1~2 周内自行吸收，无须处理；②中量或大量气胸者，可先行胸腔穿刺抽尽积气减轻肺萎陷，必要时行胸腔闭式引流术，排出积气，促使肺尽早膨胀；③应用抗菌药物防治感染。

（2）开放性气胸：①紧急封闭伤口：使开放性气胸立即转变为闭合性气胸，赢得抢救生命的时间。可用无菌敷料如凡士林纱布、纱布、棉垫或其他清洁器材封盖伤口，再用胶布或绷带包扎固定，然后迅速转送至医院。②行胸膜腔穿刺抽气减压，暂时解除呼吸困难。③清创、缝合胸壁伤口，并做胸膜腔闭式引流。④开胸探查：对疑有胸腔内器官损伤或进行性出血者，经手术止血、修复损伤或清除异物。⑤预防和处理并发症：吸氧，补充血容量，纠正休克，应用抗菌药物预防感染。

（3）张力性气胸：是可迅速致死的危急重症，需紧急抢救处理。①迅速排气减压：危急者可在患侧锁骨中线第 2 肋间，用粗针头穿刺胸膜腔排气减压，并外接单向活瓣装置。②胸膜腔闭式引流：目的是排出气体，促使肺膨胀。放置胸腔引流管的位置是在积气最高部位（通常于锁骨中线第 2 肋间）。③开胸探查：若胸腔引流管内持续不断逸出大量气体，呼吸困难未改善，提示可能有肺和支气管的严重损伤，应手术探查并修补裂口。④应用抗菌药物防治感染。

2.胸膜腔闭式引流

（1）目的：①引流胸腔内积气、积血和积液；②重建负压，保持纵隔的正常位置；③促进肺膨胀。

（2）适应证：外伤性或自发性气胸、血胸、脓胸或心胸外科手术后引流。

（3）置管位置通常在手术室置管，紧急情况下可在急诊室或患者床旁进行。可根据体征和胸部 X 线检查结果决定置管位置。①积气：由于积气多向上聚集，宜在前胸膜腔上部引流，因此常选锁骨中线第 2 肋间置管引流。②低位积液：一般于腋中线和腋后线之间第 6～第 7 肋间插管引流。③脓胸：常选择脓液积聚的最低位置置管。

（4）胸管种类。

1）用于排气。引流管应选择质地较软，既能引流，又可减少局部刺激和疼痛，管径为 1cm 的塑胶管。

2）用于排液。引流管应选择质地较硬，不易折叠和堵塞，且利于通畅引流，管径为 1.5～2cm 的橡皮管。

（5）胸膜腔引流的装置：传统的胸膜腔闭式引流装置有单瓶、双瓶和三瓶三种，目前临床广泛应用的是各种一次性使用的胸膜腔引流装置。

1）单瓶水封闭式引流。集液瓶的橡胶瓶塞上有两个孔，分别插入长、短塑料管。瓶中盛有无菌生理盐水约 500mL，长管的下口插至液面下 3～4cm，短管下口则远离液面，使瓶内空气与外界大气相通。使用时，将长管上的橡皮管与患者的胸膜腔引流管相连接，接通后即可见长管内水柱升高，高出液平面 8～10cm，并随着患者呼吸上下波动；若无波动，则提示引流管道不通畅，有阻塞。

2）双瓶水封闭式引流。包括上述收集瓶和一个水封瓶，在引流胸膜腔内液体时，水封下的密闭系统不会受到引流量的影响。

3）三瓶水封闭式引流。在双瓶式基础上增加一个施加抽吸力的测压瓶。抽吸力通常取决于通气管没入液面的深度。若没入液面的深度是 15～20cm，则对该患者所施加的负压抽吸力为 1.47～1.96kPa（15～20cmH$_2$O）。若抽吸力超过没入液面的通气管的高度时，就会将外界空气吸入此引流系统中，所以压力控制瓶中必须始终有水泡产生才能表示其具有功能并处于工作状态。

（六）护理评估

1.术前评估

（1）健康史和相关因素。①一般情况：患者的年龄、性别、婚姻、职业、经济状况、社会、文化背景等。②受伤史：受伤时间和经过、暴力大小、受伤部位、有无昏迷、恶心、呕吐等；接受过何种治疗。③有无胸部手术史、服药史和过敏史等。

（2）身体状况。

1）局部。①受伤部位及性质、有无肋骨骨折；是否有开放性伤口，伤口是否肿胀，有无活动性出血。②有无反常呼吸运动，气管位置有否偏移。③有无颈静脉怒张或皮下气肿。④有无肢体活动障碍。

2)全身。①生命体征是否平稳,是否有呼吸困难或发绀,为何种呼吸形态,有无休克或意识障碍。②是否有咳嗽、咳痰,痰量和性质;有无咯血,咯血次数和量等。

(3)辅助检查:根据胸部 X 线等检查结果,评估气胸的程度、性质以及有无胸腔内器官损伤等。

(4)心理—社会支持状况:患者有无恐惧或焦虑,程度如何。患者及家属对损伤及其预后的认知、心理承受程度及期望。

2.术后评估

(1)术中情况:了解手术、麻醉方式和效果,术中出血、补液、输血情况和术后诊断。

(2)生命体征:生命体征是否平稳,麻醉是否清醒,末梢循环和呼吸状态,有无胸闷、呼吸浅快和发绀。

(3)心理状态与认知程度:有无紧张,能否配合进行术后早期活动和康复锻炼,对出院后的继续治疗是否清楚。

(七)常见护理诊断

1.气体交换受损

与疼痛、胸部损伤、胸廓活动受限或肺萎陷有关。

2.疼痛

与组织损伤有关。

3.潜在并发症

肺或胸腔感染。

(八)护理措施

1.维持有效气体交换

(1)现场急救:胸部损伤患者若出现危及生命的征象时,护士应协同医师施以急救。

(2)维持呼吸功能。①对开放性气胸者,立即用敷料(最好是凡士林纱布)封闭胸壁伤口,使之成为闭合性气胸,阻止气体继续进入胸腔。②闭合性或张力性气胸积气量多者,应立即行胸膜腔穿刺抽气或闭式引流。③供氧:及时给予气促、呼吸困难和发绀患者吸氧。④体位:病情稳定者取半坐卧位,以使膈肌下降,有利呼吸。⑤人工呼吸机辅助呼吸:密切观察呼吸机工作状态和各项参数,根据病情及时调整参数。

(3)加强观察:密切观察、记录生命体征。观察患者有无气促、呼吸困难、发绀等症状;呼吸的频率、节律和幅度等;气管移位或皮下气肿有无改善。

2.减轻疼痛与不适

(1)当患者咳嗽咳痰时,协助或指导患者及其家属用双手按压患侧胸壁,以减轻咳嗽时疼痛。

(2)遵医嘱给予镇痛药。

3.预防肺部和胸腔感染

(1)密切监测体温:每 4 小时测量 1 次,若有异常,及时通知医师并配合处理。

(2)严格无菌操作:①及时更换引流瓶,避免胸腔引流管受压、扭曲,保持胸腔闭式引流通畅。②及时更换和保持胸壁伤口敷料清洁、干燥。

（3）协助患者咳嗽咳痰：帮助患者翻身、坐起、拍背、咳嗽，指导其做深呼吸运动，以促进肺扩张，减少肺不张或肺部感染等并发症。

（4）遵医嘱合理使用抗菌药物。

（5）加强对气管插管或切开的护理：对于做气管插管或气管切开、人工呼吸机辅助呼吸的患者应做好呼吸道护理，包括清洁、湿化和保持通畅，以维持有效气体交换。

4.做好胸膜腔闭式引流的护理

（1）保持管道密闭。①随时检查引流装置是否密闭、引流管有无脱落。②保持水封瓶长管没入水中 3～4cm 并直立。③用油纱布严密包盖胸膜腔引流管周围。④搬动患者或更换引流瓶时，应双重夹闭引流管，防止空气进入。⑤若引流管连接处脱落或引流瓶损坏，应立即用双钳夹闭胸壁引流导管，并更换引流装置。⑥若引流管从胸腔滑脱，应立即用手捏闭伤口处皮肤，消毒处理后，用凡士林纱布封闭伤口，并协助医师进一步处理。

（2）严格遵循无菌技术操作，防止逆行感染。①保持引流装置无菌。②保持胸壁引流口处敷料清洁、干燥，一旦渗湿应及时更换。③引流瓶应低于胸壁引流口平面 60～100cm，防止瓶内液体逆入胸膜腔。④按时更换引流瓶，更换时严格遵守无菌技术操作规程。

（3）保持引流通畅。①体位：患者取半坐卧位，依靠重力引流。②定时挤压胸膜腔引流管，防止其阻塞、扭曲和受压。③鼓励患者咳嗽和深呼吸，以便胸腔内气体和液体排出，促进肺扩张。

（4）观察和记录。①密切观察长管中水柱随呼吸上下波动的情况，有无波动是提示引流管是否通畅的重要标志。水柱波动幅度反映无效腔的大小和胸膜腔内负压的情况。一般情况下，水柱上下波动的范围为 4～6cm。若水柱波动过大，提示可能存在肺不张；若无波动，提示引流管不通畅或肺已经完全扩张；若患者表现为气促、胸闷、气管向健侧偏移等肺受压症状，则提示血块阻塞引流管，应积极采取措施，捏挤或用负压间断抽吸引流瓶中的短管，促使其通畅，并及时通知医师处理。②观察并准确记录引流液的颜色、性质和量。

（5）拔管。①拔管指征：置管引流 48～72 小时后，密切观察引流瓶中无气体溢出，颜色变浅、24 小时引流液量少于 50mL、脓液少于 10mL、胸部 X 线摄片显示肺膨胀良好无漏气、患者无呼吸困难或气促时，即可终止引流，考虑拔管。②协助医师拔管：嘱患者先深吸一口气，在其吸气末迅速拔管，并立即用凡士林纱布和厚敷料封闭胸壁伤口并包扎固定。③拔管后观察：拔管后 24 小时内应密切观察患者是否有胸闷、呼吸困难、发绀，切口有无漏气、渗液、出血和皮下气肿等，若发现异常及时通知医师处理。

5.健康教育

（1）急救知识。

1）变开放性气胸为闭合性气胸。即在发生胸腔开放性损伤的危急情况下，立即用无菌或清洁的敷料或棉织物加压包扎，阻止外界空气通过伤口不断进入胸腔内而压迫心肺和大血管、危及生命。

2）采取合适体位。当胸部损伤患者合并昏迷或休克时取平卧位。

(2)出院指导。

1)注意安全,防止发生意外事故。

2)肋骨骨折患者在 3 个月后应复查胸部 X 线检查,以了解骨折愈合情况。

3)合理休息,加强营养的摄入。

(九)护理评价

(1)患者呼吸功能是否恢复正常,有无气促、呼吸困难或发绀等。

(2)患者疼痛是否减轻或消失。

(3)患者的病情变化是否被及时发现和处理,并发症是否得到有效预防或控制。

三、血胸

血胸指胸部损伤导致的胸膜腔积血。血胸可与气胸同时存在,称为血气胸。

(一)病因

多数因胸部损伤所致。肋骨断端或利器损伤胸部均可能刺破肺、心脏、血管而导致胸膜腔积血。大量持续出血所导致的胸膜腔积血称为进行性血胸。

(二)病理生理

随损伤部位、程度和范围而有不同的病理生理变化。肺裂伤出血时,常因循环压力低,出血量少而缓慢,多能自行停止;肋间血管、胸廓内血管或压力较高的动脉损伤出血时,常不易自行停止;心脏和大血管受损破裂,出血量多且急,易造成有效循环血量减少,导致循环障碍或衰竭,甚至短期内死于失血性休克。

随着胸膜腔内血液积聚和压力的增高,使伤侧肺受压萎陷,纵隔被推向健侧,致健侧肺也受压,从而阻碍腔静脉血回流,严重影响呼吸和循环。由于心包、肺和膈肌的运动具有去纤维蛋白作用,故积血不易凝固。但短期内胸腔内迅速积聚大量血液时,去纤维蛋白作用不完善,即可凝固成血块,形成凝固性血胸。凝血块机化后形成的纤维组织束缚肺和胸廓,并影响呼吸运动和功能。由于血液是良好的培养基,细菌可通过伤口或肺破裂口进入,在积血中迅速滋生繁殖,并发感染,引起感染性血胸,最终形成脓胸。

(三)临床表现

血胸的临床表现与出血速度和出血量有关。

(1)小量血胸胸腔内积血量≤500mL,症状不明显。

(2)中量血胸(胸腔内积血量 500～1000mL)和大量血胸(胸腔内积血量＞1000mL),特别是急性出血时,可出现以下两种症状。

1)低血容量性休克,表现为面色苍白、脉搏快弱、血压下降、四肢湿冷、末梢血管充盈不良等。

2)伴有胸水表现,如呼吸急促、肋间隙饱满、气管移向健侧、患侧胸部叩诊呈浊音、心界向健侧移位、呼吸音减低或消失等。

(3)感染症状:血胸患者多可并发感染,表现为高热、寒战、出汗和疲乏。

（四）辅助检查

1.实验室检查

血常规检查显示血红蛋白含量和血细胞比容下降。继发感染者,血白细胞计数和中性粒细胞比例增高。

2.影像学检查

(1)胸部 X 线检查:小量血胸者,胸部 X 线检查仅显示肋膈角消失;大量血胸时,显示胸膜腔内大片阴影,纵隔移向健侧;合并气胸者可见液平面。

(2)胸部 B 型超声检查:可明确胸部积液的位置和量。

3.胸膜腔穿刺

抽得血性液体时即可确诊。

（五）治疗要点

包括非手术和手术处理。

1.非进行性血胸

小量积血可自行吸收;积血量多者,应早期行胸腹腔穿刺抽除积血,必要时行胸腹腔闭式引流,以促进肺膨胀,改善呼吸。

2.进行性血胸

及时补充血容量,防治低血容量性休克;立即开胸探查、止血。

3.凝固性血胸

为预防感染或血块机化,于出血停止后数日内经手术清除积血和血块;对于已机化血块,于病情稳定后早期行血块和胸膜表面纤维组织剥除术;血胸已感染应按脓胸处理,及时做胸腔引流。

4.抗感染

合理有效应用抗菌药物防治感染。

（六）护理诊断

1.组织灌注量改变

与失血引起的血容量不足有关。

2.气体交换受损

与肺组织受压有关。

3.潜在并发症

感染。

（七）护理措施

1.维持有效的心排血量和组织灌注量

(1)建立静脉通路并保持其通畅,积极补充血容量和抗休克;遵医嘱合理安排和输注晶体和胶体溶液,根据血压和心肺功能状态等控制补液速度。

(2)密切监测生命体征:重点监测生命体征和观察胸腹腔引流液的量、色和性质,若每小时引流量超过 200mL 并持续 3 小时,引流出的血液很快凝固,胸部 X 线检查显示胸腔大片阴影,说明有活动性出血的可能,应积极做好开胸手术的术前准备。

2.促进气体交换,维持呼吸功能

(1)观察:密切观察呼吸形态、频率、呼吸音变化和有无反常呼吸运动。

(2)吸氧:根据病情给予鼻导管或面罩吸氧,观察血氧饱和度。

(3)体位:若生命体征平稳,可取半坐卧位,以利呼吸。

(4)排痰:协助患者拍背、咳痰,有效清除呼吸道分泌物;指导患者有效呼吸和深呼吸。

(5)镇痛:对因胸部伤口疼痛影响呼吸者,按医嘱予以镇痛药物。

3.预防并发症

(1)合理足量使用抗菌药物,并保持药物的有效浓度。

(2)指导和协助患者咳嗽、咳痰,排出呼吸道分泌物,保持呼吸道通畅,预防肺部并发症。

(3)密切观察体温、局部伤口和全身情况的变化。

(4)在进行胸腹腔闭式引流护理过程中,严格无菌操作,保持引流通畅,以防胸部继发感染。

(杨慧芳)

第二节　肺癌

肺癌大多数起源于支气管黏膜上皮,也称为支气管肺癌。发病年龄多在 40 岁以上,男女之比为(3~5):1。

一、病因与病理

(一)病因

病因不完全明确。长期大量吸烟是肺癌的一个重要致病因素。某些工业部门和矿区职工,长期接触石棉、铬、镍、铜、锡、砷等物质,肺癌的发病率较高。大气污染与肺癌的发病密切相关。人体内在因素如免疫状态、代谢活动、遗传因素、肺部慢性感染等对肺癌的发病有影响。

(二)病理

肺癌的分布是右肺多于左肺,上叶多于下叶。起源于主支气管、肺叶支气管,位置靠近肺门者称中心型肺癌。起源于肺段支气管以下,位置在肺的周围的称周围型肺癌。按细胞类型可将肺癌分为 9 种,临床上常见的有鳞状细胞癌、小细胞癌、大细胞癌、腺癌。其中鳞状细胞癌最常见,小细胞癌恶性程度最高。肺癌的转移有直接扩散、淋巴转移、血行转移 3 条途径,淋巴转移是最常见的途径。

二、护理评估

(一)健康史

评估患者的个人生活史、职业史、其他相关病史。

（二）身体状况

肺癌症状取决于发生部位、大小、是否压迫邻近器官及有无转移。早期可无明显症状。癌肿增大后，常出现刺激性咳嗽（干咳），并有痰中带血，大量咯血很少见。癌肿引起支气管阻塞时，出现胸闷、气促、发热、胸痛、脓痰等症状。

晚期肺癌除了消瘦、贫血、营养不良、乏力等全身症状外，还可出现压迫、侵犯邻近器官、组织或转移症状，如膈肌麻痹、声音嘶哑、上腔静脉综合征、胸腔积液、气促、呼吸困难、剧烈胸痛、霍纳综合征（Horner 征）。此外，由于癌肿产生内分泌物质，出现非转移性肺外症状，如关节病综合征（杵状指、骨关节痛、骨膜增生）、男性乳腺增大、皮质醇增多症、重症肌无力、高钙血症等。

（三）心理—社会状况

肺癌是恶性肿瘤，患者对疾病的预后会产生恐惧、焦虑心理。同时，由于手术及其他治疗带来的不良反应和高额费用会使患者产生悲哀、绝望等情绪反应。

（四）辅助检查

1.X 线检查

阴影轮廓不规则、边缘不清或呈分叶状、周围有毛刺，肿瘤中心液化坏死，可见偏心性空洞。如果有支气管梗阻，可出现肺不张。

2.CT、MRI 检查

可发现微小病变，还可显示淋巴结转移情况和邻近器官受侵犯情况。

3.痰细胞学检查

肺癌表面脱落的癌细胞可随痰液咯出。伴有血痰的中心型肺癌，在痰中找到癌细胞的机会更多。痰检查的准确率为 80% 以上。

4.支气管镜检查

中心型肺癌诊断阳性率较高。可直视肿瘤，并可取活组织做病理切片检查，也可刷取肿瘤表面细胞或吸取支气管内分泌物进行检查。

（五）治疗与反应

手术治疗仍是肺癌最重要和最有效的治疗手段，但必须辅以放射治疗、化学治疗、中医中药治疗及免疫治疗等进行综合治疗以提高治疗效果。

1.手术治疗

肺切除术的范围，决定于病变的大小、部位。可根据病情施行肺叶切除术或一侧肺切除术。肺切除术后并发症有肺炎、肺不张、胸腔内出血、支气管胸膜瘘、心律失常等。

支气管胸膜瘘是肺切除术后较严重的并发症，多发生于术后 1 周。患者突然出现发热、呼吸急促、刺激性咳嗽，伴血痰或痰中带血，患侧出现液气胸的体征。若将亚甲蓝溶液注入胸膜腔，患者咳出带有蓝色的痰液即可确诊。

2.放射治疗

在各种类型的肺癌中，小细胞癌对放射治疗最敏感，鳞状细胞癌次之，腺癌对放射治疗敏感性最低。临床上常采用的是术后放射治疗，多在术后 1 个月进行。有些病例术前放射治疗可提高肺癌病灶的切除率。晚期肺癌可行姑息性放射治疗,以缓解症状。

3.化学治疗

与手术、放射治疗联合应用,可防止癌肿转移复发,提高治愈率。它也可单独应用于晚期肺癌,以缓解症状。对小细胞癌疗效较好。

4.中医中药治疗及免疫治疗

可改善症状,激发和增强人体的免疫功能,延长寿命。

三、护理诊断及合作性问题

(一)气体交换受损

与肺部病变、手术切除肺组织有关。

(二)恐惧

与担心手术、预后等因素有关。

(三)潜在并发症

肺炎、肺不张、胸腔内出血.支气管胸膜瘘、心律失常。

四、护理目标

恢复至正常的气体交换;减轻或消除恐惧;及时预防和护理术后并发症。

五、护理

(一)术前护理

1.护理措施

(1)指导并劝说患者戒烟是患者术前呼吸道准备的重要措施。吸烟会刺激气管、支气管和肺组织,使其分泌物增加,支气管上皮纤毛活动减弱或丧失,导致痰液难以咳出,引起肺部感染。术前患者至少戒烟14天。

(2)注意口腔卫生。口腔是呼吸道的门户,患者应早晚刷牙,并注意预防感冒。肺部有炎症者,术前应积极控制,遵医嘱给予抗生素、雾化吸入治疗。

(3)术前指导患者进行呼吸功能锻炼,教会其练习正确的咳嗽、咳痰方法。患者取坐位,双脚着地,身体稍前倾,双手环抱一个枕头,协助患者轻轻按住伤口,进行数次深而缓慢的腹式呼吸,深吸气末屏气,然后缩唇,缓慢呼气,在深吸一口气后屏气3~5秒,身体前倾,从胸腔进行2~3次短促有力咳嗽,张口咳出痰液,咳嗽时应收缩腹肌或用自己的手按压上腹部,帮助咳嗽。可减少患者术后因方法不当导致疼痛从而不能进行有效咳嗽咳痰的情况,能有效防止术后并发症的发生。

(4)术前加强营养,鼓励患者进高蛋白质、高热量、富含维生素、容易消化的食物,提高机体免疫力,增强其手术耐受力。

(5)讲解有关手术的相关知识,消除患者及家属的顾虑和心理负担。

(6)按手术要求做好术前的各项准备。①术前一日遵医嘱做好药物过敏试验,阳性者报告医师,并在病历上做好记录,床头做好标识。②术前一日做交叉配血准备,根据患者情况准备足够的血量,按手术部位要求备皮,包括剪除胸毛和腋毛,预防切口感染。③手术前一晚行普通灌肠一次,以防术中患者麻醉后肛门括约肌松弛,大便排出,增加手术污染的机会。④手术当日清晨留置导尿管。

(7)提供安静、舒适的环境,保证充足的休息和睡眠,入睡困难者,睡前给予镇静催眠药物,并观察患者睡眠情况。

2.健康教育及功能锻炼

(1)指导患者术前必须戒烟2周以上,以防术后肺部感染和肺不张的发生。

(2)指导正确的呼吸方法:指导患者进行缩唇呼吸,缩唇呼吸在增加CO_2排出量的同时增加吸气量,缓解患者病情,改善肺功能。患者坐或站位时,指导其练习胸式呼吸;平卧时,指导其练习腹式深呼吸,每天2~4次,每次15~20分钟,腹式深呼吸可减轻术后切口疼痛,有利于术后康复。

(3)术后患者需卧床1~2天,手术前3天训练床上大小便。

(4)术前一日晚22时后禁食,术前4~6小时禁饮,以防因麻醉或手术过程中的呕吐而引起窒息或吸入性肺炎。

(5)做好个人卫生:术前晚洗头、洗澡、剪指甲(去指甲油)、剃须,做好手术标识,手术日晨起更换病员服,去除所有饰物、义齿、眼镜等,排空大小便,需留置导尿患者洗净会阴部,肌内注射术前用药后静卧休息,等待接入手术室。

(二)术后护理

1.评估及观察

(1)严密观察患者意识、生命体征、血氧饱和度的变化情况。

(2)严密观察手术切口敷料及胸腔闭式引流管引流情况。

(3)评估患者卧位是否适当,胸部手术后卧位对有效引流至关重要。

(4)观察患者的输液量和速度,观察患者的尿量,准确记录24小时出入量,评估出入总量是否平衡。

2.护理措施

(1)患者术后回病房,转换病床时注意动作轻、稳,防止各种引流管脱落。胸腔引流管夹闭,引流瓶专人负责,严防拽脱。

(2)一旦患者移至病床,立即给氧,连接心电监护。术后2~3小时,每15~30分钟测量呼吸、脉搏和血压一次;生命体征稳定后,每小时测量一次。保持呼吸道通畅,常规给予氧气吸入2~4L/min,持续24~48小时,维持$SpO_2 \geq 95\%$。术后回病房后,定时观察呼吸,防止麻醉不良反应引起患者呼吸暂停。术后第一天开始,根据情况指导患者进行有效咳嗽咳痰,给予雾化吸入、翻身叩背及电动排痰,防止肺部感染及肺不张。

(3)全身麻醉未清醒患者,应去枕平卧,头偏向一侧,防止呼吸道分泌物或呕吐物误吸气管造成窒息。全身麻醉完全清醒者,血压、脉搏平稳后可取半卧位,床头抬高$30°\sim45°$,以利呼吸和胸腔引流。避免采用头低足高仰卧位。一侧全肺切除患者采取 1/4 侧卧位,避免完全侧卧位。经常改变体位有利于胸腔引流,促进肺复张。每 1～2 小时翻身一次,预防压疮发生。

(4)下肺叶切除、全肺切除、食管或纵隔等术后常规带胸管 1 根;行上肺叶切除,通常带胸管 2 根,上胸管排气。胸腔闭式引流管护理时应注意:①保持管道密闭和通畅,正确牢固连接、妥善固定胸腔闭式引流管,确保引流瓶内长管密闭于水面下 3～4cm,保持直立,防止管道扭曲,间断挤捏,防止血凝块堵塞引流管;②严格无菌操作,防止感染,每天更换胸腔引流瓶。更换时,双钳夹闭胸管,防止气体进入胸腔。胸腔闭式引流瓶应低于胸壁引流口平面 60～100cm,严防瓶内液体逆流;③观察水封瓶内水柱波动以帮助判断引流是否通畅,正常波动范围为 3～10cm,患者的呼吸幅度和胸膜腔内负压影响水柱的波动。观察胸腔闭式引流的情况,如不断有气泡逸出,可能肺漏气或引流装置密闭不严,应及时予以处理。一侧全肺切除者应钳闭胸管,定时开放,放液避免过快,如有异常立即通知医师给予处理;④术后密切观察胸腔闭式引流情况,怀疑活动性出血时,立即夹闭胸腔引流管,通知医师,配合抢救,同时做好二次开胸探查止血的准备。

(5)严格控制输液量和速度,防止因输液过多、过快,前负荷过重导致急性肺水肿和心力衰竭。一侧全肺切除患者 24 小时补液量应控制在 2000mL 以内,速度以每分钟 30～40 滴为宜,同时限制钠盐摄入。

3.手术后并发症的观察及护理

(1)出血:肿瘤广泛浸润粘连,术中剥离面大,止血不彻底,患者本身凝血机制障碍、胸腔的负压状态等因素均可导致开胸手术后出血。开胸手术后 24 小时引流量在 500mL 左右。处理措施:①术后密切观察患者意识、生命体征、血氧饱和度变化及切口敷料渗血情况;②保持胸腔闭式引流管引流通畅,密切观察引流液的颜色、性状和量,定时挤捏胸腔引流管;③遵医嘱给予止血药物;④若术后胸腔引流量 1 小时内超过 800mL 或每小时≥200mL,持续 2～3 小时无减少,患者出现烦躁不安、血压逐渐下降、脉搏增快、少尿、血红蛋白持续下降时,应高度怀疑活动性出血,立即通知医师,同时积极做好手术止血准备。

(2)肺不张:肺不张是开胸手术后常见的并发症,多发生于术后第 1～3 天。胸部手术切口一般疼痛较严重,影响患者呼吸运动,导致其不能进行有效咳嗽,分泌物容易滞留堵塞支气管,引起肺不张。会出现胸闷、气促、发热,气管向患侧移位等表现。处理措施:①术后胸带包扎不宜过紧,鼓励患者腹式深呼吸;②氧气吸入必须湿化,低氧血症时,给予面罩吸氧。痰多黏稠时,鼓励多喝水,遵医嘱给予雾化吸入以稀释痰液利于咳出;③术后第一天,鼓励并指导患者深呼吸,有效咳痰。协助拍背,必要时按压颈部气管诱发咳嗽排痰;④痰多黏稠,患者无力咳出时,可行鼻导管深部吸痰;⑤若以上方法均无效,协助医师行支气管镜吸痰。严重时可行气管切开,确保呼吸道通畅。

(3)心律失常:开胸手术后心律失常发生率较其他外科手术后高,多发生于术后 4 天内。常见的原因是疼痛、缺氧、体液失衡和失血造成的低血容量。处理措施:①术后常规心电监护,注意观察心律及其波形的变化,术后常见的心律失常为房颤,室性心律失常以室性早搏多见;②术后发现心律失常,应及时通知医师,遵医嘱应用抗心律失常药,严格掌握用药剂量、浓度、速度及给药途径,必要时微泵控制速度,密切观察患者心率变化、药物疗效及不良反应。

(4)支气管胸膜瘘:是肺切除术后严重的并发症之一,多发生于术后一周左右。发生原因有疾病本身因素,也有手术技巧问题。主要临床表现有发热、刺激性咳嗽、痰多且带腥味、痰中带血或痰液与胸腔积液相同。胸腔内注入亚甲蓝溶液 2mL,患者咳出蓝染的痰液即可确诊。处理措施:①一旦发生支气管胸膜瘘,立即通知医师,配合医师行胸腔闭式引流术,保持引流通畅,充分引流胸腔内气液体;②对于 48 小时内的支气管胸膜瘘患者,主张紧急手术;③支气管胸膜瘘可导致从瘘孔吸入大量胸腔积液而引发窒息。置患者患侧卧位,严防漏液污染健侧;④遵医嘱给予抗生素治疗。瘘口较小时,通过抗感染和支持治疗,可自行愈合。部分瘘口较小患者可通过纤维支气管镜局部烧灼,达到促进愈合的目的。

(5)急性肺水肿:是肺切除术后严重的并发症,处理不及时或不当,病死率达 10%。心功能不全和液体负荷过重是常见原因。术中需单肺通气,术侧肺塌陷,术后又充气胀肺,容易造成肺气压伤引起肺水肿,尤其是老年患者。患者表现为进行性呼吸困难、面色发绀、心动过速、咳粉红色泡沫痰等。处理措施:①一旦发生,立即减慢输液速度,控制入量;②氧气吸入,以 25%～35%乙醇湿化,保持呼吸道通畅;③遵医嘱给予心电监护,强心、利尿、扩血管等治疗,必要时准备辅助呼吸。

(三)健康教育

(1)指导患者严格戒烟、戒酒。

(2)鼓励患者进行腹式深呼吸,有效咳嗽排痰,预防肺部并发症的发生。

(3)鼓励患者早期下床活动,术后早期下床活动能预防肺不张,改善全身血液循环,促进伤口愈合,防止压疮,减少下肢静脉血栓形成。患者生命体征稳定,术后第一天,鼓励及协助患者坐起;术后第二天,可根据情况协助患者在病室内行走。下床活动期间,妥善保护引流管,保持密封状态,不需夹管,密切观察患者病情变化。外出检查时必须双钳夹闭引流管,以防意外。若引流管意外滑脱,应立即用手捏闭伤口处皮肤,同时通知医务人员处理。

(4)告知患者出院后继续做呼吸功能锻炼的意义,可适当进行室外行走、上下楼梯等运动,提高残肺功能,提高生存质量。

(5)定期复查,需继续后期综合治疗的患者,严格按时间安排接受治疗。

(杨慧芳)

第三节　乳房常见疾病

一、急性乳腺炎

急性乳腺炎是乳腺的急性化脓性感染,患者多是产后哺乳期的初产妇,往往发生在产后 3～4 周。

（一）病因与发病机制

1.乳汁淤积

乳头发育不良、乳汁过多或婴儿吸乳过少、乳管不通畅等原因都可引起乳汁的淤积。

2.细菌侵入

致病菌主要为金黄色葡萄球菌。乳头破损或皲裂是细菌沿淋巴管入侵感染的主要途径。细菌还可直接侵入乳管而致感染。6个月以后的婴儿牙齿已萌出，易致乳头损伤而感染。

（二）护理评估

1.健康史

评估患者是否为初产妇，有无乳头发育异常的情况，哺乳是否正常。

2.身体状况

（1）局部表现：患侧乳房体积增大，局部红、肿、热、痛，触及压痛性包块。数天后形成脓肿，脓肿可以是单房或者多房，脓肿向外破溃，可见脓液从乳头或皮肤排出，深部脓肿可穿至乳房与胸肌间的疏松结缔组织中，形成乳房后脓肿。患侧腋窝淋巴结肿大、压痛。

（2）全身表现：患者可有寒战、高热、脉率加快、食欲下降等症状。感染严重者可并发脓毒症。

3.心理—社会状况

在发病期间因不能正常进行母乳喂养、疼痛、担心乳房功能或形态改变而产生焦虑、紧张的心理变化。

4.辅助检查

（1）实验室检查：血常规检查示白细胞计数及中性粒细胞比例升高。

（2）诊断性穿刺：在乳房肿块压痛最明显的或波动最明显的部位穿刺，抽出脓液表示脓肿已形成，并将脓液做细菌培养及药物敏感试验。

5.治疗与反应

（1）非手术治疗：脓肿未形成时应用抗生素，患侧乳房暂停哺乳并排空乳汁，局部理疗，药物外敷或热敷等。

（2）手术治疗：乳房脓肿形成后及时行切开引流术。切口的选择因脓肿所在的部位不同而不同，乳房浅脓肿选放射状切口，乳晕脓肿沿乳晕周围弧形切口，乳房深部及乳房后脓肿可做乳房下缘弧形切口。脓肿切开后分离脓肿的多房间隔膜以利引流，为保证引流充分，引流条应放在脓腔最低部位，必要时切口可做对口引流。

（三）护理诊断

1.体温过高

与乳房炎症反应有关。

2.急性疼痛

与乳房炎症、肿胀、脓肿切开引流有关。

3.知识缺乏

缺乏围产期乳房保健的有关知识。

（四）护理目标

感染得到控制,体温降至正常;疼痛缓解或消失;了解围产期乳房保健的有关知识。

（五）护理措施

1.一般护理

给予患者高蛋白质、高维生素、高热量、低脂肪、易消化的食物,保证充足水分的摄入,注意休息,适当运动。加强哺乳期乳房的清洁护理。

2.病情观察

观察局部肿块有无变化,定时检测生命体征,并定时查血常规,了解白细胞计数及中性粒细胞比例的变化情况。

3.防止乳汁淤积

患侧乳房停止哺乳,用吸乳器吸净乳汁;健侧乳房不停止哺乳,应注意保持乳头清洁,观察乳汁的颜色。

4.促进局部血液循环

用宽松的乳罩托起乳房,局部热敷或理疗减轻疼痛,局部水肿明显者,用 50% 硫酸镁溶液外敷。

5.用药护理

按医嘱早期、足量应用抗生素;局部金黄散或鱼石脂软膏外敷。

6.对症护理

高热者给予物理降温,必要时按医嘱用解热镇痛药。

7.切口护理

脓肿切开引流后,每天换药,保持引流通畅。

8.心理护理

解释不能进行母乳喂养和疼痛的原因,让患者了解,炎症消退后,乳房的功能及形态均不会受到明显影响,消除患者的顾虑,保持心情舒畅。

（六）护理评价

患者的乳房疼痛是否缓解;体温是否降至正常;是否掌握排空乳汁和正确哺乳的方法。

（七）健康教育

1.纠正乳头内陷

乳头内陷者可在分娩前 3~4 个月开始每天挤、捏、提拉乳头,使内陷得到纠正。

2.保持乳房清洁

妊娠期经常用温水、肥皂水清洗两侧乳头,后期每天清洗 1 次;产后每次哺乳前后均需清洁乳头。

3.治疗乳头破损

有乳头破损或皲裂者,暂停哺乳,用吸乳器吸出乳汁;局部用温水清洗后涂抗生素软膏,待痊愈后再哺乳。

4.养成良好哺乳习惯

每次哺乳时尽量吸净乳汁,如有乳汁淤积,可用吸乳器或手法按摩帮助排空乳汁。勿让婴儿含乳头睡觉,预防和治疗婴儿口腔炎症。

二、乳房肿瘤

(一)乳腺纤维腺瘤患者的护理

乳腺纤维腺瘤是女性常见的乳房良性肿瘤,好发年龄为20～25岁。

1.病因

本病的发生与雌激素的作用活跃密切相关。

2.临床表现

主要为无痛性乳房肿块。肿块多发生于乳房外上象限,约75%为单发,少数为多发。肿块增长缓慢,质似硬橡皮球的弹性感,表面光滑,易于推动。月经周期对肿块大小的影响不大。患者常无自觉症状,多为偶然扪及。

3.治疗要点

乳腺纤维腺瘤虽属良性,但有恶变可能,手术切除是唯一有效的治疗方法。由于妊娠可使纤维腺瘤增大,所以妊娠前发现的乳腺纤维腺瘤一般应手术切除。手术切除的肿块必须常规做病理学检查。

4.护理诊断

(1)患者知识缺乏:缺乏乳腺纤维腺瘤诊治的相关知识。

(2)患者焦虑或恐惧:与担心发生乳腺癌有关。

5.护理措施

(1)告知患者乳腺纤维腺瘤的病因及治疗方法。

(2)行肿瘤切除术后,嘱患者保持切口敷料清洁、干燥。

(3)暂不手术者应密切观察肿块的变化,明显增大者应及时到医院诊治。

(二)乳管内乳头状瘤患者的护理

乳管内乳头状瘤多见于40～50岁女性。75%发生在乳管近乳头的壶腹部,瘤体很小,且有很多壁薄的血管,容易出血。乳管内乳头状瘤属良性,但有恶变的可能,恶变率为6%～8%。

1.临床表现

一般无自觉症状,乳头溢血性液为主要表现。因瘤体小,常不能触及;偶可在乳晕区扪及质软、可推动的小肿块,轻压此肿块,常可见乳头溢出血性液。

2.治疗要点

诊断明确者以手术治疗为主,行乳腺区段切除并做病理学检查,若有恶变应施行根治性手术。

3.护理诊断

(1)知识缺乏:缺乏乳管内乳头状瘤诊治的相关知识。

(2)焦虑:与担心发生乳腺癌有关。

4.护理措施

(1)告知患者乳头溢液的病因、手术治疗的必要性,解除患者的顾虑。

(2)术后保持切口敷料清洁、干燥,按时回院换药。

(3)定期回院复查。

(三)乳腺癌患者的护理

1.病因

乳腺癌的病因尚不清楚,目前认为与下列因素有关。①雌酮和雌二醇:与乳腺癌的发生直接相关。20岁以前本病少见,20岁以后发病率迅速上升,45～50岁较高,绝经后发病率继续上升,可能与年老者雌酮含量升高相关。②乳腺癌家族史:一级亲属中有乳腺癌病史者,发病危险性是普通人群的2～3倍。③内分泌因素:月经初潮早、绝经年龄晚、不孕、初次足月产年龄较大、未哺乳者的发病率增加。④乳房良性疾病:乳房良性疾病与乳腺癌的关系尚有争论,多数认为乳腺小叶上皮高度增生或不典型增生可能与乳腺癌发病有关。⑤饮食因素:营养过剩、肥胖、高脂肪饮食可增加乳腺癌的发病机会。⑥环境因素和生活方式:北美、北欧地区乳腺癌的发病率为亚洲地区的4倍。

2.病理

(1)病理分型:根据乳腺癌的病理特点分型。

1)非浸润性癌。包括导管内癌(癌细胞未突破导管壁基底膜)、小叶原位癌(癌细胞未突破末梢乳管或腺泡基底膜)及乳头湿疹样乳腺癌。此型属早期,预后较好。

2)早期浸润性癌。包括早期浸润性导管癌(癌细胞突破管壁基底膜,向间质浸润),早期浸润性小叶癌(癌细胞突破末梢乳管或腺泡基底膜,向间质浸润,但未超过小叶范围)。此期仍属早期,预后较好。

3)浸润性特殊癌。包括乳头状癌、髓样癌(伴大量淋巴细胞浸润)、小管癌(高分化腺癌)、腺样囊性癌、黏液腺癌、大汗腺样癌、鳞状细胞癌等。此型一般分化较高,预后尚好。

4)浸润性非特殊癌。包括浸润性小叶癌、浸润性导管癌、硬癌、髓样癌(无大量淋巴细胞浸润)、单纯癌、腺癌等。此型一般分化较低,预后较上述类型差,且是乳腺癌中最常见的类型,占70%～80%。

(2)转移途径。

1)局部浸润。癌细胞沿导管或筋膜间隙蔓延,继而浸润皮肤、胸肌、胸膜等周围组织。

2)淋巴转移。主要途径有以下两条。①癌细胞经胸大肌外侧淋巴管→同侧腋窝淋巴结→锁骨下淋巴结→锁骨上淋巴结→胸导管(左)或右淋巴导管→静脉→远处转移。②癌细胞沿内侧淋巴管→胸骨旁淋巴结→锁骨上淋巴结,再经同样途径侵入静脉血流而发生远处转移。

3)血行转移。癌细胞可经淋巴途径进入静脉,也可直接侵入血液循环而致远处转移。早期乳腺癌也可发生血行转移。最常见的远处转移部位依次为肺、骨和肝。

3.临床表现

(1)乳房肿块:早期表现为患侧乳房无痛性、单发小肿块,患者多在无意中(洗澡、更衣)发现。肿块多位于乳房外上象限,质硬、表面不甚光滑,与周围组织分界不清,不易推动。

（2）乳房外形改变：乳房肿瘤增大可致乳房局部隆起。若肿瘤累及乳房 Cooper 韧带，可使其缩短而致肿瘤表面皮肤凹陷，即所谓"酒窝征"。邻近乳头或乳晕的癌肿因侵及乳管使之缩短，将乳头牵向癌肿一侧，可使乳头扁平、回缩、内陷。若皮下淋巴管被癌细胞堵塞，可引起淋巴回流障碍，出现真皮水肿，乳房皮肤呈"橘皮样改变"。乳腺癌发展至晚期，癌肿侵入胸膜和胸肌时，使得肿块固定于胸壁而不易推动。若癌细胞侵犯大片乳房皮肤时，皮肤表面出现多个坚硬小结或条索，如卫星一般围绕原发病灶，称为"卫星结节"。有时癌肿侵犯皮肤并破溃形成溃疡，常有恶臭，易出血。

（3）转移征象。

1）淋巴转移。最初多见于患侧腋窝。肿大淋巴结先是少数散在，质硬、无痛、可被推动，继之数目增多并融合成团，甚至与皮肤或深部组织粘连。

2）血行转移。乳腺癌转移至肺、骨、肝时，可出现相应受累器官的症状。肺转移者可出现胸痛、气急，骨转移者可出现局部疼痛，肝转移者可出现肝大或黄疸。

（4）特殊类型乳腺癌的临床表现。

1）炎性乳腺癌。多见于年轻女性。表现为患侧乳房皮肤红、肿、热且硬，犹似急性炎症，但无明显肿块。癌肿迅速浸润整个乳房，常可累及对侧乳房。该型乳腺癌恶性程度高，早期即发生转移，预后极差，患者常在发病数月内死亡。

2）乳头湿疹样乳腺癌。少见，恶性程度低，发展慢。乳头有瘙痒、烧灼感，之后出现乳头和乳晕区皮肤发红、糜烂、潮湿，如同湿疹样，进而形成溃疡；有时覆盖黄褐色鳞屑样痂皮，病变皮肤较硬。部分患者于乳晕区可扪及肿块。腋窝淋巴转移晚。

4.临床分期

乳腺癌的临床分期多采用国际抗癌联盟（UICC）建议的 T（原发癌肿）、N（区域淋巴结）、M（远处转移）分期法。简要如下。

（1）原发肿瘤。

T_0：原发肿瘤未扪及。

T_{is}：原位癌包括导管内癌、小叶原位癌、无肿块的乳头湿疹样乳腺癌（伴有肿块的乳头湿疹样乳腺癌根据肿瘤大小分类）。

T_1：肿瘤最大直径≤2cm。

T_2：肿瘤最大直径＞2cm，但≤5cm。

T_3：肿瘤最大直径＞5cm。

T_4：任何大小的肿瘤，直接侵犯胸壁或皮肤（胸壁包括肋骨、肋间肌、前锯肌，不包括胸肌）。炎性乳癌亦属之。

（2）区域淋巴结。

N_0：同侧腋窝淋巴结未扪及。

N_1：同侧腋窝淋巴结肿大，尚可活动。

N_2：同侧腋窝淋巴结肿大，相互融合或与其他组织粘连固定。

N_3：同侧胸骨旁淋巴结转移或同侧锁骨上淋巴结转移。

（3）远处转移。

M_0：无远处转移。

M_1：有远处转移。

（4）根据以上情况进行组合，可把乳腺癌分为以下各期。

0 期：$T_{is}N_0M_0$。

Ⅰ期：$T_1N_0M_0$。

Ⅱ期：$T_{0\sim1}N_1M_0$，$T_2N_{0\sim1}M_0$，$T_3N_0M_0$。

Ⅲ期：$T_{0\sim2}N_2M_0$，$T_3N_{1\sim2}M_0$，T_4 任何 NM_0，任何 TN_3M_0。

Ⅳ期：包括 M_1 的任何 TN。

5.辅助检查

（1）影像学检查。

1）X 线检查。乳房钼靶 X 线摄片可作为乳腺癌的普查方法，是早期发现乳腺癌最有效的方法。可发现乳房内密度增高的肿块影，边界不规则或呈毛刺状或见细小钙化灶。

2）B 型超声检查。能清晰显示乳房各层次软组织结构及肿块的形态和质地，能显示直径在 0.5cm 以上的乳房肿块。

（2）细胞学和组织病理学检查：对疑为乳腺癌者，可用以下方法。

1）细针穿刺肿块。将抽吸出的细胞做细胞学诊断。

2）用空芯针穿刺肿块。将取出的肿瘤组织条做病理学检查。

3）完整切下肿块连同周围乳腺组织做快速病理学检查。

（3）乳腺导管内镜检查：可直接观察患者乳腺导管上皮及导管腔内的情况，提高了乳头溢液患者病因诊断的准确性，并对病变导管准确定位，给手术治疗提供极大的帮助。

6.治疗要点

手术治疗为主，辅以化学治疗、放射治疗、内分泌治疗、生物治疗等综合治疗措施。

（1）手术治疗：最根本的治疗方法。手术适应证为 TNM 分期的 0、Ⅰ、Ⅱ期及部分Ⅲ期患者。已有远处转移、全身情况差、主要脏器有严重疾病及不能耐受手术者属手术禁忌。

1）乳腺癌改良根治术。有两种术式，一是保留胸大肌，切除胸小肌；二是保留胸大肌、胸小肌。该术式适用于Ⅰ、Ⅱ期乳腺癌患者。由于该术式保留了胸肌，术后外观效果好，是目前常用的手术方式。

2）保留乳房的乳腺癌切除术。完整切除肿块及肿块周围 1～2cm 的组织，并行腋窝淋巴结清扫。术后必须辅以放射治疗、化学治疗。适用于Ⅰ、Ⅱ期乳腺癌患者。

3）乳腺癌根治术。切除整个乳房、胸大肌、胸小肌、腋窝及锁骨下淋巴结。适用于局部晚期乳腺癌，中、高位腋窝淋巴结转移或肿瘤浸润胸大肌、胸小肌的患者。

4）全乳房切除术。切除整个乳房，包括腋尾部及胸大肌筋膜。适宜于原位癌、微小癌及年迈体弱不宜做根治术或晚期乳腺癌尚能局部切除者。

5）乳腺癌扩大根治术。在传统根治术的基础上再行胸廓内动脉、静脉及其周围淋巴结（即胸骨旁淋巴结）清除术。该术式目前较少应用。

（2）化学治疗：重要的全身性辅助治疗，可以提高生存率。一般主张术后早期应用，治疗期为 6 个月左右，能达到杀灭亚临床转移灶的目的。常用的化疗药物有环磷酰胺（C）、甲氨蝶呤（M）、氟尿嘧啶（F）、阿霉素（A）、表柔比星（E）、紫杉醇类如紫杉醇（T）等。传统联合化学治疗方案有 CMF、CAF，目前临床常用 CAF、CEF、AT 等。术前化学治疗（新辅助化疗）目前多用于Ⅲ期病例，可探测肿瘤对化学治疗药物的敏感性，并使肿瘤缩小，降低临床分期。

（3）内分泌治疗。

1）他莫昔芬。最常用的药物，可降低乳腺癌术后复发及转移，同时可减少对侧乳腺癌的发生率；适用于雌激素受体（ER）、孕激素受体（PR）阳性的绝经女性。他莫昔芬的用量为每天 20mg，至少服用 3 年，一般为 5 年。该药的主要不良反应有潮热、恶心、呕吐、静脉血栓形成、眼部不良反应、阴道干燥或分泌物增多。

2）芳香化酶抑制剂（如阿那曲唑、来曲唑等）。能抑制肾上腺分泌的雄激素转变为雌激素过程中的芳香化环节，从而降低雌二醇，达到治疗乳腺癌的目的。适用于 ER 受体阳性的绝经后女性。

3）卵巢去势治疗。包括药物、手术或放射去势，目前临床少用。

（4）放射治疗：属局部治疗手段。可降低Ⅱ期以上患者的局部复发率。

（5）生物治疗：通过转基因技术制备的曲妥珠单抗，对人表皮生长因子受体 2（HER2）过度表达的乳腺癌患者有一定效果。

7.护理评估

（1）术前评估。

1）健康史及相关因素。患者的月经史、孕育史、哺乳情况、饮食习惯、生活环境等；既往有无患乳房良性肿瘤；有无乳腺癌家族史。

2）身体状况。①乳房外形和外表：两侧乳房的形状、大小是否对称，乳头是否在同一水平，近期有无出现一侧乳头内陷的现象；乳房浅表静脉是否扩张；乳房皮肤有无红、肿及橘皮样改变，乳头和乳晕有无糜烂。乳房肿块：了解有无乳房肿块，肿块大小、质地和活动度，肿块与深部组织的关系，表面是否光滑、边界是否清楚；有无局限性隆起或凹陷等改变情况。②全身：有无癌症远处转移的征象，如锁骨上、腋窝淋巴结和其他部位有无肿大淋巴结，淋巴结的位置、大小、数目、质地及活动性；有无肺、骨和肝转移的征象。全身的营养状况以及心、肺、肝、肾等重要器官的功能状态。③辅助检查：包括特殊检查及与手术耐受性有关的检查结果。

3）心理—社会支持状况：患者面对恶性肿瘤对生命的威胁、不确定的疾病预后、乳房缺失致外形受损、各种复杂而痛苦的治疗（手术治疗、放射治疗、化学治疗、内分泌治疗等）、婚姻生活可能受影响等问题所产生的心理反应，如焦虑、恐惧程度，能否很好地应对；患者对拟采取的手术方式以及手术后康复锻炼知识的了解和掌握程度；家属尤其是配偶对本病及其治疗、疾病预后的认知程度及心理承受能力。

（2）术后评估：皮瓣和切口愈合情况；有无皮下积液；患侧上肢有无水肿、肢端血液循环情况、患肢功能锻炼计划的实施情况及肢体功能恢复情况；患者对康复期保健和疾病相关知识的了解和掌握程度。

8.常见护理问题

(1)焦虑或恐惧:与对癌症的恐惧、担心预后、担心乳房缺失、害怕死亡等有关。

(2)自我形象紊乱:与手术切除乳房和术后瘢痕形成等有关。

(3)有组织完整性受损的危险:与留置引流管、患侧上肢淋巴引流不畅、头静脉被结扎、腋静脉栓塞或感染有关。

(4)知识缺乏:缺乏有关术后患肢功能锻炼等的知识。

9.护理措施

(1)做好心理护理,让患者正确对待手术引起的自我形象改变。护理人员应有针对性地进行心理护理,多了解和关心患者,向患者和家属耐心解释手术的必要性和重要性,鼓励患者表述手术创伤对自己今后角色的影响,介绍患者与曾接受过类似手术且已经痊愈的女性联系,通过成功者的现身说法帮助患者度过心理调适期,使之相信一侧乳房切除将不影响正常的家庭生活、工作和社交;告知患者今后行乳房重建的可能,鼓励其树立战胜疾病的信心,以良好的心态面对疾病和治疗。对已婚患者,应同时对其丈夫进行心理辅导,鼓励夫妻双方坦诚相待,让丈夫认识手术的必要性和重要性以及手术对患者的影响,取得丈夫的理解、关心和支持,并能接受妻子手术后身体形象的改变。

(2)促进伤口愈合,预防术后并发症。

1)术前严格备皮。对手术范围大、需要植皮的患者,除常规备皮外,同时做好供皮区(如腹部或同侧大腿区)的皮肤准备。乳房皮肤溃疡者,术前每天换药至创面好转,乳头凹陷者应清洁局部。

2)体位。术后麻醉清醒、血压平稳后取半坐卧位,以利呼吸和引流。

3)加强病情观察。术后严密观察生命体征的变化,观察切口敷料渗血、渗液情况,并予以记录。乳腺癌扩大根治术有损伤胸膜可能,患者若感胸闷、呼吸困难,应及时报告医师,以便早期发现和协助处理肺部并发症,如气胸等。

4)加强伤口护理。

应注意保持皮瓣血供良好。①手术部位用弹性绷带加压包扎,使皮瓣紧贴胸壁,防止积液积气。包扎松紧度以能容纳一手指、维持正常血运、不影响患者呼吸为宜。②观察皮瓣颜色及创面愈合情况。正常皮瓣的温度较健侧略低,颜色红润,并与胸壁紧贴;若皮瓣颜色黯红,则提示血液循环欠佳,有可能坏死,应报告医师及时处理。③观察患侧上肢远端血液循环情况,若手指发麻、皮肤发绀、皮温下降、动脉搏动不能扣及,提示腋窝部血管受压,应及时调整绷带的松紧度。④绷带加压包扎一般维持7~10天,包扎期间告知患者不能自行松解绷带,瘙痒时不能将手指伸入敷料下搔抓。若绷带松脱,应及时重新加压包扎。

维持有效引流:乳腺癌根治术后,皮瓣下常规放置引流管并接负压吸引,以便及时、有效地吸出残腔内的积液、积血,并使皮肤紧贴胸壁,从而有利于皮瓣愈合。护理时应注意以下5点。①保持有效的负压吸引:负压吸引的压力大小要适宜。若负压过高会使引流管腔瘪陷,导致引流不畅;过低则不能达到有效引流的目的,易致皮下积液、积血。若引流管外形无改变,但未闻及负压抽吸声,应观察连接是否紧密,压力调节是否适当。②妥善固定引流管:引流管的长度要适宜,患者卧床时将其固定于床旁,起床时固定于上身衣物。③保持引流通畅:防止引流管受压和扭曲。引流过程中若有局部积液、皮瓣不能紧贴胸壁且有波动感,应报告医师,及时处理。④观察引流液的颜色和量:术后 1～2 天,每天引流血性液 50～200mL,以后颜色量逐渐变淡、减少。⑤拔管:术后 4～5 天,每天引流液转为淡黄色、量少于 10～15mL、创面与皮肤紧贴,一手指按压伤口周围皮肤无空虚感,即可考虑拔管。若拔管后仍有皮下积液,可在严格消毒后抽液并局部加压包扎。

5)预防患侧上肢肿胀。是由患侧腋窝淋巴结切除、头静脉被结扎、腋静脉栓塞、局部积液或感染等因素导致的上肢淋巴回流不畅、静脉回流障碍引起的。护理方法如下。①勿在患侧上肢测血压、抽血、做静脉或皮下注射等。②指导患者保护患侧上肢:平卧时患肢下方垫枕抬高 10°～15°,肘关节轻度屈曲;半坐卧位时屈肘 90°放于胸腹部;下床活动时用吊带托或用健侧手将患肢抬高于胸前;需他人扶持时只能扶健侧,以防腋窝皮瓣滑动而影响愈合;避免患肢下垂过久。③按摩患侧上肢或进行握拳和屈、伸肘运动,以促进淋巴回流。肢体肿胀严重者,可戴弹力袖促进淋巴回流;局部感染者,及时应用抗菌药物治疗。

(3)指导患者做患侧肢体功能锻炼:由于手术切除了胸部肌肉、筋膜和皮肤,使患侧肩关节活动明显受限。随时间推移,肩关节挛缩可导致肩周炎。术后加强肩关节活动可增强肌肉力量,松解和预防粘连,最大限度地恢复肩关节的活动范围。为减少和避免术后残疾,鼓励和协助患者早期开始患侧上肢的功能锻炼。

1)术后 24 小时内。活动手指及腕部,可做伸指、握拳、屈腕等锻炼。

2)术后 1～3 天。进行上肢肌肉的等长收缩,利用肌肉泵作用促进血液、淋巴回流;可用健侧上肢或他人协助患侧上肢进行屈肘、伸臂等锻炼,逐渐过渡到肩关节的小范围前屈、后伸运动(前屈小于 30°,后伸小于 15°)。

3)术后 4～7 天。患者可坐起,鼓励患者用患侧手洗脸、刷牙、进食等,并做以患侧手触摸对侧肩部及同侧耳朵的锻炼。

4)术后 1～2 周。术后 1 周皮瓣基本愈合后,开始做肩关节活动,以肩部为中心,前后摆臂。术后 10 天左右皮瓣与胸壁黏附已较牢固,循序渐进地做抬高患侧上肢(将患侧的肘关节伸屈、手掌置于对侧肩部,直至患侧肘关节与肩平)、手指爬墙(每天标记高度,逐渐递增幅度,直至患侧手指能高举过头)、梳头(以患侧手越过头顶梳对侧头发、扪对侧耳朵)等的锻炼。指导患者做患肢功能锻炼时应注意锻炼的内容和活动量应根据患者的实际情况而定,一般以每天 3～4 次,每次 20～30 分钟为宜;应循序渐进,功能锻炼的内容应逐渐增加;术后 7～10 天内不外展肩关节,不要以患侧肢体支撑身体,以防皮瓣移动而影响创面愈合。

(4)健康教育。

1)活动。术后近期避免用患侧上肢搬动、提取重物,继续行功能锻炼。

2)避孕。术后 5 年内应避免妊娠,以免促使乳腺癌复发。

3)放射治疗或化学治疗。放射治疗期间应注意保护皮肤,出现放射性皮炎时及时就诊;放射治疗、化学治疗期间因抵抗力低,应少到公共场所,以减少感染机会;加强营养,多食高蛋白质、高维生素、高热量、低脂肪的食物,以增强机体的抵抗力。

4)义乳或假体。为患者提供改善自我形象的方法。①介绍假体的作用和应用。②出院时可暂佩戴无重量的义乳(有重量的义乳在治愈后佩戴),乳房硕大者,为保持体态匀称,待伤口一期愈合后即可佩带有重量的义乳。③避免衣着过度紧身。根治后 3 个月可行乳房再造术,但有肿瘤转移或乳腺炎者,严禁假体植入。

5)乳房自我检查。20 岁以上的女性应每月自查乳房一次,宜在月经干净后 4～7 天进行。乳房自查方法如下。①视诊:站在镜前取各种姿势(两臂放松垂于身体两侧、向前弯腰或双手上举置于头后),观察双侧乳房的大小和外形是否对称;有无局限性隆起、凹陷或皮肤橘皮样改变;有无乳头回缩或抬高。②触诊:仰卧,肩下垫软薄枕,被查侧的手臂枕于头下,使乳房完全平铺于胸壁。对侧手指并拢平放于乳房,从乳房外上象限开始检查,依次为外上、外下、内下、内上象限,然后检查乳头、乳晕,最后检查腋窝。注意有无肿块,乳头有无溢液。若发现肿块和乳头溢液,应及时到医院做进一步检查。

10.护理评价

(1)患者焦虑、恐惧是否缓解,情绪是否稳定,患者及家属能否正确接受手术所致的乳房外形改变。

(2)置引流管期间患者是否出现感染征象,创面是否愈合良好,患侧肢体有无出现肿胀,功能是否障碍。

(3)患者是否掌握患肢功能锻炼的方法。

(杨慧芳)

第四节　房间隔缺损

房间隔缺损(ASD)是指胚胎期房间隔的发育异常,左右心房间残留未闭孔,造成左右心房之间血流相通的先天性心脏病。目前认为主要与以下因素有关:①胎儿发育的宫内环境因素;②母体情况;③遗传基因。

一、房间隔缺损的分类

(1)由于发生机制不同,房间隔缺损分为原发孔型和继发孔型房间隔缺损。

(2)根据缺损部位不同,继发孔型房间隔缺损分为以下 4 型。

1)中央型:也称卵圆孔型,最为常见(占 80%),位于房间隔中央,相当于卵圆孔处,缺损四周心房间隔结构完整。

2)上腔型:又称静脉窦型缺损,位于房间隔的头侧,相当于上腔静脉入口处,因此这种缺损没有上缘,常合并右上肺静脉畸形引流。

3)下腔型:仅次于中央型,缺损位于房间隔后足侧,与下腔静脉开口相延续,后缘为左房后壁。

4)混合型:缺损巨大,兼有上述两种以上特点。

二、房间隔缺损的病理生理改变及临床表现

房间隔缺损最基本的血流动力学改变是心室舒张期心房水平由左向右分流,分流量的大小取决于缺损的大小,肺血管阻力及两心房间的压力差,病变过程可分为3个阶段。

(1)小儿房间隔缺损,无明显症状,左向右分流使肺血流量增加,常表现为肺充血及反复呼吸道感染。极少数情况可发生右心衰竭。

(2)长时间大量由左向右分流形成动力性肺动脉高压,右心负荷加重,临床症状逐渐明显,出现活动后心慌气短、易疲劳、咳嗽等症状。

(3)若病变未及时矫正,肺动脉压将持续增高,极度增加右心负荷,心房水平即可出现右向左分流,并出现低氧血症,表现为发绀、杵状指、咯血、晕厥及右心衰竭等。

三、房间隔缺损的体征

1.视诊

心前区隆起,晚期可出现发绀、杵状指、肝大、水肿等右心衰竭体征。

2.听诊

胸骨右缘第2肋间可闻及Ⅱ～Ⅲ级收缩期柔和吹风样杂音。

四、房间隔缺损的辅助检查

(1)心电图。

(2)胸部X线摄片。

(3)超声心动图。

(4)右心导管。

五、房间隔缺损的治疗方法

(1)低温体外循环下直视修补术。

(2)ASD介入(封堵术)。

六、房间隔缺损手术治疗的适应证

(1)有临床症状及反复呼吸道感染或肺炎史。

(2)胸部X线摄片示肺充血,肺动脉段突出,右心室或伴右心房增大。

(3)心电图示右心室或右心房肥大,右束支传导阻滞或伴心肌损害。

(4)超声显示ASD的部位和大小,若见心室间隔"矛盾运动",则提示右心室容量负荷过重。

(5)右心导管检查,心房水平左向右分流量相当于肺循环血流量的30%以上,Qp/Qs>1.5。

(6)身长、体重明显低于正常同龄儿标准。

(7)无明显临床症状,但在胸部 X 线摄片、心电图、超声检查有改变者,可考虑手术。

七、房间隔缺损手术治疗的禁忌证

(1)重度肺动脉高压,右向左分流。

(2)左心发育不良。

(3)感染及心力衰竭未控制住。

八、术前护理

(一)护理要点

(1)积极控制感染。

(2)纠正心力衰竭,改善循环。

(3)预防和治疗低氧血症。

(4)控制肺动脉高压。

(5)纠正水电平衡紊乱。

(6)加强呼吸道管理。

(7)改善营养。

(二)房间隔缺损术前准备

(1)入院宣教,帮助患者及家属熟悉病区环境,以降低患者的恐惧和焦虑情绪。

(2)术前宣教工作。

1)介绍手术前后注意事项,指导患者练习深呼吸、有效咳嗽、床上排尿、排便,要求患者戒烟 2 周以上。

2)介入封堵手术,术前介绍手术的方法、必要性、优点,手术前后注意事项。

(3)仔细了解病情,注意皮肤、口腔有无感染病灶,女患者妇科病史及月经来潮日期,发现异常及时向医师报告。

(4)术前 1 天,按医嘱准备。

1)抽血化验、备血,药物过敏试验,备皮,测量体重。

2)理发,修剪指(趾)甲、胡须,沐浴并更换衣裤。

3)胃肠道准备:术前 1 天给予药物排便,晚餐清淡饮食,成人术前 8 小时禁食,小儿 4～6 小时禁饮食,2～4 小时禁水。术前按医嘱可行静脉补液。

(5)手术当天去手术室前的准备工作。

1)术晨测体温、脉搏、呼吸并记录。

2)术前 30 分钟按医嘱使用地西泮、阿托品等。

3)备齐病历等手术需要资料,送患者入手术室。

（三）房间隔缺损术前备皮的范围

1.正中开胸

上至锁骨及上臂上 1/3,下过大腿上 1/3,前后过腋中线,包括双侧腋下,腹部(包括脐孔、会阴部)。

2.经胸小切口封堵术

备皮范围同正中开胸。

3.介入下封堵器封堵术

双侧腹股沟及会阴处。

九、术后护理

（一）ICU 准备工作

(1)床单位准备:常规铺好麻醉床、备无菌吸痰盘、准确填写床头牌放到规定位置。

(2)仪器准备:根据患者情况选择合适的呼吸机及所用管道,预先调试好各种仪器,如呼吸机、心电监护仪、除颤仪、微量注射泵、负压吸引装置、吸氧装置、体外起搏器、简易呼吸器、ACT 监测仪、血气分析仪等。

(3)药品、液体准备:备好各种血管活性药物、抗心律失常药物、镇静药物及各种液体。

(4)其他准备:精密集尿器、中心静脉及动脉测压传感器及管路、固定各种管道胶布及绷带等。

（二）ICU 接收术后患者工作

(1)接患者前再检查一遍床位的准备情况,患者入室前 30 分钟打开呼吸机。

(2)连接呼吸机、心电监护仪等仪器并观察各仪器运作过程有无报警或异常情况。

(3)与麻醉科、外科医师和手术室护士进行交接:了解麻醉和体外循环情况、术中情况,出血量、血容量情况,手术方式和名称、手术矫正是否满意、术中有无意外及护理中应注意的特殊情况,了解各静脉通道用药名称、剂量及速度。

(4)抽取各种血标本送检,有异常指标及时遵医嘱处理。

(5)密切观察病情变化及指标变化主要有心率、心律、经皮脉搏血氧饱和度、体温、有创动脉压、中心静脉压、意识、瞳孔的变化、引流液量和性质、血气分析等各项化验指标检测,准确记录每小时尿量和 24 小时出入量并做好记录。

(6)预防急性左心衰竭,术后早期限制液体入量和速度。大心房缺损者,应用药物降低心脏后负荷,改善心功能。伴肺动脉高压者按肺动脉高压术后处理。

(7)做好基础护理,防止并发症的发生。

(8)保持各输液管、测压管、导尿管、气管插管及引流管固定通畅。密切观察引流液的量及性质、切口有无渗血现象。

(9)一般清醒、有自主呼吸、病情稳定者拔除气管插管后 4～6 小时开始进流食,术后 2～3 天开始床上活动,活动后无心慌、气促、呼吸困难者可鼓励逐渐下地活动。

(10)做好心理护理,鼓励患者,增强其战胜疾病的信心。与患者多交流使其产生信任感,建立融洽的护患关系。

（11）术后安排专人护理,病情稳定后遵医嘱转回病区。

（三）心包纵隔引流管的观察与护理

（1）定时、准确记录引流液的量、颜色、性质,有无血凝块,渗出血液较多时应30分钟观察记录一次,并及时补充血容量。

（2）若引流量成人＞200mL/h,小儿＞4mL/(kg·h),颜色为鲜红色或黯红色、性质较黏稠,持续观察3小时未见减少,应根据检测ACT结果补充鱼精蛋白并给予止血药。效果不佳时应及时准备行二次开胸止血术。

（3）如果引流液偏多以后突然减少或引流不畅,经挤捏引流管仍不通畅,且伴有心率增快、脉压差小、血压低、中心静脉压升高、尿量少、四肢末梢凉,精神差,听诊心音遥远,考虑心包压塞,可行床边B超协助诊断。明确后及时行二次开胸止血、清除血块。

（4）引流管的管理。

（5）保持密闭、引流通畅。引流管长度以患者能够翻身活动为宜,避免管道脱落、受压、扭曲或打折。引流瓶应低于胸壁引流口平面60～100cm,水封瓶长管没入无菌生理盐水中3～4cm,并保持直立。定时挤捏引流管,持续低负压吸引,保持通畅。术后抬高床头30°,循环稳定后取半卧位以利于呼吸和引流。

（6）保持无菌。严格无菌操作,防止逆行感染。搬动患者或更换水封瓶时,需双重夹闭引流管;挤捏引流管时要防止引流液自引流管内逆流入胸腔或心包,切口有渗出及时更换敷料。

（7）拔管。胸腔无积气、积液,引流液逐渐转为淡红色,每天量＜50mL,X线检查显示肺膨胀良好即可拔管。拔管后注意患者是否有不适症状,敷料有无渗液。

（四）房间隔缺损手术后并发症的观察与护理

1.急性左心衰竭

缺损较大或左心发育不良者,术后可能发生左心衰竭,术后早期应限制液体入量和速度。如发生左心衰竭应及时应用镇静剂、强心利尿剂、血管扩张药,及时吸除气管内分泌物、增加吸入氧浓度、应用呼气末正压(PEEP)延长呼吸机辅助时间等。

2.心律失常

常见的有心房颤动、房性或室性期前收缩、房室传导阻滞等。一般经对症处理可恢复正常,如果发生Ⅲ度房室传导阻滞需安装心脏永久起搏器。

3.低心排血量综合征

多见于术前心功能差,年龄大或伴有中度肺动脉高压患者,为预防其发生,术前应积极控制心力衰竭,改善心功能。

4.残余分流

小的残余分流无血流动力学意义,术后临床症状仍可得到改善,可不予处理。如果修补下腔型缺损失误造成下腔静脉开口被隔到左心房,则必须再次行手术矫正。

（五）房间隔缺损封堵术后并发症的观察与护理

1.封堵器移位或脱落

密切观察患者病情,若术后突然出现胸闷、气短、呼吸困难或心律失常,应注意有无封堵伞脱落或移位,及时汇报医师。一般脱入左心房、左心室、右心房、右心室和肺动脉。确诊后须行再次手术的准备。

2.封堵器血栓形成

术后应密切观察患者意识、瞳孔、足背动脉搏动情况及下肢皮肤温度、颜色的改变,注意患者有无咳嗽、气喘、发绀等表现。为防止血栓形成,术中、术后12小时遵医嘱静脉注射肝素后改口服肠溶阿司匹林,连服3～4个月,抗凝治疗期间,注意检查患者的凝血酶原时间,观察皮肤伤口、皮肤黏膜及吐泻物中有无出血征兆。

3.穿刺部位出血

术后患者卧床休息24小时,保持穿刺肢体制动6～8小时。拔管后按压穿刺点20分钟,用纱布垫加压包扎,沙袋压迫4小时。观察局部有无出血及血肿形成。

(六)房间隔缺损手术后的疼痛管理

(1)充分止痛是有必要的,可使患者舒适,防止有害的机体反应,如呼吸急促、心动过速、肺膨胀不全、活动减弱及组织缺血等。因此要做好疼痛的管理,对患者进行疼痛程度的评估。

(2)患者胸壁切口范围大,加上进行呼吸功能锻炼时疼痛会加重,因此咳嗽时可用双手扶住伤口位置,减轻疼痛。必要时可给予胸带固定胸部。

(3)评估患者疼痛承受能力,告知患者一些非药物止痛的方法,如幼儿可用抚慰、抱、低调声音和母亲的心跳声音等,学龄期儿童或成人可进行合适的活动、游戏、听音乐、看电视等。

(4)必要时遵医嘱予药物止痛。

(七)房间隔缺损手术后的健康宣教

(1)养成良好的生活作息、适当活动,避免过度劳累。如患者出现气促、心悸、无力等症状,请停止活动,卧床休息。

(2)手术后会有很多不适,为了顺利恢复,患者需配合医护人员。可采取听音乐、看电视、玩玩具等分散注意力的方法来缓解疼痛等不适。保持心情舒畅,根据医嘱给予少量镇痛药等。

(3)发热患者的家属应配合医护人员做好物理降温,如冰敷、温水擦浴。冰袋请放在患者额部、颈部、腋下或双侧股动脉处。体温下降时出汗较多,应及时更换衣服。

(4)采取半卧位,床头摇高30°～45°,这样有利于患者的呼吸及管道的引流。半卧一段时间后可更换为平卧位或侧卧位,也可以在臀下放置水垫,每2小时更换。翻身或活动时注意管道,防止脱落、打折或堵塞。

(5)术后家属要经常给患者翻身、拍背,鼓励患者多咳嗽。预防肺部感染及肺不张。咳嗽时可用双手扶住伤口位置,减轻患者疼痛。

(6)告知患者及其家属保持引流管通畅。不要折叠、抓脱、扭曲。注意观察引流物的颜色和量。如有异常变化及时通知医护人员。

(7)切口护理。指导患者家属注意观察切口有无出血、渗血,伤口敷料有无脱落。切口局部有无红、肿、热、压痛等症状。告知患者不要自行抓脱敷料,必要时指导家属做好四肢约束。

(8)术后家属每天要准确记录患者的尿量,有助于医务人员观察病情。若是婴儿每次更换尿布前后需对尿布进行称重,以便记录患者的尿量。

（9）拔除气管插管 6 小时后无呛咳、呕吐，可进流食，注意少量多餐，避免进食过饱加重心脏负担，适当添加清淡、易消化、高蛋白质、高能量的食物，如乳类、粥、瘦肉、鱼虾等食品。可适当食些水果、蔬菜，尚不可进食补气活血等中药材。

（八）房间隔缺损手术后的出院指导

（1）术后患者体质虚弱，应少食多餐。指导其家属给予高维生素、高蛋白质、清淡易消化的乳类、瘦肉、鱼虾等食品。可适当摄入水果、蔬菜。病症复杂、心功能低下及术后持续有充血性心力衰竭者，应少食盐。

（2）术后半年内根据心功能恢复情况逐渐增加活动量，避免剧烈运动。活动原则是先室内再户外，活动量由小到大，循序渐进。

（3）术后患者应减少去公共场合，外出时戴好口罩，并随天气变化增减衣物。休养环境应安静舒适，室内保持适宜的温湿度。勤通风，保持清洁。

（4）术后注意患者体温的变化，如有感眩晕、腹泻、牙龈炎、扁桃体炎、不明原因发热等，应及时就医。避免情绪激动，保证充足睡眠。前胸正中切口者为防止术后胸骨形成"鸡胸"，睡眠时尽量仰卧，避免侧卧。

（5）遵医嘱服药，每次服用强心药物前测量脉搏数，心率低于 60 次/分者应停服。术后定期称体重，短期内体重增加明显者可咨询医师是否加用利尿剂。

（6）交代患者定期回医院复诊，以了解其恢复情况。发现异常情况及时给予干预，包括药物的调整，甚至需要再次行手术或介入治疗。

1）一般时间安排为出院后 2 周、1 个月、3 个月回院复查，其中第 3 个月为全面检查，如恢复较好建议每 1～2 年复查一次，直到成年。

2）建议到接受手术的医院进行复查，以便对手术前后的资料及每次复查的资料进行对比。

3）复查时需告知医师自出院或上次复查以来的精神、饮食、活动、大小便情况、身高体重增长情况及患者的服药情况等。

4）需要复查的内容有心电图、胸部 X 线、心脏彩超等。

（李育芳）

第五节　室间隔缺损

室间隔缺损（VSD）是胚胎期室间隔的发育不良导致左右心室之间形成异常交通，在心室水平上产生左向右的血液分流。可单独存在或是构成多种复杂心脏畸形，目前认为主要与胎儿发育的宫内环境、母体情况及遗传基因等因素有关。

一、室间隔缺损分类

根据缺损位置不同，可分为 3 类。

（1）膜部缺损。

（2）漏斗部缺损。

(3)肌部缺损。

二、室间隔缺损的病理生理改变及临床表现

室间隔缺损的病理生理学特征为经室间隔缺损,血液由左向右分流,肺血流量增加,分流量的大小和方向取决于缺损的大小,肺血管阻力及左右心室的压力差。

1.小型室间隔缺损

常位于膜部,分流量小,对人体血流动力学影响不大,无明显症状,不易发生肺动脉高压。

2.中等或较大的室间隔缺损

早期左向右分流大,肺血流量明显增多,肺动脉压力渐渐增高,分流量随之减少,患者幼时常有呼吸道感染,不同程度的生长发育迟缓及活动耐力下降,易合并左心衰竭。

3.巨大室间隔缺损

由左向右分流几乎无阻力,肺充血严重,肺动脉高压出现早,出生后即出现症状,表现为婴儿期反复发生呼吸道感染、肺炎、充血性心力衰竭、喂养困难、发育迟缓,部分于幼年死亡。同时,出现肺纤维化使肺功能减退,当右心室压力增高后,由左向右分流减少,后期右心室压力超过左心室时,出现由右向左的逆流,导致艾森曼格综合征。

三、室间隔缺损的体征

1.听诊

心前区可闻及粗糙的全收缩期杂音,以胸骨左缘第3、第4肋间处最为响亮。

(1)分流量大时,胸骨左缘第3、第4肋间可闻及Ⅲ级以上粗糙全收缩期杂音,心尖区闻及低音调舒张期杂音。

(2)肺动脉高压时,肺动脉瓣区第二心音亢进,呈单一金属音。

2.触诊

收缩期杂音最响部位可触及收缩期震颤。

四、室间隔缺损的辅助检查

(1)心电图。

(2)胸部X线。

(3)超声心动图。

(4)右心导管检查。

五、室间隔缺损的治疗方法

1.非手术治疗

缺损小,无血流动力学改变者,可门诊随访观察,有自行闭合的可能。

2.手术治疗

(1)低温体外循环下直视修补术。

(2)介入(封堵术)治疗。

六、室间隔缺损手术治疗的适应证

1.婴幼儿期有大室间隔缺损

趋向更积极、更早进行,可防止延误手术时机。

2.儿童小室间隔缺损

肺血管阻力不高又无临床症状者,可不急于手术,部分病例有可能自行闭合,经随诊观察至学龄前期,仍未闭合及有分流者仍以手术治疗为宜。

3.大龄儿童及以上年龄有较大室间隔缺损

(1)如仍存在较大量的由左向右分流及中度肺动脉高压应积极手术治疗。

(2)已出现发绀,以右心负荷加重为主或双向分流以右向左为主,则不宜手术。如难以确定手术适应证应做右心导管检查。

七、术前护理

(一)护理要点

(1)观察病情变化。

(2)改善心功能。

(3)积极控制感染。

(4)加强营养情况,纠正营养不良、贫血。

(5)心理护理。

(二)术前准备

(1)入院宣教,帮助患者及家属熟悉病区环境,以降低患者的恐惧和焦虑情绪。

(2)术前患者应以高蛋白质、高维生素、易消化的饮食为主,加强营养。多注意休息,预防感冒及呼吸道感染。

(3)术前宣教。介绍手术前后注意事项,指导患者练习深呼吸,有效咳嗽,床上排尿、排便,要求患者戒烟2周以上。

(4)仔细了解病情,注意皮肤、口腔有无感染病灶,女性患者妇科病史及月经史,如发现异常及时向医师报告。

(5)术前1天,按医嘱准备。

1)抽血化验、备血,药物过敏试验,备皮,测量体重。

2)理发,修剪指(趾)甲、胡须,沐浴并更换衣裤。

3)胃肠道准备:术前1天给予药物排便,晚餐清淡饮食,成人术前8小时禁食,小儿4～6小时禁饮食,2～4小时禁水。术前按医嘱可行静脉补液。

（6）手术当天去手术室前工作。

1）术晨测体温、脉搏、呼吸并记录。

2）患者洗漱后更换病员服，不可穿内衣裤，义齿、眼镜和其他贵重首饰应取下，交给家属保管，留长发女性可梳成辫子。

3）按医嘱注射术前基础麻醉药。

4）备齐病历等手术需要资料，送患者入手术室。

（三）术前备皮的范围

正中开胸：上至锁骨及上臂上 1/3，下过大腿上 1/3，前后过腋中线，包括双侧腋下、腹部（包括脐孔、会阴部）。

八、术后护理

（一）ICU 准备工作

（1）床单位准备。

（2）常规铺好麻醉床、备无菌吸痰盘、准确填写床头牌。

（3）仪器准备。

（4）预先调试好各种参数备用的呼吸机、心电监护仪、除颤仪、微量注射泵、负压吸引装置、吸氧装置、体外起搏器、简易呼吸器、ACT 机、血气分析仪等。

（5）药品、液体准备。

（6）备好各种血管活性药物、抗心律失常药物、镇静药物及各种液体。

（7）精密集尿器、中心静脉及动脉测压传感器及管路、固定各种管道胶布及带子等。

（二）ICU 接收术后患者工作

（1）进入 ICU 后立即连接呼吸机、心电监护仪等仪器并观察各仪器运作过程有无报警或异常情况。

（2）与麻醉科、外科医师和手术室护士进行交接：了解麻醉和手术方式、术中情况，出血量、血容量情况，手术方式和名称、手术矫正是否满意，术中有无意外及护理中应注意的特殊情况。

（3）抽取各种血标本送检，有异常指标及时遵医嘱处理。

（4）监测生命体征、密切观察病情变化，观察指标主要有心率、心律、经皮脉搏、血氧饱和度、体温、意识、瞳孔的变化、有创动脉压、中心静脉压、引流液及血气分析等各项化验指标检测，准确记录每小时尿量和 24 小时出入量并做好记录，周围末梢循环差者予保暖。

（5）保持各输液管道通畅，了解各管道泵注的血管活性药物，根据患者的情况调整。

（6）患者清醒后、有自主呼吸、病情稳定者可拔除气管插管，4～6 小时后可开始进流质饮食，逐渐过渡到正常饮食。

（7）术后鼓励患者早期活动，2～3 天开始床上活动，活动后无心慌、气促、呼吸困难者可鼓励逐渐下地活动。

（8）病情稳定者，可由专人转送至普通病房。

（9）做好心理护理，鼓励患者，增强其战胜疾病的信心。与患者多交流使其产生信任感，建立融洽的护患关系。

（三）室间隔缺损合并重度肺动脉高压术后措施预防

（1）辅助通气时间相对延长。因肺动脉高压的患者肺动脉压力在手术后短期时间内仍较高，术后必须较长时间辅助通气及充分供氧。

（2）肺动脉高压的患者，在辅助通气时间内，提倡适当过度通气，使 pH 在 7.50～7.55，$PaCO_2$ 在 25～35mmHg，$PaO_2 > 100$mmHg，这将有利于降低肺动脉压力。辅助通气要设置 $PEEP(4cmH_2O)$，增加功能残气量，以防止肺泡萎陷。

（3）肺高压的患者吸痰的时间间隔相对延长。吸痰及运动治疗的次数应减少到最低限度。尽可能减少刺激，吸痰前应给镇静剂，待患者安静后再吸痰，以防躁动加重缺氧，使肺动脉压力进一步升高，加重心脏负担及引起肺高压危象。

（4）如果肺动脉压力增高不明显，吸入氧浓度应逐渐降到 50%，使 PaO_2 保持在 95mmHg 左右，$PaCO_2$ 可以逐渐上升到正常水平。

（5）气管插管拔除后，要保持充分给氧。密切观察患者呼吸情况并连续监测血氧饱和度。

（四）室间隔缺损手术后并发症的观察与护理

1.残余分流

如术后恢复顺利，仅听诊有收缩期杂音而无自觉症状，残余分流量小者，可随诊观察，有可能愈合，残余分流量较大，有明显血流动力学影响可考虑再次手术修补。

2.Ⅲ度房室传导阻滞

表现为房室脱节、心动过缓如心搏骤停的危险，可用异丙肾上腺素治疗，注意保护心肌及传导系统，可安装心外膜起搏导线作为临时起搏，3 个月后不能恢复者安装永久性起搏器。

3.急性左心衰竭

VSD 修补术后，由左向右分流消除，左心血容量增大，容易诱发左心衰竭，表现为呼吸困难、咳嗽、咳痰、咯血等急性肺水肿症状，治疗护理上应以维护左心功能为重，控制出入量，遵医嘱给予强心利尿等处理。

（五）室间隔缺损术的健康宣教

（1）养成良好的生活作息、适当活动，避免过度劳累。如患者出现气促、心悸、无力等症状，立即停止活动，卧床休息。

（2）手术后会有很多不适，为了顺利恢复，需要患者配合医护人员。可采取听音乐、看电视、玩玩具等分散注意力的方法来缓解疼痛等不适，保持心情舒畅。

（3）发热患者的家属应配合医护人员做好物理降温，如冰敷、温水擦浴。体温下降时出汗较多，应及时更换湿衣服。

（4）术后采取半卧位，床头摇高 30°～45°，这样有利于患者的呼吸及管道的引流，半卧一段时间后可更换为平卧位或侧卧位，也可以在臀下放置术垫，每 2 小时更换 1 次，翻身或活动时注意管道，防止脱落、打折或堵塞。

（5）术后家属要经常给患者翻身、拍背，鼓励患者多咳嗽。这样可以预防肺部感染及肺不张。咳嗽时可用双手扶住伤口位置，减轻患者疼痛。

（6）告知患者及其家属保持引流管通畅。不要折叠、抓脱、扭曲。注意观察引流物的颜色和量。如有异常变化及时通知医护人员。

（7）切口护理。指导患者家属注意观察切口有无出血、渗血，伤口敷料有无脱落。切口局部有无红、肿、热、压痛等症状。告知患者不要自行抓脱敷料，必要时指导家属做好四肢约束。

（8）术后请家属每天要准确记录患者的尿量，有助于医务人员观察病情。若是婴儿每次更换尿布前后需对尿布进行称重，以便记录患者的尿量。

（9）拔除气管插管 6 小时后无呛咳、呕吐可进流食，注意少量多餐，避免进食过饱加重心脏负担，适当添加清淡、易消化、高蛋白质、高能量的食物，如乳类、粥、瘦肉、鱼虾等食品。可适当食些水果、蔬菜，尚不可进食活血化淤等中药。

（六）室间隔缺损术后出院指导

（1）术后患者体质虚弱，指导家属给予营养价值高、清淡易消化的乳类、瘦肉、鱼虾等食品。可适当食些水果、蔬菜。少食多餐，减少零食和饮料的摄入。病症复杂、心功能低下及术后持续有充血性心力衰竭者，应予低盐饮食。

（2）术后半年内根据心功能恢复情况逐渐增加活动量，但避免剧烈运动。活动原则是先室内再户外，活动量由小到大，循序渐进。

（3）休养环境应安静舒适，保持室内适宜的温湿度。避免情绪激动，保证充足睡眠。前胸正中切口者为防止术后胸骨形成"鸡胸"，睡觉时尽量仰卧，避免侧卧。

（4）术后应少去人多场所，外出时戴口罩，随天气变化及时增减衣物。居室应勤通风，保持清洁。术后注意体温的变化，如有感目眩、腹泻、牙龈炎、扁桃体炎、不明原因发热等，应及时就医。

（5）遵医嘱服药。每次服用强心药物前测量脉搏，心率低于 60 次/分者应停服。术后定期称体重，短期内体重增加明显者要咨询医师是否加用利尿剂。

（6）遵医嘱定期回医院复诊，以了解其恢复情况。发现异常情况及时给予干预，包括药物调整，甚至需要再次手术或介入治疗。

1）一般时间安排为出院后 2 周、1 个月、3 个月回院复查，其中第 3 个月为全面检查。如恢复较好建议每 1～2 年复查一次，直到成年。

2）建议到接受手术的医院进行复查，以便对手术前后的资料与每次复查的资料进行对比。

3）复查时告知医师的内容：患者自出院或上次复查以来的精神、饮食、活动、大小便情况、身高体重增长情况及患者的服药情况等。

4）需要复查的内容有心电图、胸部 X 线、心脏彩超等。

（李育芳）

第六节　法洛四联症

法洛四联症（TOF）是右心室漏斗部或圆锥动脉干发育不全引起的一种心脏畸形，是最常见的发绀型先天性心脏病，约占先天性心脏病的 12%～14%，主要由 4 种不同病变（肺动脉狭窄、室间隔缺损、主动脉骑跨和右心室肥厚)组成的心脏畸形。本病与胎儿发育的宫内环境因素、母体情况、遗传基因等有关。

一、法洛四联症的病理解剖特点

(1)法洛四联症的 4 种病理改变中,最为重要的是肺动脉狭窄和室间隔缺损。因为主动脉骑跨与心室间隔缺损的大小及位置有关,右心室肥厚则由肺动脉狭窄所致。

(2)法洛四联症肺动脉狭窄的特点:几乎都包含漏斗部和右心室流出道的其他部位如肺动脉瓣、主肺动脉或分支。严重的肺动脉狭窄若使右心室至肺动脉的血液完全中断则为肺动脉闭锁,肺血来自未闭的动脉导管和(或)体肺侧支。

(3)法洛四联症室间隔缺损的特点:大多数位于主动脉或主动脉和肺动脉下方,为嵴下型或干下型缺损。此外,法洛四联症的室间隔缺损较大,直径与主动脉瓣口相近。

二、法洛四联症的病理生理改变

(1)法洛四联症的病理生理改变取决于肺动脉狭窄的程度,如肺动脉狭窄轻,则心室水平主要是由左向右分流,肺循环血量超过体循环血量,这类患者临床称为淡红色四联症,发绀不明显,有的在婴幼儿期会出现心力衰竭。中度肺动脉狭窄时,在心室水平的分流是双向的,患者多在活动时才出现发绀。重度肺动脉狭窄时,在心室水平主要是由右向左分流,患者发绀明显,行动受限,常有蹲踞或晕倒现象。

(2)因心室间隔缺损大,主动脉又骑跨于心室间隔缺损之上,在收缩期两心室压力相等,主动脉同时接受左右心室的排血,主动脉右移骑跨越多,主动脉接受右心室排血越多,发绀也越重。所以发绀的轻重还取决于右心室流出道阻塞的严重程度及肺动脉的发育情况,流出道越窄发绀就越重。

三、法洛四联症的临床表现

发绀、喜爱蹲踞和缺氧发作是法洛四联症的主要症状。

1.发绀

发绀是法洛四联症的主要症状。由于组织缺氧,动脉血氧饱和度降低,新生儿即可出现发绀、啼哭,情绪激动时症状加重,引起喂养困难、生长发育迟缓、体力和活动力较同龄人差,且发绀随年龄增长而加重。

2.喜爱蹲踞

喜爱蹲踞是法洛四联症患者劳累及缺氧时的习惯性特征姿态。蹲踞时,患者下肢屈曲,静脉回心血量减少,减轻了心脏负荷,同时增加体循环阻力,提高了肺循环血流量,使发绀和呼吸困难症状暂时有所缓解。

3.缺氧发作

缺氧发作表现为活动后突然呼吸困难,发绀加重,出现缺氧性昏厥、抽搐,甚至死亡,常见于漏斗部重度狭窄的患者。

四、法洛四联症的体征

(1)生长发育迟缓,口唇、指(趾)甲床发绀,杵状指(趾)。

(2)听诊。胸骨左缘第2~第4肋间可闻及响亮、粗糙的收缩期喷射性杂音,肺动脉瓣第二心音减弱甚至消失。杂音愈低、愈短,则右心室流出道狭窄愈重。

五、法洛四联症的辅助检查

(1)心电图。

(2)胸部X线。

(3)超声心动图。

(4)心导管及心室造影检查。

六、法洛四联症的鉴别诊断

(1)完全性大动脉错位。

(2)法洛四联症合并肺动脉闭锁。

(3)室间隔缺损合并肺动脉狭窄。

(4)右心室双出口合并肺动脉狭窄。

(5)单心室合并肺动脉狭窄。

(6)纠正性大动脉错位合并心室间隔缺损及肺动脉狭窄。

(7)永存动脉干合并肺动脉狭窄等。

七、法洛四联症的治疗方法

法洛四联症的治疗主要依赖于手术,包括姑息手术和心内矫治手术。绝大多数肺动脉及左、右分支发育正常的患者均应争取在1岁内行根治术。

1.姑息手术

行锁骨下动脉、肺动脉吻合术或右心室流出道补片扩大术,以增加肺循环血流量、改善缺氧,待条件成熟后再做矫治根治手术。

2.心内矫治手术

基本方法有两种。

(1)深低温停循环体外循环,适用于1岁以下、体重<10kg的患者。

(2)中度低温体外循环,用于1岁以上、体重>10kg的患者。主要术式有右心室流出道疏通、室间隔缺损修补,同时矫正所合并的其他心内畸形。

八、法洛四联症手术治疗的适应证

下列情况可先行姑息手术,术后密切随诊情况再行第二期的根治手术。

(1)出生后 1～2 个月,病情发展严重,婴儿期严重缺氧,屡发呼吸道感染和昏厥,不宜行根治手术者。

(2)肺动脉闭锁以及必须等到 3 岁或 5 岁以后才可以移植同种瓣外通道者。

(3)左前降支起源于右冠状动脉,并横跨右心室流出道。

九、术前护理

(一)护理要点

术前应按重症先天性心脏病护理常规,护理好缺氧发作、肺部或其他部位慢性感染、贫血等。

1.注意休息

严格限制患者活动量,避免患者哭闹或情绪激动,减少不必要的刺激,以免加重心脏负担,减少急性缺氧性晕厥的发作。

2.纠正缺氧

(1)每天吸氧 2～3 次,每次 15～30 分钟,观察吸氧效果,缺氧发作时应立即吸氧,采用蹲踞姿态。

(2)改善微循环,纠正组织严重缺氧,多饮水,防止因脱水导致的血液黏稠度增加,诱发缺氧发作。

3.预防感染

注意保暖,预防呼吸道感染,注意口腔卫生,防止扁桃体及口腔黏膜感染。

4.改善营养

根据患者口味进食易消化、高蛋白质、高热量、高维生素饮食,进食避免过饱。对于婴儿,喂养比较困难,吸奶因气促乏力而停止吸吮,且易呕吐和大量出汗,故喂奶时可用滴管滴入,减轻体力消耗。

(二)术前准备

1.术前宣教工作

介绍手术前后注意事项,减少患者及家属紧张心理,指导患者练习深呼吸,有效咳嗽,床上排尿、排便。

2.仔细了解病情

注意皮肤、口腔有无感染病灶,发现异常及时向医师报告。

3.术前一天按医嘱准备

(1)抽血化验、备血,药物过敏试验,备皮,测量体重。

(2)理发,修剪指(趾)甲,沐浴并更换衣裤。

(3)胃肠道准备:术前一天给予药物排便,晚餐清淡饮食,小儿术前 4～6 小时禁饮食,2～4 小时禁水。术前按医嘱静脉补液防止脱水导致血液黏稠度增加,诱发缺氧发作。

4.手术当天去手术室前准备工作

(1)术晨测体温、脉搏、呼吸并记录。

(2)患者洗漱毕更换病员服,不可穿内衣裤,眼镜和其他贵重首饰应取下,交给家属保管,留长发女性可将头发梳成辫子。

(3)按医嘱注射术前基础麻醉药。

(4)备齐病历等手术需要的资料,并送患者入手术室。

(三)术前备皮的范围

(1)婴幼儿一般无须备皮。

(2)其他人正中开胸。上至锁骨及上臂上 1/3,下过大腿上 1/3,前后过腋中线,包括双侧腋下、腹部(包括脐孔、会阴部)。

十、术后护理

(一)监测循环功能,预防低心排综合征

(1)动态监测患者的心律、心率、血压、血氧饱和度、体温变化;监测平均动脉压、中心静脉压以及四肢温度、末梢循环的情况,综合判断循环的功能情况。

(2)使用微量泵精确应用血管活性药物剂量,并确保微量泵泵管的通畅。用药期间严密观察患者的生命体征,维持在相对正常的范围内。药物剂量可依病情增减。

(3)因红细胞易被破坏,可出现血红蛋白尿,所以严密观察术后患者的尿色、尿量。保持每小时尿量不低于 $1mL/(kg \cdot h)$,观察有无肾功能损害。

(二)加强呼吸道管理,预防肺部并发症

(1)预先调节好呼吸机参数,确保呼吸机正常使用。可根据患者病情、血气分析结果调整呼吸机参数。

(2)妥善固定气管插管,定期测量气管插管长。勤听双肺呼吸音,及时发现气管插管是否有脱出或移位。

(3)法洛四联症根治术后,肺血较术前增多,呼吸道分泌物增多。对婴幼儿应及时清理呼吸道分泌物,吸痰时选择合适的吸痰管,严格无菌操作,并密切观察病情变化。一旦出现异常情况应停止吸痰,做相应处理。

(4)成人脱机后,病情稳定者应鼓励患者咳嗽、咳痰,遵医嘱辅以氧气雾化,减少肺部并发症。

(三)心包纵隔引流管的观察与护理

1.引流液的观察

观察引流液的量及性质,患者术前低氧血症,侧支循环丰富以及术中抗凝及血液稀释等,均可导致术后出血。

(1)术后每小时准确记录单位时间内引流液的量、颜色、性质,有无血凝块,渗出血液较多

时应 30 分钟观察记录一次,并及时补充血容量。

(2)若血性引流量>4mL/(kg·h),应想到可能发生急性出血,如果引流液偏多以后突然减少或引流不畅,可能血块堵塞引流管,对这种现象应引起高度重视,并向医师报告及时做好二次开胸等准备。

2.引流管的管理

(1)保持密闭、引流通畅:引流管长度以患者能够翻身活动为宜,避免管道脱落、受压、扭曲或打折,引流瓶应低于胸壁引流口平面 60～100cm,水封瓶长管没入无菌生理盐水中 3～4cm,并保持直立,定时挤捏引流管,持续低负压吸引,术后抬高床头 30°,循环稳定后取半卧位以利于呼吸和引流。

(2)保持无菌:严格无菌操作,防止逆行感染,搬动患者或更换水封瓶时,需双重夹闭胸腔闭式引流管,挤捏引流管时要防止引流液自引流管内逆流入胸腔或心包,切口有渗出及时更换敷料。

(3)拔管:胸腔无积气、积液,引流液逐渐减少并转为淡红色或黄色,每天<50mL,即可拔管,拔管后注意呼吸及复查胸部 X 线摄片有无异常。

(四)法洛四联症术后留置导尿管的观察与护理

(1)留置导尿管连接精密记尿器,术后每小时记录一次尿量,一般排尿量为 1～2mL/(kg·h),如果<0.5mL/(kg·h),需考虑为肾灌注不足或肾功能不全。

(2)密切观察尿液的颜色、量、性状,体外循环所致的细胞破坏出现血红蛋白尿,即尿液浓茶色或酱油色,对肾脏有潜在危险,可与静脉给 5%碳酸氢钠碱化尿液,加强高渗性利尿,直至转清亮为止。

(3)保持导尿管通畅,避免受压、打折、弯曲等情况发生。

(4)预防尿路感染,尿袋不能高于膀胱区,尿道口护理每天 2 次,注意无菌操作,每天进行导尿管拔管评估,尽早拔管。

(5)拔管时注意抽空气囊,轻柔、缓慢地将导尿管拔除,以免损伤尿道。

(五)法洛四联症术后并发症的观察与护理

法洛四联症根治手术后并发症与右心室流出道、肺动脉梗阻解除是否满意,室间隔缺损是否完全闭合以及肺血管发育是否存在侧支循环有关,较典型的并发症如下所述。

1.低心排血量综合征

(1)病因:患者病情重、畸形矫正不满意、心肌保护不好、Ⅲ度或Ⅱ度房室传导阻滞、术后血容量补充不足或过量、心脏压塞等病因均可引起低心排血量综合征。

(2)临床表现:心率加快、中心静脉压升高、尿量减少、外周循环差、肢端发凉发绀等症状或合并左心房压力明显高于右心房压力,发生泡沫样血痰、血液下降等左心衰竭症状。

(3)预防及处理:调整前负荷、减轻后负荷、增强心肌收缩力、延长呼吸机辅助时间,合理利用利尿剂,纠正血容量不足等改善心功能。

2.灌注肺

灌注肺是法洛四联症矫治术后的一种严重并发症,临床表现为急性进行性呼吸困难、发绀、血痰和难以纠正的低氧血症,术后血氧饱和度低,氧分压低,胸部 X 线摄片示两肺有渗出性改变,处理措施如下所述。

(1)呼吸机辅助呼吸,加 PEEP 5~10cm H_2O,密切观察呼吸机的各项参数,注意气管压力的变化。

(2)保持呼吸道通畅,及时吸痰,但次数不宜过频,吸痰过程中使患者充分镇静,防止躁动。

(3)严格控制出入量,遵医嘱及时补充血浆和白蛋白,以减少肺渗出。

(4)预防和治疗肺部感染。

3. 术后出血和心脏压塞

(1)患者术前低氧血症,侧支循环丰富及术中抗凝及血液稀释等,均可导致术后出血。

(2)若血性引流量＞4mL/(kg·h),应想到可能发生急性出血,如果引流液偏多以后突然减少或引流不畅,可能出现血块堵塞引流管,血液及血块在心包腔集聚较多时即可引起急性心脏压塞。

(3)临床表现为心率加快、精神差、反应淡漠、中心静脉压升高、血压下降、脉压缩小、心音遥远、尿量减少、外周循环差、肢端发凉、发绀等症状。

(4)一旦出血心脏压塞的可能时应密切观察、及早作出诊断,及早入手术室行二次开胸清除积存血块。

(六)法洛四联症术后早期活动

(1)保证充足休息,术后呼吸循环系统稳定,可帮助患者在床上翻身,做臂部、躯干、四肢的轻度活动,促进血液循环,防止下肢静脉血栓。

(2)麻醉清醒后,拔除气管插管后即可指导患者做深呼吸,有效咳嗽。

(3)病情稳定后,可逐渐下床活动,可根据患者心功能恢复情况制订功能锻炼计划,量力而行,循序渐进。

(七)法洛四联症术后的疼痛管理

(1)充分止痛是有必要的,可使患者舒适,防止有害的机体反应,如呼吸急促、心动过速、肺膨胀不全、活动减弱及组织缺血等。因此要做好疼痛的管理,对患者进行疼痛程度的评估。

(2)患者胸壁切口范围大,加上进行呼吸功能锻炼时疼痛会加重,因此咳嗽时可用双手扶住伤口位置,减轻疼痛。必要时胸部进行胸带固定。

(3)评估患者疼痛承受能力,告知患者一些非药物止痛的方法,如婴幼儿可用抚慰、抱、低调声音和妈妈心跳声音等,学龄儿童或成人可进行合适的活动、游戏、听音乐、看电视等。

(4)遵医嘱给予药物止痛。

(八)法洛四联症术后的健康宣教

(1)养成良好的生活作息、充分休息,避免劳累。如患者出现气促、心悸、无力等症状时,请停止活动,卧床休息。

(2)手术后会有很多不适,为了顺利恢复,需要患者配合医护人员。可采取听音乐、看电视、玩玩具等分散注意力的方法来缓解疼痛等不适,保持心情舒畅。

(3)发热的患者家属应配合医护人员做好物理降温,如冰敷、温水擦浴,冰袋请放在患者额部、颈部、腋下或双侧股动脉处。体温下降时出汗较多,应及时更换湿衣服。

(4)采取半卧位,床头摇高30°～45°,这样有利于患者的呼吸及管道的引流,半卧一段时间后可更换为平卧位或侧卧位,也可以在臀下放置术垫,每2小时更换,翻身或活动时注意管道,防止脱落、打折或堵塞。

(5)术后家属要经常给患者翻身、拍背,鼓励患者多咳嗽。这样可以预防肺部感染及肺不张。咳嗽时可用双手扶住伤口位置,减轻患者疼痛。

(6)告知患者及其家属保持引流管通畅。不要折叠、抓脱、扭曲。注意观察引流物的颜色和量。如有异常变化及时通知医护人员。

(7)切口护理。指导家属注意观察切口有无出血、渗血,伤口敷料有无脱落。切口局部有无红、肿、热、压痛等症状。告知患者不要自行抓脱敷料,必要时指导家属做好四肢约束。

(8)术后嘱家属每天要准确记录患者的尿量,有助于医务人员观察病情。如是婴儿每次更换尿布前后需对尿布进行称重,以便记录患者的尿量。

(9)拔除气管插管6小时后无呛咳、呕吐可进流食,注意少量多餐,避免进食过饱加重心脏负担,适当添加清淡、易消化、高蛋白质、高能量的食物,如乳类、粥、瘦肉、鱼虾等食品。可适当食些水果、蔬菜,尚不可进食补气活血的中药材。

(九)法洛四联症术后出院指导

(1)交代患者定期门诊复查,术后出院3个月后去门诊复查B超、X线片、心电图,并与出院时结果对照,了解术后恢复情况。

(2)出院后视情况适当活动,先室内再户外,逐渐增加运动量。避免剧烈活动,预防意外伤害。注意体温的变化,如有眩晕、腹泻、牙龈炎、扁桃体炎、不明原因发热等,应及时就医。

(3)前胸正中切口者为防止术后胸骨形成"鸡胸",睡眠时尽量仰卧,避免侧卧。

(4)术后减少去公共场所,外出时戴口罩。随天气变化及时增减衣物。居室应勤通风,保持清洁。

(5)严格按医嘱服用强心利尿药,服用强心药之前正确数脉率,若＜60次/分应停用。不可随意服药或增减剂量,以免发生危险。

(6)饮食应少量多餐,食用高纤维、高蛋白质、易消化的食物。适当限制盐的摄入,减轻心脏负担。

(刘菊新)

第三章　胃和十二指肠疾病护理

第一节　胃和十二指肠溃疡

胃、十二指肠溃疡是位于胃、十二指肠壁的局限性圆形或椭圆形的缺损。发病原因与胃酸分泌过多、胃黏膜屏障破坏、精神神经因素有关。

一、病因与发病机制

胃、十二指肠溃疡病因较复杂,是多因素综合作用的结果。其中最为重要的是幽门螺杆菌感染、胃酸分泌异常和黏膜防御机制的破坏。

1.幽门螺杆菌感染

幽门螺杆菌感染与消化性溃疡的发病密切相关。约90％以上的十二指肠溃疡患者与约70％的胃溃疡患者中可检出幽门螺杆菌,幽门螺杆菌感染者发展为消化性溃疡的累计危险率为15％～20％;幽门螺杆菌被清除后,胃和十二指肠溃疡易被治愈且复发率低。幽门螺杆菌可产生多种酶,约1/2的幽门螺杆菌菌株还可产生毒素,作用于胃黏膜,引起黏液降解,改变胃黏膜细胞的通透性,导致局部组织损伤,破坏黏膜层的保护作用。胃窦部幽门螺杆菌感染还可以刺激局部胃泌素的释放,进一步加重胃黏膜的损害。

2.胃酸分泌异常

溃疡只发生在经常与胃酸接触的黏膜处。胃酸过多的情况下,激活胃蛋白酶,可使胃、十二指肠的黏膜发生"自身消化"。十二指肠溃疡可能与迷走神经张力及兴奋性过度增高有关,也可能与壁细胞数增多以及壁细胞对胃泌素、组胺、迷走神经刺激的敏感性增高有关。

3.胃黏膜屏障破坏

非甾体抗炎药(NSAID)、肾上腺皮质激素、胆汁酸盐、乙醇等均可破坏胃黏膜屏障,引起胃黏膜水肿、出血、糜烂甚至溃疡。长期使用NSAID者胃溃疡的发生率显著增高。

4.其他因素

包括遗传、吸烟、心理压力和咖啡因等。

二、临床表现

主要为慢性病程和周期性发作的节律性腹痛。

1.症状

(1)十二指肠溃疡:主要表现为餐后延迟痛(餐后3～4小时)、饥饿痛或夜间痛,进食后腹痛可暂时缓解,服用抗酸药物或进食能使疼痛缓解或停止。疼痛多表现为上腹部或剑突下烧灼痛或钝痛。腹痛具有周期性发作的特点,秋冬季或冬春季好发。十二指肠溃疡每次发作时,症状持续数周后缓解,间歇1～2个月再发。若缓解期缩短,发作期延长,腹痛程度加重,则提示溃疡病变加重。

(2)胃溃疡:腹痛多于进餐后0.5～1小时开始,持续1～2小时后消失。进食后疼痛不能缓解,有时反而加重,服用抗酸药物疗效不明显。腹痛的节律性不如十二指肠溃疡明显。胃溃疡经抗酸治疗后常容易复发。除易发生大出血、急性穿孔等严重并发症外,约有5%胃溃疡可发生恶变。

2.体征

溃疡活动期,局部有一固定的局限性轻压痛点,十二指肠溃疡痛点在脐部偏右上方,胃溃疡压痛点位于剑突与脐间的正中线或略偏左。缓解期无明显体征。

三、辅助检查

1.实验室检查

患者可有轻度贫血,活动期大便潜血阳性,伴大出血者血红蛋白及血细胞比容下降,穿孔者白细胞计数及粒细胞比例增加,幽门梗阻患者可有脱水、低钾低氯性碱中毒。

2.X线钡餐检查

可见壁龛影,间接征象包括局部压痛,十二指肠球部易激惹及球部畸形等。幽门梗阻时表现为幽门管或十二指肠球部变形和狭窄、胃扩大,张力减弱,钡剂入胃后有下沉现象,钡剂滞留胃内>24小时。

3.胃镜检查

对消化性溃疡的诊断较X线钡餐检查更具敏感性和特异性,进行组织活检对溃疡的诊断非常有价值,有利于排除恶性病变。

4.幽门螺杆菌检测

90%十二指肠溃疡患者和75%胃溃疡患者并发幽门螺杆菌感染。尿素酶试验是幽门螺杆菌简便快速的检测方法,可以于胃镜检查时对窦部活检组织进行检测。组织学检查是诊断的金指标。非侵入性检验包括血清免疫球蛋白试验和放射性核素标记尿素呼吸试验。

5.餐后血清胃泌素水平

疑为胃泌素瘤时,应行餐后血清胃泌素水平测定,正常值<200g/mL。

四、治疗

1.非手术治疗

应用胃三联(即强效制酸药物H_2受体拮抗剂、质子泵抑制剂、抗幽门螺杆菌药物)正规治疗 3 个疗程。

2.手术治疗

(1)胃溃疡手术治疗的首选术式是胃大部切除术。胃肠道重建以毕 I 式胃大部切除术为好,优点是重建后的胃肠道接近正常解剖生理状态,术后因胃肠功能紊乱而引起的并发症较少。

(2)十二指肠溃疡手术方式首选毕 II 式胃大部切除术和高选择性迷走神经切断术。

目前,在胃肠外科已普遍应用吻合器行胃肠道吻合术,操作简便,吻合的质量安全可靠,可缩短手术时间,有利于吻合口的愈合,减少并发症的发生。

五、护理评估

1.术前评估

(1)健康史:评估患者的年龄、性别、职业、饮食、生活习惯、性格特征、药物使用情况,特别是有无非甾体抗炎药和皮质类固醇等药物服用史。

(2)身体状况:了解患者上腹部疼痛的规律;有无腹部压痛及压痛的部位;有无消瘦和贫血等全身表现。

(3)心理—社会状况。

1)了解患者对疾病的认知程度,对手术有何顾虑,有何思想负担。

2)了解亲属对患者的关心程度、支持力度,家庭对手术的经济承受能力。

2.术后评估

(1)术中情况:了解麻醉和手术方式、术中出血、补液、输血情况。

(2)康复状况:观察患者术后生命体征的变化,胃肠减压引流液色、质、量,伤口愈合情况及肠蠕动恢复情况。

(3)并发症发生情况:评估有无术后出血、十二指肠残端破裂、吻合口瘘、术后梗阻、倾倒综合征、胃排空障碍、胃小弯坏死和穿孔等并发症。

六、护理诊断

1.急性疼痛

与胃十二指肠黏膜受侵蚀、手术创伤有关。

2.潜在并发症

出血、十二指肠残端破裂、吻合口瘘、术后梗阻、倾倒综合征、胃排空障碍、胃小弯坏死和穿孔、腹泻等。

3.知识缺乏

缺乏术后饮食护理知识。

七、护理措施

1.非手术治疗护理/术前护理

(1)心理护理：关心、体贴患者,给予悉心的照顾,宣教有关疾病和手术的知识、术前和术后的配合,解释患者的各种疑问。取得患者及家属的信任和配合,有利于术后的恢复。

(2)饮食护理：择期手术患者饮食应少量多餐,给予高蛋白质、高热量、富含维生素、易消化、无刺激的食物。术前1天进流质饮食,术前12小时禁食、禁饮。

(3)用药护理：嘱患者按时应用减少胃酸分泌、解痉及抗酸的药物,观察药物疗效。

(4)特殊护理：①急性穿孔患者,应严密观察患者生命体征、腹痛、腹膜刺激征、肠鸣音变化等,并做好急症手术准备。②合并出血患者,观察和准确记录呕血、便血情况,定时监测脉搏、血压、尿量,根据医嘱应用止血药物。③合并幽门梗阻患者术前禁食、洗胃,以减轻胃壁水肿和炎症,有利于术后吻合口愈合。

(5)术日晨放置胃管、导尿管：防止麻醉及手术过程中呕吐、误吸,便于术中操作,减少手术时腹腔污染及术后肠内积气积液,防止手术中尿潴留。

2.术后护理

(1)病情观察：遵医嘱严密监测生命体征,并观察患者的意识、肤色、尿量、切口渗液及引流液情况。

(2)体位：术后一般取平卧位,血压平稳后取半坐卧位,可减轻腹部切口张力,减轻疼痛,有利于呼吸和循环。

(3)饮食护理：术后禁食,待肠蠕动恢复正常肛门排气后,拔除胃管当日可少量饮水或进食米汤,第2～第3天进流质饮食(如各种菜汤),若进食后无腹痛、腹胀等不适,第4天可进半流质饮食(米粉、面条、藕粉、稀饭,以稀饭为好),第10～第14天可进软食。少食牛奶、豆类等产气食物,忌食生、冷、硬和刺激性食物。注意少量多餐,开始时每天5～6餐,以后逐渐减少进餐次数并增加每次进餐量,逐步恢复正常饮食。

(4)活动：鼓励患者术后早期活动。早期活动可促进肠蠕动,预防肠粘连,促进呼吸和血液循环,减少术后并发症。术后回病房每2小时翻身1次。一般术后第1天可协助患者坐起刷牙并做轻微的床上活动,第2天下地床边活动,第3天可在室内活动。活动量应根据患者个体差异而定,年老体弱或合并心脏疾病者可稍微延迟下床活动,以免诱发心绞痛。

(5)胃管的护理：妥善固定,防止松动和脱出;每天更换负压引流装置;每班更换胃管固定用的胶布时,应确保胃管固定在规定的位置;保持通畅,经常检查负压引流情况,避免引流管曲折、堵塞、漏气,有效起到抽气减压作用,以降低吻合口张力,防止吻合口瘘的发生。观察引流液的性质和量,术后24小时内可由胃管引流出少量血液或咖啡样液体100～300mL;若有较多鲜血,应警惕有吻合口出血,需及时与医师联系并处理。术后3～4天,胃肠引流液量减少,肠蠕动恢复后即可拔除胃管。

(6)营养支持：术后禁食应用外科营养支持,为提供患者所需的水、电解质和营养素,并应用抗生素预防感染。目前,因为肠内营养能维持胃肠道黏膜的结构与功能完整,操作也较肠外营养更为安全与费用较低,肠内营养已在胃术后广泛应用。在应用肠内营养时一定要了解手术方式及各种管道的作用,毕Ⅰ式胃大部切除术胃管放置于残胃与十二指肠吻合处下端,此胃管既作胃肠减压管又作肠内营养管。毕Ⅱ式胃大部切除术胃减压管放置于十二指肠残端,胃营养管放置于残胃与上段空肠吻合处下端。

(7)镇痛的护理:术后患者有不同程度的疼痛,适当应用镇痛药物。应用患者自控镇痛泵者,应注意预防并处理可能发生的并发症,如尿潴留、恶心、呕吐等。

(8)胃大部切除术后术后出血的观察和处理:①腹腔内出血,如果术后发现患者有失血的临床表现,腹腔引流管又有较多的新鲜血引出即可确诊,应立即再手术止血;②胃出血,正常情况下术后经胃管可有少量出血,24小时一般不超过300mL,并逐渐减少、变淡至自行停止。如术后短期内从胃管引流出大量鲜血,甚至有呕血和黑便,尤其是在24小时后仍继续出血者,无论血压是否下降,皆可定为术后胃出血。术后胃出血多可采用非手术疗法,处理包括:禁食;应用药物止血,方法一为去甲肾上腺素加入冰生理盐水经胃肠减压管行胃灌注,使血管收缩而达到止血的目的,方法二为应用H_2受体拮抗剂,如法莫替丁、生长抑素等;输新鲜血。若非手术疗法不能达到止血效果或出血量大于500mL/h时,应再次行手术止血。

(9)胃大部切除术后梗阻的观察和处理:根据梗阻部位分为输入段梗阻、吻合口梗阻和输出段梗阻。①输入段梗阻:多见于毕Ⅱ式胃大部切除术后,可分为急性完全性输入段梗阻和慢性不完全性梗阻。急性完全性输入段梗阻的典型症状为患者突然发生上腹部剧痛、频繁呕吐,量少,不含胆汁,呕吐后症状不缓解;上腹偏右有压痛,甚至扪及包块;血清淀粉酶升高,有时出现黄疸,可有休克症状。应紧急手术治疗。慢性不完全性梗阻较为多见,表现为进食后15~30分钟,上腹突然胀痛或绞痛,并喷射状呕吐大量含胆汁液体,呕吐后症状消失,称为"输入段综合征"。若症状在数周或数月内不能缓解,亦需手术治疗。②输出段梗阻:多因粘连、大网膜水肿或坏死、炎性肿块压迫等所致。表现为上腹饱胀,呕吐食物和胆汁。若不能自行缓解,应手术解除梗阻。③吻合口梗阻:多在术后由流食改为半流食时出现。主要表现为上腹部膨胀感和溢出性呕吐,呕吐物含有或不含有胆汁;体格检查时有时可触到压痛性包块。若为吻合口过小需再次手术扩大吻合口,否则应采取非手术治疗,如气囊扩张术。

(10)胃大部切除术后残胃蠕动无力的观察和处理:残胃蠕动无力,又称胃排空延迟,发生在术后7~10天,多为进食流质饮食数日、情况良好的患者,在改进半流质或不易消化的食物后突然发生上腹饱胀、钝痛,继而呕吐带有食物的胃液和胆汁,甚至呈不完全性高位小肠梗阻表现。处理包括禁食、胃肠减压,肠外营养支持,应用促胃动力药物,如甲氧氯普胺、多潘立酮。轻者3~4天自愈,严重者可持续20~30天,一般均能经非手术治疗治愈。

(11)胃大部切除术后十二指肠残端破裂的观察和处理:十二指肠残端破裂是毕Ⅱ式胃大部切除术后近期的严重并发症,一般多发生在术后24~48小时。表现为右上腹突发疼痛、发热、腹膜炎体征及血白细胞升高,应立即手术处理。

(12)早期倾倒综合征的观察和处理:早期倾倒综合征多发生在餐后10~30分钟,残胃越小越易发生,且程度也越重。因胃容积减少及失去对胃排空的控制,多量高渗食物和液体快速进入十二指肠或空肠,大量细胞外液转移至肠腔,循环血量骤然减少;肠道受刺激后释放多种物质,如 5-羟色胺、缓激肽、血管活性肽、血管紧张素、血管活性肠肽等,引起一系列胃肠功能和血管舒张功能紊乱而出现的特异综合征。临床表现为上腹饱胀不适,恶心呕吐,肠鸣音频繁,可有绞痛,继而腹泻;全身无力、头昏、晕厥、面色潮红或苍白、大汗淋漓、心悸、心动过速等。处理措施包括:①宜进低碳水化合物、高蛋白质饮食,少食多餐,避免过甜、过咸、过浓流质饮食,进餐时限制饮水;②进餐后平卧 10~20 分钟。多数患者经调整饮食后,症状可减轻或消失。多数患者在术后 6 个月到 1 年内能逐渐自愈。极少数症状严重而持久的患者,应考虑手术治疗。

(13)晚期倾倒综合征的观察和处理:多在餐后 2~4 小时出现,表现心血管舒张的症状,如心慌、无力、眩晕、出汗、手颤、嗜睡,也可导致虚脱,消化道症状不明显,但可有饥饿感。原因为高渗食物迅速进入小肠、快速吸收、引起高血糖,后者致使胰岛素大量释放,继而发生反应性低血糖。处理措施包括:①出现症状时稍进饮食,尤其是糖类即可缓解;②饮食中减少碳水化合物含量,增加蛋白质比例,少量多餐可防止其发生。

(14)与吻合器有关的并发症的观察和处理:主要有出血、吻合口瘘和狭窄。

(15)迷走神经切断术后并发症的观察和处理:①吞咽困难多见于迷走神经干切断术后,发生率为 10%~15%,因食管下段运动失调或食管炎所致。常出现于术后早期开始进固体食物时,下咽时有胸骨后疼痛。X 线钡餐造影见食管下段狭窄,贲门痉挛。多于术后 1~2 个月能自行缓解;②胃排空障碍可发生于各类迷走神经切断术术后,但高选择性迷走神经切断术后较少见。因迷走神经切断术后胃张力减退,蠕动消失所致。表现为术后 3~4 天,拔除胃管后出现上腹不适、饱胀、呕吐胆汁和食物。X 线钡餐造影见胃扩张、大量潴留、无排空。症状一般于术后 10~14 天逐渐自行消失;③胃小弯坏死穿孔见于高选择性迷走神经切断术后,穿孔后突然发生上腹部剧烈疼痛和急性弥漫性腹膜炎症状,须立刻进行手术修补;④腹泻多见于迷走神经干切断术后,且较严重。应注意饮食或口服助消化的药物及止泻药,多数患者于术后数月症状可逐渐减轻或消失。

八、健康教育

1.休息和活动

鼓励患者参加适当的活动,术后 2 个月可参加轻便劳动,3 个月可逐渐适应正常工作。劝导患者避免工作过于劳累,不熬夜,注意劳逸结合。

2.饮食护理

胃大部切除术后 1 个月内胃容量受限,宜少量多餐,每天 5~6 餐,进食营养丰富的饮食,以后逐步过渡至均衡饮食。饮食宜定时定量,少食腌、熏食品,避免过冷、过烫、过辣及油煎炸食物;戒酒、戒烟。

3.用药护理

药物的服用时间、方式、剂量,说明药物不良反应。避免服用对胃黏膜有损害性的药物,如阿司匹林、吲哚美辛、皮质类固醇等。

4.讲解术后期并发症的表现和防治方法

(1)碱性反流性食管炎:多发生于术后数月至数年,由于碱性十二指肠液、胆汁反流入胃,破坏了胃黏膜的屏障作用所致。主要临床表现有剑突下持续性烧灼痛,进食后加重,制酸剂无效;呕吐物含胆汁,吐后疼痛不减轻;体重减轻或贫血。症状轻者用 H_2 受体拮抗剂、考来烯胺等治疗,严重者需手术治疗。

(2)吻合口溃疡:多数发生在术后 2 年内,主要症状为溃疡病症状重现,可有消化道出血;纤维胃镜检查可明确诊断,可行手术治疗。

(3)营养性并发症:由于胃肠道吸收功能紊乱或障碍所致,常见有营养不良、贫血、腹泻、脂肪泻、骨病等。应注意调节饮食,补充缺乏的营养素,必要时,可用药物预防和治疗。

(4)残胃癌:指因良性疾病行胃大部切除术 5 年以上,发生在残胃的原发癌。多发生于术后 20~25 年,与胃内低酸、胆汁反流及肠道细菌逆流入残胃引起慢性萎缩性胃炎有关。患者有胃癌的症状,纤维胃镜可明确诊断,需行手术治疗。

5.复诊

若有不适及时就诊。

(刘菊新)

第二节　胃和十二指肠溃疡穿孔

胃、十二指肠溃疡穿孔是胃、十二指肠溃疡的严重并发症之一,起病急、变化快、病情严重,应紧急处理,若诊治不当可危及生命。急性十二指肠溃疡穿孔多见于十二指肠球部前壁偏小弯侧;急性胃溃疡穿孔多见于近幽门的胃前壁,多偏小弯侧。

一、病因及发病机制

(1)精神过度紧张或劳累,会增加迷走神经兴奋,使溃疡加重而穿孔。

(2)过量饮食使胃内压力增加,促使胃溃疡穿孔。

(3)非甾体抗炎药应用与本病密切相关。

(4)免疫抑制药应用,尤其在器官移植患者中应用激素治疗,会促进穿孔的发生。

(5)其他因素,包括创伤、大面积烧伤和多器官功能衰竭等。

二、临床表现

1.症状

典型的溃疡穿孔表现为突发性剧烈腹痛,如刀割样,呈持续性或阵发性加重。疼痛从下腹部开始,很快扩散到全腹。有时,消化液可沿升结肠旁沟向下流至右下腹,引起右下腹疼痛。由于腹痛十分强烈,难以忍受,患者常出现面色苍白、出冷汗、肢体发冷、脉搏细数等休克症状。与原来胃痛的性质和程度不一样,患者往往非常清楚地记得这次剧痛突发的明确时间,伴随腹痛,常有恶心、呕吐。数小时后,由于腹膜大量渗出液将消化液稀释,腹痛可以减轻。如患者未得到及时治疗,病情加重,患者可出现全身感染中毒症状。

2.体征

查体可见患者为急性痛苦面容,仰卧拒动,腹式呼吸减弱,全腹有压痛和反跳痛、腹肌紧张,可呈"木板样"强直,上述体征仍以上腹部最明显。约有 75% 的患者可出现肝浊音界缩小或消失。

三、辅助检查

1.实验室检查

白细胞计数总数增多,中性粒细胞比例升高;血淀粉酶可轻度升高。

2.X 线检查

站立位腹部 X 线摄片约 80% 患者可见单侧或双侧膈下线状、新月状游离气体影。

3.腹部 B 超

可发现腹腔积液。

4.腹腔穿刺

可获胆汁或脓性液体。

四、治疗

1.非手术治疗

接近一半患者的溃疡穿孔可自行闭合或经非手术治疗而闭合。

(1)适应证:①空腹状态下溃疡穿孔,症状轻,腹膜炎较局限;②全身条件差,难以耐受麻醉与手术;③无出血、幽门梗阻及恶变等并发症。

(2)处理方法:①禁食、胃肠减压,维持水、电解质平衡,抗生素防治感染及应用抑酸药;②严密观察病情变化,若经非手术治疗 6～8 小时后病情不见好转反而加重者,应改行手术治疗。

2.手术治疗

(1)穿孔修补术:适用于一般状态差、伴心肺肝肾等重要脏器严重疾病,穿孔时间长,超过 8～12 小时,腹腔内炎症重及胃、十二指肠严重水肿,估计根治手术风险较大的患者应选择穿孔修补术。

(2)根治性手术:适用于一般情况较好,有幽门梗阻或出血史,穿孔在 12 小时以内,腹腔内炎症和胃、十二指肠壁水肿较轻的患者。手术方式包括胃大部切除术、穿孔修补术。

五、护理评估

1.健康史

询问患者既往有无溃疡病史和溃疡病近期活动的病史,评估患者的年龄、性别、性格特征、职业、饮食习惯及用药情况。

2.身体状况

（1）症状：评估腹痛发生的时间、性质、部位、程度、范围，有无恶心、呕吐等。

（2）体征：评估患者体征。①视诊：急性痛苦病容，蜷曲位、不愿变换体位，腹肌强烈收缩呈舟状，腹式呼吸减弱或消失。②触诊：腹肌紧张呈"木板样"强直，全腹有明显的压痛和反跳痛，以上腹部最为明显。③叩诊：肝浊音界缩小或消失。④听诊：肠鸣音减弱或消失。

（3）全身情况：评估发病前后的饮食、活动情况，体温、脉搏、呼吸、血压的改变情况，有无全身中毒反应和水、电解质、酸碱失衡，有无休克表现以及患者精神状况等。

3.心理—社会状况

评估患者及其家属对疾病知识的认识；患者是否出现因急性穿孔、剧烈疼痛而引起焦虑的心理反应；了解患者及其家属对急症手术的心理准备以及社会支持和经济状况。

六、护理诊断

1.疼痛

与穿孔后胃肠内容物对腹膜的刺激及手术切口有关。

2.有体液不足的危险

与禁食、胃肠液大量外漏有关。

3.营养失调，低于机体需要量

与胃肠液大量外漏、炎症和创伤等所致的高消耗有关。

4.焦虑

与痛觉刺激和担心预后有关。

5.知识缺乏

缺乏预防胃、十二指肠溃疡急性穿孔的相关知识。

6.潜在并发症

出血、腹腔感染、吻合口瘘、消化道梗阻、倾倒综合征等。

七、护理措施

1.非手术治疗护理/术前护理

（1）心理护理：手术患者在术前普遍存在紧张、焦虑、恐惧的心理反应，而急诊手术患者受到突发疾病或创伤打击，对立即手术缺乏必要的心理准备，其心理反应更大，在有限的时间里增加与患者的感情交流，建立良好的护患关系，做好急诊手术患者的心理护理，提高患者对接受手术的心理承受能力，使其以良好的心态配合手术，有利于术后的恢复。

（2）体位：伴有休克者应将其上身及下肢各抬高 20°；生命体征平稳后改为半卧位，以利漏出的消化液积聚于盆腔最低位，减少毒素的吸收，同时也可降低腹壁张力和减轻疼痛。

（3）对症护理：给予禁食、持续胃肠减压，可减轻胃肠道内积气、积液，减轻腹胀，减少胃肠内容物继续流入腹腔。尽量减少搬动和按压腹部，以减轻疼痛。高热患者，给予物理降温。

（4）用药护理：迅速建立静脉输液通道，遵医嘱补液，维持水、电解质及酸碱平衡，安排好输液的顺序，根据患者临床表现和补液的监测指标及时调整输液的量、速度和种类，保持每小时尿量在30mL以上。合理应用抗生素抗感染。必要时输血、血液制品，维持有效的循环血量。

（5）严密观察患者的病情变化：定时测量生命体征，必要时监测尿量，准确记录液体出入量。加强巡视，多询问患者主诉，观察患者腹部症状和体征的变化。如治疗6～8小时后，症状、体征不见好转反而加重者，做好急症手术准备。

2.术后护理

（1）心理护理：患者由于发病突然，表现为剧烈腹痛、病情危重，多数患者需紧急手术治疗，加之患者对住院环境的陌生，易产生焦虑、恐惧心理。因此，护理人员要体贴关心患者，语言温和，态度和蔼。消除患者紧张害怕的心理，各项护理操作轻柔，准确到位，减轻其痛苦。为患者创造安静无刺激的环境，缓解患者的焦虑。

（2）术后监护：①术后置患者于监护室，妥善安置患者。主管护士及时了解麻醉及手术方式，对腹腔引流管、胃管、氧气管、输液管妥善固定。若为硬膜外麻醉应平卧4～6小时，若为全身麻醉，在患者未清醒前应去枕平卧，头偏向一侧，保持呼吸道通畅。术后6小时重点监测血压，待血压平稳后取半卧位，有利于呼吸并防止膈下脓肿，减轻腹部切口张力有效缓解疼痛；②密切观察生命体征，尤其是血压及心率的变化。术后3小时内每30分钟测量1次，然后改为1小时测量1次。4～6小时后，若血压、心率平稳，可改为4小时测1次。

（3）胃肠减压的护理：①密切观察胃管引流的颜色及性质，记录24小时引流量。胃大部切除术后多在当天有陈旧性血液自胃管流出，24～48小时内自行停止转变为草绿色胃液；②保持有效的胃肠减压，减少胃内的积气、积液，维持胃处于空虚状态，促进吻合口早日愈合。观察胃管是否通畅，发现胃管内有凝血块或食物堵塞时及时用注射器抽出，生理盐水10～20mL反复冲洗胃管致其通畅；③留置胃管期间给予雾化吸入每天2次，有利于痰液排出，并可减轻插管引起咽部不适；④做好健康指导。主管护士应仔细讲解胃管的作用及留置的时间，取得患者的合作。防止其自行拔管，防止重复插管给患者造成痛苦和不良后果。

（4）腹腔引流管的护理：腹腔引流管要妥善固定，避免牵拉、受压、打折，保持其通畅。术后24小时注意观察有无内出血的征兆，一般术后引流量≤50mL，淡红色，多为术中冲洗液。引流液黏稠时，应经常挤捏管壁保持通畅。每天更换引流袋防止逆行感染，同时利于观察。术后3～5天腹腔引流液<10mL可拔除引流管。

（5）饮食护理：胃大部切除胃空肠吻合术，由于消化道重建改变了正常的解剖生理关系，因此，饮食要少食多餐，循序渐进。术后24～48小时肠蠕动恢复可拔除胃管，当日可少量饮水。第2天进全流食50～80mL/次，第3天进全流食100～150mL/次，避免可导致胃肠胀气的食物，以蛋汤、菜汤、藕粉为好。第6天进半流质饮食，术后10～14天可进干饭。2周后恢复正常饮食。

（6）术后常见并发症的观察与护理：常见并发症有术后出血、感染和吻合口梗阻，主要护理措施如下。①术后出血：术后严密观察血压及脉搏变化，腹腔内出血常表现为失血性休克症状,伴有腹胀、全腹压痛、反跳痛明显等腹膜刺激征。因此,护理中要严密观察患者腹部变化。②感染:饱餐后的胃、十二指肠急性穿孔造成弥漫性腹膜炎,术后可能出现腹腔或切口感染。患者一般术后 3～5 天体温逐渐恢复正常,切口疼痛消失。若此时体温反而增高,局部出现疼痛和压痛,提示炎症的存在。出现伤口感染,应给予拆除部分缝线,充分引流每天伤口换药,约 2 周后愈合。③吻合口梗阻:吻合口梗阻表现为患者拔除胃管或进食后腹胀,伴有呕吐胃内容物可混有胆汁液体。患者出现吻合口梗阻,碘剂造影显示胃空肠吻合口狭窄,考虑为炎性水肿。经禁食、输液等保守治疗后水肿可自行缓解。

八、健康教育

(1)指导患者少食多餐,进食规律。术后 1 个月内每天进食 5～6 次,3～6 个月恢复每天 3 餐。术后早期饮食不宜过甜,餐后应平卧片刻。选择高营养,富含铁、钙、维生素的食物。应以易消化、软烂食物为主,少食油炸、生冷、辛辣刺激性食物。

(2)3 个月内避免重体力劳动,注意缓解生活和工作压力。讲解术后迟发性并发症的症状、体征。出现异常时及时就诊。

(3)有烟酒嗜好者,应戒烟、限酒。

(4)胃、十二肠溃疡穿孔修补术患者,在术后 3 个月后应行胃镜检查了解溃疡愈合情况。

(刘菊新)

第三节　胃和十二指肠溃疡大出血

胃、十二指肠溃疡大出血是指有明显出血症状的大出血,即表现为大量呕血或柏油样大便,血红蛋白值明显下降,以致发生循环动力学改变者。胃、十二指肠溃疡大出血是上消化道大出血最常见的原因,有 5％～10％的患者需要外科手术治疗止血。

一、病因及发病机制

发生大出血的溃疡多位于胃小弯或十二指肠后壁,并以十二指肠后壁溃疡为多见。出血是因溃疡的侵蚀导致基底部血管破裂,大多数为中等动脉出血。胃小弯溃疡出血常来自胃右动脉、胃左动脉的分支,而十二指肠后壁溃疡的出血则多来自胰十二指肠上动脉或胃十二指肠动脉及其分支。血管的侧壁破裂较断端出血不易自止。有时由于大出血后血容量减少、血压降低,血管破裂处凝血块形成,出血能自行停止,但约有 30％病例可出现第 2 次大出血。

二、临床表现

1.症状

(1)急性大呕血和(或)柏油样便:这是胃、十二指肠溃疡大出血的主要症状,多数患者可仅有柏油样便,大量迅猛的十二指肠溃疡出血者大便的色泽可较鲜红。可伴乏力、心慌甚至晕厥等失血症状。

（2）休克：当失血量超过 800mL 时，可出现明显休克现象，如出冷汗、脉搏细数、呼吸浅促、血压降低等。

2.体征

腹部常无明显体征，可能有轻度腹胀，上腹部相当于溃疡所在部位有轻度压痛，肠鸣音增多。

三、辅助检查

1.实验室检查

血红蛋白、红细胞计数和血细胞比容均呈进行性下降趋势。

2.内镜检查

内镜下胃、十二指肠溃疡出血病灶特征现多采用 Forrest 分级。①Ⅰa：可见溃疡病灶处喷血。②Ⅰb：可见病灶处渗血。③Ⅱa：病灶处可见裸露血管。④Ⅱb：病灶处有血凝块附着。⑤Ⅱc：病灶处有黑色基底。⑥Ⅲ：溃疡病灶基底仅有白苔而无上述活动性出血征象。根据上述内镜表现，除Ⅲ外，只要有其中一种表现均可确定为此次出血的病因及出血部位。

3.选择性腹腔动脉或肠系膜上动脉造影

此检查也可用于血流动力学稳定的活动性出血患者，可明确病因与出血部位，指导治疗，并可采取栓塞治疗或动脉内注射垂体加压素等介入性止血措施。

四、治疗

1.非手术治疗

（1）补充血容量：快速输液、输血。失血量达全身总血量的 20％时，输注右旋糖酐或其他血浆代用品；出血量较大时可输注浓缩红细胞，必要时输全血，应保持血细胞比容不低于 30％。

（2）禁食、留置胃管：用生理盐水冲洗胃腔，清除血凝块，直至胃液变清。可经胃管注入 200mL 含 8mg 去甲肾上腺素的冰生理盐水溶液，每 4～6 小时 1 次。

（3）应用止血、制酸等药物：静脉或肌内注射止血药物；静脉给予 H_2 受体拮抗剂、质子泵抑制剂（奥美拉唑）或生长抑素（奥曲肽）等。

（4）纤维胃镜下止血：胃镜检查明确出血病灶后可同时施行电凝、激光灼凝、注射或喷洒药物、钛夹夹闭血管等局部止血措施。

2.手术治疗

（1）手术指征。

1）严重大出血，短期内出现休克或较短时间内（6～8 小时）需要输入较大量血液（＞800mL）方能维持血压和血细胞比容者。

2）年龄在 60 岁以上伴血管硬化症者自行止血机会较小，应及早手术。

3)近期发生过类似的大出血或合并溃疡穿孔或幽门梗阻。

4)正在进行药物治疗的胃、十二指肠溃疡患者发生大出血,表明溃疡侵蚀性大,非手术治疗难以止血。

5)纤维胃镜检查发现动脉搏动性出血或溃疡底部血管显露,再出血危险大者。

(2)手术方式。

1)胃大部切除术。适用于大多数溃疡出血的患者。

2)溃疡底部贯穿缝扎术。在病情危急,不耐受胃大部切除术时,可采用单纯贯穿缝扎止血法;若切除溃疡有困难而予以旷置时,应贯穿缝扎溃疡底部出血的动脉或结扎其主干。

3)在贯穿缝扎处理溃疡出血后做迷走神经干切断加胃窦切除或幽门成形术。

五、护理评估

1.健康史

评估患者的年龄、性别、职业、饮食、生活习惯、性格特征、药物使用情况,特别是有无非甾体抗炎药和皮质类固醇等药物服用史。

2.身体状况

(1)症状:评估患者有无呕血和黑便以及量和性质。

(2)体征:查看腹部有无膨隆,听诊查肠鸣音是否亢进。

(3)全身情况:观察患者生命体征的变化,有无冷汗、手足湿凉、面色苍白、脉搏细数、血压下降、呼吸急促等休克症状。

3.心理—社会状况

评估患者及家属对大量呕血或黑便的焦虑、恐惧程度,对疾病知识及治疗方法的了解程度,经济状况等。

六、护理诊断

1.体液不足

与胃、十二指肠溃疡大出血致血容量降低有关。

2.营养失调,低于机体需要量

与失血、炎症和创伤等所致的高消耗有关。

3.焦虑或恐惧

与突发胃、十二指肠溃疡大出血和担心预后有关。

4.潜在并发症

出血、腹腔感染、消化道梗阻、倾倒综合征及肝、肾功能障碍等。

七、护理措施

1.非手术治疗护理/术前护理

(1)心理护理:首先安排患者卧床休息,保持安静,因安静休息有利于止血。及时清除呕血或黑便后的血液或污物,减少不良刺激,护理人员要冷静果断完成各种治疗抢救措施,关心安慰患者。从而消除患者紧张、恐惧心理。

(2)体位:绝对卧床,血压低者取平卧位,血压平稳后可采取半卧位。发现大出血、休克,应立即将双下肢抬高,保持呼吸道通畅,头偏向一侧,避免误吸。

(3)饮食护理:大量呕血伴恶心、呕吐者应禁食,少量出血无呕吐者,可进温凉清淡无刺激性流食,出血停止后改为半流食,宜少量多餐,以营养丰富易消化的饮食为主。

(4)补充血容量:给予氧气吸入。迅速建立 2 条静脉通道以补充血容量,输液开始宜快,可加压,在此基础上及时配血和备血,但对年老体弱者应注意避免输血、输液过快过多而引起急性肺水肿,如有异常及时通知医师。

(5)药物护理:按时应用止血药物,经胃肠减压管灌注加入冰生理盐水 200mL 加去甲肾上腺素 8mg,使血管收缩而达到止血的目的。静脉给 H_2 受体拮抗剂(如法莫替丁)、质子泵抑制剂(如奥美拉唑)、生长抑素等。

(6)严密观察病情变化:每 30 分钟测生命体征 1 次,有条件者进行心电监护。观察呕吐物及大便的量、色、性质和次数,估计出血量并及时记录。准确记录 24 小时出入量。应密切观察患者意识、末梢循环、尿量等变化,注意保暖。如患者由于卧位改为半卧位即出现脉搏增快、血压下降、头晕、出汗,甚至晕厥,则表示出血量大,应立即抢救。

(7)急症手术准备:若经止血、输血等处理,而出血仍在继续者,应配合做好急症手术准备。

2.术后护理

(1)心理护理:患者由于发病突然,表现为剧烈腹痛、病情危重,多数患者需紧急手术治疗,加之患者对住院环境的陌生,因而产生焦虑、恐惧心理。因此护理人员要体贴关心患者,语言温和,态度和蔼。消除患者紧张害怕的心理,各项护理操作轻柔,准确到位,减轻其痛苦。为患者创造安静无刺激的环境,缓解患者的焦虑。

(2)术后监护。

1)术后置患者于监护室,妥善安置患者。主管护士及时了解麻醉及手术方式,对腹腔引流管、胃管、氧气管、输液管妥善固定。若为硬膜外麻醉应平卧 4～6 小时,若为全身麻醉在患者未清醒前应去枕平卧,头偏向一侧,保持呼吸道通畅。术后 6 小时重点监测血压平稳后取半卧位,有利于呼吸并防止膈下脓肿,减轻腹部切口张力有效缓解疼痛。

2)密切观察生命体征,尤其是血压及心率的变化。术后 3 小时内每 30 分钟测量 1 次,然后改为 1 小时测量 1 次。4～6 小时后,若血压、心率平稳,可改为 4 小时测 1 次。

(3)胃肠减压的护理。

1)密切观察胃管引流的颜色及性质,记录 24 小时引流量。胃大部切除术后多在当天有陈旧性血液自胃管流出,24～48 小时内自行停止转变为草绿色胃液。

2）保持有效的胃肠减压，减少胃内的积气、积液，维持胃处于空虚状态，促进吻合口早日愈合。观察胃管是否通畅，发现胃管内有凝血块或食物堵塞时及时用注射器抽出，生理盐水10～20mL反复冲洗胃管致其通畅。

3）留置胃管期间给予雾化吸入每天2次，有利于痰液排出，并可减轻插管引起咽部不适。

4）做好健康指导。主管护士应仔细讲解胃管的作用及留置的时间，取得患者的合作。防止其自行拔管，防止重复插管给患者造成痛苦和不良后果。

（4）腹腔引流管的护理：腹腔引流管要妥善固定，避免牵拉、受压、打折，保持其通畅。术后24小时注意观察有无内出血的征兆，一般术后引流量≤50mL，淡红色，多为术中冲洗液。引流液黏稠，应时经常挤捏管壁保持通畅。每天更换引流袋防止逆行感染，同时利于观察。术后3～5天腹腔引流液＜10mL可拔除引流管。

（5）饮食的护理：胃大部切除胃空肠吻合术，由于消化道重建改变了正常的解剖生理关系，因此饮食要少食多餐，循序渐进。术后24～48小时肠蠕动恢复可拔除胃管，当日可少量饮水。第2天进全流食50～80mL/次，第3天进全流食100～150mL/次，避免可导致胃肠胀气的食物，以蛋汤、菜汤、藕粉为好。第6天进半流质饮食，术后10～14天进干饭。2周后恢复正常饮食。

（6）术后常见并发症的观察与护理。

1）术后出血。术后严密观察血压及脉搏变化，腹腔内出血常表现为失血性休克症状，伴有腹胀、全腹压痛、反跳痛明显等腹膜刺激征。因此护理中要严密观察患者腹部变化。

2）感染。患者一般术后3～5天体温逐渐恢复正常，切口疼痛消失。若此时体温反而增高，局部出现疼痛和压痛，提示炎症的存在可能出现腹腔或切口感染。出现伤口感染，给予拆除部分缝线，充分引流每天伤口换药，约2周后可愈合。

3）吻合口梗阻。吻合口梗阻表现为患者拔除胃管或进食后腹胀，伴有呕吐胃内容物可混有胆汁液体。患者出现吻合口梗阻，碘剂造影显示胃空肠吻合口狭窄，考虑为炎性水肿。经禁食、输液等保守治疗后水肿可自行缓解。

八、健康教育

（1）指导患者少食多餐，进食规律。术后1个月内每天进食5～6次，3～6个月恢复每天3餐。术后早期饮食不宜过甜，餐后应平卧片刻。选择高营养，富含铁、钙、维生素的食物。应以易消化、软烂食物为主，少食油炸、生冷、辛辣刺激性食物。

（2）3个月内避免重体力劳动，注意缓解生活和工作压力。讲解术后迟发性并发症的症状、体征。出现异常时及时就诊。

（3）有烟酒嗜好者，应戒烟、限酒。

（4）术后3个月后应行胃镜检查了解手术部位愈合情况。

（李育芳）

第四节　胃和十二指肠溃疡瘢痕性幽门梗阻

胃、十二指肠溃疡瘢痕性幽门梗阻指的是幽门附近的溃疡瘢痕愈合后,造成胃收缩时胃内容物不能通过,并因此引起呕吐、营养障碍、水与电解质紊乱和酸碱失衡等一系列改变的情况。

一、病因及发病机制

溃疡病引起幽门梗阻的原因有以下 3 种。①幽门痉挛:溃疡活动期幽门括约肌的反射性痉挛。②幽门水肿:溃疡活动期溃疡周围炎性充血水肿。③瘢痕收缩:溃疡修复过程中瘢痕的形成及其收缩,也可因前两种因素同时存在而加重。前两种情况属于间歇性的,不构成外科手术适应证。瘢痕性幽门梗阻则需手术才能解除梗阻。

二、临床表现

1.症状

突出的症状是呕吐,呕吐的特点为朝食暮吐、呕吐宿食;呕吐量大,一次可达 1～2L;呕吐物有酸臭味,吐后自觉舒适,常有患者自行诱吐以缓解上腹胀满。

2.体征

体检时所见为营养不良(皮肤干燥松弛、皮下脂肪消失),上腹隆起,有时可见自左肋下至右上腹的胃蠕动波,手拍上腹部时有振水音。少数患者胃可以极度扩大,其下极可达下腹中部,使整个腹部隆起,易误认为是肠梗阻。有碱中毒、低钙血症时,耳前叩击试验和上臂压迫试验可呈阳性。

三、辅助检查

1.胃镜检查

胃腔于空腹时潴留液增多,甚至可见残存宿食;幽门变形及变窄,镜管不能通过。

2.X 线钡餐检查

胃高度扩大,胃张力降低,钡剂入胃后即下沉。若数小时后胃内仍有 25% 以上的残留钡剂,诊断即可成立。

四、治疗

1.非手术疗法

适于因活动性溃疡并发幽门水肿及痉挛所致的幽门梗阻或为手术治疗做准备。具体方法有:①禁食,胃肠减压,必要时以温生理盐水洗胃 3～7 天;②抗酸、解痉及用胃动力药物;③纠正水、电解质失衡;④全肠外营养支持及适量输血。

2.手术治疗

(1)术前准备:①纠正脱水、低钾低氯性碱中毒;②改善营养不良;③给予 H_2 受体拮抗剂或质子泵抑制剂;④持续胃肠减压;⑤术前 3 天起温生理盐水洗胃,术日清洁洗胃。

(2)术式选择:①胃大部切除术,适于胃酸高、溃疡疼痛症状较重的年轻患者;②胃窦切除加迷走神经切断术及幽门成形加迷走神经切断术,可按术者经验选用;③胃空肠吻合术,适用于年老体弱、全身情况差者。

(3)术后治疗:①继续加强营养支持;②给予 H_2 受体拮抗剂或质子泵抑制剂。

五、护理评估

1.健康史

评估患者的年龄、性别、职业、饮食、生活习惯、性格特征、药物使用情况,特别是有无非甾体抗炎药和皮质类固醇等药物服用史。

2.身体状况

(1)症状:评估患者是否有进食后上腹不适;有无食欲减退、恶心等症状;有无呕吐,观察呕吐物的性状及量。

(2)体征:评估患者隆起的上腹部是否存在胃形和蠕动波。手拍上腹部查能否闻及振水声。

(3)全身情况:评估患者营养状况,有无营养不良性消瘦、皮肤干燥;是否存在脱水及电解质紊乱、碱中毒等症状。

3.心理—社会状况

(1)了解患者对疾病的认知程度,对手术有何顾虑,有何思想负担。

(2)了解亲属对患者的关心程度、支持力度,家庭对手术的经济承受能力。

六、护理诊断

1.体液不足

与大量呕吐、胃肠减压引起水和电解质的丢失有关。

2.营养失调,低于机体需要量

与幽门梗阻致摄入不足、禁食和消耗、丢失有关。

3.焦虑

与长期患病和担心预后有关。

4.潜在并发症

出血、腹腔感染、吻合口瘘、消化道梗阻、倾倒综合征等。

七、护理措施

1.非手术治疗护理/术前护理

(1)心理护理:对患者应给予热诚的关怀、同情,减轻其紧张、烦躁及怕别人讨厌的心理压力,同时伴有紧张不安的情绪,护士应及时发现,安慰患者,解除其紧张心情。

(2)饮食护理:完全梗阻者手术前禁食;非完全性梗阻者可给予无渣半流质饮食,应少量多餐,给予高蛋白质、高热量、富含维生素、易消化、无刺激的食物。

(3)一般护理:患者发生呕吐后清洁口腔,协助给予温开水或生理盐水漱口。必要时更换床单,整理床铺,帮助患者取舒适卧位,将呕吐物的容器及污物拿出病室,使患者有一个清新、舒适的环境。

(4)营养支持:非完全性梗阻者可予无渣半流质饮食,完全梗阻者手术前禁食,以减少胃内容物潴留。根据医嘱静脉补充肠外营养液、输血或其他血液制品,以纠正营养不良、贫血和低蛋白血症。

(5)洗胃:术前3天,每晚用300～500mL温生理盐水洗胃,以减轻胃壁水肿和炎症,有利于术后吻合口愈合。

(6)手术准备:术日晨留置导尿管,应配合做好手术准备。

(7)做好护理记录:详细而高质量的护理记录是疾病诊断的重要资料。记录的内容包括呕吐前患者的各种情况,呕吐时伴随的症状。呕吐物的性质、量、色、味及次数,采取的护理措施及效果,同时准确记录24小时出入量,以利于在患者水和电解质丧失的情况下作出精确的估计,为治疗提出依据。

2.术后护理

(1)心理护理:患者由于发病突然,表现为剧烈腹痛、病情危重,多数患者需紧急手术治疗,加之患者对住院环境的陌生,因而产生焦虑、恐惧心理。因此,护理人员要体贴关心患者,语言温和,态度和蔼。消除患者紧张害怕的心理,各项护理操作轻柔,准确到位,减轻其痛苦。为患者创造安静无刺激的环境,缓解患者的焦虑。

(2)术后监护:①术后置患者于监护室,妥善安置患者。主管护士及时了解麻醉及手术方式,对腹腔引流管、胃管、氧气管、输液管妥善固定。若为硬膜外麻醉应平卧4～6小时,若为全身麻醉,在患者未清醒前应去枕平卧,头偏向一侧,保持呼吸道通畅。术后6小时重点监测血压平稳后取半卧位,有利于呼吸并防止膈下脓肿,减轻腹部切口张力有效缓解疼痛;②密切观察生命体征,尤其是血压及心率的变化。术后3小时内每30分钟测量1次,然后改为1小时测量1次。4～6小时后,若血压、心率平稳,可改为4小时测1次。

(3)胃肠减压的护理:①密切观察胃管引流的颜色及性质,记录24小时引流量。胃大部切除术后多在当天有陈旧性血液自胃管流出,24～48小时内自行停止转变为草绿色胃液;②保持有效的胃肠减压,减少胃内的积气、积液,维持胃处于空虚状态,促进吻合口早日愈合。观察胃管是否通畅,发现胃管内有凝血块或食物堵塞时及时用注射器抽出,生理盐水10～20mL反复冲洗胃管致其通畅;③留置胃管期间给予雾化吸入每天2次,有利于痰液排出,并可减轻插管引起咽部不适;④做好健康指导。主管护士应仔细讲解胃管的作用及留置的时间,取得患者的合作。防止其自行拔管,防止重复插管给患者造成痛苦和不良后果。

(4)腹腔引流管的护理:腹腔引流管要妥善固定,避免牵拉、受压、打折,保持其通畅。术后24小时注意观察有无内出血的征兆,一般术后引流量≤50mL,淡红色,多为术中冲洗液。引流液黏稠时经常挤捏管壁保持通畅。每天更换引流袋防止逆行感染,同时利于观察。术后3~5天腹腔引流液<10mL可拔除引流管。

(5)饮食护理:胃大部切除胃空肠吻合术,由于消化道重建改变了正常的解剖生理关系,因此,饮食要少食多餐,循序渐进。术后24~48小时肠蠕动恢复可拔除胃管,当日可少量饮水。第2天进全流食50~80mL/次,第3天进全流食100~150mL/次,避免可导致胃肠胀气的食物,以蛋汤、菜汤、藕粉为好。第6天进半流食,术后10~14天进干饭。2周后恢复正常饮食。

(6)术后常见并发症的观察与护理:术后出血、感染、吻合口梗阻为术后常见并发症,护理措施如下。①术后出血:术后严密观察血压及脉搏变化,腹腔内出血常表现为失血性休克症状,伴有腹胀、全腹压痛、反跳痛明显等腹膜刺激征。因此,护理中要严密观察患者腹部变化。②感染。患者一般术后3~5天体温逐渐恢复正常,切口疼痛消失。若此时体温反而增高,局部出现疼痛和压痛,提示炎症的存在。术后4~5天患者体温升高,出现伤口感染,给予拆除部分缝线,充分引流;每天伤口换药,约2周后愈合。③吻合口梗阻:吻合口梗阻表现为患者拔除胃管或进食后腹胀,伴有呕吐胃内容物可混有胆汁液体。患者出现吻合口梗阻,碘剂造影显示胃空肠吻合口狭窄,考虑为炎性水肿。经禁食、输液等保守治疗后水肿可自行缓解。

八、健康教育

(1)指导患者少食多餐,进食规律。术后1个月内每天进食5~6次,3~6个月恢复每天3餐。术后早期饮食不宜过甜,餐后应平卧片刻。选择高营养,富含铁、钙、维生素的食物。应以易消化、软烂食物为主,少食油炸、生冷、辛辣刺激性食物。

(2)3个月内避免重体力劳动,注意缓解生活和工作压力。讲解术后迟发性并发症的症状、体征。出现异常时及时就诊。

(3)有烟酒嗜好者,应戒烟、限酒。

(4)术后3个月后行胃镜检查了解手术部位愈合情况。

(李育芳)

第五节　胃癌

胃癌是指原发于胃黏膜上皮的恶性肿瘤。其发病率在我国消化道恶性肿瘤中居第二位,全年新发胃癌病例占全球40%以上。我国早期胃癌占比很低,仅约20%,虽然近年来随着胃镜检查的普及,早期胃癌所占比例有逐年增加的趋势,但各地差异仍较大。胃癌治疗的总体策略是以外科为主的综合治疗。

一、病因

1.饮食因素

膳食在胃癌发生过程中扮演着重要角色,盐腌、烟熏食品被认为是胃癌发病的危险因素。

高盐食物可破坏胃黏膜完整性,表现为黏膜变性坏死及糜烂灶形成,长期高盐饮食可使胃黏膜上皮呈现不同程度的异型增生,乃至癌变。烟熏食物中含有 3,4-苯并芘,具有很强的致癌作用。食物中缺乏新鲜蔬菜、水果与发病也有一定关系。蔬菜、水果中含有大量重要的维生素及香豆素类、黄酮类、异黄酮类等复合物,有抗癌作用,但具体机制并不十分明确。

2.环境因素

从对日本移民的研究中发现,生活在美国的日本移民第 1 代胃癌发病率与日本本土居民相似,第 2 代即有明显下降,而至第 3 代已接近当地的胃癌发病率,提示环境因素与胃癌发病有关。

3.微生物因素

(1)幽门螺杆菌:流行病学调查表明,胃癌发病率与当地胃幽门螺杆菌感染率呈正相关。目前认为幽门螺杆菌感染是胃癌的致病因素,在胃癌发病过程中发挥重要作用。Meta 分析显示,幽门螺杆菌感染患者发生胃癌的比数比(OR 值)为 1.92。研究发现感染幽门螺杆菌可使胃黏膜产生急性、慢性炎症,黏膜上皮损伤,细胞增殖增加;又可使胃液中氨浓度增高,中和胃酸,便于细菌生长,并促使硝酸盐降解为亚硝酸盐及亚硝胺而致癌。因此,幽门螺杆菌感染可能协同导致胃癌。

(2)其他微生物因素:研究证实真菌所产生的毒素是强烈的致癌物,也与胃癌的发生有关。我国胃癌高发区居民常食霉变食物,在胃液中可检出杂色曲菌、黄色曲菌等真菌。此外,真菌本身也可合成亚硝胺,从而起到间接致癌作用。

4.遗传和基因

A 型血者胃癌发病率比其他血型人群高 15％～20％,也有研究发现胃癌发病有家族聚集倾向,这均提示胃癌发病可能与遗传因素相关。胃癌发生和发展是多阶段、多步骤的过程,会出现一系列基因改变,包括原癌基因激活、抑癌基因失活、细胞间黏附减弱、新生血管形成以及微卫星不稳定等。

5.肥胖

肥胖是贲门癌的一项重要危险因素,肥胖能加剧胃食管反流,导致巴雷特(Barrett)食管——一种胃食管连接处的癌前病变。

二、癌前状态和癌前病变

1.癌前状态

(1)胃溃疡:胃溃疡虽可癌变,但恶变率不高。溃疡周围的黏膜上皮在反复炎性刺激和修复过程中,再生上皮易受致癌因素的作用而发生恶变。

(2)胃息肉:多发性息肉的癌变率高于单发性息肉,腺瘤性息肉高于增生性息肉。息肉直径大于 2cm、基底范围大、无蒂者,易于癌变,应积极予以手术切除。

(3)慢性萎缩性胃炎:与胃癌发生密切相关。由于壁细胞萎缩而致胃酸分泌量减少,患者常有胃溃疡、胃酸低下或缺乏胃内亚硝胺类化合物的合成,增加了胃内致癌物的浓度。慢性萎缩性胃炎的患者胃排空时间延长,增加了胃黏膜与致癌物的接触时间。

(4)残胃:常见于胃大部切除胃空肠吻合术后残胃黏膜发生慢性炎性病变,术后 5～10 年有残胃癌发生的可能,但以术后 20～25 年发生者最多。

2.癌前病变

(1)胃黏膜不典型增生:大部分良性、慢性胃病患者的胃黏膜上皮可以产生异型性增生,是主要的癌前病变,分轻、中、重三级,重度异型性增生易与分化较高的早期癌混淆。有 75%～80% 重度异型性增生者可能发展成胃癌。

(2)肠上皮化生:好发于胃窦部,并可逐渐向移行带及体部胃小弯侧扩展。分为完全型肠上皮化生(Ⅰ型)和不完全肠上皮化生(Ⅱ型)两种类型。完全型肠上皮化生胃黏膜变成几乎与小肠上皮一样的形态;不完全型肠上皮化生即杯状细胞间有分泌黏液的柱状细胞,但缺乏吸收细胞。有研究显示肠上皮化生发生胃癌的危险度为 6.4。

三、病理分期

(一)胃癌的大体分型

1.早期胃癌

(1)隆起型:又可分为有蒂隆起型和无蒂隆起型。

(2)浅表型:又可分为表浅隆起型、表浅平坦型和表浅凹陷型。同时具有表浅隆起和表浅凹陷的病灶根据表浅隆起/表浅凹陷的比例分为表浅凹陷＋表浅隆起型和表浅隆起＋表浅凹陷型。

(3)凹陷型:凹陷和表浅凹陷结合的病灶,根据凹陷/表浅凹陷的比例分为表浅凹陷＋凹陷型和凹陷＋表浅凹陷型。

2.进展期胃癌

进展期胃癌是指肿瘤浸润超过黏膜下层,并可进一步浸润至浆膜层,此时肿瘤可发生直接浸润性扩散,且多伴有淋巴、腹膜和(或)血行转移,也称中、晚期胃癌。进展期胃癌的分期主要根据肿瘤在黏膜面的形态和胃壁内浸润方式确定。

(1)Borrmann Ⅰ型(结节型):肿瘤主要向腔内生长,隆起呈结节、息肉状,表面可有溃疡,溃疡较浅,切面界限较清楚。该型病变局限,浸润倾向不大,转移发生较晚。

(2)Borrmann Ⅱ型(溃疡局限型):溃疡较深,边缘隆起,肿瘤较局限,周围浸润不明显。

(3)Borrmann Ⅲ型(浸润溃疡型):溃疡基底较大,边缘呈坡状,周围及深部浸润明显,切面界限不清。

(4)Borrmann Ⅳ型(弥漫浸润型):肿瘤组织在胃壁内呈弥漫浸润性生长,主要是在黏膜下层、肌层及浆膜下浸润。临床上常称为"革囊胃"或"皮革胃"。

(二)组织学分型

胃癌分为腺癌、乳头状腺癌、管状腺癌、黏液腺癌、低黏附性癌(包括印戒细胞癌及其他变异型)、混合性腺癌、腺鳞癌、髓样癌、肝样腺癌、鳞状细胞癌、未分化癌、小细胞癌等。

不同的组织学类型具有不同的生物学表现,其与肿瘤的预后、发病年龄、转移方式有密切的关系,在肿瘤诊治中具有重要意义。

（三）胃癌的浸润和转移

1.直接浸润

直接浸润是指肿瘤细胞沿组织间隙向四周扩散。其向上可浸润至食管下段,向下可浸润至幽门下、十二指肠上段;向外可突破浆膜,继而侵犯邻近器官,如肝、胆、胰、脾、横结肠、肠系膜、腹膜等,是肿瘤切除困难和切除不能的主要原因。

2.淋巴转移

文献报道早期胃癌淋巴转移率为 $3.3\%\sim33\%$,进展期胃癌的淋巴转移率为 $56\%\sim77\%$ 。胃癌的远处淋巴转移有沿胸导管的锁骨上淋巴转移和少数左腋下淋巴转移以及沿圆韧带淋巴管的脐部转移。

3.血行转移

胃癌最常见的血行转移部位是肝,主要通过门静脉转移,其次是肺,少数可转移到胰腺、骨、脑等部位。

4.腹腔种植转移

腹腔种植转移是指胃癌细胞浸润浆膜后脱落至腹膜腔,形成种植性转移。种植性病灶可以分布在腹腔的任何器官表面。腹膜转移在临床上体检时可发现腹壁增厚、变韧、紧张度增加,盆底的种植转移可通过肛指检查发现盆底的种植结节。

（四）分期

胃癌的分期是胃癌诊治计划设计的重要基础。UICC 及 AJCC 颁布了第 8 版胃癌 TNM 分期系统,分期如下。

T 分期:

T_x:原发肿瘤无法评估

T_0:无原发肿瘤证据

T_{is}:原位癌:上皮内肿瘤,未侵犯黏膜固有层,高度不典型增生

T_1:肿瘤侵犯固有层、黏膜肌层或黏膜下层

T_{1a}:肿瘤侵犯黏膜固有层或黏膜肌层

T_{1b}:肿瘤侵犯黏膜下层

T_2:肿瘤侵犯固有肌层[*]

T_3:肿瘤穿透浆膜下结缔组织,而尚未侵犯脏腹膜或邻近结构[**,***]

T_4:肿瘤侵犯浆膜层(脏腹膜)或邻近结构[**,***]

T_{4a}:肿瘤穿透浆膜层(脏腹膜)

T_{4b}:肿瘤侵犯邻近组织结构

N 分期:

N_x:区域淋巴结无法评估

N_0:区域淋巴无转移

N_1:区域淋巴转移 $1\sim2$ 个

N_2:区域淋巴转移 $3\sim6$ 个

N_3:区域淋巴转移 7 个及以上

N_{3a}:区域淋巴转移 7～15 个

N_{3b}:区域淋巴转移 16 个及以上

M 分期:

M_0:无远处转移

M_1:存在远处转移(远处转移包括腹腔种植、腹腔细胞学检测阳性及非持续性延伸的大网膜肿瘤)

* 肿瘤可以穿透固有肌层达胃肠韧带、肝胃韧带或大小网膜,但没有穿透覆盖这些结构的脏腹膜。在这种情况下,原发肿瘤的分期为 T_3。如果穿透覆盖胃韧带或网膜的脏腹膜,则应被分为 T_4 期。

** 胃的邻近结构包括脾、横结肠、肝脏、膈肌、胰腺、腹壁肾上腺、肾脏、小肠以及后腹膜。

*** 经胃壁内扩展至十二指肠或食管的肿瘤不考虑为侵犯邻近结构,而是应用任何这些部位的最大浸润深度进行分期。

四、临床表现

(一)症状

1.早期胃癌

患者常无特异症状,随着病情进展变化可出现类似胃炎、胃溃疡的症状,主要有:①上腹部饱胀不适或隐痛,以饭后为重;②食欲减退、嗳气、反酸、恶心、呕吐、黑便等。

2.进展期胃癌

除上腹部饱胀、隐痛、食欲减退、嗳气、反酸等症状外,常出现:①体重减轻、贫血、乏力;②胃部疼痛:如疼痛持续加剧且向腰背部放射,则提示可能存在胰腺和腹腔神经丛受侵。胃癌一旦穿孔,可出现剧烈腹痛的胃穿孔症状;③恶心、呕吐:常为肿瘤引起梗阻或胃肠功能紊乱所致。贲门部癌可出现进行性加重的吞咽困难及反流症状,胃窦部癌若引起幽门梗阻则导致大量呕吐宿食;④出血和黑便:肿瘤侵犯血管,可引起消化道出血。小量出血时仅有大便潜血阳性,出血量大时可变为呕血及黑便;⑤其他症状:如腹泻(因胃酸缺乏、胃排空加快)、转移灶症状等。

3.晚期胃癌

患者可出现严重消瘦、贫血、水肿、发热、黄疸和恶病质。

(二)体征

一般胃癌尤其是早期胃癌,常无明显体征,进展期乃至晚期胃癌患者可出现下列体征。①上腹部深压痛,有时伴有轻度肌抵抗感,常是体检可获得的唯一体征。②上腹部肿块,位于幽门窦或胃体的进展期胃癌,有时可扪及上腹部肿块;女性患者下腹部扪及肿块时,应考虑库肯伯格瘤(Krukenberg)可能。③胃肠梗阻:幽门梗阻时可有胃型及振水音,小肠或系膜转移使肠腔狭窄可导致部分或完全性肠梗阻。④腹水征:有腹膜转移时可出现血性腹水。⑤锁骨上淋巴结肿大。⑥直肠前窝肿物。⑦脐部肿块。其中,锁骨上淋巴结肿大、腹水征、下腹部盆腔包块、脐部肿物、直肠前窝种植结节及肠梗阻表现,均为提示胃癌晚期的重要体征。

五、诊断

（一）病史

胃癌早期诊断困难，因此仅占胃癌住院患者的 20% 左右。当出现以下表现时，应警惕胃癌诊断的可能。

（1）原因不明的上腹部饱胀不适或隐痛。

（2）原因不明的食欲减退、嗳气、反酸等。

（3）原因不明的呕吐、黑便或大便隐血阳性。

（4）有长期胃病史，近期症状加重或既往无胃病史，短期出现胃部症状。

（5）有胃溃疡、息肉、萎缩性胃炎者，应有计划地随访。多年胃良性疾病做胃大部切除、近期出现消化道症状者。

（二）诊断标准及内容

1.定性诊断

采用胃镜检查进行病变部位活检及病理检查等方法，明确是否为肿瘤、肿瘤的分化程度以及特殊分子表达情况等与胃癌自身性质和生物学行学特点密切相关的属性与特征。

2.分期诊断

胃癌的严重程度可集中体现在是否存在局部浸润深度、淋巴转移程度以及远处转移 3 个方面。

（三）影像学检查

1.X 线气钡双重对比造影

X 线检查是胃癌主要的检查方法，具有无创、价廉、高效的特点，可以获得 80% 的诊断准确率，但对早期胃癌的诊断率较低，当数字胃肠 X 线检查与低张双重造影相结合时，则可以检出大多数早期胃癌病灶。

2.CT 检查

CT 检查是一种常用的胃癌检查方法，是胃癌临床分期的首选手段，我国多层螺旋 CT 广泛普及，推荐胸、腹、盆腔联合大范围扫描。不推荐 CT 作为胃癌初诊的首选诊断方法，但在胃癌临床分期诊断中推荐 CT 为首选影像方法。

3.MRI 检查

推荐对 CT 对比剂过敏者或其他影像学检查怀疑转移者使用，尤其适用于临床疑有胃癌伴肝转移者。

4.正电子发射成像

正电子发射成像可用于辅助胃癌的术前分期，但由于对分化差的胃癌敏感性不高以及检查费用较高等原因不作常规推荐。

5.胃镜检查

胃镜检查是确诊胃癌的必要检查手段（重要检查方式），可确定肿瘤位置，获得组织标本以行病理检查。

6.超声内镜检查

超声内镜检查能准确判断胃肠道肿瘤局部分期,可动态观察肿瘤与邻近脏器的关系,推荐在医疗水平较高的医院进行检查。

(四)细胞和病理学检查

1.脱落细胞学检查

胃脱落细胞学检查是一种简单、有效的定性检查方法。由于脱落细胞学检查有一定的漏诊、误诊率,在临床上多以病理活检确诊。

2.胃黏膜组织活检

胃黏膜的活检主要通过胃镜检查进行。胃组织活检的诊断准确率较高,误诊主要由于没活检到肿瘤组织或胃活检所取组织较小、较浅表,无法鉴别诊断。

六、治疗

(一)治疗原则

应当采取综合治疗的原则,即根据肿瘤病理分类及临床分期,结合患者一般状况和器官功能状态,采取多学科团队综合治疗模式(包括胃肠外科、消化内科、肿瘤内科、放疗科、介入科、影像科、康复科、营养科等的专家),有计划、合理地应用手术、化疗、放疗和生物靶向等治疗手段,达到根治或最大幅度控制肿瘤的目的,延长患者生存期,改善患者生活质量。

1.早期胃癌

早期胃癌且无淋巴转移证据,可根据肿瘤侵犯深度,考虑内镜下治疗或手术治疗,术后无须辅助放疗或化疗。

2.进展期胃癌

局部进展期胃癌或伴有淋巴转移的早期胃癌,应当采取以手术为主的综合治疗。根据肿瘤侵犯深度及是否伴有淋巴转移,可考虑直接行根治性手术或术前先行新辅助化疗,再考虑根治性手术。成功实施根治性手术的局部进展期胃癌,须根据术后病理分期决定辅助治疗方案(辅助化疗,必要时考虑辅助放化疗)。

3.复发或转移性胃癌

复发或转移性胃癌应当采取以药物治疗为主的综合治疗,在恰当的时机给予姑息性手术、放射治疗、介入治疗、射频治疗等局部治疗,同时也应积极给予止痛、支架置入、营养支持等治疗方式。

(二)早期胃癌内镜治疗

早期胃癌的治疗方式包括内镜下切除和外科手术。与传统外科手术相比,内镜下切除具有创伤小、并发症少、恢复快、费用低等优点,且疗效相当,5年生存率均可超过90%。因此,国际多项指南及我国胃癌诊疗规范均推荐内镜下切除为早期胃癌的首选治疗方式。早期胃癌内镜下切除术主要包括内镜黏膜切除术(EMR)和内镜黏膜下剥离术(ESD)。由于内镜下治疗只是针对胃黏膜病变的局部切除,未进行胃周的淋巴结清扫,因此手术需要掌握严格的指征:①肉眼可见黏膜内分化癌,必须无溃疡(瘢痕)发生;②肉眼可见黏膜内分化癌,直径≤3cm,有溃疡(瘢痕)发生,且术后需要严密随访局部复发和胃周淋巴结情况。

1.内镜下黏膜切除术

EMR指内镜下将黏膜病灶整块或分块切除,用于胃肠道表浅肿瘤诊断和治疗的方法。目前尚缺乏足够的EMR治疗早期胃癌的前瞻性研究,不推荐使用EMR治疗早期胃癌。

2.内镜下黏膜剥离术

目前推荐ESD作为早期胃癌内镜下治疗的标准手术方式。

(1)ESD是在EMR基础上发展起来的新技术,根据不同部位、大小、浸润深度的病变,选择使用特殊电切刀,如IT刀、Dua刀、Hook刀等,内镜下逐渐分离黏膜层与固有肌层之间的组织,最后将病变黏膜及黏膜下层完整剥离。

(2)操作步骤:①病灶周围标记;②黏膜下注射,使病灶明显抬起;③环形切开黏膜;④黏膜下剥离,使黏膜与固有肌层完全分离开,一次性完整切除病灶;⑤创面处理,包括创面血管处理与边缘检查。

(三)手术治疗

1.手术治疗原则

手术切除是胃癌的主要治疗手段,也是目前治愈胃癌的唯一方法。胃癌手术分为根治性手术与非根治性手术。根治性手术应当完整切除原发病灶,并且彻底清扫区域淋巴结,主要包括标准手术、改良手术和扩大手术;非根治性手术主要包括姑息性手术和减瘤手术。

(1)根治性手术:①标准手术是以根治为目的,要求必须切除2/3以上的胃,并且进行D_2淋巴结清扫;②改良手术主要针对分期较早的肿瘤,要求切除部分胃或全胃,同时进行D_1或D_1+淋巴结清扫;③扩大手术包括联合脏器切除和(或)D_2以上淋巴结清扫。

(2)非根治性手术:①姑息性手术主要针对出现肿瘤并发症的患者(出血、梗阻等),主要的手术方式包括胃姑息性切除、胃空肠吻合短路手术和空肠营养管置入术等;②减瘤手术主要针对存在不可切除的肝转移或者腹膜转移等非治愈因素以及没有出现肿瘤并发症所进行的胃切除,目前不推荐开展。

2.腹腔镜手术

腹腔镜检查及手术是向腹腔内注入CO_2气体,形成人工气腹后,将腹腔镜自腹壁插入腹腔内观察病变的形态、部位及与周围脏器的关系,取组织做病理检查或进行手术的诊疗方法。目前研究表明,早期胃癌选择腹腔镜手术可以获得和开腹手术一致的疗效且不增加手术的风险和并发症。进展期胃癌的腹腔镜手术与开腹手术的对照研究仍在进行中。

(四)化疗治疗

分为新辅助化疗、辅助化疗、姑息化疗和转化治疗。化疗应当充分考虑患者的疾病分期、年龄、体力状况、治疗风险、生活质量及患者意愿等,避免治疗过度或治疗不足。及时评估化疗疗效,密切监测及防治不良反应,并酌情调整药物和(或)剂量。按照实体肿瘤疗效评价标准(RECIST)评价疗效。不良反应评价参照美国国立癌症研究所通用毒性标准(NCI-CTCAE)。

常用的系统化疗药物包括:氟尿嘧啶、卡培他滨、替吉奥、顺铂、奥沙利铂、紫杉醇、多西他赛、白蛋白紫杉醇、伊立替康、表阿霉素等。

化疗方案包括两药联合或三药联合,常用两药联合方案包括:氟尿嘧啶/亚叶酸钙+顺铂(FP)、卡培他滨+顺铂(XP)、替吉奥+顺铂(SP)、氟尿嘧啶+奥沙利铂(FOLFOX)、卡培他滨+奥沙利铂(XELOX)、替吉奥+奥沙利铂(SOX)、卡培他滨+紫杉醇、卡培他滨+多西他赛、氟尿嘧啶+伊立替康(FOLFIRI)等。

1.新辅助化疗

对于无远处转移的局部进展期胃癌($T_{3/4}$、M_0),推荐使用新辅助化疗,目前推荐的方案包括:表柔比星+顺铂+氟尿嘧啶(ECF)、顺铂+氟尿嘧啶(PF)、奥沙利铂+卡培他滨(XELOX)、奥沙利铂+氟尿嘧啶(FLOFOX)、顺铂+S-1(SP)、奥沙利铂+S-1(SOX)等。新辅助化疗的时限一般不超过3个月,应当及时评估疗效、不良反应,避免增加手术并发症风险。术后辅助治疗应根据患者术前分期及新辅助化疗疗效,无效者更换方案或加用靶向药物。

2.辅助化疗

辅助化疗适用于D_2根治术后病例分期为Ⅱ期及Ⅲ期的患者。Ⅰa期患者不推荐辅助化疗。对于Ⅰb期胃癌是否需要进行术后辅助化疗,目前并无充分的循证医学证据,但淋巴结阳性患者($pT_1N_1M_0$)可考虑辅助化疗。对于$pT_2N_0M_0$患者,年龄<40岁,组织学为低分化、有神经束或血管、淋巴管浸润者进行辅助化疗,多采用单药,有可能减少复发。联合化疗在6个月内完成,单药化疗不宜超过1年。辅助化疗方案推荐卡培他滨联合奥沙利铂或顺铂、S-1单药、氟尿嘧啶类药物联合铂类的两药联合方案或多学科综合治疗协作组讨论决定治疗方案。对于体力状况差、高龄、不耐受两药联合方案者,可考虑采用口服氟尿嘧啶类药物的单药化疗。

3.姑息化疗

姑息化疗的目的是缓解肿瘤导致的临床症状,改善生活质量及延长生存期。适用于全身状况良好、主要脏器功能基本正常、肿瘤无法切除、术后复发转移或姑息性切除术后的患者。禁用于严重器官功能障碍、合并不可控制的疾病及预计生存期不足3个月者。

4.转化治疗

对于初始不可切除但不伴有远处转移的局部进展期胃癌患者,可考虑化疗或同步放化疗,争取肿瘤缩小后转化为可切除。经过转化治疗后,推荐由多学科综合治疗协作组再次评估根治性手术的可行性,须与患者及家属充分沟通治疗风险及获益。

(五)放射治疗

放疗是恶性肿瘤的重要治疗手段之一。对于局部晚期胃癌,美国NCCN指南或欧洲ESMO指南均推荐围手术期放化疗治疗模式,使局部晚期胃癌的治疗疗效取得了提高。随着D_2手术的开展和广泛推广,放疗的适应证以及范围都成为探讨的研究热点。目前现有的研究证明,局部晚期胃癌患者接受术前或术后同步放化疗联合围手术期化疗的模式,有望进一步改善局部复发、局部区域复发和无病生存率的情况。

1.放疗指征

(1)一般情况良好,KPS评分≥70分或ECOG评分0~2分。

(2)局部晚期胃癌的术前放疗:①对于局部可手术切除或潜在可切除的局部晚期胃癌,采用术前放疗同步化疗或联合诱导化疗可提高R_0手术切除率以及病理完全缓解率(pCR),改善长期预后;②无远处转移;③临床诊断:T_3、T_4和(或)局部区域淋巴转移。

(3)不可手术切除的胃癌:①无远处转移;②外科评估临床诊断:T_{4b}。

(4)拒绝接受手术治疗或因内科疾病原因不能耐受手术治疗的胃癌。

(5)术后辅助放疗:①无远处转移;②非根治性切除,有肿瘤残存,切缘阳性;③$<D_2$手术:术后病理提示T_3、T_4和(或)淋巴转移;④D_2手术:术后病理提示淋巴转移。

(6)局部区域复发的胃癌:如果无法再次手术且未曾接受过放疗,身体状况允许,可考虑同步放化疗,放化疗后6~8周评价疗效,以期争取再次手术。

(7)晚期胃癌的减症放疗:远处转移的胃癌患者,推荐通过照射原发灶或转移灶,实施以减轻患者梗阻、压迫、出血或疼痛为目的的减症放疗,以提高患者的生活质量。仅照射原发灶及引起症状的转移病灶,照射剂量根据病变大小、位置及耐受程度判定给予常规剂量或高剂量。

2.放疗技术及剂量

调强适形放射治疗(IMRT)技术包括容积弧形调强放射治疗(VMAT)技术及螺旋断层调强放疗(HT)等,比三维适形放射治疗(3D-CRT)有更好的剂量分布适形性和均匀性,结合靶中靶或靶区内同步加量放疗剂量模式,可在不增加正常组织受照剂量的前提下,提高胃部肿瘤照射剂量。

IMRI和3D-CRT应用体积剂量定义模式,常规照射应用等中心剂量定义模式。同步放化疗中常规放疗总量为45~50Gy,单次剂量1.8~2.0Gy;根治性放疗剂量推荐同步或序贯加量56~60Gy。

(六)靶向治疗

1.曲妥珠单抗

(1)适应证:对人表皮生长因子受体2(HER2)过表达的晚期胃食管结合部腺癌患者,推荐在化疗基础上,联合使用曲妥珠单抗。

(2)禁忌证:既往有充血性心力衰竭病史、高危未控制心律失常、需要药物治疗的心绞痛、有临床意义的瓣膜疾病、心电图显示透壁性心肌梗死和控制不佳的高血压者。

(3)治疗前评估及治疗中监测:曲妥珠单抗的不良反应主要包括心肌毒性、输液反应、血液毒性和肺毒性。因此应用前需要全面评估病史、体力状况、基线肿瘤状态、HER2状态及心功能等。首次输注时严密监测输液反应,并在治疗期间密切监测左心室射血分数(LVEF)。LVEF相对治疗前绝对降低≥16%或者LVEF低于当地医疗机构的该参数正常值范围且相对治疗前绝对降低≥10%时,应停止曲妥珠单抗治疗。

2.阿帕替尼

(1)适应证:甲磺酸阿帕替尼是我国自主研发的药物,是高度选择血管内皮生长因子受体-2(VEGFR-2)抑制剂,适应证是晚期胃或胃食管结合部腺癌患者的三线及三线以上治疗,且患者接受阿帕替尼治疗时一般状况良好。

(2)禁忌证:禁用于严重器官功能障碍、不可控制的合并疾病及预计生存期不足3个月者。同时需特别注意患者出血倾向、心脑血管系统基础疾病和肾脏功能。

(3)治疗前评估及治疗中监测:阿帕替尼的不良反应包括血压升高、蛋白尿、手足综合征、出血、心脏毒性和肝脏毒性等。治疗过程中需严密监测出血风险、心电图和心脏功能、肝脏功能等。

（七）免疫治疗

在晚期胃癌的三线或二线治疗中已有前瞻性研究结果支持免疫检查点抑制剂可改善生存期。目前国内外多个新型抗程序性细胞死亡蛋白-1（PD-1）抗体正在申请适应证，如纳武单抗和派姆单抗，其中纳武已在日本获批用于三线治疗以上的晚期胃腺癌，而派姆在美国获批用于程序性死亡受体配体1（PD-L1）阳性的二线治疗及以上的胃腺癌。

（八）介入治疗

胃癌介入治疗主要包括针对胃癌、胃癌肝转移、胃癌相关出血及胃出口梗阻的微创介入治疗。

1.胃癌的介入治疗

经导管动脉栓塞、化疗（TACE）或灌注化疗（TAI）可用于进展期胃癌和不可根治胃癌的姑息治疗或辅助治疗，其疗效尚不明确，须大样本、前瞻性研究进一步证实。

2.胃癌肝转移的介入治疗

介入治疗可作为胃癌肝转移瘤的局部微创治疗方案。主要包括消融治疗、TACE及TAI等。

3.胃癌相关出血的介入治疗

介入治疗对于胃癌相关出血具有独特优势，通过选择性或超选择性动脉造影明确出血位置，并选用合适的栓塞材料进行封堵，可迅速高效地完成止血，同时缓解出血相关症状。

4.胃出口梗阻的介入治疗

晚期胃癌患者可出现胃出口恶性梗阻相关症状，通过X线引导下支架置入等方式，达到缓解梗阻相关症状、改善患者生活质量的目的。

（九）支持治疗

胃癌支持治疗或姑息治疗的目的在于缓解症状、减轻痛苦、改善生活质量、处理治疗相关不良反应、提高抗肿瘤治疗的依从性。所有胃癌患者都应全程接受支持治疗或姑息治疗的症状筛查、评估和治疗，既包括出血、梗阻、疼痛、恶心、呕吐等常见躯体症状，也应包括睡眠障碍、焦虑、抑郁等心理问题。同时，应对癌症生存者加强相关的康复指导及随访。

1.基本原则

医疗机构应将胃癌支持治疗或姑息治疗整合到肿瘤治疗的全过程中，所有胃癌患者都应在他们的治疗早期加入支持治疗或姑息治疗，在适当的时间或根据临床指征筛查支持治疗或姑息治疗的需求。支持治疗或姑息治疗的专家和多学科团队，包括肿瘤科医师、支持治疗或姑息治疗医师、护士、营养师、社会工作者、药剂师、精神卫生专业人员等，给予患者及家属实时的相关治疗。

2.胃癌生存者健康行为的辅导

（1）终身保持健康的体重。特别是在胃癌术后，应定期监测体重，鼓励少食多餐，必要时转诊至营养科进行个体化指导，关注并积极评估处理引起体重减轻的医疗和（或）心理社会因素。

（2）重视植物来源的健康饮食，根据治疗后遗症（如倾倒综合征、肠功能障碍）按需调整。

（3）采取健康的生活方式，适当参加体力活动。目标：尽量每天进行至少30分钟中等强度的活动。

（4）限制饮酒。

（5）建议戒烟。

六、护理评估

1.健康史

评估患者的年龄、性别、性格特征、职业、饮食习惯、用药史；患者既往有长期溃疡病史或慢性萎缩性胃炎、胃息肉等胃癌前期疾病史。评估胃癌患者的营养状况、特殊检查结果，了解疾病性质和病理分期。

2.身体状况

（1）症状：评估患者有无上腹不适、嗳气、反酸、食欲减退，有无进食饱胀、哽噎感，有无呕血和黑便等情况。

（2）体征：评估患者腹部是否膨隆。叩击腹部有无移动性浊音。触摸腹部查有无肿块以及了解肿块的大小、活动及压痛程度；左锁骨上有无触及肿大的淋巴结。直肠指诊是否可摸到肿块。

（3）全身情况：评估患者的营养状况，有无贫血、消瘦、乏力、水肿、黄疸等全身表现。

3.心理—社会状况

胃癌患者对其诊断和预后的恐惧、焦虑程度，患者对疾病、术前各种检查、治疗和护理配合、手术方式和术后康复知识的了解程度。家属对疾病的认知和心理反应，对患者的关心支持情况。家庭对患者手术及术后综合治疗的认识和经济承受能力。

七、护理诊断

1.焦虑、恐惧或绝望

与对疾病的发展及预后缺乏了解、对疾病的治疗效果没有信心，与死亡威胁、手术、化疗等治疗以及住院和生活方式改变等因素有关。

2.营养失调，低于机体需要量

与食欲减退、恶心、呕吐、疼痛、术后禁食或限量进食、消化不良、肿瘤高代谢等因素有关。

3.体液不足

与呕吐、胃肠减压有关。

4.疼痛

与癌肿侵及或压迫神经及手术创伤有关。

5.潜在并发症

吻合口瘘、吻合口梗阻、胃潴留、倾倒综合征。

6.知识缺乏

缺乏有关胃癌疾病及术后康复知识。

八、护理措施

1.非手术治疗护理/术前护理

(1)心理护理:在护理工作中要注意发现患者的情绪变化,护士要注意根据患者的需要程度和接受能力提供信息,要尽可能采用非技术性语言使患者能听得懂,帮助分析治疗中的有利条件和进步,使患者看到希望,消除患者的顾虑和消极心理,增强对治疗的信心,能够积极配合治疗和护理。并要求家属配合做好患者的心理护理。

(2)营养支持:胃癌患者要加强营养支持,纠正负氮平衡,提高手术耐受力和术后恢复的效果。能进食者给予高热量、高蛋白质、高维生素饮食,食物应新鲜易消化。对于不能进食或禁食患者,应从静脉补给足够能量、氨基酸类、电解质和维生素,必要时可实施全胃肠外营养。

(3)无梗阻症状患者的肠道准备:①术前3天少渣半流质饮食,如稀饭、面条、米粉、蒸蛋、豆类制品、牛奶等,术前1天禁食,予以静脉输液;②术前3天予以肠道不吸收抗生素,如甲硝唑0.2g,庆大霉素8万U,每天3次;③术前3天口服维生素K 48mg,每天3次,以补充因服用肠道杀菌剂而致的维生素K的合成和吸收减少;④术前3天口服缓泻剂液状石蜡20～30mL,每天3次;术前1天泡服中药泻剂,如大黄30g、芒硝30g、甘草10g,用500mL开水泡1小时后口服,泡服后大量饮水2500～3000mL以促进肠道的排空。注意观察患者服用泻剂后的效果及不良反应。

(4)有肠梗阻症状患者的肠道准备:①术前准备时间需延长;②禁食,静脉输液。禁服中药泻剂。

(5)其他:术前1天备皮、备血,手术日晨放置胃管、导尿管,防止麻醉及手术过程中呕吐、误吸,便于术中操作,减少手术时腹腔污染。

2.术后护理

(1)心理护理:化疗患者大都存在不同程度的心理障碍,特别是首次化疗者,会出现恐惧、疑虑、紧张等心理。对此,应与患者及其家属建立相互信任关系,给患者以诚挚的安慰、鼓励,向患者家属介绍化疗知识,使他们了解可能出现的不良反应,同时介绍一些同类患者的治疗经验,消除他们的顾虑;积极解答患者及家属提出的问题,帮助患者建立与疾病斗争的信心,积极配合治疗。

(2)用药护理:化疗药物的服用时间、方式、剂量,说明药物不良反应有恶心、呕吐、白细胞下降、脱发等。定期检查血常规、肝肾功能等,注意预防感染。行全胃切除术导致维生素B_{12}的吸收不良并伴有叶酸缺乏引起大细胞性贫血,故应每月肌内注射维生素B_{12} 500μg 1次。

(3)化疗的不良反应护理:①消化道不良反应的护理:进餐时间应避开化疗药物作用的高峰时间。如静脉用化疗药物,最好在空腹时进行,因为通过静脉给予高浓度化疗药物后可能有恶心和呕吐,空腹可减轻恶心、呕吐等症状。如果口服化疗药物,可能对胃有一定的刺激作用,以餐后服用为好,在药物经过2～3小时后吸收入血液,其浓度达到最高时,即使有消化道反应也是空腹状态,症状会轻得多;②口腔炎:化疗期间嘱患者注意口腔卫生,做到进餐前后漱口。观察口腔黏膜有无溃疡,口含冰块或冷水可预防黏膜溃疡,如黏膜溃疡者给予复方氯己定含漱液含漱。

九、健康教育

(1)保持心情舒畅,注意劳逸结合。胃癌的患者病情得到缓解或相对平稳后,生活要有规律,建立和调节好自己的生物钟,采用适当放松技巧,缓解生活及工作的压力,从而控制病情的发展和促进健康。

(2)与患者一起制订饮食计划,胃癌术后一年胃容量受限,应注意少量多餐,避免辛辣刺激食物的摄入。以高蛋白质、高热量、高维生素、低脂肪饮食为主,禁止吸烟和饮酒。由于胃肠道消化吸收功能减弱,应注意定期补充铁剂、钙剂、叶酸、维生素 D 制剂和维生素 B_{12} 等营养素。

(3)定期门诊复查。术后 1 年内,每 3 个月或半年复查 1 次,如正常可改为 1 年复查 1 次。

(4)向患者讲解有关化疗的知识及必要性,告诉患者胃癌联合化疗的基本方案,说明化疗的不良反应有恶心、呕吐、白细胞下降、脱发等以及处理这些不良反应的对策,使患者有心理准备。腹腔化疗时嘱患者改变体位,使药物在腹腔内均匀分布,增加药液与腹膜的接触面。指导患者做好口腔护理,预防口腔炎等并发症的发生。

(5)做到早发现、早诊断、早治疗是提高胃癌治愈率的关键。应通过健康教育提高大众的自我保健意识。对下列情况,应深入检查并定期复查:①原因不明的上腹不适、隐痛、食欲缺乏及消瘦,特别是中年以上者;②原因不明呕血、便血或粪便潜血阳性者;③原有长期胃病史,近期出现胃部症状;④中年既往无胃病史,短期内出现胃部症状;⑤已确诊为胃溃疡、胃息肉或萎缩性胃炎者;⑥多年前因胃良性疾病做胃大部切除手术,近年又出现消化道症状者。

(李育芳)

第四章　肠疾病护理

第一节　肠梗阻

肠内容物不能正常运行、顺利通过肠道,称为肠梗阻,是外科常见的急腹症。

一、病因及发病机制

(一)根据肠梗阻发生的基本原因分类

1.机械性肠梗阻

机械性肠梗阻是最常见的类型。这是由于各种原因导致的肠腔缩窄和肠内容物通过障碍。主要原因有:①肠腔内堵塞,如寄生虫、粪石、异物、结石等;②肠管外受压,如粘连带压迫、肠管扭转、嵌顿疝或受肿瘤压迫等;③肠壁病变,如肿瘤、炎症性狭窄、先天性肠道闭锁等。

2.动力性肠梗阻

动力性肠梗阻是由于神经反射或毒素刺激引起肠壁肌肉功能紊乱,使肠蠕动丧失或肠管痉挛,以致肠内容物无法正常通行,但肠管本身无器质性肠腔狭窄。可分为麻痹性肠梗阻和痉挛性肠梗阻两种类型。麻痹性肠梗阻较常见,见于急性弥散性腹膜炎、腹部大手术,腹膜后血肿或感染等。痉挛性肠梗阻较少,可见于肠道功能紊乱、慢性铅中毒或尿毒症。

3.血运性肠梗阻

由于肠系膜血管栓塞或血栓形成,使肠管血运障碍,继而发生肠麻痹,使肠内容物不能运行。

(二)根据肠壁有无血运障碍分类

1.单纯性肠梗阻

只有肠内容物通过受阻,而无肠管血运障碍。

2.绞窄性肠梗阻

绞窄性肠梗阻指梗阻伴有肠壁血运障碍,可因肠系膜血管受压、血栓形成或栓塞等引起。

(三)其他分类

按梗阻的部位,肠梗阻可分为高位(如空肠上段)和低位(如回肠末段和结肠)两种。按梗阻的程度,可分为完全性和不完全性肠梗阻。按发展过程的快慢,分为急性和慢性肠梗阻。

二、病理生理

各种类型肠梗阻的病理变化不全一致。

(一)肠管局部的变化

1.肠蠕动增强

单纯性机械性肠梗阻一旦发生,梗阻以上肠蠕动增强,以克服肠内容物通过障碍。

2.肠腔积气、积液、扩张

液体主要来自胃肠道分泌液;气体大部分是咽下的空气,部分由血液弥散至肠腔内和肠道内容物经细菌分解或发酵产生。梗阻以上肠腔因气体和液体的积聚而扩张、膨胀。梗阻部位愈低,时间愈长,肠膨胀愈明显。梗阻以下肠管瘪陷、空虚或仅存积少量粪便。

3.肠壁充血水肿、血运障碍

肠管膨胀,肠壁变薄,肠腔压力升高到一定程度时可使肠壁血运障碍。最初为静脉回流受阻,肠壁的毛细血管及小静脉淤血,肠壁充血、水肿、增厚、呈暗红色。由于组织缺氧,毛细血管通透性增加,肠壁上有出血点,并有血性渗出液渗入肠腔和腹腔。继而出现动脉血运受阻,血栓形成,肠壁失去活力,肠管呈紫黑色,腹腔内出现带有粪臭的渗出物。肠管最终可因缺血坏死而破溃、穿孔。

(二)全身性改变

1.水、电解质、酸碱平衡失调

正常情况下胃肠道每天约有 8000mL 的分泌液,分泌液绝大部分被再吸收。高位肠梗阻时,由于不能进食及频繁呕吐,丢失大量胃肠道液,使水分及电解质大量丢失;低位肠梗阻时,胃肠道液体不能被吸收而潴留在肠腔内。此外,肠管过度膨胀,影响肠壁静脉回流,使肠壁水肿和血浆向肠壁、肠腔和腹腔渗出。肠绞窄存在时,会丢失大量血液。从而造成严重的缺水,血容量减少和血液浓缩以及酸碱平衡失调。十二指肠梗阻,可因丢失大量氯离子和酸性胃液而产生碱中毒。一般小肠梗阻,丧失的体液多为碱性或中性,钠、钾离子的丢失较氯离子多以及酸性代谢物增加,可引起严重的代谢性酸中毒。

2.感染和中毒

梗阻以上的肠腔内细菌大量繁殖,产生多种强烈毒素。由于肠壁血运障碍、通透性改变,细菌和毒素渗入腹腔,可引起严重的腹膜炎和脓毒症。

3.休克和多器官功能障碍

严重水、电解质紊乱以及酸碱平衡失调、细菌感染、中毒等,可引起严重休克。肠腔高度膨胀,腹压增高,膈肌上升,影响肺内气体交换,腹式呼吸减弱,同时阻碍下腔静脉血液回流,而致呼吸、循环功能障碍。

三、护理评估

1.健康史

询问病史,注意患者的年龄,有无感染、饮食不当、过度劳累等诱因,尤其注意腹部疾病史、手术史、外伤史。

2.身体状况

(1)症状。

1)腹痛。阵发性腹部绞痛是机械性肠梗阻的特征,由梗阻部位以上强烈肠蠕动导致,疼痛多在腹中部,也可偏于梗阻所在的部位。持续性伴阵发性加剧的绞痛提示绞窄性肠梗阻或机械性肠梗阻伴感染。麻痹性肠梗阻时表现为持续性胀痛,无绞痛。

2)呕吐。梗阻早期,呕吐呈反射性,吐出物为食物或胃液。此后,呕吐随梗阻部位高低而有所不同,高位梗阻呕吐早、频繁,呕吐物主要为胃及十二指肠内容物。低位梗阻呕吐迟而少、可吐出粪臭样物。结肠梗阻呕吐迟,以腹胀为主。绞窄性肠梗阻时呕吐物呈咖啡样或血性。

3)腹胀。高位梗阻,一般无腹胀,可有管型。低位梗阻及麻痹性肠梗腹胀显著,遍及全腹,可有肠型。绞窄性肠梗阻表现为不均匀腹胀。

4)停止肛门排便、排气。见于急性完全性肠梗阻。但梗阻初期、高位梗阻、不完全性梗阻可有肛门排便排气。血便或果酱样便见于绞窄性肠梗阻、肠套叠、肠系膜血管栓塞等。

(2)体征。

1)全身表现。单纯性肠梗阻早期,患者全身情况多无明显改变。梗阻晚期或绞窄性肠梗阻患者,可有口唇干燥、眼窝内陷、皮肤弹性消失、尿少或无尿等明显缺水征以及脉搏细速、血压下降、面色苍白、四肢发冷等中毒和休克征象。机械性肠梗阻腹腔内有渗液,移动性浊音阳性。

2)腹部情况。机械性肠梗阻时,腹部膨隆,见肠蠕动波、肠型;麻痹性肠梗阻时,呈均匀性腹胀,肠扭转时有不均匀腹胀。单纯性肠梗阻者有轻度压痛;绞窄性肠梗阻有固定压痛和腹膜刺激征,可扪及痛性包块。绞窄性肠梗阻腹腔内有渗液,移动性浊音阳性。机械性肠梗阻肠鸣音亢进,有气过水声或金属音;麻痹性肠梗阻或绞窄性肠梗阻后期腹膜炎时肠鸣音减弱或消失。直肠指检:触及肿块提示肿瘤或肠套叠,指套染血提示肠套叠或绞窄。

(3)几种常见肠梗阻。

1)粘连性肠梗阻。最为常见,其发生率占各类肠梗阻的$20\%\sim40\%$,因肠管粘连成角度腔内粘连带压迫肠管所致。多由腹部手术、炎症、创伤、出血、异物等引起。临床上以腹部术后所致的粘连性肠梗阻为最多。

2)肠扭转。一段肠袢沿其系膜长轴旋转所形成的闭袢型肠梗阻,称为肠扭转。常见小肠扭转和乙状结肠扭转。前者多见于青壮年,常有饱食后剧烈活动等诱因;后者多与老年人便秘有关,X线钡灌肠呈"鸟嘴样"改变。

3)肠套叠。一段肠管套入其相连的肠腔内,称为肠套叠,是小儿肠梗阻的常见病因,80%发生于2岁以下的儿童,以回盲部回肠套入结肠最为常见,临床以腹部绞痛、腹部腊肠样肿块、果酱样血便三大症状为特征,X线钡灌肠呈"杯口状"改变。早期空气或钡剂灌肠疗效可在

90％以上。

4)蛔虫性肠梗阻。指肠蛔虫聚集成团引起的肠道堵塞。多见于儿童,农村的发病率较高。其诱因常为发热或驱虫不当,多为单纯性不完全性肠梗阻。表现为脐周阵发性腹痛,伴呕吐,腹胀较轻,腹部柔软,腹部可扪及变形、变位的条索状包块,无明显压痛。腹部 X 线检查可见成团的蛔虫阴影。

3.辅助检查

(1)实验室检查:单纯性肠梗阻后期,白细胞计数增加;血液浓缩后,红细胞计数增高、血细胞比容增高、尿比重增高。绞窄性肠梗阻早期即有白细胞计数增加。水、电解质紊乱及酸碱平衡失调时可伴 K^+、Na^+、Cl^- 及血气分析等改变。

(2)影像学检查:在梗阻 4～6 小时后 X 线立位摄片可见到梗阻近段多个气液平面及气胀肠袢,梗阻远段肠内无气体。空肠梗阻时平片示"鱼肋骨刺"征;结肠梗阻平片示结肠袋。麻痹性梗阻时 X 线示小肠、结肠均扩张。腹部平片结肠和直肠内含气体提示不全性肠梗阻或完全性肠梗阻早期。肠梗阻,尤其当有坏疽、穿孔的可能时,一般不做钡灌肠检查,因为钡剂溢入腹腔会加重腹膜炎。结肠梗阻和肠套叠时低压钡灌肠可提高确诊率。

4.心理—社会支持状况

了解患者和家属有无因肠梗阻的急性发生而引起的焦虑、对疾病的了解程度、治疗费用的承受能力等。

5.处理原则

解除梗阻,纠正水及电解质紊乱、酸中毒、感染和休克等并发症。

(1)非手术治疗:包括禁食、胃肠减压以及纠正水、电解质失衡。应用抗生素防治腹腔内感染。必要时给予输血浆、全血。对起病急伴缺水者应留置导尿管观察尿量。禁用强导泻剂,禁用强镇痛剂,防止延误病情。可给予解痉剂、低压灌肠、针灸等非手术治疗措施,并密切观察病情变化。

(2)手术治疗:①去除病因,如松解粘连、解除疝环压迫、扭转复位、切除病变肠管等。排尽梗阻肠道内的积气积液,减少毒物吸收;②肠切除肠吻合术,如肠肿瘤、炎症性狭窄或局部肠袢已坏死,则行肠切除肠吻合术;③短路手术,如晚期肿瘤已浸润固定或肠粘连成团与周围组织粘连,可做梗阻近端与远端肠袢的短路吻合术;④肠造口或肠外置术,如患者情况极严重或受局部病变所限,不能耐受和进行复杂手术,可行此术式解除梗阻。

四、护理诊断

1.疼痛

与肠蠕动增强或手术创伤有关。

2.体液不足

与呕吐、禁食、肠腔积液及腹水、胃肠减压致体液丢失过多有关。

3.腹胀

与肠梗阻致肠腔积液、积气有关。

4.知识缺乏

缺乏术前、术后相关配合知识。

5.潜在并发症

肠坏死、腹腔感染、感染性休克。

五、护理目标

(1)患者腹痛程度减轻。

(2)患者体液平衡得以维持。

(3)患者腹胀缓解,舒适增加。

(4)患者能说出相关手术配合知识和术后康复知识。

(5)患者的并发症得到有效的预防或并发症得到及时发现和处理。

六、护理措施

(一)心理护理

向患者介绍治疗的方法及意义,消除患者的焦虑和恐惧心理,鼓励患者及家属配合治疗。

(二)非手术疗法及手术前护理

1.一般护理

(1)饮食:禁食,梗阻解除后根据病情可进少量流质饮食,再逐步过渡到普通饮食。

(2)休息与体位:卧床休息,无休克、生命体征稳定者取半卧位。

2.病情观察

非手术疗法期间应密切观察患者生命体征、腹部症状和体征,辅助检查的结果。准确记录24小时液体出入量,高度警惕绞窄性肠梗阻的发生。出现下列情况者高度怀疑发生绞窄性肠梗阻的可能:①起病急,腹痛持续而固定,呕吐早而频繁;②腹膜刺激征明显,体温升高、脉搏增快、血白细胞计数升高;③病情发展快,感染中毒症状重,休克出现早或难纠正;④腹胀不对称,腹部触及压痛包块;⑤移动性浊音或气腹征阳性;⑥呕吐物、胃肠减压物、肛门排泄物或腹腔穿刺物为血性;⑦X线显示孤立、胀大的肠袢,不因时间推移而发生位置的改变或出现假肿瘤样阴影。

3.治疗配合

(1)胃肠减压:清除肠内的积气、积液,有效缓解腹胀、腹痛。胃肠减压期间保持引流管通畅,若抽出血性液体,应高度怀疑发生绞窄性肠梗阻。

(2)维持水、电解质及酸碱平衡:遵医嘱输液,合理安排输液的种类和量。

(3)防治感染:遵医嘱应用抗生素。

(4)解痉止痛:单纯性肠梗阻可肌内注射阿托品以减轻腹痛,禁用吗啡类镇痛药物,以免掩盖病情。

(三)术后护理

1.卧位

病情平稳后取半卧位。

2.禁食、胃肠减压

术后禁食,通过静脉输液补充营养。当肛门排气后,即可拔除胃管,并逐步恢复饮食。

3.病情观察

观察生命体征、腹部症状和体征的变化、伤口敷料及引流管情况,及早发现术后腹腔感染、切口感染等并发症。

4.预防感染

遵医嘱应用抗菌药。

5.早期活动

术后应鼓励患者早期活动,以利于肠蠕动功能恢复,防止肠粘连。

七、护理评价

患者腹痛是否减轻和缓解;体液丢失是否得到纠正;出血是否得到有效控制;循环血容量是否得到补充;并发症是否得到预防。

八、健康指导

摄入营养丰富、易消化的食物,少食刺激性强的食物。注意饮食及个人卫生,饭前、便后洗手,不吃不洁食品。饭后忌剧烈活动。加强自我监测,若出现腹痛,腹胀、呕吐等不适,应及时就诊。

(李育芳)

第二节 肠结核

肠结核是指结核分枝杆菌在肠道所引起的慢性特异性感染,多见于青壮年,女性患者略多于男性。肠结核所致的肠管狭窄、炎性肿块以及肠穿孔需外科治疗。

一、病因及发病机制

肠结核多数继发于肺结核,继发性肠结核最常见的感染方式为肺结核患者吞咽自己的痰液,未被消化而进入肠道,65%～95%的肺结核患者同时伴有肠结核。原发性肠结核少见,其主要感染原因是饮用被结核分枝杆菌污染的牛奶。比较少见的感染途径还有:结核菌经血液循环进入肝脏后随胆汁进入肠道、急性血行播散型肺结核经血行播散、由邻近结核病灶直接蔓延、淋巴途径等。

二、临床表现

1.腹痛

在溃疡型肠结核患者中,腹痛可呈隐痛、钝痛及痉挛性绞痛,多以右下腹及脐周为主,但严重时也可累及上腹部甚至全腹部。而在增生型肠结核患者中,由于肿块持续增大,肠腔狭窄明显,可出现较明显的肠梗阻样腹痛,呈阵发而逐渐加剧的绞痛。腹痛可伴有纳差、恶心、呕吐等非特异性胃肠道症状,也可伴腹胀、停止排气排便等肠梗阻症状。

2.腹泻

在活动性肺结核患者中出现腹泻症状时应疑有伴发肠结核的可能。腹泻可能是单纯溃疡、部分肠梗阻或肠壁的交感神经丛被累及所导致。腹泻的次数一般为每天 3～6 次,多为稀便,若伴有结肠受累时可有黏液及脓血便。

3.腹部肿块

在增生型肠结核患者中多见,右下腹可见梗阻而导致的肠型或直接可触及肿块,肿块多不能推动,质硬,多无压痛。

4.全身症状

主要表现为结核菌所致的中毒症状,如身体虚弱、食欲缺乏、体重减轻、低热、盗汗。

三、辅助检查

1.实验室检查

实验室检查可有血红蛋白下降、红细胞沉降率增快。合并肺结核的患者痰找结核分枝杆菌可以呈阳性。粪便浓缩找结核分枝杆菌及结核分枝杆菌培养,尽管阳性率不高,但对痰找结核分枝杆菌阴性的患者具有诊断意义。

2.消化道钡剂造影

有助于肠结核的诊断,溃疡型肠结核的典型表现为肠管运动加快、痉挛收缩,甚至持续性痉挛产生激惹现象,造成肠管无法被钡剂充盈,而病变的上下肠段均充盈良好,出现所谓的跳跃征。增生型肠结核的典型表现为盲肠和升结肠近段肠腔狭窄、僵硬、黏膜紊乱、结肠袋正常形态消失,可见息肉样充盈缺损,升结肠缩短致回盲部上移,伴有末端回肠扩张时提示回盲瓣受累。

3.胸部 X 线检查

有助于发现肺内可能存在的活动性或陈旧性结核病灶。

4.结肠镜检查

可明确回盲部或结肠结核的诊断。

四、治疗

1.非手术治疗

抗结核药物治疗,采取早期治疗、联合用药、服药规律、全程督导的原则。常用药物:异烟肼,每天 0.3～0.4g;利福平,每天 0.45～0.6g;乙胺丁醇,每天 0.75～1.0g;对氨基水杨酸,每天 8～12g;链霉素,每天 0.75～1.0g。采用二联或三联用药,除对氨基水杨酸宜分次口服外,其余口服药均可一次顿服。疗程 6 个月至 1 年,同时应注意支持疗法及护肝治疗。

2.手术治疗

(1)适应证:适用于回盲部增生型结核包块、肠梗阻、急性穿孔、保守治疗无效的大出血及肠外瘘时。

(2)手术原则:应视病变部位及局部病理改变做相应的肠段切除、右半结肠切除或引流术等,并应继续抗结核治疗。

(3)手术方式:肠切除吻合术或肠造口术。回盲部结核做右半结肠切除、回肠结肠对端吻合术。回肠结核做局部切除,健康肠管对端吻合,多发性病变应分段切除吻合,避免做广泛性肠切除术。出血、肠外瘘均应切除病变肠段后行肠吻合术,但肠外瘘与周围肠管粘连紧密,甚至包裹成团者,可做病变远近端短路手术或近端造口术,术后加强抗感染及抗结核治疗,待全身情况好转或局部炎症吸收后再行二期手术。

五、护理评估

1.健康史

了解患者的生活环境和劳动强度,以判断是否有诱发因素;评估患者是否接种了卡介苗;是否患过肺结核;服用抗结核药及用药的时间、剂量等,用药后有无耳鸣、耳聋、口唇麻木等药物不良反应,以便合理使用抗结核药;家庭成员中是否有结核病史等。

2.身体状况

(1)症状:评估患者是否有肠炎或肠梗阻的表现,如腹痛、腹胀、腹泻、呕吐及排便不畅等症状。腹痛的性质如何,是否为痉挛性绞痛,与进食和排便有无关联,如进食后加重,排便后缓解。排便习惯有无改变,性质如何,如排便次数增加、稀便或便秘。

(2)体征:评估患者腹部触诊是否有隆起肠形,右下腹是否可以摸到肿块。

(3)全身情况:①评估患者是否有午后低热、盗汗、食欲减退、体重减轻等全身中毒表现;②评估患者营养状况如何,是否为贫血貌。

3.心理—社会状况

评估患者对疾病有无认识,对治疗有无信心,了解患者的职业、劳动强度,主要经济来源,家庭经济状况及社会关系等。

六、护理诊断

1.焦虑或恐惧

与不了解疾病的发展及预后、对疾病的治疗效果没有信心、担心手术治疗以及术后生活方式改变等因素有关。

2.活动无耐力

与心排血量减少,组织灌注不足有关。

3.营养失调:低于机体需要量

与食欲缺乏、恶心、呕吐有关。

4.疼痛

与肠内容物不能正常运行、通过障碍,肠蠕动亢进或手术有关。

5.知识缺乏

缺乏抗结核药物治疗的知识。

七、护理措施

1.非手术治疗护理/术前护理

(1)心理护理:结核病为慢性疾病,病程长、抗结核药应用时间长,用药过程中易出现不良反应,加上体质弱,自理能力下降,患者很容易产生悲观厌世的情绪。应耐心向患者解释病情及预后,解除顾虑,取得患者及家属的支持与配合。调动其积极性,主动配合治疗,对治疗充满信心。

(2)饮食护理:告知患者和家属,充足的营养是促进结核病早日治愈的重要措施之一,鼓励患者进食高蛋白质、高热量、富含维生素的食物,如牛奶、鸡蛋、豆类、鱼和水果等。保证总热量在每天 8368～12552kJ,其中蛋白质每天 15～20g/kg。

(3)皮肤护理:肠结核患者由于营养低下,活动无耐力,长期卧床,极易出现皮肤破损。应经常为患者擦浴,按摩受压部位及骨隆突处。保持床单位的清洁干燥,鼓励患者多活动。

(4)用药护理:①大多数抗结核药物对肝脏都有一定的毒性作用,应定时进行肝功能检测;②若出现指趾末端麻木、疼痛,多是异烟肼引起的周围神经炎,可遵医嘱予以维生素 B_6 治疗;③若出现耳聋、耳鸣、眩晕等症状,多是链霉素、卡那霉素对听觉神经的损害,宜及时停药;④若出现视力改变,多是乙胺丁醇对视神经的损害,应及时停药。

(5)病情观察:①腹痛及排便情况:观察患者是否腹痛减轻或加重;观察排便情况,腹泻次数是否减少,是否有排便不畅的情况或肛门停止排便排气的情况;②体温和脉搏:应每天 3 次准确测量,以观察其变化,从而判断抗结核药物的疗效。

2.术后护理

(1)饮食护理:禁食,胃肠减压期间由静脉补充水、电解质,待 2～3 天肛门排气后可拔除胃管,进流质饮食,如各种营养汤类;无不良反应,可改为半流质饮食,如牛奶、粥类、面条、米粉、蒸蛋;术后 1 周可进少渣饮食,应给予高蛋白质、高热量、丰富维生素、低渣的食物。

(2)体位与活动:病情平稳者,术后可改为半卧位,以利于腹腔引流。并经常在床上翻身变换体位,可用松软的枕头将腰背部垫起。病情许可时,尽量协助患者早期下床活动,促进肠蠕动恢复,防止肠粘连。其方法为第 1 天可扶患者坐在床沿,待适应后,第 2 天可协助在床旁活动,并逐步扩大活动范围,第 3 天可室外小范围活动。

(3)管道护理:了解管道的作用,严格无菌操作,妥善固定,防止移位、脱出。保持引流管的通畅,避免受压、扭曲、堵塞;观察记录引流液的色、量、性状,待引流管量少,色清后方可拔除。

(4)用药护理:术后仍必须继续服用抗结核药物,观察用药反应。

(5)严密观察病情:观察患者的生命体征,腹部症状和体征的变化。观察腹痛腹胀的改善程度,肛门排气排便的情况。

八、健康教育

(1)保证营养供给,给予高蛋白质、高热量的食物。

（2）适当休息,避免重体力劳动。

（3）服药在医师指导下连续服用抗结核药半年至两年,不可间断,并注意观察药物的不良反应,每月检查血常规、肝功能和听力等。

（4）定期复查。

（李育芳）

第三节　肠伤寒穿孔

肠穿孔是肠伤寒的严重并发症,肠伤寒病变最显著部位为末段回肠,肠壁的淋巴结发生坏死,黏膜脱落形成与肠纵轴相平行的溃疡。穿孔与溃疡形成的期间一致,多在伤寒病程的 2～3 周。80％的穿孔发生在距回盲瓣 50cm 以内;多为单发,多发穿孔占 10％～20％。

一、临床表现

1.伤寒病临床表现

（1）持续性高热。

（2）表情淡漠。

（3）相对缓脉。

（4）脾大。

（5）皮肤玫瑰疹。

2.肠穿孔症状及体征

（1）病程 2～3 周后,突发右下腹痛,迅速弥漫全腹。

（2）右下腹及全腹明显压痛。

（3）肠鸣音消失。

（4）有患者穿孔前有腹泻或便血史。

二、辅助检查

1.实验室检查

白细胞计数迅速升高,血清肥达反应阳性,大便病原菌培养阳性。

2.X 线检查

腹部 X 线检查约 2/3 病例可发现气腹。

三、治疗

伤寒肠穿孔确诊后应及时剖腹手术。手术原则为穿孔修补缝合术,并应对术中发现的其他肠壁菲薄接近穿孔病变处——做浆肌层缝合,以防术后新的穿孔。对病变严重或多发穿孔,可考虑缝合穿孔后加做病变近侧回肠插管造口术。肠切除应严格限制于穿孔过多、并发肠道大出血、患者全身情况允许等少数病例。术后均应放置引流并继续对伤寒病的治疗。

四、护理评估

1.健康史

询问患者的年龄、性别、职业以及患者的既往史。

2.身体状况

(1)症状：评估患者腹痛发生的时间、腹痛的部位、程度和性质，是否与饮食有关系，腹痛加剧或减缓的因素，伴随症状。

(2)体征：评估患者腹膜刺激征的程度。

(3)全身情况：评估患者是否有体温初降后升、脉搏加速、呼吸、血压、意识的变化。

3.心理—社会状况

评估患者及家属对疾病有无认识，对治疗有无信心，了解患者的职业，主要经济来源，家庭经济状况及社会关系等。

五、护理诊断

1.疼痛

与肠内容物不能正常运行、通过障碍、肠蠕动亢进或手术有关。

2.焦虑或恐惧

与不了解疾病的发展及预后、对疾病的治疗效果没有信心、担心手术治疗以及术后生活方式改变等因素有关。

3.有体液不足的危险

与手术导致失血、体液丢失、禁食禁饮、液体量补充不足有关。

六、护理措施

1.非手术治疗护理/术前护理

(1)心理护理：患者起病急，腹痛较剧烈，且病情发展快，患者缺乏思想准备，担心不能得到及时治疗和预后不良，往往急躁和焦虑。护士应主动关心患者，向患者解释腹痛的原因，以稳定患者情绪，取得患者的积极配合。

(2)体位护理：采取半坐卧位，可使腹腔内炎症局限，减轻全身中毒症状，并有利于积液或脓液引流；其次可使腹肌放松，膈肌下降，有助于改善呼吸功能。

(3)禁食和胃肠减压：可减少胃肠积聚，减少消化液自穿孔处漏出，减轻腹痛和腹胀。

(4)维持水、电解质、酸碱平衡：迅速建立静脉通路，根据医嘱合理安排输液。

(5)加强病情观察，若患者腹痛加剧，表示病情加重。

2.术后护理

(1)严密观察病情：术后每2小时测量血压、脉搏、呼吸，连续测量6次正常后可延长间隔时间。

(2)治疗护理：术后继续抗伤寒治疗。

七、健康教育

(1)告知患者注意饮食卫生,避免不洁饮食,忌暴饮暴食及坚硬的食物。

(2)继续抗伤寒治疗。

(3)不适随诊。

（李育芳）

第四节　溃疡性结肠炎

溃疡性结肠炎是发生在结肠、直肠黏膜层的一种弥漫性的炎症性病变。它可发生在结肠、直肠的任何部位,以直肠和乙状结肠常见,向上可累及全部结肠甚至于回肠末端 15cm 以内。

一、病因及发病机制

溃疡性结肠炎的病因至今仍不明。可能与基因因素有关。心理因素在疾病恶化中具有重要地位,原来存在的病态精神如抑郁或社会距离在结肠切除术后明显改善。有认为溃疡性结肠炎是一种自身免疫性疾病。

目前认为炎性肠病的发病是外源物质引起宿主反应、基因和免疫影响三者相互作用的结果。根据这一见解,溃疡性结肠炎与克罗恩病是一个疾病过程的不同表现。

二、临床表现

1.症状

多数起病缓慢,少数急骤,发作诱因常为精神刺激、疲劳、饮食失调、继发感染。

(1)腹泻:为主要症状,腹泻轻重不一,轻者每天 2～3 次,重者每 1～2 小时一次,多为糊状便,混有黏液、脓血,常有里急后重。

(2)腹痛:腹痛一般不太剧烈,部位多局限在左下腹或下腹部;常为阵发性痉挛性疼痛,有腹痛—便意—便后缓解的规律。

(3)全身症状:病程较长者常有乏力、食欲缺乏、消瘦、贫血等;急性发作期常有低热或中等发热,重症可有高热、心率加快等全身毒血症状及水、电解质平衡紊乱等。

(4)肠外表现:主要为关节疼痛,皮肤病变(结节性红斑、坏疽性脓皮病)、肝损害和眼病(急性葡萄膜炎、虹膜炎、巩膜炎)等,其发生率较克罗恩病为低。

2.体征

部分患者可触及肠壁增厚或痉挛如硬管状的降结肠或乙状结肠;结肠扩张者有腹胀、腹肌紧张、腹部压痛或反跳痛。

三、辅助检查

1.粪便检查

黏液脓血便,镜检见大量红细胞、白细胞和脓细胞。

2.免疫学检查

活动期 IgG、IgM 常升高,部分患者抗大肠黏液抗体阳性,淋巴细胞毒试验阳性。

3.血液检查

贫血常见,急性发作期有中性粒细胞增多、红细胞沉降率加速。病程长者血浆总蛋白及白蛋白降低。

4.结肠镜检查

发作期可见黏膜呈细颗粒状、弥漫性充血、水肿、脆性增加、易出血;常见肠壁有糜烂和溃疡,附有黏液和脓性渗出物;晚期有肠壁增厚、肠腔狭窄、假性息肉形成。

5.X 线检查

钡剂灌肠可见结肠黏膜粗糙不平、皱襞紊乱、边缘不规则呈锯齿状,晚期可见结肠袋消失、肠壁变硬僵直、肠管缩短失去张力如"铅管"状;炎性息肉者可见充盈缺损。

四、治疗

1.一般治疗

减少体力活动,急性期应卧床休息,不吃乳制品。给予高热量、高维生素(特别是 B 族维生素、维生素 C)和少渣饮食,注意蛋白质的补充和纠正贫血。

2.药物治疗

(1)首选柳氮磺吡啶(水杨酸偶氮磺胺吡啶)0.5～1g 口服,每天 4 次。磺胺类药物对控制急性发作有效。

(2)甲硝唑 0.2～0.4g 口服,每天 4 次(次选)。

(3)氢化可的松 100mg 加生理盐水 60～100mL 保留灌肠,每晚 1 次。

(4)重度发作者,可静脉给予氢化可的松每天 100～300mg 或泼尼松龙每天 20～80mg,待症状控制后逐渐减量,并改为口服给药或可的松灌肠。

(5)对于中度或重度发作者,在上述治疗无效时,可试用阿达木单抗,该抗体为抗肿瘤坏死因子(TNF)的人源化单克隆抗体。

3.手术治疗

(1)手术指征:①出现急性梗阻、大量出血、穿孔、中毒性巨结肠等并发症者需急诊手术;②暴发型重症病例,经内科治疗 1 周无效;③慢性病变,反复发作,严重影响工作及生活者;④结肠已经成为纤维狭窄管状物,失去其正常功能者;⑤已有癌变或黏膜已有间变者;⑥肠外并发症,特别是关节炎,且不断加重。

(2)手术方式。①肠造口术:包括横结肠造口术及回肠造口术,适合于病情严重、不能耐受一期肠切除吻合术者。②肠切除术:包括结肠大部切除术及全大肠切除、回肠造口/回肠储袋-

肛管吻合术。

五、护理评估

1.健康史

询问患者的性别、年龄,既往史是否有反复发作的症状;家族史,过敏史。了解患者过去常使用的有效控制疼痛的方法。

2.身体状况

(1)症状:评估患者是否有腹泻、脓血便、大量便血的表现,是否有阵发性腹痛,多在左下腹,且在排便后消失或缓解。

(2)全身情况:评估患者是否有消瘦、全身乏力等营养不良症状,是否有头晕、面色苍白等贫血改变。

3.心理—社会状况

评估患者对疾病有无认识,对治疗有无信心,了解患者的家庭经济状况以及患者家属对患者的支持关心等。

六、护理诊断

1.焦虑、恐惧

与不了解疾病的发展及预后、对疾病的治疗效果没有信心、担心手术治疗以及术后生活方式改变等因素有关。

2.疼痛

与溃疡及手术创伤有关。

3.体液不足

与腹泻、呕吐有关。

4.营养失调,低于机体需要量

与食欲缺乏、恶心、呕吐有关。

5.自我形象改变

与造口有关。

6.排便异常

与疾病有关。

7.知识缺乏

与缺乏溃疡性结肠炎的医学知识有关。

七、护理措施

1.非手术治疗护理/术前护理

(1)心理护理:由于本病病程持续,影响日常生活,患者易产生焦虑或抑郁情绪,护士应经常深入病房,耐心解释病情及预后,解除顾虑,取得患者及家属的支持与配合。调动其积极性,主动配合治疗,使其对治疗充满信心。

(2)饮食护理:饮食要规律,宜进食营养丰富而又清淡的食物,避免刺激、辛辣、生冷的食物,如辣椒、咖啡、浓茶等,忌饮酒。急性发作期进食无渣的流质食物或禁食,予以胃肠外营养。

(3)体位与活动:急性发作时应卧床休息,病情稳定时可适当地下床活动。

(4)病情观察:测量生命体征,观察大便的量、色及性状。

(5)肛周的护理:做好肛周的清洁卫生,保持患者肛周的皮肤清洁干燥,防止皮肤破损和感染。因为大便次数多,患者肛周的皮肤易出现潮红,甚至糜烂,所以每次大便后用温水或高锰酸钾溶液水清洗肛门及肛周皮肤,待干燥后再涂以氧化锌软膏保护。

2.术后护理

(1)心理护理:由于行全结肠切除术,术后大便次数多,致使患者心理变化,护士应尊重和理解,给予患者心理安慰和支持,耐心解释病情及预后,解除患者顾虑,帮助患者树立战胜疾病的信心。

(2)饮食护理:禁食,予以全胃肠外营养,待肠道功能恢复后给予流质饮食,如各种营养汤类;1～2天后可改为半流质饮食,如牛奶、粥类、面条、米粉、蒸蛋;再逐步过渡到高蛋白质、高热量、低渣、低脂的软食。

(3)体位与活动:病情平稳者,术后可改为半卧位,以利于腹腔引流。并经常在床上翻身变换体位,可用松软的枕头将腰背部垫起。病情许可时,尽量协助患者早期下床活动,促进肠蠕动恢复,防止肠粘连。其方法为第1天可扶患者坐在床沿,待适应后,第2天可协助在床旁活动,并逐步扩大活动范围,第3天可室外小范围活动。

(4)管道的护理:了解管道的作用,严格无菌操作,妥善固定,防止移位、脱出。保持引流管的通畅,避免受压、扭曲、堵塞;观察记录引流液的色、量、性状,待引流管内液体量少、色清后方可拔除。

(5)帮助患者重建控制排便的能力:根据排便的时间和规律定时给予便器,促使患者按时排便;指导患者进行肛门括约肌和盆底肌收缩锻炼。

八、健康教育

(1)讲解此病的诱发因素、治疗后效果,并保持情绪稳定。

(2)指导患者饮食,保证足够的热量、蛋白质、矿物质,以增强体质,利于病情缓解。不宜吃油炸食物,烹调各种菜肴应尽量少油。在发作期,因不能食用蔬菜,应注意适量补充肠内营养制剂。严重发作时,前几日宜禁食,静脉内补充营养,使肠道得以休息并保证机体的需求。禁食刺激性食物,并避免牛奶和乳制品。

(3)急性发作期必须卧床休息。精神神经过度紧张者,可适当服用镇静剂。

(4)注意饮食有规律,起居有常、避免劳累,戒除烟酒,预防肠道感染。

(5)按时正确服药,配合治疗和护理。

(李育芳)

第五节　急性出血性肠炎

急性出血性肠炎是一种原因尚不明确的急性肠管炎症性病变,临床主要症状之一是血便。可发生于任何年龄,以儿童和青少年居多。

一、临床表现

病变主要在空肠或回肠,甚至整个小肠,偶见累及结肠。肠道病变范围可局限,也可呈多发性,主要为坏死性炎性病变。常发生于夏秋季,可有不洁饮食史。本病起病急,严重时可出现休克。

1.症状

①骤起发病。②急性腹痛,多呈持续性隐痛伴阵发性加剧,以上中腹和脐周为甚。③腹泻和便血,腹泻每天数次至十余次,黄色水样便或血水便,甚至有鲜血便或黯红色血块;便中可混有糜烂组织,有腥臭味。④恶心、呕吐,呕吐物可为胆汁或呈咖啡样、血水样。⑤全身中毒症状:起病时可有寒战、发热,一般 $38\sim39$℃,少数可更高。全身虚弱无力、面色苍白,重者意识不清、抽搐、昏迷,并有酸中毒和脓毒症休克等。

2.腹部体征

腹胀显著,压痛明显,可有反跳痛。肠鸣音一般减弱,有腹水时可叩出移动性浊音。

二、辅助检查

1.血常规检查

白细胞升高可达 $(12\sim20)\times10^9/L$,中性粒细胞增多伴核左移,甚至出现中毒颗粒。

2.粪便检查

镜下可见大量红细胞,有血便或大便潜血强阳性,可有少量或中量脓细胞。

3.X 线检查

腹部 X 线检查可见肠腔明显充气、扩张及气液平。动态观察可发现肠壁积气、门静脉积气及向肝内呈树枝状影像以及腹腔积液或积气征象等。

三、治疗

1.非手术治疗

禁食,胃肠减压,加强全身支持疗法,纠正水、电解质紊乱,应用广谱抗生素控制肠道细菌,抗休克治疗。

2.手术治疗

对于已有肠穿孔、坏死伴大量出血时,做病变肠段切除吻合术。适应证:①有明显的腹膜炎表现或腹腔穿刺有脓性、血性渗液;②不能控制的肠道大出血;③有肠梗阻表现,经非手术治疗不能缓解;④经积极非手术治疗,全身中毒症状无好转,局部体征加重者。

四、护理评估

1.健康史

询问患者的性别、年龄、既往史。

2.身体状况

(1)症状:评估患者是否有腹胀、腹痛,是否有恶心、呕吐、腹泻和腥臭血便。是否有不洁饮食史。

(2)体征:评估患者腹部触诊腹肌是否紧张;腹部听诊肠鸣音是否减弱。

(3)全身症状:评估患者是否有发热、恶心、呕吐及全身中毒症状。生命体征是否正常,有无四肢冰冷、尿量减少等休克症状。

3.心理—社会状况

评估患者对疾病有无认识,对治疗有无信心,疾病是否引起患者和家属的焦虑和恐惧。

五、护理诊断

1.疼痛

与肠坏死、溃疡甚至穿孔及手术创伤有关。

2.有体液不足的危险

与腹泻、呕吐有关。

3.排便异常

与疾病有关。

4.营养失调,低于机体需要量

与食欲缺乏、恶心、呕吐有关。

5.生命体征的改变

与四肢冰冷、尿量减少等休克症状有关。

6.焦虑、恐惧

与不了解疾病的发展及预后、对疾病的治疗效果没有信心、担心手术治疗以及术后生活方式改变等因素有关。

7.知识缺乏

与缺乏急性出血性肠炎的医学知识有关。

六、护理措施

1.非手术治疗护理/术前护理

(1)心理护理:由于起病急,全身中毒症状较明显,且患者多为儿童,易哭闹,家属较紧张。应亲切和蔼地对待患者,做评估时动作应轻柔,做各项护理操作时要耐心解释,技术熟练,取得患者及家属的配合。

(2)禁食和胃肠减压:可减少胃肠内的积聚,减轻腹痛和腹胀。

（3）维持水、电解质酸碱平衡：建立静脉通道，遵医嘱安排输液。

（4）皮肤护理：由于患者腹泻，大便为腥臭血便，患者肛周的皮肤易出现潮红，甚至糜烂，所以每次大便后应用温水或高锰酸钾溶液水清洗肛门及肛周皮肤，待干燥后再涂以氧化锌软膏保护。

（5）病情观察：①是否有休克表现：严密观察患者生命体征，是否有烦躁不安，表情淡漠，是否有尿量减少、皮肤苍白湿冷等表现。给予吸氧、休克体位、快速建立静脉通路等对症处理；②腹部体征：患者腹痛加剧，表示病情有所加重，应立即采取相应的处理措施，如给予舒适的体位、安慰患者、让患者做深呼吸；③遵医嘱使用抗生素，预防或控制感染；④严密观察病情变化，积极完善术前准备，有异常情况及时通知医师处理，但在明确诊断前禁用强镇痛药物。

2.术后护理

（1）饮食护理：禁食，胃肠减压期间由静脉补充水、电解质，待2～3天肛门排气后可拔除胃管，给予流质饮食，如各种营养汤类；无不良反应，可改为半流质饮食，如牛奶、粥类、面条、米粉、蒸蛋；术后1周可进少渣饮食，应给予高蛋白质、高热量、丰富维生素、低渣的食物。

（2）体位与活动：病情平稳者，术后可改为半卧位，以利于腹腔引流。并经常在床上翻身变换体位，可用松软的枕头将腰背部垫起。病情许可时，尽量协助患者早期下床活动，促进肠蠕动恢复，防止肠粘连。其方法为第1天可扶患者坐在床沿，待适应后；第2天可协助在床旁活动，并逐步扩大活动范围；第3天可室外小范围活动。

（3）管道的护理：了解管道的作用，严格无菌操作，妥善固定，防止移位、脱出。保持引流管的通畅，避免受压、扭曲、堵塞；观察记录引流液的色、量、性状，待引流管内液体量少、色清后方可拔除。

（4）严密观察病情：术后每2小时测量血压、脉搏、呼吸，连续测量6次后可延长间隔时间；观察患者腹部症状和体征的变化以及局部伤口情况，肛门排气排便的情况。

七、健康教育

（1）告知患者注意饮食卫生，不吃不洁的食物，避免暴饮暴食，进食易消化食物。

（2）适当休息，避免重体力劳动。

（3）不适时随时复诊。

（李育芳）

第六节　肠系膜血管缺血性疾病

肠系膜血管缺血性疾病通常由肠系膜血管急性循环障碍引起肠管缺血坏死，临床上表现为血运性肠梗阻。患者常伴发严重器质性疾病，容易误诊，若发生广泛肠坏死往往预后不良。

一、病因

（1）肠系膜上动脉栓塞。

(2)肠系膜上动脉血栓形成。

(3)肠系膜上静脉血栓形成。

二、临床表现

(1)初始症状为剧烈的腹部绞痛,难以用一般药物缓解,可以是全腹痛也可见于脐旁、上腹、右下腹或耻骨上区,初期由于肠痉挛所致,出现肠坏死后疼痛转为持续性。

(2)多数患者伴有频繁呕吐、腹泻等胃肠道排空症状。

(3)初期无明显阳性体征,肠鸣音活跃,疾病进展迅速,数小时后患者就可能出现麻痹性肠梗阻,此时有明显的腹部膨胀,压痛和腹肌紧张、肠鸣音减弱或消失等腹膜炎的表现和低血容量性休克或感染性休克表现。

三、辅助检查

1.实验室检查

可见白细胞计数在 $20 \times 10^9 / L$ 以上,并有血液浓缩和代谢性酸中毒表现。

2.腹部 X 线检查

在早期仅显示肠腔中等或轻度胀气,当有肠坏死时,腹腔内有大量积液,平片显示密度增高。

3.腹腔穿刺

可抽出血性液体。

4.腹部选择性动脉造影

对本病有较高的诊断价值,不仅能帮助诊断,还可鉴别是动脉栓塞、血栓形成或血管痉挛。

四、治疗

1.非手术治疗

(1)积极治疗控制原发病。

(2)动脉造影后,动脉持续输注罂粟碱 $30 \sim 60 mg/h$,并试用尿激酶或克栓酶动脉溶栓治疗。

2.手术治疗

(1)栓塞位于某一分支,累及局部肠管坏死,行肠段切除吻合术。

(2)栓塞位于肠系膜上动脉主干,全部小肠和右半结肠已坏死,则行全部小肠、右半结肠切除术,术后肠外营养支持。

(3)栓塞位于肠系膜上动脉主干,肠管未坏死,行动脉切开取栓术。

(4)如取栓后肠系膜上动脉上段无血或流出血较少,则应行自体大隐静脉或人工血管在腹主动脉或髂总动脉与肠系膜上动脉间搭桥吻合术。

(5)如累及范围广泛,取栓后不能确定肠管切除范围,可先切除确定坏死的肠管,将血运可疑的肠管外置,待 $24 \sim 48$ 小时后再次探查,切除坏死肠管行肠吻合术。

（6）术后积极抗凝和充分支持治疗。

五、护理评估

1.健康史

询问患者以往是否有冠心病史或有心房颤动、动脉硬化等病史。了解患者腹痛的发生时间、部位、性质及腹痛相关的伴发症状。

2.身体状况

（1）症状：评估患者是否有突然发生的剧烈腹痛，频繁发生的恶心呕吐，腹泻，便血。

（2）体征：评估患者腹部触诊有无压痛、反跳痛、腹肌紧张等腹膜刺激征。腹腔穿刺可抽得血性液体。

（3）全身情况：评估患者有无休克的表现。

3.心理—社会状况

该疾病往往发病突然，腹痛较剧烈，且病情发展快，患者缺乏思想准备，担心不能得到及时治疗或预后不良，表现出急躁情绪。评估患者对疾病突然发生而产生的精神变化，评估患者对肠系膜缺血性疾病预防及治疗知识的掌握程度。

六、护理诊断

1.疼痛

与肠痉挛、肠缺血有关。

2.有体液不足的危险

与呕吐、胃肠减压、炎性渗出有关。

3.知识缺乏

缺乏有关肠系膜血管缺血性疾病的相关知识。

4.营养失调，低于机体需要量

与禁食、切除大量肠管致消化吸收障碍或限量进食有关。

5.潜在并发症

脓毒症休克、再栓塞、肠瘘、短肠综合征。

七、护理措施

1.非手术治疗护理/术前护理

（1）心理护理：患者起病急，腹痛较剧烈，且病情发展快，患者缺乏思想准备，担心不能得到及时治疗和预后不良，往往表现出急躁和焦虑。护士应主动关心患者，向患者解释腹痛的原因，以稳定患者情绪，取得患者的积极配合。

（2）禁食和胃肠减压：可减少胃肠积聚，减轻腹痛和腹胀。

（3）体位护理：采取半坐卧位，可使腹腔内炎症局限，减轻全身中毒症状，其次可使腹肌放松，膈肌下降，有助于改善呼吸功能。

(4)维持水、电解质,酸碱平衡:迅速建立静脉通路,根据医嘱合理安排输液。

(5)加强病情观察。①生命体征。②腹部体征:患者往往疼痛定位不明确,故应密切加强观察,听取患者的主诉。若患者腹痛由阵发性转为持续性且剧烈难忍,应用镇痛药不能缓解,应尽快手术治疗。③应密切注意患者呕吐和大便的次数、量、性质。

(6)口腔护理:禁食或体液不足的患者常常口干,易发生口腔感染,应定期给予口腔护理,并经常用温开水湿润口腔。

(7)呕吐的护理:呕吐时扶患者坐起或头偏向一侧,以免发生误吸引起吸入性肺炎或窒息;及时清除口腔内呕吐物,予以漱口,保持口腔清洁,记录呕吐物的色、量、性状。

2.术后护理

(1)饮食护理:术后禁食,待胃肠减压排气后给予少量饮水1～2天,后给予流质饮食,根据病情好转情况逐步增量。忌油腻、生、冷、硬食物,给予易消化、含丰富维生素的食物,如鲜果汁等。

(2)体位与活动:血压平稳后予以半卧位,可经常在床上改变体位,可用松软的枕头将腰背部垫起。在病情许可时,尽量帮助患者进行肢体锻炼,早期下床活动,其方法为第1天可扶患者坐在床沿,待适应;第2天可协助在床旁活动,并逐步扩大活动范围;第3天可室外小范围活动。

(3)管道的护理:了解管道的作用,严格无菌操作,妥善固定,防止移位、脱出。保持引流管的通畅,避免受压、扭曲、堵塞;观察记录引流液的色、量、性状,待引流管内液体量少、色清后方可拔除。

(4)术后继续根据医嘱进行抗凝治疗:要求术中静脉抗凝,术后3～5天持续静脉肝素维持1mg/(kg·d)或低分子皮下注射(5000U/d),至改用口服抗凝药。护理中要防止患者身体部位和硬物碰撞,注射点压迫时间较正常时间延长,并注意观察有无出血现象,如伤口出血或血肿、消化道出血、尿道出血等。

八、健康教育

(1)向患者讲解肠系膜血管缺血性疾病的有关预防、治疗和自我护理知识,由于此病多与血管硬化、血液黏稠、血栓脱落等有关,要积极治疗原发病,晨起饮水、低脂饮食,必要时进行抗凝治疗,防止血液黏稠。

(2)向患者详细介绍抗凝治疗药物的剂量、作用及不良反应,说明定期进行出血时间、凝血时间和凝血酶原活动度、血常规检查的重要性,若有异常,及时就诊。

(3)继续服用抗凝药物3个月,且每周测一次凝血酶原时间,一般凝血酶原时间维持在16～20秒,根据凝血酶原时间的变化而及时纠正抗凝药物的剂量。在服用抗凝药物时应注意避免外伤以及有无自发性出血。

(4)肠管大部分切除后,小肠消化吸收功能降低,指导患者在饮食上应进食低渣、易消化、高蛋白质饮食,加强营养支持。

(5)保持心情通畅,注意劳逸结合,患者病情得到缓解或相对平稳后,生活要有规律,建立和调节好自己的生物钟,采用适当放松的技巧,缓解生活及工作的压力,从而促进健康。

(6)若出现腹痛呈阵发性绞痛,应立即来院就诊,以防肠粘连或肠梗阻。

(李育芳)

第七节　结直肠癌

一、病因

大肠癌的病因复杂多样,包括遗传因素、生活方式和其他疾病等。结直肠癌的发生是一个渐变的过程,通常从正常黏膜到腺瘤再到结直肠癌的形成需要 10~15 年的时间,其间需要肿瘤相关基因的多阶段参与,包括 APC、K-ras、DCC 以及 p53 等。结直肠癌的多种病因均通过加速上述过程中的一个或多个阶段促进癌变。

1.生活方式和饮食因素

饮食因素中,高脂肪、高蛋白质、低纤维素饮食会增加结直肠癌的患病风险。其机制可能与胆汁酸的代谢有关,胆汁酸的脱羟作用在肠道内产生了致癌物质。高脂肪、高蛋白质饮食使胆汁酸在肠道内可以缓慢通过且浓度升高,而高纤维素饮食则使胆汁酸在肠道内被稀释且可以快速通过。另外,摄入过多的煎炸、腌渍食品也与结直肠癌的发生有关,煎炸过程中蛋白质过度受热而产生某些致癌物质会促进结直肠癌的发生;而腌渍食品则与产生致癌物质亚硝酸盐有关。

生活方式因素中,吸烟、饮酒、肥胖和缺乏体力活动被认为是结直肠癌发病的潜在危险因素。

2.遗传因素

遗传引起的结直肠癌主要见于家族性腺瘤性息肉病(FAP)和林奇综合征(LS),两者均为常染色体显性遗传性疾病。FAP 约占所有结直肠癌的 1%,常于青年时期发病,50 岁以后几乎全部发展为癌。LS 约占所有结直肠癌的 3%,此类患者发生结直肠癌的总风险 50%~80%,平均诊断年龄为 46 岁。其他遗传性结直肠癌还包括加德纳综合征、黑斑息肉综合征、家族性结直肠癌 X 型等。

结直肠癌的遗传易感人群包含任何携带 APC、K-ras、DCC、p53 等基因突变的个体。上述基因的突变均能加快结直肠癌演变过程中的关键步骤,从而使结直肠癌发病的可能性明显增加,发病年龄明显提前。国内外研究均发现结直肠癌患者的亲属发生结直肠癌的危险较一般人群明显增加,除生活方式类似外,遗传易感性是其中更重要的原因。

3.疾病因素

结直肠癌的癌前病变包括结直肠息肉、腺瘤、炎症性肠病等,其中以结直肠腺瘤最为多见,约半数以上的结直肠癌由其演变而来。溃疡性结肠炎与克罗恩病可以引起肠道的多发溃疡及炎症性息肉,发病年龄越小,病变范围越广,病程越长,其癌变的可能性越大。血吸虫病和胆囊切除术后等也是结直肠癌高发的因素。

二、病理分类及临床分期

(一)大体分型

1.早期结直肠癌

癌细胞局限于结直肠黏膜及黏膜下层者称早期结直肠癌。上皮重度异型增生且未穿透黏膜肌层者称为高级别上皮内瘤变,包括局限于黏膜层但有固有膜浸润的黏膜内癌。

Kudo 根据内镜下所见将早期大肠癌分为 3 型:①隆起型(Ⅰ型):多为黏膜内癌;②表面型(Ⅱ型):多为黏膜下层癌;③凹陷型(Ⅲ型):均为黏膜下层癌。

2.进展期结直肠癌

可分为以下 4 种类型。

(1)隆起型:凡肿瘤的主体向肠腔内突出者均属此型。肿瘤呈球形或半球形,似菜花状,四周浸润少,预后好。

(2)溃疡型:肿瘤形成深达或贯穿肌层的溃疡者均属此型。此型肿瘤易发生出血、感染或穿透,转移较早。又分为局限溃疡型与浸润溃疡型。

(3)浸润型:肿瘤向肠壁各层弥漫浸润,使局部肠壁增厚,但表面常无明显溃疡或隆起。累及范围广、转移早、预后差。

(4)胶样型:少见。外形呈溃疡或伴有菜花样肿块,但外观及切面均呈半透明胶冻状。

(二)组织学分型

1.腺癌

腺癌占绝大多数。又分为管状腺癌及乳头状腺癌两种,后者恶性程度较低。

2.黏液腺癌

此型癌组织中含有大量黏液,以细胞外黏液湖或囊腺状结构为特征。癌细胞位于大片黏液中或位于充满黏液的囊壁上,预后较腺癌差。

3.印戒细胞癌

印戒细胞癌是从黏液细胞癌中分出来的一种类型。其胞质内充满黏液,核偏向一侧,呈圆形或卵圆形,典型的转移方式为腹膜播散及腹腔种植转移,预后很差。

4.未分化癌

未分化癌少见,预后最差。

5.其他

包括腺鳞癌、鳞癌、髓样癌、梭形细胞癌以及其他特殊类型或不能确定类型的肿瘤。

(三)组织学分级

①1 级为高分化,腺样结构大于 95%;②2 级为中分化,腺样结构为 50%～95%;③3 级为低分化,腺样结构为 0%～49%;④4 级为未分化,包括无腺样结构、黏液产生、神经内分泌、鳞状或肉瘤样分化等。

(四)临床分期

结直肠癌分期的依据是肿瘤浸润肠壁的深度、淋巴转移的范围以及是否出现远处转移。

目前最常用的是由 AJCC 或 UICC 制订的结直肠癌 TNM 分期系统(第 8 版),具体如表 4-1。

表 4-1　结直肠癌 TNM 分期

分期	标准
T——原发肿瘤	
T_x	原发肿瘤无法评价
T_0	无原发肿瘤证据
T_{is}	原位癌:黏膜内癌(侵犯固有层,未浸透黏膜肌层)
T_1	肿瘤侵犯黏膜下(浸透黏膜肌层但未侵入固有肌层)
T_2	肿瘤侵犯固有肌层
T_3	肿瘤穿透固有肌层未穿透腹膜脏层到达结直肠旁组织
T_3	肿瘤侵犯腹膜脏层或侵犯或粘连于附近器官或结构
T_{4a}	肿瘤穿透脏层腹膜(包括大体肠管通过肿瘤穿孔和肿瘤通过炎性区域连续浸润脏层腹膜表面)
T_{4b}	肿瘤直接侵犯或粘连于其他器官或结构
N——区域淋巴转移	
N_x	区域淋巴结无法评价
N_0	无区域淋巴结转移
N_1	有 1~3 枚区域淋巴结转移(淋巴结内肿瘤≥0.2mm)或存在任何数量的肿瘤结节并且所有可辨识的淋巴结无转移
N_{1a}	有 1 枚区域淋巴结转移
N_{1b}	有 2~3 枚区域淋巴结转移
N_{1c}	无区域淋巴结转移,但有肿瘤结节存在:浆膜下、肠系膜或无腹膜覆盖的结肠旁或直肠旁、直肠系膜组织
N_2	有 4 枚或以上区域淋巴结转移
N_{2a}	4~6 枚区域淋巴结转移
N_{2b}	7 枚或以上区域淋巴结转移
M——远处转移	
M_0	无远处转移
M_1	转移至 1 个或更多远处部位或器官或腹膜转移被证实
M_{1a}	转移至 1 个部位或器官,无腹膜转移
M_{1b}	转移至 2 个或更多部位或器官,无腹膜转移
M_{1c}	仅转移至腹膜表面或伴其他部位或器官的转移

根据不同的原发肿瘤、区域淋巴结及远处转移状况,分别对预后进行了适当的分组(表 4-2)。

表 4-2　TNM 分期/预后组别

组别	T	N	M
0	T_{is}	N_0	M_0
Ⅰ	T_1	N_0	M_0
	T_2	N_0	M_0
ⅡA	T_3	N_0	M_0
ⅡB	T_{4a}	N_0	M_0
ⅡC	T_{4b}	N_0	M_0
ⅢA	$T_{1\sim2}$	N_1/N_{1c}	M_0
	T_1	N_{2a}	M_0
ⅢB	$T_{3\sim4a}$	N_1/N_{1c}	M_0
	$T_{2\sim3}$	N_{2a}	M_0
	$T_{1\sim2}$	N_{2b}	M_0
ⅢC	T_{4a}	N_{2a}	M_0
	$T_{3\sim4a}$	N_{2b}	M_0
	T_{4b}	$N_{1\sim2}$	M_0
ⅣA	任何 T	任何 N	M_{1a}
ⅣB	任何 T	任何 N	M_{1b}
ⅣC	任何 T	任何 N	M_{1c}

三、转移

转移是结直肠癌患者的一个重要死亡原因,转移途径包括直接浸润、淋巴转移、血行转移以及种植转移等。

1.直接浸润

癌细胞可向肠壁深层、环状及沿纵轴 3 个方向浸润扩散。直接浸润可穿透浆膜层侵蚀邻近器官,如膀胱、子宫、肾等;下段直肠癌由于缺乏浆膜层的屏障作用,易向四周浸润,侵犯输尿管、前列腺等。

2.淋巴转移

淋巴转移是结直肠癌的重要转移途径,淋巴转移与癌细胞的浸润程度有关。左锁骨上淋巴转移为晚期表现。结直肠癌发生髂血管旁淋巴转移时,淋巴可逆流至腹股沟而发生腹股沟淋巴转移,也属晚期表现。但肛管癌腹股沟淋巴转移时,如尚局限则仍可行腹股沟淋巴结清除,有根治的可能。

3.血行转移

血行转移是结直肠癌远处器官转移的主要方式。由于肠道静脉血回流到门静脉系统,所以血行转移的首个部位通常是肝脏,其次是肺、骨骼及包括脑在内的许多其他部位。但是,起源于远端直肠的肿瘤可能首先转移至肺,因为直肠下静脉回流入下腔静脉而不是门静脉系统。15％～25％的结直肠癌患者在确诊时即合并肝转移,而有 15％～25％ 的结直肠癌患者在术后发生肝转移。约 10％ 的结直肠癌出现肺转移,但肺转移常伴随其他肺外器官的转移。

4.种植转移

结直肠癌种植转移最常见的形式是腹腔种植及卵巢种植。肿瘤侵及浆膜层时癌细胞可脱落进入游离腹膜腔,种植于腹膜面,典型的腹腔种植转移可见腹膜壁层和脏层、网膜和其他器官表面粟粒样结节。直肠膀胱陷凹或直肠子宫陷凹为腹膜腔最低的部位,癌细胞易集聚种植于此。直肠指检(或直肠阴道双合诊)可触及该处有种植结节。卵巢转移可由肿瘤种植而来,也可由肿瘤直接浸润侵犯、血运转移及淋巴转移而来。来源于结直肠癌的卵巢转移癌,若病理性质为印戒细胞癌并伴有卵巢间质肉瘤样浸润,可以成为库肯伯格瘤。

四、临床表现

早期结直肠癌可无明显症状,病情发展到一定程度可出现下列症状。

1.排便习惯及形状的改变

常为最早出现的症状。排便习惯改变常表现为排便次数增多、排便不畅、里急后重、腹泻、便秘或腹泻与便秘交替出现。排便性状改变则多为粪便变形变细,并有黏液样便。

2.血便

肿瘤表面与正常黏膜不同,在与粪便摩擦后容易出血。根据出血部位、出血量和速度以及肿瘤发展程度,可有柏油样便、黏液血便、鲜红色血便、便中带血或仅表现为粪便潜血试验阳性等不同表现。结肠癌有时不一定出现血便,有时表现为间断性和隐性出血。便血是直肠癌最常见的症状,80％ 以上的直肠癌有便血。

3.腹痛和腹胀

腹痛和腹胀也是常见症状。常见的原因包括肿瘤所致的肠道刺激、肿瘤的局部侵犯、肿瘤所致的肠梗阻、肠穿孔等。腹痛性质可分为隐痛、钝痛与绞痛。腹胀常为肿瘤引起不同程度肠梗阻的表现。60％～80％ 的结肠癌患者可出现不同程度的腹痛,定位不确切的持续性隐痛最为常见,排便时加重。直肠癌引起肠腔狭窄可致腹胀、腹痛、排便困难甚至肠梗阻,如肿瘤累及肛管括约肌,则有疼痛。

4.腹部肿块

不管是良性还是恶性肿瘤,当肿瘤生长到一定体积时都可扪及腹部肿块,恶性肿瘤较良性肿瘤更易表现为腹部肿块。腹部肿块约占右半结肠癌首诊患者的 60％,以腹部包块就诊的左半结肠癌患者较少,占 20％～40％。

5.全身症状

随着病程进展,患者可出现慢性消耗性症状,如贫血、消瘦、乏力及发热,晚期出现恶病质。晚期病例还可出现黄疸、水肿、腹水等症状,有些可以在左锁骨上触及肿大淋巴结。

6.肿瘤外侵转移症状

肿瘤扩散出肠壁在盆腔内有较广泛浸润或术后腔内复发时,可引起腰骶部酸痛、胀坠感。

当腹膜面广泛种植播散时可出现腹水或种植灶浸润压迫肠管而致的肠梗阻。当肿瘤浸润或压迫坐骨神经或闭孔神经根（腰骶丛）时可出现坐骨神经痛或闭孔神经痛。直肠癌晚期肿瘤可侵犯骶神经导致会阴部疼痛。肿瘤向前侵及阴道及膀胱黏膜时可出现阴道流血或血尿等。肿瘤累及输尿管时可出现肾盂积水，如双侧输尿管受累则可引起尿闭、尿毒症，为直肠癌术后盆腔复发而致死的常见原因。结肠癌如侵及与之接触、粘连的小肠形成内瘘时可出现餐后腹泻、排出尚未完全消化食物的症状。当腹膜后淋巴结广泛转移，肿大的淋巴结团块压迫下腔静脉、髂静脉时可出现两侧或一侧下肢水肿、阴囊或阴唇水肿等。

五、诊断

（一）临床检查

应进行常规体格检查，重点检查锁骨上区、腹股沟淋巴结，有无贫血、黄疸、腹部肿块、腹水、肠梗阻体征。

（二）直肠指检

直肠指检是简单而重要的检查方法，对发现早期肛管癌、直肠癌意义重大。在我国，低位直肠癌的发病率高，约有 75％的直肠癌可在直肠指检时触及。直肠指检至少可扪及距肛门 8cm 以内的直肠壁情况。指检时应注意确定肿瘤大小、大体形状、质地、占肠壁周径的范围、基底部活动度、肿瘤基底下缘至肛缘的距离、肿瘤向肠外浸润状况、与周围器官的关系、有无盆底种植等，同时观察指套是否染血。结肠癌患者也应通过直肠指检或直肠阴道双合诊检查了解直肠膀胱陷凹或直肠子宫陷凹有无种植灶。

（三）实验室检查

1.大便隐血检查

大肠癌患者中 50％～60％大便隐血试验阳性。大便隐血试验是非特异性诊断方法，任何情况引起消化道出血时均可导致大便隐血试验阳性。但作为一种简便、快速的方法，大便隐血试验是目前结直肠癌普查和筛检最常用的方法，阴性结果不能完全排除肿瘤。

2.癌胚抗原检查

癌胚抗原（CEA）是常用的消化系统肿瘤的诊断方法，但敏感性低，对于早期结直肠癌诊断价值不大，常用于术后随访和检测复发转移。

（四）内镜检查

包括直肠镜、乙状结肠镜及全结肠镜检查。目前直肠指检与纤维全结肠镜是诊断结直肠癌最基本的检查手段。内镜能明确肿瘤的位置、大小、形态，还可钳取组织以明确病理诊断。电子结肠镜也可以用来治疗早期结肠癌，对晚期结肠癌进行姑息性治疗以缓解症状以及解除结肠癌造成的梗阻，为进一步手术创造条件。超声内镜对诊断结肠癌的肿瘤侵犯程度和疾病分期有一定的帮助。

（五）影像学检查

1.X 线检查

推荐气钡双重 X 线造影作为筛查及诊断结直肠癌的方法，但不能应用于结直肠癌的分期诊断。对于疑有结肠或直肠梗阻的患者,应谨慎选择。

2.CT

CT 可以术前判断肿瘤位置、肿瘤是否穿透肠壁、邻近器官有无侵犯、有无淋巴转移以及远处转移,其针对＞1cm 肝转移灶的敏感性和特异性可达 90％～95％。对于结肠癌推荐行全腹＋盆腔 CT(平扫＋增强)扫描,进行正确分期,为合理治疗提供依据。

3.MRI

推荐 MRI 作为直肠癌的常规检查项目,用于直肠癌的术前分期。对于结肠癌主要用于评价肝转移灶、肝被膜下病灶以及骶前种植病灶等。

4.超声检查

推荐直肠腔内超声用于早期直肠癌分期诊断,用于了解患者有无肿瘤转移,尤其是肝转移,具有方便快捷的优势。

5.正电子发射体层摄影

不推荐常规使用,但对于病情复杂、常规检查无法明确诊断的患者可作为有效的辅助检查。对于术前检查提示为Ⅲ期以上的肿瘤患者,推荐使用。

(六)鉴别诊断

1.误诊为痔

便血是两者的共同表现,痔是结直肠癌的主要误诊病种之一,在直肠癌误诊中约占 1/3,在结肠癌则相对较少,约占 1/6。对于 30 岁以上便血患者,应常规做直肠指检。

2.误诊为肠炎

慢性肠炎常表现为腹泻与便秘交替发作,统计表明,15％～20％结直肠癌的临床表现为腹泻、便秘或两者交替发作。遇到此类患者应进一步检查。

六、治疗

(一)外科治疗

外科治疗在结直肠癌治疗中占据着最显著的地位,经外科治疗后结直肠癌的 5 年生存率为 50％～60％,若按照预后分期划分,Ⅰ期为 90％～95％,Ⅱ期为 80％～85％,Ⅲ期为 60％～70％,Ⅳ期则不足 20％。

1.结肠癌

结肠癌因肿瘤生长部位不同手术方式也各不相同,同一部位的结肠癌因分期不同,其切除的范围以及淋巴清扫范围也各不相同。结肠癌根治术切除肿瘤及距肿瘤 10cm 以上的肠管、肠系膜及区域淋巴结。按肿瘤部位常分为右半结肠癌根治术(适用于盲肠、升结肠及肝曲的恶性肿瘤)、横结肠癌根治术(适用于横结肠中部癌)、左半结肠癌根治术(适用于结肠脾曲和降结肠癌)、乙状结肠癌根治术(适用于乙状结肠癌)。

早期结肠癌建议采用内镜下切除、局部切除或结肠切除术。如行内镜下切除或局部切除必须满足如下要求:①肿瘤最大径＜3cm;②切缘距离肿瘤＞3mm;③肿瘤活动,不固定;④仅适用于 T_1 期肿瘤;⑤高-中分化;⑥治疗前影像学检查无淋巴转移征象。

2.直肠癌

直肠癌手术治疗中直肠癌根治术应在直视下完整锐性切除直肠及直肠系膜,并保证切除标本环周切缘阴性。该法切除了盆腔筋膜脏层内的全部直肠系膜,其目的在于整块切除直肠原发肿瘤及所有的区域性播散。这一手术使术后 5 年的局部复发率降至 4%~10%,无瘤 5 年生存率为 80%以上。

(1)腹会阴联合直肠癌根治术(Miles 术):适用于直肠下段及肛管癌侵犯齿线近端和无条件做保留肛门的直肠中段癌患者。

(2)经腹部直肠癌切除术(直肠低位前切除术、Dixon 手术、LAR 术):适用于乙状结肠下段、腹膜返折以上的直肠癌。低位直肠癌浸润转移的生物学行为研究表明,低位直肠癌的远切缘距离肿瘤 2cm 即可,这一理念使得 LAR 手术得到迅速推广。

(3)经腹直肠癌切除、近端造口、远端封闭手术(Hartmann 术):适用于可经腹切除的中段直肠癌,有以下两种情况或之一者:①年老体弱、合并有严重的心肺疾病不能耐受手术者;②肿瘤晚期有远处转移或肿瘤姑息性切除者。

(4)经腹直肠切除、结肠肛管吻合术(Park 术):适用于可经腹切除但经腹吻合困难的直肠癌。

(5)经腹会阴、直肠、子宫附件及阴道后壁整块切除术(后盆腔切除术):适用于女性腹膜返折平面以下直肠前壁肿瘤。

(6)保留盆腔自主神经的直肠癌根治术:性功能障碍是直肠癌术后常见的并发症。随着年轻直肠癌患者的增多、生存期延长以及患者对生活质量要求的提高,性功能障碍在直肠癌患者中日益受到关注。这种手术在保证肿瘤根治的前提下,辨别和保留盆腔自主神经,在预防直肠癌术后排尿障碍和性功能障碍等方面有显著作用。

(7)局部切除术:直肠癌的局部切除是指将肿瘤及其周围 1cm 的肠壁全层切除。该手术的理论基础是,当病变局限于黏膜而未超过黏膜肌层时几乎无淋巴转移风险,但当病变侵及黏膜下层时则有近 5%的概率发生淋巴转移,故当病变局限于黏膜或黏膜肌层时可单纯切除病变部位、无须进行区域淋巴结清扫,即可达到根治目的。局部切除患者术后存在局部复发和转移的风险,因此应严格把握适应证。

3.肛管癌手术

肛管癌未侵犯齿线,可行局部广泛切除,也可行放疗、化疗为主的综合治疗辅以局部切除。肛管癌已侵犯齿线则按直肠癌处理,肛周皮肤癌按皮肤癌处理。

(二)放射治疗

直肠癌围手术期放疗可提高治愈的机会,姑息性放疗可缓解症状。结肠癌放疗效果存争论,一般其放疗是作为联合手术、化疗等治疗手段的措施之一。

1.术前放疗

术前放疗可缩小肿瘤体积、提高手术切除率、减少淋巴转移、减少远处转移及减少局部复发机会。多采用体外照射,放疗后手术时间随照射、剂量不同而异。

2.术后放疗

术后放疗可减少局部复发率,提高生存率。

3.姑息性放疗

适用于无法根治的晚期或复发患者,以缓解局部症状为目的。

4.放疗并发症

因为肠的放射耐受性较差,放疗的急性反应主要有急性肠黏膜炎,临床表现为大便次数增加、腹痛、腹泻,严重者有血便。直肠照射时会发生膀胱刺激征,如尿频、尿急。后期的放射并发症有肠纤维化、肠粘连、肠营养吸收不良,较严重的会出现肠穿孔。

(三)化学治疗

化疗是结直肠癌重要的综合治疗手段之一,术后辅助化疗可以降低术后复发和远处转移的风险。还可作为晚期失去手术指征患者的治疗手段,可减缓疾病进展以及延长生存时间。

1.常用化疗药物

(1)氟尿嘧啶(5-FU):是最早用于结直肠癌化疗的有效药物,为时间依赖性药物,维持一定时间的血药浓度可明显加强其疗效,因此目前强调采用持续静脉滴注。

(2)亚叶酸钙(LV):是 5-FU 的生化调节剂,使 5-FU 的细胞毒作用明显加强,单药使用无抗肿瘤作用。据分析,LV＋5-FU 疗效比单用 5-FU 增加 1 倍,目前 LV＋5-FU 是晚期结直肠癌的标准治疗方案。

(3)奥沙利铂(LOHP):是第 3 代铂类抗癌药物,LOHP 的主要不良反应是蓄积性的外周感觉神经异常。停药后中位时间 13 周可恢复。

(4)伊立替康(CPT11):是拓扑异构酶Ⅰ抑制剂,主要不良反应是骨髓抑制和延迟性腹泻。

(5)口服氟尿嘧啶类:目前较常用的有卡培他滨(CAP),是 5-FU 前体,疗效高而不良反应低,主要不良反应是手足综合征。作为结直肠癌一线治疗药物之一,可以单药使用,也可与奥沙利铂联合使用。

2.辅助化疗

结直肠癌的化疗均以 5-FU 为基础用药,不同的组合衍生出不同的化疗方案,以全身静脉化疗为主。在治疗期间应根据患者体力情况、药物毒性、术后 T 和 N 分期、患者意愿,酌情调整药物剂量和(或)缩短化疗周期。

(1)FOLFOX 方案:LOHP 联合 LV 和 5-FU,是目前结直肠癌术后辅助化疗和晚期结直肠癌姑息化疗最有效的方案之一。LOHP 第 1 天＋LV 第 1～第 2 天＋5-FU 第 1～第 2 天静脉滴注＋5-FU 第 1～第 2 天静脉推注,每 2 周重复。

(2)CAPOX 方案:LOHP 联合 CAP。LOHP 首日静脉滴注,随后 CAP 口服 2 周,每 3 周重复。

(3)Mayo 方案:LV＋5-FU 连用 5 天,每天 1 次,每 3～4 周重复。

(4)FOLFIRI 方案:CPT11 与 5-FU 和 LV 联用的 2 周用药方案。CPT11 第 1 天＋LV 第 1～第 2 天＋5-FU 第 1～第 2 天静脉滴注＋5-FU 第 1～第 2 天静脉推注。每 2 周重复。

(5)口服卡培他滨:服用 14 天,停药 7 天,然后重复。加用维生素 B_6 可减少不良反应。

3.姑息性化疗

姑息性化疗是进展期结肠癌综合治疗的重要手段,可以使部分原无手术指征的结肠癌或有转移的患者获得手术切除的机会。给药途径可分为静脉全身化疗和动脉插管区域化疗。

4.局部化疗

局部化疗包括肝脏的局部化疗和腹腔内局部化疗。常用的肝脏局部化疗方法包括肝动脉灌注化疗(HAIC)和肝动脉栓塞化疗(TACE);腹腔内局部化疗方法为腹腔内热灌注化疗。

(四)分子靶向治疗

分子靶向治疗是以分子生物学为基础,针对肿瘤细胞受体、关键基因或调控分子,设计分子靶向药物,特异性杀伤肿瘤细胞的治疗方法。适用于转移性结直肠癌,可显著提高其预后。分子靶向药物主要包括抗血管内皮生长因子受体单抗和贝伐珠单抗以及抗表皮生长因子受体的单抗,如西妥昔单抗和帕尼单抗。

(五)中医综合治疗

中医综合治疗是肿瘤综合治疗的重要组成部分。在肿瘤治愈性术后,长期中医治疗有抗转移、抗复发作用。中医药配合放化疗有增效、减毒作用。在肿瘤晚期,体能状态好者行姑息性放化疗+中药综合治疗可增效、减毒;体能状态差者,中医综合治疗可延长其生存期,提高其生活质量。结直肠癌常用的中药制剂:①静脉滴注抗癌中药制剂,有康莱特注射液、榄香烯乳注射液、华蟾素注射液等;②口服抗癌中成药制剂,有华蟾素片、参莲胶囊等。

(六)多学科综合治疗

多学科综合治疗可以为患者提供全面有效的治疗和护理。一般由专科外科医师、肿瘤内科医师、放射治疗医师、病理诊断医师、内镜医师、放射诊断医师、专科护士和精神心理医师组成,使治疗结直肠癌的相关医护人员共同参与患者的诊治,保证治疗的最佳质量和最好效果。

七、护理诊断

1.恐惧

与担忧预后和生活方式有关。

2.营养失调:低于机体的需要量

与腹泻、食欲缺乏及肿瘤慢性消耗有关。

3.体像紊乱

与结肠造口后排便方式改变有关。

4.知识缺乏

缺乏人工肛门的自我护理知识。

5.潜在并发症

术后尿潴留、出血、感染、造口坏死或狭窄等。

八、护理目标

患者恐惧感减轻或消除;营养状况得到改善;能正视自我形象的改变,适应新的排便方式;学会自我护理人工肛门。

九、护理措施

(一)术前护理

1.一般护理

鼓励患者进食少渣、易消化的高热量、高维生素饮食,纠正贫血、低蛋白血症。有肠梗阻症状者应禁食,必要时遵医嘱行胃肠减压,补液纠正水电解质紊乱。

2.病情观察

观察患者生命体征,注意有无缺水、出血等征象;观察患者腹痛、腹胀及排便情况,了解有无肠梗阻征象。

3.治疗配合

(1)做好肠道准备:肠道准备是术前护理的重点,目的是减少术中污染,防止术后切口感染,有利于吻合口愈合。具体措施为有以下3种。①控制饮食:术前2~3天给予流质饮食;有肠梗阻者禁食补液。②清洁肠道:传统肠道准备常在术前2~3天给予口服缓泻剂如液状石蜡20~30mL或硫酸镁15~20g,以加速排出肠内容物;术前1天晚及术日晨做清洁灌肠,灌肠宜选用细肛管,轻柔插入,禁用高压灌肠,以避免癌细胞扩散。全肠道灌洗法于术前12~14小时开始口服37℃左右等渗平衡电解质溶液(用氯化钠、碳酸氢钠、氯化钾配制),引起容量性腹泻,以清洁肠道;灌洗全程约3~4小时,灌洗总量约6000mL;但部分患者无法耐受,年老体弱及心肾功能障碍者不宜选用。还可用5%~10%甘露醇约1500mL在术前1天午餐后0.5~2小时内口服导泻,清洁肠道效果好,但甘露醇经肠道细菌酵解后产气,术中使用电刀时可能有爆炸的危险,且年老体弱,肝肾功能不全或肠梗阻患者不宜使用。③抑制肠道细菌:术前2~3天起,口服肠道不吸收的抗生素,如新霉素、甲硝唑等,以抑制肠道细菌;肠道细菌被抑制时致维生素K合成障碍,应同时肌内注射维生素K 10mg,每天1次。

(2)其他准备:直肠癌患者术前2天每晚用1∶5000高锰酸钾溶液坐浴,女患者同时做阴道冲洗。术晨留置胃管和导尿管。

4.心理护理

尊重和主动关心患者,加强沟通,了解其心理反应,鼓励患者及家属正视结直肠癌的病情及治疗方式,增强战胜疾病的信心。

(二)术后护理

1.一般护理

(1)体位:病情稳定后取半卧位,以利呼吸和引流。

(2)饮食与营养:禁食,持续胃肠减压,静脉补液。肛门排气或结肠造口开放后解除胃肠减压,进流质饮食,1周后可进软食,2周左右进普食。宜选用营养丰富、易消化吸收的少渣饮食。

(3)导尿管护理:术后常规留置导尿管。Miles术后留置1~2周,拔管前夹闭导尿管1~2天,每4小时开放1次,以训练膀胱的排尿功能。

2.病情观察

密切观察生命体征,遵医嘱测血压、脉搏,直至病情平稳。观察腹腔引流液及骶前引流液的颜色、性状和量,同时观察腹部及会阴部创面敷料,若引流血液较多或敷料渗血较多应及时报告医师并协助处理。

3.治疗配合

(1)结肠造口(人工肛门)护理:此为术后护理的重点,其护理要点有以下 5 点。①结肠造口开放前,及时更换渗湿的敷料,以防浸渍皮肤,注意肠管有否回缩、出血、坏死等情况。②术后 2～3 天造口开放后,取左侧卧位,用塑料薄膜将腹部切口与造口隔开,注意避免粪便污染手术切口造成感染;及时清理流出的粪便,用温水洗净并消毒造口的皮肤,造口周围皮肤涂锌氧油保护。③1 周后造口处伤口基本愈合时,每天扩张造瘘口 1 次,防止瘘口狭窄;隔日 1 次用温盐水经结肠造口灌肠,以促进形成规律的排便习惯。④起床活动时,指导并协助患者佩戴肛门袋。⑤恢复饮食后,患者应注意摄入蔬菜水果,适当增加活动量,以保持排便通畅;若发生便秘,可用液状石蜡或肥皂水经结肠造口做低压灌肠,注意插入造口内的肛管不要超过 10cm,防止肠管损伤,甚至穿孔。

(2)会阴部切口护理:①早期保持会阴部清洁,注意观察会阴部伤口外层敷料是否清洁干燥,如有渗湿应及时更换。②做好骶前引流管护理,Miles 术式会阴部残腔大,术后渗血、渗液较多,应注意骶前引流管负压吸引,保持通畅,观察记录引流液的量和性质,术后 5～7 天引流液减少时可拔除引流管;拔除引流管后每天 2 次用温热的 1∶5000 高锰酸钾溶液坐浴。③遵医嘱常规使用抗生素。

(3)Dixon 术后护理:患者常有排便次数增多或排便失禁,应指导调整饮食,注意饮食卫生,进行肛门括约肌舒缩训练,便后清洁肛门,并涂抹锌氧油等保护肛周皮肤。

4.心理护理

术后患者的心理问题主要源自结肠造口,应鼓励患者正视现实,理解结肠造口的治疗价值,指导其正确进行结肠造口的自我护理,适应新的生活方式,重塑自我形象,增强生活的信心与勇气,积极配合治疗,促进患者身心康复。

5.健康教育

(1)鼓励患者积极适应新的排便方式,有规律的生活,保持心情愉悦,适当户外活动。教会患者掌握活动强度,避免过度活动增加腹压而引起人工肛门黏膜脱出。

(2)饮食指导:选用产气少、少渣、易消化的富含营养食品,避免生冷、辛辣饮食,规律进食,注意饮食卫生。

(3)指导患者使用人工肛门袋。①选袋:选用袋口大小适宜的肛门袋。②佩袋:用袋前先用中性皂或 0.5%氯己定溶液将造口周围皮肤洗净,擦干后涂抹锌氧油保护皮肤,袋囊朝下,袋口贴敷于造口处,用弹力带将肛门袋系固于腰间。③换袋:袋内存积粪便达 1/3 容积时,应及时更换清理;皮肤清洁、涂锌氧油保护后,再佩戴清洁肛门袋。④不戴:粪便成形及养成定时排便习惯后可不戴肛门袋,患者每天排便后用清洁敷料覆盖造口即可。⑤肛门袋保养:除一次性肛门袋外,倒出肛门袋内排泄物后,用中性洗涤剂和清水洗净,0.1%氯己定溶液浸泡 30 分钟,晾干备用。

(4)指导复诊:①防止人工肛门狭窄,嘱患者出院后早期 2～3 个月内,每 1～2 周自戴手套,用示指和中指深入造口内扩张结肠造口 1 次;若发现人工肛门狭窄或排便困难及时就诊;②注意化疗、放疗的毒副作用,定期复查白细胞;③保肛手术者应多摄入新鲜蔬菜、水果,多饮水,避免高脂、辛辣饮食;结肠造口者则需要适当控制粗纤维摄入,避免过稀、过凉、易致肠胀气的食物;④出院后每 3～6 个月来院复查 1 次,以便及时发现癌肿复发或转移情况。

（李育芳）

第五章　阑尾炎护理

第一节　急性阑尾炎

急性阑尾炎是外科常见病,是最多见的急腹症。

一、病因

1.阑尾管腔阻塞

阑尾管腔阻塞是急性阑尾炎最常见的病因。阑尾管腔阻塞最常见原因是淋巴滤泡的明显增生,多见于年轻人。粪石也是阻塞的原因之一。阑尾管腔阻塞后,黏膜仍继续分泌黏液,腔内压力上升,血运发生障碍,使阑尾炎症加重。

2.细菌入侵

由于阑尾管腔阻塞,细菌繁殖,分泌内毒素和外毒素,损伤黏膜上皮,并使黏膜形成溃疡,细菌穿过溃疡的黏膜进入阑尾肌层。阑尾壁间质压力升高,妨碍动脉血流,造成阑尾缺血,最终造成梗死和坏疽。

二、临床病理分型

根据临床过程和病理解剖学变化,急性阑尾炎可分为4种病理类型。

1.急性单纯性阑尾炎

阑尾外观轻度肿胀,浆膜充血并失去正常光泽,表面有少量纤维素性渗出物。临床症状和体征较轻。

2.急性化脓性阑尾炎

常由单纯性阑尾炎发展而来。阑尾肿胀明显,浆膜高度充血,表面覆以纤维素性(或脓性)渗出物。阑尾周围的腹腔内有稀薄脓液,形成局限性腹膜炎。临床症状和体征较重。

3.坏疽性及穿孔性阑尾炎

阑尾管壁坏死或部分坏死,呈黯紫色或黑色。穿孔部位多在阑尾根部和尖端。穿孔如未被包裹,感染继续扩散,可引起急性弥漫性腹膜炎。

4.阑尾周围脓肿

急性阑尾炎化脓坏疽或穿孔,如果此过程进展较慢,大网膜可移至右下腹部,将阑尾包裹并形成粘连,形成炎性肿块或阑尾周围脓肿。

三、临床表现

1.症状

(1)腹痛:典型的腹痛发作始于上腹,逐渐移向脐部,数小时(6~8小时)后转移并局限在右下腹。此过程的时间长短取决于病变发展的程度和阑尾位置。70%~80%的患者具有这种典型的转移性右下腹痛的特点。部分病例发病开始即出现右下腹痛。

(2)胃肠道症状:发病早期可能有厌食,恶心、呕吐发生,但程度较轻。有的病例可能发生腹泻。弥漫性腹膜炎时可致麻痹性肠梗阻,腹胀,排气、排便减少。

(3)全身症状:早期乏力。炎症重时出现中毒症状,心率增快,发热,达38℃左右。阑尾穿孔时体温会更高,体温达39℃甚至40℃。

2.体征

(1)右下腹压痛:是急性阑尾炎最常见的重要体征。压痛点通常位于麦氏点,可随阑尾位置的变异而改变,但压痛点始终在一个固定的位置上。当阑尾穿孔时,疼痛和压痛的范围可波及全腹,但仍以阑尾所在位置的压痛最明显。

(2)腹膜刺激征象:反跳痛,腹肌紧张,肠鸣音减弱或消失等。

(3)右下腹包块:如体检发现右下腹饱满,可触摸到一压痛性包块,边界不清,位置固定,应考虑为阑尾周围脓肿。

(4)可作为辅助诊断的其他体征:①结肠充气试验(Rovsing征):阳性提示为急性阑尾炎。②腰大肌试验(psoas征):阳性说明阑尾位置较深,靠近腰大肌,常见于阑尾位于盲肠后位或腹膜后位。③闭孔内肌试验:阳性提示阑尾靠近闭孔内肌。

(5)经肛门直肠指检:炎症阑尾所在方向压痛,常在直肠右前方。当阑尾穿孔时直肠前壁压痛广泛,当形成阑尾周围脓肿时,有时可触及痛性肿块。

四、辅助检查

1.实验室检查

大多数患者白细胞计数和中性粒细胞比例增高。白细胞计数升高到$(10\sim20)\times10^9/L$,可发生核左移。部分患者白细胞可无明显升高,多见于单纯性阑尾炎或老年患者。尿常规检查一般无阳性发现,如尿中出现少数红细胞,说明炎症累及输尿管或膀胱。HCG测定可排除异位妊娠所致的腹痛。

2.影像学检查

①立位腹部X线摄片可见盲肠扩张和气液平面,偶尔可见钙化的粪石和异物影,可帮助诊断。②B超检查有时可发现肿大的阑尾或脓肿。③CT可获得与B超相似的效果。这些特殊检查在急性阑尾炎的诊断中不是必需的,当诊断不确定时可选择应用。腹腔镜或后穹窿镜检查也可用于诊断急性阑尾炎,确诊后可同时做阑尾切除术。

五、诊断

临床诊断主要依靠病史、临床症状、体检所见和辅助检查。

六、鉴别诊断

1.胃、十二指肠溃疡穿孔

穿孔溢出液可沿升结肠旁沟流至右下腹部，易被误认为急性阑尾炎的转移性右下腹痛。患者多有溃疡病史，体征除右下腹压痛外，上腹仍具疼痛和压痛，腹壁板状强直等腹膜刺激症状也较明显。胸腹部 X 线检查如有膈下游离气体，有助于鉴别诊断。

2.右侧输尿管结石

多呈突然发生的右下腹阵发性剧烈绞痛，疼痛向会阴部、外生殖器方向放射。右下腹无明显压痛或仅有沿右侧输尿管径路的轻度深压痛。尿中可查到多量红细胞。B 超检查或 X 线摄片在输尿管走行部位有时可呈现结石影像。

3.妇产科疾病

包括异位妊娠破裂、卵巢滤泡或黄体囊肿破裂、急性输卵管炎和急性盆腔炎、卵巢囊肿蒂扭转等。B 超检查有助于鉴别诊断。

4.急性肠系膜淋巴结炎

多见于儿童。常先有上呼吸道感染史，腹部压痛部位偏内侧，部位不固定，并可随体位变化。

5.其他疾病

包括急性胃肠炎、胆道系统感染性疾病、右侧肺炎、胸膜炎、回盲部肿瘤、克罗恩病、梅克尔憩室炎或穿孔、小儿肠套叠等。

七、治疗

1.手术治疗

原则上一经确诊，应尽早手术切除阑尾。

2.非手术治疗

仅适用于单纯性阑尾炎及急性阑尾炎的早期阶段、患者不接受手术治疗或客观条件不允许、伴存其他严重器质性疾病有手术禁忌证者。主要措施包括选择有效的抗生素和补液治疗。

3.并发症及其处理

(1)急性阑尾炎的并发症。①腹腔脓肿：阑尾周围脓肿最常见，也可在腹腔其他部位形成脓肿，常见部位有盆腔、膈下或肠间隙等处。临床表现有麻痹性肠梗阻的腹胀症状、压痛性包块和全身感染中毒症状等。B 超和 CT 扫描可协助定位。一经诊断即应在超声引导下穿刺抽脓冲洗或置管引流，必要时手术切开引流。②内、外瘘形成：阑尾周围脓肿如未及时引流，少数患者脓肿可向小肠或大肠内穿破，也可向膀胱、阴道或腹壁穿破，形成各种内瘘或外瘘。X 线钡剂造影检查或者经外瘘置管造影可协助了解瘘管走行，有助于选择相应的治疗方法。③门静脉炎:较少见,如病情加重可产生感染性休克和脓毒血症,治疗延误可发展为细菌性肝脓肿。行阑尾切除术并大剂量抗生素治疗有效。

(2)阑尾切除术后并发症。①出血:阑尾系膜的结扎线松脱,引起系膜血管出血。表现为腹痛、腹胀和失血性休克等症状。关键在于预防。一旦发生出血表现,应立即输血补液,紧急再次手术止血。②切口感染:是最常见的术后并发症。表现为术后2~3天体温升高,切口胀痛或跳痛,局部红肿、压痛等。可先行试穿抽出脓液或于波动处拆除缝线,排出脓液,放置引流,定期换药。③粘连性肠梗阻:一旦诊断为急性阑尾炎,应早期手术,术后早期离床活动可适当预防此并发症。病情重者须手术治疗。④阑尾残株炎:阑尾残端保留过长(超过1cm)时,术后可发生残株炎,仍表现为阑尾炎的症状。症状较重时应再次手术切除阑尾残株。⑤粪瘘:很少见。粪瘘发生时如已局限化,不致发生弥漫性腹膜炎,类似阑尾周围脓肿的临床表现。经非手术治疗后粪瘘一般情况下可自愈。

八、护理评估

1.术前评估

(1)健康史:询问患者既往病史,尤其有无阑尾炎发作史、胃和十二指肠溃疡、右侧输尿管结石,育龄期女性特别要注意妇产科疾病,手术治疗史;患者发病前是否有剧烈运动及不洁饮食的诱因;老年患者有无心血管疾病、糖尿病及肾功能不全等病史。

(2)身体状况:①了解腹痛发生的时间、部位、性质、程度及范围,有无转移性右下腹疼痛。②触诊是否有右下腹固定压痛或压痛性包块,有无腹膜刺激征。③生命体征变化及全身反应,是否出现口渴、出汗、脉率加快、寒战、高热等全身感染中毒症状。

(3)心理—社会状况:急性阑尾炎起病急,腹痛明显,且需紧急手术治疗。术前了解患者及家属对疾病和手术的认知程度,对手术前后的配合及康复知识的掌握程度,同时了解家庭的经济承受能力。

2.术后评估

评估患者麻醉和手术方式、术中情况、原发病变。若有留置引流管的患者,了解引流管放置的位置、是否通畅及其作用,评估引流液的色、量、性状等。评估术后切口愈合情况,是否发生并发症等。

九、护理诊断

1.急性疼痛

与阑尾炎症刺激壁腹膜或手术创伤有关。

2.焦虑

与对疾病的发生及预后缺乏了解、生活方式改变有关。

3.体温过高

与阑尾化脓性感染有关。

4.潜在并发症

腹腔脓肿、门静脉炎、出血、切口感染、阑尾残株炎及粘连性肠梗阻等。

5.知识缺乏

缺乏阑尾疾病的相关知识。

十、护理措施

1.非手术治疗护理/术前护理

(1)病情观察:定时测量体温、脉搏、血压和呼吸;加强巡视,观察患者的腹部症状和体征,尤其注意腹痛的变化;在非手术治疗期间,出现右下腹痛加剧、发热;血白细胞计数和中性粒细胞比例上升,应做好急诊手术的准备。

(2)体位护理:卧床休息,取半坐卧位,以降低腹壁张力,减轻疼痛。

(3)饮食护理:禁食,遵医嘱予以静脉输液。

(4)避免肠内压力增高:非手术治疗期间,予以禁食,甚至胃肠减压,同时给予肠外营养;禁服泻药及灌肠,以免肠蠕动加快,增高肠内压力,导致阑尾穿孔或炎症扩散。

(5)控制感染:遵医嘱及时应用有效的抗生素;脓肿形成者可配合医师行脓肿穿刺抽液,根据脓液的药敏结果选用有效的抗生素。

(6)镇痛:已明确诊断或已决定手术的患者疼痛剧烈时可遵医嘱给予解痉或镇痛药,以缓解疼痛。

(7)腹腔脓肿的观察和护理:腹腔脓肿是阑尾炎未经有效治疗的结果。以阑尾周围脓肿最常见,也可在盆腔、膈下或肠间隙等处形成脓肿。临床表现有压痛性肿块,麻痹性肠梗阻所致的腹胀,亦可出现直肠、膀胱刺激症状及全身中毒症状等。B超和CT检查可协助定位。可采用B超引导下穿刺抽脓、冲洗或置管引流。必要时做好急诊手术的准备。

(8)门静脉炎的观察和护理:门静脉炎少见。急性阑尾炎时细菌栓子脱落进入阑尾静脉中,可沿肠系膜上静脉至门静脉,导致门静脉炎。表现为寒战、高热、轻度黄疸、肝大、剑突下压痛等。若进一步加重可致全身性感染,也可发展为细菌性肝脓肿。一旦发现,除应用大剂量抗生素治疗外,做好急诊手术的准备。

(9)急诊手术前准备:拟急诊手术者应紧急做好备皮、配血、输液等术前准备。

(10)心理护理:了解患者及家属在紧急情况下的应激反应,通过良好的沟通,告诉患者及家属有关疾病的知识、手术的重要性和手术前后注意事项,以缓解和稳定患者及家属的情绪,积极配合治疗及护理。

(11)用药护理:遵医嘱抗感染、纠正水电解质平衡紊乱。禁灌肠,禁服泻药,禁用吗啡及哌替啶等镇痛剂,以免掩盖病情变化。

2.术后护理

(1)密切监测病情变化:遵医嘱测量体温、脉搏、呼吸、血压,观察腹部症状体征,肛门排气排便情况,及时发现术后并发症,通知医师协助处理。

(2)体位护理:全身麻醉术后清醒或硬膜外麻醉平卧6小时后,血压、脉搏平稳者,改为半卧位,以降低腹壁张力,减轻切口疼痛,有利于呼吸和引流,并可预防膈下脓肿形成。

(3)腹腔引流管的护理:阑尾切除术后较少留置引流管,只有在局部有脓肿或阑尾残端包埋不满意及处理困难时采用,目的在于引流脓液或若有肠瘘形成,肠内容物可从引流管流出。一般在 1 周左右拔除。妥善固定引流管,防止扭曲、受压,保持通畅;经常从近端至远端挤压引流管,防止因血块或脓液而堵塞;观察并记录引流液的颜色、性状及量。

(4)饮食护理:术后当日禁食,遵医嘱静脉输液,第 1 天给予流质饮食,第 2 天半流质饮食,3~4 天后普食。重症患者待肛门排气后给予流质饮食。

(5)抗生素的应用:术后应用有效抗生素,控制感染,防止并发症发生。

(6)早期活动:鼓励患者早期下床活动,以促进肠蠕动恢复,防止肠粘连的发生。手术当日即可下床活动,重症或身体虚弱者应在床上活动,待病情稳定后再下床活动。

(7)出血的观察和护理:多因阑尾系膜的结扎线松脱而引起系膜血管出血。常发生在术后24~48 小时,表现为腹痛、腹胀和失血性休克等。一旦发生出血,应立即输血、补液,紧急手术止血。

(8)切口感染的观察和护理:切口感染是阑尾切除术后最常见的并发症,多见于化脓性或穿孔性阑尾炎。表现为术后 3 天左右体温升高,切口局部胀痛或跳痛、红肿、压痛,甚至出现波动等。感染伤口先行试穿抽出脓液或在波动处拆除缝线敞开引流,排出脓液,定期换药。

(9)粘连性肠梗阻的观察和护理:粘连性肠梗阻与局部炎性渗出、手术损伤和术后长期卧床等因素有关,不完全梗阻者行胃肠减压,完全性肠梗阻者则应手术治疗。

(10)阑尾残株炎的观察和护理:阑尾切除时若残端保留过长超过 1cm,术后残株易复发炎症,表现为阑尾炎的症状,X 线钡剂造影检查可明确诊断。症状较重者,应手术切除阑尾残株。

(11)粪瘘的观察和护理:粪瘘少见,发生的原因有残端结扎线脱落、盲肠原有结核或癌肿等病变、手术时因盲肠组织水肿脆弱而损伤等。可于术后数日内见切口处排出粪臭分泌物,其余表现类似阑尾周围脓肿。经换药等非手术治疗后,粪瘘多可自行闭合,少数需手术治疗。

十一、健康教育

1.日常生活指导

术后 7~10 天拆线,拆线后 2~3 天允许洗澡、淋浴。1 个月内避免增加腹压的剧烈运动。2 周左右可恢复日常工作。

2.社区预防指导

指导健康人群改变不良的生活习惯,如改变高脂肪、高糖、低膳食纤维的饮食习惯,注意饮食卫生。积极治疗或控制消化性溃疡、慢性结肠炎等。

3.疾病知识指导

向患者提供阑尾炎护理、治疗知识。告知手术准备及术后康复方面的相关知识及配合要点。

4.出院后自我监测

告诉患者出院后,若出现腹痛、腹胀等不适,应及时就诊。阑尾周围脓肿未切除阑尾者,出院时告知患者 3 个月后再行阑尾切除术。

（李育芳）

第二节 慢性阑尾炎

慢性阑尾炎多由急性阑尾炎转变而来,少数病变开始即呈慢性过程。主要病理改变是阑尾壁有不同程度的纤维化和慢性炎症细胞浸润。

一、病因与发病机制

多数慢性阑尾炎由于阑尾腔内粪石、虫卵等异物或阑尾扭曲、粘连,淋巴滤泡过度增生,导致阑尾管腔变窄而发生慢性炎症变化。由于阑尾壁纤维组织增生、脂肪增加和管壁变厚,导致管腔狭窄或闭塞,妨碍了阑尾腔排空并压迫阑尾壁神经末梢而引起疼痛等症状。

二、临床表现

患者既往有急性阑尾炎发作病史。经常右下腹疼痛,部分患者只有隐痛或不适,多于剧烈活动或饮食不洁时急性发作。经常有阑尾部位的局限性压痛,位置较固定。部分患者左侧卧位时右下腹可扪及阑尾条索。X线钡剂造影检查,可见阑尾不充盈或充盈不全,阑尾不规则,72小时后透视复查阑尾腔内仍有钡剂残留,有助于明确诊断。

三、辅助检查

白细胞计数和中性粒细胞比例是临床诊断中的重要依据。腹腔镜对可疑患者可行此法检查,不但对诊断可起决定作用,还可同时行腹腔镜阑尾切除术。同时可查尿常规和腹部X线等常规检查。B超检查在诊断急性阑尾炎中具有一定的价值,同时对鉴别诊断也有意义。CT检查与B超检查的效果相似,有助于阑尾周围脓肿的诊断。

四、治疗

诊断明确后手术切除阑尾,并行病理检查证实诊断。

五、治疗

慢性阑尾炎诊断明确者,仍以手术切除阑尾为宜。手术既作为治疗手段,也可作为最后明确诊断的措施。

如手术发现阑尾增生变厚、系膜缩短变硬,阑尾扭曲,四周严重粘连,则可证实术前慢性阑尾炎的诊断。若阑尾外观正常,应尽可能检查附近器官(盲肠、末段回肠、小肠系膜、右侧输卵管等),必要时还可以另做一右旁正中切口,以探查胃、十二指肠和胆囊、胆道等有无其他疾病,并进行相应的处理。因此,对术前诊断不明确者,以右侧旁正中切口为佳,以便发现异常时做进一步探查。

六、护理评估

1.健康史

询问患者的一般情况,如女性患者有无停经,月经期,妊娠;了解有无不洁饮食史,有无经常进食高脂肪、高糖、低纤维食物。

2.身体状况

(1)评估患者腹痛开始时间,持续时间,疼痛性质。

(2)评估患者有无胃肠道反应如厌食,恶心,呕吐,腹泻,便秘,腹胀,排便排气减少。

(3)评估患者有无早期乏力,低热、炎症加重出现寒战、高热、脉速、烦躁不安或反应迟钝等全身中毒症状。

(4)评估患者和家属对有关阑尾炎知识的掌握情况。

(5)评估患者术前准备是否完善。

3.心理—社会状况

了解患者及家属对急性腹痛及阑尾炎的认知,心理承受程度和对手术的认知。了解妊娠期患者及家属对胎儿风险的认知,心理承受能力及应对方式。

解释阑尾炎的可治性,消除患者及其家属的悲观焦虑情绪,积极配合治疗和护理。

七、护理诊断

1.疼痛

术前与阑尾炎症有关;术后与手术创伤有关。

2.恶心、呕吐

与神经反射有关。

3.体温过高

与阑尾发生化脓性感染有关。

4.潜在并发症

术前可出现急性腹膜炎、感染性休克、腹腔脓肿、门静脉炎等;术后可出现切口感染、腹腔出血、肠梗阻、肠瘘等。

八、护理措施

1.术前护理

(1)一般护理:患者应卧床休息,禁食或给予流质饮食、输液;急性坏疽性阑尾炎或阑尾穿孔者,应选用有效的抗生素治疗。

(2)药物护理:在明确诊断之前不宜用吗啡等镇痛剂以免影响诊断、延误病情,同时禁服泻药及灌肠,以免肠蠕动、肠内压增高,导致阑尾穿孔或炎症扩散。

(3)病情观察:①观察生命体征,体温升高、脉搏和呼吸增快,提示炎症较重或炎症已有扩散;②观察腹痛和腹部体征,若腹痛加剧,范围扩大,腹膜刺激征更明显,说明病情加重;若腹痛突然减轻,但体征和全身中毒症状迅速加重,常见于阑尾穿孔引起的弥漫性腹膜炎;③阑尾周围脓肿时,若右下腹肿块逐渐增大,体温持续升高,压痛范围扩大,应考虑有脓肿穿破的可能。

(4)心理护理:术前先对患者和家属做术前谈话,对患者要重视心理护理,给予安慰和解释,以减少患者不必要的忧虑。

2.术后护理

(1)体位护理:术后回病房,应根据不同的麻醉方式给予适当卧位。蛛网膜下腔阻滞麻醉患者应去枕平卧6小时,防止脑脊液外漏引起头痛。如全身麻醉,清醒后可取半卧位。

(2)饮食护理:轻症患者术后当日禁食;禁食期间静脉补液,并应用抗生素控制感染。术后1天,进流质饮食,术后第2天半流质饮食,术后3～4天可进普食。重症患者须禁食,待肛门排气,肠蠕动恢复后,进流质饮食,禁止食用胀气食物如牛奶、蚕豆、黄豆等。

(3)早期活动:阑尾炎术后鼓励患者早期活动,以防肠粘连,轻症患者术后24小时即可下床活动,重症患者也要在床上多做翻身运动,待病情稳定后,及早下床活动。同时增进血液循环加速伤口愈合。出院后仍强调活动以预防肠粘连发生。术后3个月避免重体力劳动,特别是增加腹压的活动防止切口疝的发生。

(4)术后并发症的观察及护理:①切口感染是术后最常见的并发症,阑尾穿孔者切口感染发生率要高于未穿孔者。多因手术时污染切口、存留血肿和异物所致。表现为术后2～3天体温升高,切口局部胀痛或跳痛,局部有红、肿、热、痛或波动感,可局部热敷、理疗,形成脓肿者,应剪去缝线,充分引流;②腹腔内出血多因阑尾系膜结扎线脱落所致,常发生在术后24小时内,表现为腹痛、腹胀、面色苍白、血压下降、脉搏细数;放置引流管者,可有血性液体自引流管流出;③腹腔脓肿常见部位有盆腔、膈下、肠间隙等处。常发生于术后5～7天,临床表现为体温升高或下降后再度升高,伴有腹痛、腹胀、腹部包块及直肠膀胱刺激症状。以化脓性或坏疽性阑尾炎术后者为多见;④肠瘘原因较多,如结扎线脱落,术中误伤盲肠等,一般经非手术治疗后瘘可以闭合自愈。经久不愈时,可考虑手术;⑤粘连性肠梗阻多因手术损伤、阑尾浆膜炎症影响等因素,多数患者经非手术治疗可以治愈。

(5)阑尾切除术术后护理:阑尾切除术是外科最古老和最常见的手术之一。现在有开腹阑尾切除和经腹腔镜阑尾切除两种术式。①开腹做阑尾切除,术后保养重恢复体力,阑尾手术虽然是一个常见手术,但它对人体的损伤是存在的,所以可以用食补的方式,但不要太油腻。术后初期饮食选择易消化的食物,2周后基本可以正常饮食。恢复期要注意保持适量的身体活动,减少肠粘连的可能。②腹腔镜阑尾切除,手术本身创伤会小一些,同样采取食补的方式,身体活动可以提早进行。

九、健康教育

(1)术后若无病情变化,一般1周左右可拆线出院。

(2)保持良好的饮食、卫生习惯,餐后不做剧烈运动,饮食上保持吃清淡易消化、富含粗纤维的食物,多吃新鲜蔬菜水果。

(3)自我监测,出院后如有腹痛腹胀,里急后重感,恶心、呕吐、停止排便、停止排气等症状,应及时就诊。

(4)注意休息,避免劳累,2周内避免重体力劳动。

(李育芳)

第六章　肝脏疾病护理

第一节　原发性肝癌

一、病因与发病机制

原发性肝癌的病因尚未明确,目前认为可能与以下因素有关。

(一)肝硬化

肝癌合并肝硬化的发生率很高,肝癌中以肝细胞癌合并肝硬化最多,占 64.1%～94%;而胆管细胞癌很少合并肝硬化。

(二)病毒性肝炎

临床上肝癌患者常有急性肝炎→慢性肝炎→肝硬化→肝癌的病史,研究发现肝癌与乙型肝炎病毒(HBV)、丙型肝炎病毒(HCV)和丁型肝炎病毒(HDV)有较肯定的关系;HBV 表面抗原(HBsAg)阳性者其肝癌的相对危险性为 HBsAg 阴性者的 10～50 倍。我国 90% 的肝癌患者 HBV 阳性。

(三)黄曲霉毒素

主要是黄曲霉毒素 B_1,主要来源于霉变的玉米和花生等。调查发现,肝癌相对高发区的粮食被黄曲霉及其毒素污染的程度较高,而且是温湿地带。黄曲霉毒素能诱发动物肝癌已被证实。

(四)饮水污染

各种饮水类型与肝癌发病关系依次为:宅沟水(塘水)＞泯沟水(灌溉水)＞河水＞井水。污水中已发现如水藻毒素等很多种致癌或促癌物质。

(五)其他

亚硝胺、烟酒、肥胖等可能与肝癌发病有关;肝癌还有明显的家族聚集性。

二、临床表现

原发性肝癌临床表现极不典型,早期缺乏特异性表现,晚期可有局部和全身症状。

(一)症状

1.肝区疼痛

肝区疼痛是最常见和最主要的症状,约半数以上患者以此为首发症状。多呈间歇性或持续性钝痛、胀痛或刺痛,夜间或劳累后加重。疼痛部位与病变位置有密切关系,如位于肝右叶顶部的癌肿累及膈肌时,疼痛可牵涉至右肩背部;病变位于左肝常表现为胃痛。当肝癌结节发生坏死、破裂,引起腹腔内出血时,则表现为突发右上腹剧痛和压痛,腹膜刺激征和内出血等。

2.消化道症状

表现为食欲减退、腹胀、恶心、呕吐或腹泻等,易被忽视,且早期不明显。

3.全身症状

(1)消瘦、乏力:早期不明显,随病情发展而逐渐加重,晚期体重进行性下降,可伴有贫血、出血、腹腔积液和水肿等恶病质表现。

(2)发热:多为不明原因的持续性低热或不规则发热,37.5～38℃,个别可达39℃。其特点是抗生素治疗无效,使用吲哚美辛栓常可退热。

4.伴癌综合征

即肝癌组织本身代谢异常或癌肿引起的内分泌或代谢紊乱的综合征,较少见。主要有低血糖、红细胞增多症、高胆固醇血症及高钙血症。

(二)体征

1.肝大与肿块

为中晚期肝癌最主要体征。肝呈进行性肿大、质地较硬、表面高低不平、有明显结节或肿块。癌肿位于肝右叶顶部者,肝浊音界上移,膈肌抬高或活动受限,甚至出现胸腔积液。巨大的肝肿块可使右季肋部明显隆起。

2.黄疸和腹腔积液

见于晚期患者。

(三)其他

1.肝外转移

如发生肺、骨、脑等肝外转移,可呈现相应部位的临床症状。

2.合并肝硬化者

常有肝掌、蜘蛛痣、脾大、腹腔积液和腹壁静脉曲张等肝性门静脉高压症表现。

3.并发症

肝性脑病、上消化道出血、癌肿破裂出血、肝肾综合征及继发性感染(肺炎、败血症、真菌感染)等。

三、辅助检查

(一)实验室检查

1.肝癌血清标志物检测

(1)甲胎蛋白(AFP)测定:是诊断原发性肝癌最常用的方法和最有价值的肿瘤标志物,正常值<20μg/L。AFP≥400μg/L且持续4周或AFP≥200μg/L且持续8周,并排除妊娠、活动性肝炎、肝硬化、生殖胚胎源性肿瘤及肝样腺癌,应考虑为原发性肝癌。

(2)其他肝癌血清标志物:异常凝血酶原和岩藻糖苷酶对 AFP 阴性的原发性肝癌诊断有一定价值;γ-谷氨酰转移酶同工酶Ⅱ(GGT-Ⅱ)有助于 AFP 阳性的原发性肝癌诊断。

2.血清酶学

各种血清酶检查对原发性肝癌的诊断缺乏专一性和特异性,只能作为辅助指标。常用的有血清碱性磷酸酶(AKP)、γ-谷氨酰转移酶(GGT)等。

3.肝功能及病毒性肝炎检查

肝功能异常、乙肝标志或 HCV-RNA 阳性,常提示有原发性肝癌的肝病基础,有助于原发性肝癌的定性诊断。

4.肝功能储备测定

目前较常用的有动脉血酮体比测定和吲哚青绿清除试验,有助于判断手术耐受性。

(二)影像学检查

1.B 超

B 超是诊断肝癌最常用的方法,可作为高发人群首选的普查工具或用于术中病灶定位。可显示肿瘤的大小、形态、所在部位及肝静脉或门静脉内有无癌栓等,其诊断准确率可达 90%左右,能发现直径 1～3cm 的病变。

2.CT 和 MRI

能显示肿瘤的位置、大小、数目及其与周围器官和重要血管的关系,有助于制订手术方案。可检出直径 1.0cm 左右的微小肝癌,准确率在 90%以上。

3.肝动脉造影

此方法肝癌诊断准确率最高,可达 95%左右,可发现 1～2cm 大小的肝癌及其血供情况。因属侵入性检查手段,仅在无法确诊或定位时才考虑采用。

4.正电子发射计算机体层扫描

局部扫描可精确定位病灶解剖部位及反映病灶生化代谢信息;全身扫描可了解整体状况和评估转移情况,达到早期发现病灶的目的;治疗前后扫描可了解肿瘤治疗前后的大小和代谢变化。

5.发射计算机断层成像(ECT)

ECT 全身骨显像有助于肝癌骨转移的诊断,可较 X 线和 CT 检查提前 3～6 个月发现骨转移癌。

6.X 线检查

一般不作为肝癌诊断依据。腹部摄片可见肝阴影扩大;如肝右叶顶部癌肿,可见右侧横膈抬高。

(三)肝穿刺活组织检查及腹腔镜探查

超声内镜引导下细针穿刺抽吸术(EUS-FNA)可以获得肝癌的病理学确诊依据(金标准),具有确诊的意义,但有出血、肿瘤破裂和肿瘤沿针道转移的危险。经各种检查未能确诊而临床又高度怀疑肝癌者,可行超声内镜探查以明确诊断。

四、治疗

早期手术切除是目前治疗原发性肝癌最有效的方法,小肝癌的手术切除率高于80%以上,术后5年生存率可达60%～70%。大肝癌目前主张应先行综合治疗,争取二期手术。

(一)手术治疗

1.肝切除术

遵循彻底性和安全性两个基本原则。癌肿局限于一个肝叶内,可做肝叶切除,已累及一叶或刚及邻近肝叶者,可做半肝切除;若已累及半肝但无肝硬化者,可考虑做三叶切除;位于肝边缘的肿瘤,也可做肝段或次肝段切除或局部切除;对伴有肝硬化的小肝癌,可采用距肿瘤2cm以外切肝的根治性局部肝切除术。肝切除手术一般至少保留30%的正常肝组织,对有肝硬化者,肝切除量不应超过50%。

(1)适应证:①全身状况良好,心、肺、肾等重要内脏器官功能无严重障碍,肝功能代偿良好,氨基转移酶和凝血酶原时间基本正常;②肿瘤局限于肝的一叶或半肝以内而无严重肝硬化;③第一、第二肝门及下腔静脉未受侵犯。

(2)禁忌证:有明显黄疸、腹腔积液、下肢水肿、远处转移及全身衰竭等晚期表现和不能耐受手术者。

2.手术探查不能切除肝癌的手术

可做液氯冷冻、激光气化、微波或做肝动脉结扎插管,以备术后做局部化疗。也可做皮下植入输液泵、术后连续灌注化疗。

3.根治性手术后复发肝癌的手术

肝癌根治性切除术后5年复发率在50%以上。在病灶局限、患者尚能耐受手术的情况下,可再次施行手术治疗。复发性肝癌再切除是提高5年生存率的重要途径。

4.肝移植

原发性肝癌是肝移植的指征之一,疗效高于肝切除术,但术后较易复发。目前在我国,肝癌肝移植仅作为补充治疗,用于无法手术切除、不能进行射频或微波治疗和肝动脉插管化疗栓塞术(TACE)、肝功能不能耐受的患者。

(二)非手术治疗

1.局部消融治疗

主要包括射频消融、微波消融、冷冻治疗、高强度聚集超声治疗(HIFU)及无水乙醇注射治疗;具有微创、安全、简便和易于多次施行的特点。适合于瘤体较小而又无法或不宜手术切除者,特别是肝切除术后早期肿瘤复发者。

2.肝动脉插管化疗栓塞术

肝动脉插管化疗栓塞术是一种介入治疗,即经股动脉达肝动脉做超选择性肝动脉插管,经导管注入栓塞剂和抗癌药物。对于不能手术切除的中晚期肝癌患者,或因高龄或严重肝硬化等不能或不愿手术的肝癌患者,TACE可以作为非手术治疗中的首选方法。经剖腹探查发现癌肿不能切除或作为肿瘤姑息切除的后续治疗者,可采用肝动脉和(或)门静脉置泵(皮下埋藏式灌注装置)做区域化疗栓塞。常用的栓塞剂为碘油和吸收性明胶海绵。抗癌药物常选用氟尿嘧啶、丝裂霉素、多柔比星等。经栓塞化疗后,部分中晚期肝癌肿瘤缩小,为二期手术创造了条件。但对有顽固性腹腔积液、黄疸及门静脉主干瘤栓的患者则不适用。

3.放射治疗

肿瘤较局限、无远处广泛转移而又不适宜手术切除者或手术切除后复发者,可采用放射治疗为主的综合治疗。

4.生物治疗

主要是免疫治疗,可与化疗药物等联合应用。常用有胸腺素、干扰素、免疫核糖核酸和白介素-2 等。此外,还可用细胞毒性 T 细胞和肿瘤浸润淋巴细胞(TIL)等免疫活性细胞行过继性免疫治疗。

5.中医中药治疗

常与其他治疗配合应用,以改善患者全身情况,提高机体免疫力。

6.系统治疗

(1)分子靶向药物治疗:索拉非尼是一种口服的多靶点、多激酶抑制剂,能够延缓肝癌进展,明显延长晚期患者生存期,且安全性较好。

(2)系统化疗:指通过口服或静脉途径给药进行化疗的方式。近年来,亚砷酸注射液、奥沙利铂被证实对晚期肝癌有一定疗效。

五、护理评估

(一)健康史

询问患者有无病毒性肝炎、肝硬化病史;饮食习惯及生活环境,有无进食含黄曲霉菌的食品、有无亚硝胺类致癌物的接触史等;注意有无家族遗传病史。

(二)身体状况

原发性肝癌早期缺乏特异性表现,晚期可有局部和全身症状。

1.症状

(1)肝区疼痛:最常见和最主要的症状,约半数以上患者以此为首发症状,多为胀痛、钝痛和刺痛,可为间歇性或为持续性。突发剧烈腹痛和腹膜刺激征为破裂出血所致。

(2)消化道和全身症状:常表现为食欲减退、腹胀、恶心、呕吐或腹泻等,易被忽视。可有不明原因的持续性低热或不规则发热,抗菌药物治疗无效。早期,患者消瘦、乏力不明显;晚期,体重呈进行性下降,可伴有贫血、出血、水肿等恶病质表现。

2.体征

肝脏进行性增大,呈结节性,质硬,边缘钝而不规则,为中、晚期肝癌的主要临床体征。晚期患者可出现黄疸和腹腔积液。

3.其他

可有伴癌综合征(由癌组织产生某些内分泌激素物质所引起)的表现,如低血糖、红细胞增多症、高血钙、高血脂、血小板增多、异常纤维蛋白原等。发生肺、骨、脑等转移者可产生相应症状。此外,患者还可出现肝性脑病、上消化道出血、癌肿破裂出血及继发性感染等并发症。

(三)心理—社会状况

肝癌患者多伴有肝硬化或慢性肝炎病史,长期治疗效果不佳,患者丧失信心,经济负担较重,容易产生焦虑、恐惧、敏感、抑郁甚至绝望等心理变化。

六、护理诊断及合作性问题

(一)预感性悲哀

与担忧疾病预后和生存期限有关。

(二)疼痛

与肿瘤迅速生长导致肝包膜张力增加或手术、放疗、化疗后的不适有关。

(三)营养失调:低于机体需要量

与厌食、化疗所致胃肠道反应及肿瘤消耗有关。

(四)潜在并发症

出血、肝性脑病、膈下积液或脓肿等。

七、护理目标

(1)患者愿意表达出悲哀情绪,能正确面对疾病、手术和预后,并参与对治疗和护理的决策。

(2)患者疼痛减轻或缓解。

(3)患者能主动进食富含蛋白质、高热量、高维生素等营养均衡的食物或接受营养支持治疗。

(4)患者未出现出血、肝性脑病、膈下积液或脓肿等并发症;若出现,能被及时发现并处理。

八、护理措施

(一)加强心理支持

鼓励患者和家属说出有关对癌症诊断、预后的感觉。解释各种治疗、护理知识。告知患者手术切除可使早期肝癌患者获得治愈的机会;肝癌的综合治疗有可能使以前不能切除的大肝癌转变为可以手术治疗,使不治之症转变为可治之症,患者有望获得较长的生存时间。

(二)减轻或有效缓解疼痛

对肝叶和肝局部切除术后疼痛剧烈者,应采取积极有效的镇痛措施,若患者有镇痛泵则教会患者使用,并观察药物效果及不良反应。指导患者控制疼痛和分散注意力的方法。

(三)改善营养状况

1.术前

原发性肝癌患者宜采用高蛋白质、高热量、高维生素饮食。选择患者喜爱的食物种类,安排舒适的环境,少量多餐。此外,还可给予营养支持、输血等,以纠正低蛋白血症,提高手术耐受力。

2.术后

术后禁食、胃肠减压，待肠蠕动恢复后逐步给予流质或半流质饮食，直至正常饮食。患者术后肝功能受影响，易发生低血糖，禁食期间应从静脉输入葡萄糖溶液或进行营养支持。术后2周内适量补充白蛋白和血浆，以提高机体抵抗力。

(四)并发症的预防和护理

1.出血

(1)术前：①术前3天给予维生素K_1肌内注射，以改善凝血功能，预防术中、术后出血；②癌肿破裂出血是原发性肝癌常见的并发症，告诫患者尽量避免致肿瘤破裂的诱因，如剧烈咳嗽、用力排便等致腹内压骤升的动作。加强腹部体征的观察，若患者突然主诉腹痛，伴腹膜刺激征，应高度怀疑肿瘤破裂出血，应及时通知医师，积极配合抢救。少数出血可自行停止。

(2)术后：术后出血是肝切除术常见的并发症之一，因此术后应注意预防和控制出血。严密观察患者病情变化。手术后患者若血压平稳，可采取半卧位，为防止术后肝断面出血，一般不鼓励患者早期活动。术后24小时内卧床休息，避免剧烈咳嗽，以免引起术后出血。

2.肝性脑病

(1)术前：术前3天进行肠道准备，口服肠道抗生素如新霉素等；术前晚用生理盐水清洁灌肠，注意禁用肥皂水。

(2)术后：术后观察有无肝性脑病早期症状。间歇吸氧3～4天，以提高氧的供给，保护肝功能。避免肝性脑病的诱因，如上消化道出血、高蛋白质饮食、感染、便秘等，若有便秘者可口服乳果糖，促使肠道内氨的排出。遵医嘱给予支链氨基酸和抗高血氨药如谷氨酸钠等。

3.膈下积液及脓肿

膈下积液及脓肿是肝切除术后的一种严重并发症。术后引流不畅或引流管拔除过早，使残肝旁积液、积血或肝断面坏死组织及渗漏胆汁积聚造成膈下积液，如果继发感染则形成膈下脓肿。护理应注意以下4项。

(1)保持引流通畅，对经胸手术放置胸腔引流管的患者，应按闭式胸腔引流的护理要求进行护理。

(2)加强观察：膈下积液及脓肿多发生在术后1周左右，若患者术后体温正常后再度升高或术后体温持续不降，应疑有膈下积液或膈下脓肿。

(3)脓肿引流的护理：若已形成膈下脓肿，应穿刺抽脓，对穿刺后置入引流管者，应加强冲洗和吸引护理。

(4)加强支持治疗和抗菌药物的应用护理。

(五)其他

1.维持体液平衡的护理

对肝功能不良伴腹腔积液者，积极行保肝治疗，严格控制水和钠盐的摄入量，准确记录24小时液体出入量，每天观察、记录体重及腹围变化。

2.介入治疗的护理

(1)术前：向患者解释治疗的目的及注意事项，检查凝血功能等，术前6小时禁食水。

(2)术后：嘱患者平卧位，穿刺处压迫止血15分钟，肢体制动6小时，观察有无出血现象；

多数患者术后1周内有低热,若体温超过38.5℃应及时降温;TACE可造成肝细胞坏死,加重肝功能损害,应注意观察患者的意识状态、黄疸程度,注意补充高糖、高能量营养素,积极给予保肝治疗,防止肝功能衰竭。

九、护理评价

(1)患者能否正确面对疾病、手术和预后。

(2)患者疼痛是否减轻或缓解。

(3)患者营养状况是否改善,体重是否稳定或有所增加。

(4)患者意识是否清醒,生命体征是否平稳,循环血容量是否充足,尿量是否大于30mL/h,有无腹痛、腹胀、体温升高、白细胞和中性粒细胞增高等表现。

十、健康教育

(1)注意防治肝炎,不吃霉变食物。有肝炎、肝硬化病史者和肝癌高发地区人群应定期做体格检查,做AFP测定、B超检查,以期早期发现、及时诊断。

(2)坚持后续治疗,应树立战胜疾病的信心,根据医嘱坚持化疗或其他治疗。

(3)注意营养,多吃富含能量、蛋白质和维生素的食物,食物以清淡、易消化为宜。

(4)保持大便通畅,防止便秘,可适当应用缓泻剂,预防血氨升高。

(5)患者应注意休息,如体力许可,可做适当活动或参加部分工作。

(6)自我观察和定期复查。嘱患者及家属注意有无水肿、体重减轻、出血倾向、黄疸和疲倦等症状,必要时及时就诊,定期随访。

(7)给予肝癌晚期患者精神上的支持,鼓励患者和家属共同面对疾病。

(李育芳)

第二节　肝良性肿瘤

肝良性肿瘤较恶性肿瘤少见,主要包括肝血管瘤、肝局灶性结节增生以及肝腺瘤三大类。肝良性肿瘤通常没有临床表现,大多数患者都是通过超声或其他检查偶然发现,还有些病例则因为肝大、右上腹不适或腹腔内出血而被发现。此类患者肝功能检查往往正常或仅有轻微变化,虽然扫描技术和血管造影常可提供些术前诊断线索,但确诊常有赖于剖腹探查。

肝良性肿瘤根据肝组织胚胎来源可分为以下三类:①上皮组织肿瘤:肝细胞腺瘤、胆管腺瘤、混合腺瘤;②间叶组织肿瘤:血管瘤、纤维瘤、脂肪瘤、黏液瘤;③其他特殊类型肿瘤或病变:肝畸胎瘤、错构瘤、肝脏炎性假瘤、肝脏局灶性结节性增生等。

一、临床表现

1.肝血管瘤

随肿瘤部位、大小、增长速度及肝实质受累程度不同而异。小者无症状,大者可压迫胃肠及胆道而引起腹痛、黄疸或消化不良症状。少数因肿瘤自发性破裂或瘤蒂扭转而呈急腹症表现,临床上可将其分为四型:隐匿型、腹块型、内出血型及瘤蒂扭转型。以腹块型最多见。腹块位于上腹部,表面光滑,质地软硬不一,有囊性感和有较大的可变性。边界清楚,与肝脏相连,随呼吸上下移动,一般无压痛。部分病例在病变区可闻及血管杂音,少数患者可伴有微血管性溶血性贫血。血栓形成后导致凝血因子被消耗,也可表现为血小板减少或低纤维蛋白原血症。肝功能检查一般正常。

2.肝细胞腺瘤

肿瘤体积小者,可无任何症状。当肿瘤增大压迫正常肝细胞或影响邻近器官功能时,可出现上腹部胀痛不适、恶心、纳差和上腹牵拉感等症状。约1/3的患者上腹部可触及表面光滑、质硬的肿块。随着肿瘤增大,其中心部可发生坏死和出血,其主要临床表现为急腹症。瘤内出血者,常有发作性右上腹痛、发热,偶有黄疸或寒战,右上腹肌紧张、压痛,白细胞计数及中性粒细胞比例增高等表现。肿瘤破裂引起腹腔内出血者,突发右上腹剧痛,心慌、出冷汗,腹部有压痛、反跳痛等腹膜刺激症状,严重者可出现休克。

3.肝脏局灶性结节增生

一般无症状,可表现为腹部肿块,少数患者可有肿块自发性破裂而大出血,出现急腹症表现。

二、辅助检查

1.B超检查

此方法能早期发现病变,分辨直径1~2cm的肿瘤,而且能准确定位。B超检查大多数血管瘤为低回声,少数为边界光滑的低回声占位;肝局灶性结节增生可以有低、高或混合回声,缺乏特征性,可见纤维分隔。B超对判断肝腺瘤部位、大小及内容物有一定帮助,是首选检查方法。

2.CT检查

CT平扫时肝血管瘤为低密度病变,CT增强扫描时病变周围出现增强的晕环,随后向中心弥散使病变完全充盈。CT平扫时肝局灶性结节增生为肝内低密度或等密度改变,边界清楚。当中心存在纤维性瘢痕时,可见从中心向边缘呈放射状分布的低密度影像为其特征。

3.MRI检查

对肝血管瘤有特殊的诊断意义,T_2加权图像呈高信号密集区,称为"灯泡征"改变。

4.肝血管造影

诊断准确率高,假阳性率低,并能准确显示病变范围,有助于选择治疗方案;但此法对于肝血管瘤为创伤性检查,应在其他方法不能确定诊断时施行。肝局灶性结节增生典型病变可表现为血管呈放射状分布如轮辐样和外围血管的"抱球"现象。

5.放射性核素肝扫描

采用^{99m}Tc标记的自体红细胞行放射性核素血池填充扫描,对肝血管瘤有确诊意义。肝局灶性结节增生65%的病变可见有核素浓聚,因该种病变内有肝巨噬细胞,所以能凝聚核素,这点与其他良恶性肿瘤不同,因而有较高诊断价值。肝腺瘤直径 2～3cm 者,肝内可显示放射性稀疏区。

三、治疗

1.非手术治疗

肝血管瘤直径<5cm,无临床症状者,可 1 年内每 2～3 个月行 B 超或 CT 检查。

2.手术治疗

适应证:肝血管瘤>5cm 或有临床症状者,肿瘤生长迅速,肿瘤破裂者;肝错构瘤、肝畸胎瘤、肝细胞腺瘤一旦明确诊断均需手术治疗。

四、护理评估

1.健康史

了解此次病程的长短,评估患者有无慢性病史,是否为特殊生理期(月经期、妊娠期等),有无服用避孕药史及服药时间长短,了解其家族病史。

2.身体状况

了解腹部情况及相关情况。①视诊和触诊:有无腹胀,是否能触及上腹部包块,扪及包块有无囊性感,上腹有无隐痛、不适或有无压痛、反跳痛,是否伴随恶心、呕吐、黄疸等症状。②听诊:肿瘤处能否听到血管杂音。

3.心理—社会状况

了解患者及家属对疾病的认知程度,其心理承受能力和经济承受能力。

五、护理诊断

1.疼痛

与肿瘤压迫、扭转、破裂及术后伤口有关。

2.知识缺乏

缺乏疾病认知、检查的相关知识。

六、护理措施

1.非手术治疗及术前护理

(1)心理护理:向患者及家属讲解肝良性肿瘤的相关知识,介绍疾病的治疗效果与自护措施,需手术治疗者,告知手术的必要性及安全性。

(2)体位与活动:肝巨大良性肿瘤及生长在肝表面的腺瘤患者,嘱其卧床休息,避免剧烈咳嗽、用力大便等使腹压骤升的动作,避免外力撞击腹部。

(3)饮食护理:进食营养丰富、无刺激性、易消化的食物,避免便秘。

(4)病情观察:观察患者有无出现腹痛加剧、腹部压痛、反跳痛、腹肌紧张,生命体征是否异常,警惕肿瘤破裂及出血,发现情况,立即通知医师,积极处理。

(5)随访指导:指导门诊随访患者,1 年内 2～3 个月行 B 超或 CT 检查 1 次,出现腹痛加剧、面色苍白、出冷汗、血压下降等不适,及时就诊。

2.术后护理

(1)活动和体位:术后按医嘱测血压,待血压平稳后抬高床头 30°。鼓励患者床上活动,翻身、抬臀等,以促进胃肠道蠕动。做上肢与下肢的伸展运动,以避免肺部感染及下肢深静脉血栓形成。术后 24 小时生命体征平稳后,予以半卧位,鼓励患者下床活动,从床旁坐座椅到床旁站立,再到床旁步行活动,循序渐进,逐渐过渡到走廊散步等活动。

(2)吸氧:对肝叶切除体积大、术中做肝门阻断、肝动脉结扎或栓塞、肝硬化严重者,术后均应给予氧气吸入以提高血氧浓度,增加肝细胞的供氧量,促进肝细胞代偿,以利于肝细胞的再生和修复。吸氧的浓度、时间和方式,应根据患者的具体情况及病情变化予以适当的调整。定时观察患者的动脉血氧饱和度情况,使其维持在 95% 以上。

(3)营养:术后禁食、胃肠减压,静脉输入高渗葡萄糖、适量胰岛素以及 B 族维生素、维生素 C、维生素 K 等,待肠蠕动恢复后逐步给予流质饮食、半流质饮食及普食。术后 2 周内应补充适量的白蛋白和血浆,以提高机体的抵抗力。广泛肝切除后,可使用要素饮食或静脉营养支持。

(4)引流管护理:术后一般均留置腹腔引流管,须密切观察和记录引流液的颜色、量及性状,并保持引流管的通畅。正常术后 1～3 天引流量＜200mL,颜色逐渐变淡,如提示术后出血,须及时通知医师给予处理,必要时再次手术。

(5)肝功能监测:术后要定期复查肝功能,并注意术后有无黄疸和肝昏迷前期的表现。

七、健康教育

1.加强营养
进高蛋白质、高热量、高维生素,清淡、易消化食物。

2.康复指导
出现水肿、黄疸等不适,及时就诊。

3.注意休息
避免劳累。

4.复诊
定期复查,每 6 个月至 1 年复查 1 次。

(李育芳)

第三节　肝脓肿

肝受感染后形成的脓肿,称为肝脓肿,属于继发感染性疾病。一般根据病原菌的不同分为细菌性肝脓肿和阿米巴性肝脓肿。临床上细菌性肝脓肿较阿米巴性肝脓肿多见。

一、细菌性肝脓肿

细菌性肝脓肿是指化脓性细菌引起的肝内化脓性感染。细菌性肝脓肿最常见的致病菌为大肠杆菌和金黄色葡萄球菌。多继发于胆道及肠道感染。全身其他部位的感染,也可因血行播散而形成肝脓肿。另外,邻近肝的部位发生感染时,细菌可经淋巴系统侵入肝。

(一)护理评估

1.健康史

评估患者发育营养状况;了解是否患有胆道疾病,有无其他部位感染及肝的开放性损伤等。

2.身体状况

(1)全身中毒症状:寒战、高热是最常见的早期症状,体温可达39～40℃,一般为稽留热或弛张热,伴多汗,脉率增快。严重时可发生脓毒症和感染性休克。

(2)肝区疼痛:由于肝大、肝包膜急性膨胀和炎性渗出物的局部刺激,多数患者出现肝区持续性胀痛或钝痛,有时可伴有右肩牵扯痛或胸痛。

(3)消化道及全身症状:由于细菌毒素吸收及全身消耗,患者有乏力、食欲缺乏、恶心、呕吐;少数患者可有腹胀及顽固性呃逆等症状。

(4)肝区压痛和肝大:查体常见肝区压痛和肝大,右下胸部和肝区有叩击痛。若脓肿位于肝前下缘比较表浅部位,可伴有右上腹肌紧张和局部触痛;巨大的肝脓肿可使右季肋呈饱满状态,甚至局限性隆起;局部皮肤呈凹陷性水肿。严重者可出现黄疸。病程较长者,常有贫血。

(5)并发症:细菌性肝脓肿可引起严重并发症,病死率极高。脓肿可自发性穿破入腹腔引起腹膜炎。向上穿破可形成膈下脓肿。向胸内破溃时患者常有突然出现的剧烈胸痛、胸闷、气急、寒战、高热,气管向健侧移位,呼吸音减低或消失,患侧胸壁凹陷性水肿。左肝脓肿可穿破心包,发生心包积液,严重者导致心脏压塞。

3.心理—社会状况

由于突然发病或病程较长,忍受较重的痛苦,担忧预后或经济拮据等原因,患者常有焦虑、悲伤或恐惧反应;发生严重并发症时反应更加明显。

4.辅助检查

(1)实验室检查:血常规检查见白细胞计数增高,中性粒细胞可高于90%以上,有核左移现象和中毒颗粒。肝功能检查可见轻度异常。

(2)影像学检查:X线检查示肝阴影增大,右膈肌抬高和活动受限。B超检查能分辨肝内直径2cm的液性病灶,并明确其部位和大小。CT或MRI检查对诊断肝脓肿有帮助。

(3)诊断性肝穿刺:必要时可在肝区压痛最剧烈处穿刺或在超声探测引导下穿刺,抽出脓液即可证实;同时可行脓液细菌培养和药物敏感试验。

5.治疗要点

加强全身支持疗法,应用足量、有效抗生素控制感染。脓肿形成后,可在B超引导下穿刺抽脓或置管引流,如疗效不佳应手术切开引流。注意细菌性肝脓肿是严重感染,应早期诊断,及时治疗,以取得良好治疗效果。

(二)护理诊断

1.体温过高

与毒素作用于体温调节中枢有关。

2.疼痛

与炎症介质刺激有关。

3.营养失调:低于机体需要量

与进食减少、感染引起分解代谢增加有关。

4.潜在并发症

腹膜炎、膈下脓肿、胸腔内感染、休克。

(三)护理措施

1.一般护理

(1)降温:高热患者及时应用物理降温,必要时遵医嘱进行药物降温。

(2)镇静止痛:适时遵医嘱应用镇静止痛药物,以减轻疼痛,保证休息。

(3)加强营养:给予高热量、高蛋白质、高维生素饮食,改善全身营养状况;必要时可少量多次输血和血浆,以纠正低蛋白血症,增强机体抵抗能力。

2.病情观察

加强对生命体征和腹部情况的观察,注意脓肿是否破溃引起腹膜炎、膈下脓肿等严重并发症。

3.治疗配合

(1)应用抗生素护理:遵医嘱给予足量、有效抗生素;注意用药时间、途径和配伍,观察药物的不良反应。

(2)配合抢救:若发生脓毒症或感染性休克时,配合医师,立即实施各项抢救护理工作。

(3)做好引流护理:患者取半卧位,有利于呼吸和引流;妥善固定引流管,防止意外脱落;每天用无菌生理盐水冲洗脓腔,注意观察引流液的量和性状;及时更换引流瓶,注意无菌操作;当每天脓液引流量少于 10mL 时,可拔出引流管,适时换药,直至脓腔闭合。

4.心理护理

关心安慰患者,加强与患者的交流和沟通,减轻或消除其焦虑情绪,使其积极配合治疗和护理,以取得满意的效果。

5.健康教育

介绍细菌性肝脓肿预防、治疗的一般知识;指导患者遵守治疗、护理要求;解释引流管的意义和注意事项;嘱患者出院后加强营养;有明显不适时及时就诊。

二、阿米巴性肝脓肿

肠道阿米巴感染后,阿米巴原虫从结肠溃疡破口处随门静脉血液进入肝脏,可并发阿米巴性肝脓肿,其好发部位在肝右叶,阿米巴性肝脓肿可发生于溶组织内阿米巴感染数月至数年之后。多因机体免疫力下降而诱发。寄生在肠襞的溶组织内阿米巴大滋养体可经门静脉直接侵入肝脏。其中,大部分被消灭,少数存活的大滋养体继续繁殖,可引起小静脉炎和静脉周围炎。在门静脉分支内,大滋养体的不断分裂繁殖可引起栓塞,并通过伪足运动、分泌溶组织酶的作用造成局部液化性坏死,形成小脓肿。随着时间的延长,病变范围逐渐扩大,使许多小脓肿融合成较大的肝脓肿。从大滋养体侵入肝脏至脓肿形成常历时 1 个月以上。肝脓肿通常为单个大脓肿。由于大滋养体可到达肝脏的不同部位,故也可发生多发性肝脓肿。肝脓肿大多位于肝的右叶,这与盲肠及升结肠的血液汇集于肝右叶有关。少数患者可位于肝的左叶,也可左、右两叶同时受累,形成局限性病变,其他肝组织正常。

(一)护理评估

1.临床表现

临床表现的轻重与脓肿的位置、大小及有无继发细菌感染等有关。起病大多缓慢,体温逐渐升高,热型以弛张热居多,常伴食欲减退、恶心、呕吐、腹胀、腹泻、肝区疼痛及体重下降等。当肝脓肿向肝脏顶部发展时,刺激右侧膈肌,疼痛可向肩部放射。若压迫右肺下部,可有右侧反应性胸膜炎或胸腔积液。脓肿位于右肝下部时,可出现右上腹痛,体检可发现肝大,边缘多较钝,有明显的叩痛、压痛。脓肿位于肝的中央部位时症状常较轻,靠近肝包膜者常较疼痛,而且较易发生穿破。肝脓肿向腹腔穿破可引起急性腹膜炎,向右胸腔穿破可致脓胸,此外,尚可引起膈下脓肿、肾周脓肿、心包积液等,患者可出现相应的临床表现。

2.辅助检查

(1)实验室检查:急性感染者白细胞计数及中性粒细胞比例均增高。病程较长者白细胞计数常仅轻度升高,但贫血、消瘦则较明显,血沉增快。粪便检查提示溶组织内阿米巴原虫阳性率为 30%,以包囊为主。

(2)脓肿穿刺液检查:典型脓液为棕褐色,如巧克力糊状,黏稠、带腥味。当合并细菌感染时,可见土黄色脓液伴恶臭。由于有活力的溶组织内阿米巴滋养体常处于脓肿周围的组织内,故在抽出脓液中的阿米巴滋养体多已死亡。取最后抽出的脓液做检查,有可能发现有活动能力的阿米巴滋养体。采用普通镜检法时,溶组织内阿米巴滋养体的形态较难与其他细胞相辨别,检出率常低于 30%。然而,采用特异性抗体的荧光技术做荧光显微镜检查,则检出率可提高至 90%以上。

(3)肝功能检查:大部分患者都有轻度肝功能受损表现,如人血白蛋白下降、碱性磷酸酶增高、丙氨酸转氨酶升高、胆碱酯酶活力降低等,其余项目多在正常范围。个别患者可出现血清胆红素升高。

(4)X 线检查:右侧横膈抬高,呼吸运动减弱,右侧肺底有云雾状阴影,胸膜增厚或有胸水。

(5)超声检查:B 超或彩色多普勒超声,可在肝内发现液性病灶。B 超检查不但可显示肝内占位性病变的数量、大小、位置和是否液性,而且对身体无明显伤害,故最为常用。

(6)免疫学检查:可用间接荧光抗体试验、酶联免疫吸附试验等检测血清中抗溶组织内阿米巴滋养体的 IgG 和 IgM 抗体,阳性有助于本病的诊断。

(7)分子生物学检查:采用聚合酶链式反应技术可在肝脓液中检出溶组织内阿米巴滋养体

的 DNA。

3.治疗原则

首先应考虑非手术治疗,以抗阿米巴药物治疗和反复穿刺吸脓以及支持疗法为主。外科治疗方法有闭式引流术、切开引流术、肝切除术。

(二)护理措施

(1)观察、记录疼痛的性质、程度、伴随症状,评估诱发因素,并告之患者。

(2)加强心理护理,给予精神安慰。

(3)咳嗽、深呼吸时用手按压伤口。

(4)妥善固定引流管,防止引流管来回移动所引起的疼痛。

(5)严重时注意生命体征的改变及疼痛变化。

(6)指导患者使用松弛术、分散注意力等方法,如听音乐、相声或默默数数,以减轻患者对疼痛的感受,减少镇痛药物的用量。

(7)在疼痛加重前,遵医嘱给予镇痛药,并观察、记录用药后的效果。

(8)教给患者用药知识,如药物的主要作用、用法及用药间隔时间,疼痛时及时用镇痛药效果较好。

（李育芳）

第四节　门静脉高压症

门静脉主干是由肠系膜上、下静脉和脾静脉汇合而成,其中约20%的血液来自脾。门静脉的左、右两干分别进入左、右半肝后逐渐分支,其小分支和肝动脉小分支的血流汇合于肝小叶内的肝窦(肝的毛细血管网),然后汇入肝小叶的中央静脉,再汇入小叶下静脉、肝静脉,最后汇入下腔静脉。所以,门静脉是位于两个毛细血管网之间,一端是胃、肠、脾、胰的毛细血管网,另一端是肝小叶内的肝窦。

门静脉无瓣膜,与腔静脉系之间存在有四个交通支。

1.胃底、食管下段交通支

门静脉血流经胃冠状静脉、胃短静脉,通过食管胃底静脉与奇静脉、半奇静脉的分支吻合,流入上腔静脉。

2.直肠下端、肛管交通支

门静脉血流经肠系膜下静脉、直肠上静脉与直肠下静脉、肛管静脉吻合,流入下腔静脉。

3.前腹壁交通支

门静脉(左支)的血流经脐旁静脉与腹上深静脉、腹下深静脉吻合,分别流入上、下腔静脉。

4.腹膜后交通支

在腹膜后,有许多肠系膜上、下静脉分支与下腔静脉分支相互吻合。

在这四个交通支中,最主要的是胃底、食管下段交通支。这些交通支在正常情况下都很细小,血流量都很少。

一、病理生理

门静脉无瓣膜,其压力通过流入的血量和流出阻力形成并维持。门静脉血流阻力增加,常是门静脉高压症的始动因素。按阻力增加的部位,可将门静脉高压症分为肝前、肝内和肝后三型。肝内型门静脉高压症又可分为窦前、窦后和窦型。在我国,肝炎后肝硬化是引起肝窦和窦后阻塞性门静脉高压症的常见病因。常见的肝内窦前阻塞病因是血吸虫病。

肝前型门静脉高压症的常见病因是肝外门静脉血栓形成(脐炎、腹腔内感染如急性阑尾炎和胰腺炎、创伤等)、先天性畸形(闭锁、狭窄或海绵样变等)和外在压迫(转移癌、胰腺炎等)。这种肝外门静脉阻塞的患者,肝功能多正常或轻度损害,预后较肝内型好。肝后型门静脉高压症的常见病因包括巴德-吉亚利综合征、缩窄性心包炎、严重右心衰竭等。

门静脉高压症形成后,可以发生下列病理变化。

1.脾大、脾功能亢进

门静脉血流受阻后,首先出现充血性脾大。临床上除有脾大外,还有外周血细胞减少,最常见的是白细胞和血小板减少,称为脾功能亢进。

2.交通支扩张

由于正常的肝内门静脉通路受阻,门静脉又无静脉瓣,上述的四个交通支大量开放,并扩张、扭曲形成静脉曲张。在扩张的交通支中最有临床意义的是在食管下段、胃底形成的曲张静脉。它离门静脉主干和腔静脉最近,压力差最大,因而经受门静脉高压的影响也最早、最显著。肝硬化患者常有胃酸反流,腐蚀食管下段黏膜引起反流性食管炎或因坚硬粗糙食物的机械性损伤以及咳嗽、呕吐、用力排便等使腹腔内压突然升高,可引起曲张静脉的破裂,导致致命性的大出血。其他交通支也可以发生扩张,如直肠上、下静脉丛扩张可以引起继发性痔;脐旁静脉与腹上、下深静脉交通支扩张,可以引起前腹壁静脉曲张;腹膜后的小静脉也明显扩张、充血。

3.腹水

门静脉压力升高,使门静脉系统毛细血管床的滤过压增加,同时肝硬化引起的低蛋白血症,血浆胶体渗透压下降及淋巴液生成增加,促使液体从肝表面、肠浆膜面漏入腹腔而形成腹水。门静脉高压症时虽然静脉内血流量增加,但中心血流量却降低,继发刺激醛固酮分泌过多,导致水、钠潴留而加剧腹水形成。

二、临床表现

主要是脾大、脾功能亢进、呕血或黑便、腹水或非特异性全身症状(如疲乏、嗜睡、厌食)。曲张的食管、胃底静脉一旦破裂,立刻发生急性大出血,呕吐鲜红色血液。由于肝功能损害引起凝血功能障碍,又因脾功能亢进引起血小板减少,因此,出血不易自止。由于大出血引起肝组织严重缺氧,容易导致肝性脑病。

体检时如能触及脾,就可能提示有门静脉高压。如有黄疸、腹水和前腹壁静脉曲张等体征,表示门静脉高压严重。如果能触到质地较硬、边缘较钝且不规整的肝,肝硬化的诊断即能成立,但有时肝硬化时间较长,肝缩小可难以触到。还可有慢性肝病的其他征象如蜘蛛痣、肝掌、男性乳房发育、睾丸萎缩等。

三、辅助检查

1.血常规

脾功能亢进时,血细胞计数减少,以白细胞计数降至 $3×10^9/L$ 以下和血小板计数减少至 $(70～80)×10^9/L$ 以下最为明显。

2.肝功能检查

常反映在血浆白蛋白降低而球蛋白增高,白蛋白、球蛋白比例倒置。由于许多凝血因子在肝合成,加上慢性肝病患者有原发性纤维蛋白溶解,所以凝血酶原时间可以延长。还应做乙型肝炎病原免疫学和甲胎蛋白检查。

3.腹部超声检查

可以显示腹水、肝密度及质地异常、门静脉扩张;多普勒超声可以显示血管开放情况,测定血流量,但对于肠系膜上静脉和脾静脉的诊断精确性稍差。门静脉高压症时门静脉内径≥1.3cm。

4.食管 X 线钡剂造影检查

在食管为钡剂充盈时,曲张的静脉使食管的轮廓呈虫蚀状改变;排空时,曲张的静脉表现为蚯蚓样或串珠状负影。

5.腹腔动脉造影的静脉相或直接肝静脉造影

可以使门静脉系统和肝静脉显影,确定静脉受阻部位及侧支回流情况,为手术方式提供参考。

四、诊断及治疗

主要根据肝炎和血吸虫病等肝病病史和脾大、脾功能亢进、呕血或黑便、腹水等临床表现,一般诊断并不困难。当急性大出血时,应与其他原因的出血鉴别。

外科治疗门静脉高压症主要是预防和控制食管胃底曲张静脉破裂出血。

(一)食管胃底曲张静脉破裂出血

为了提高治疗效果,应根据患者的具体情况,采用药物、内镜、介入放射学和外科手术的综合性治疗措施。其中手术治疗应强调有效性、合理性和安全性,并应正确掌握手术适应证和手术时机。在抢救治疗中又必须分别对待下列两类不同的大出血患者。

1.有黄疸、大量腹水、肝功能严重受损的患者(Child-Pugh C 级)

发生大出血,如果进行外科手术,病死率可高达 $60\%～70\%$。对这类患者应尽量采用非手术疗法,重点是输血、注射垂体加压素以及应用三腔管压迫止血。

非手术治疗主要措施如下。

(1)建立有效的静脉通道,扩充血容量,输血,监测患者生命体征。但应避免过量扩容,防止门静脉压力反跳性增加而引起再出血。

(2)药物止血:①注射血管升压素,血管升压素促使内脏小动脉收缩、血流量减少,从而减少了门静脉血的回流量,短暂地降低门静脉的压力,使曲张静脉破裂处形成血栓,达到止血目的。对高血压和心脏冠状动脉供血不足的患者不适用;②生长抑素(奥曲肽)能选择性地减少内脏血流量,尤其是门静脉系的血流量,从而降低门静脉压力,有效地控制食管胃底静脉曲张破裂大出血。首次剂量 $250\mu g$ 静脉注射,以后每小时 $250\mu g$,持续静脉滴注,可连续用药 3～5 天。生长抑素的止血率(80％～90％)远高于血管升压素(40％～50％),不良反应较小,是目前治疗食管胃底静脉曲张破裂出血的首选药物。

(3)内镜治疗:经内镜将硬化剂(国内多选用鱼肝油酸钠)直接注射到曲张静脉腔内,使曲张静脉闭塞,其黏膜下组织硬化,以治疗食管静脉曲张出血和预防再出血。对于急性出血的疗效与药物相似,长期疗效优于血管升压素和生长抑素。主要并发症是食管溃疡、狭窄或穿孔。比硬化剂注射疗法操作相对简单和安全的是经内镜食管曲张静脉套扎术。方法是经内镜将要结扎的曲张静脉吸入到结扎器中,用橡皮圈套扎在曲张静脉基底部。如果硬化剂注射疗法和套扎对胃底曲张静脉破裂出血无效,可考虑多次进行。

(4)三腔管压迫止血:原理是利用充气的气囊分别压迫胃底和食管下段的曲张静脉,以达止血目的。通常用于对血管升压素或内镜治疗食管胃底静脉曲张出血无效的患者。

(5)经颈静脉肝内门体静脉分流术(TIPS):是采用介入放射方法,经颈静脉途径在肝静脉与门静脉的主要分支间建立通道,置入支架以实现门体分流。TIPS可明显降低门静脉压力,一般可降低至原来压力的一半,能治疗急性出血和预防复发出血。其主要问题是支撑管可进行性狭窄和并发肝功能衰竭(5％～10％),肝性脑病(20％～40％)。目前,TIPS的主要适应证是药物和内镜治疗无效、肝功能差的曲张静脉破裂出血患者和等待行肝移植的患者。

2.没有黄疸、没有明显腹水的患者(Child A,B 级)

发生大出血,应争取即时或经短时间准备后即行手术。积极采取手术止血,不但可以防止再出血,而且是预防发生肝性脑病的有效措施。手术治疗主要分为两类:一类是通过各种不同的分流手术,来降低门静脉压力;另一类是阻断门奇静脉间的反常血流,既能达到止血的目的,又能增加进入门静脉的血液,有利于保护肝功能。

急诊手术的适应证:①患者以往有大出血的病史或本次出血来势凶猛,出血量大或经短期积极止血治疗,仍有反复出血者,应考虑急诊手术止血。②经过严格的内科治疗48小时仍不能有效控制出血或短暂止血又复发出血,应积极行急诊手术止血。但因病情严重、多合并休克,所以急诊手术死亡率高,应尽量避免。Child C 级患者不宜行急诊手术。急诊手术术式应以贲门周围血管离断术为首选,该式对患者打击较小,既能达到即刻止血,又能维持入肝血流,对肝功能影响较小,手术死亡率及并发症发生率低,术后生存质量高,而且操作较简单,易于在基层医院推广。

(1)门体分流术可分为非选择性分流、选择性分流两类。

1)非选择性门体分流术。是将入肝的门静脉血完全转流入体循环,代表术式是门静脉与下腔静脉端侧分流术、门静脉与下腔静脉侧侧分流术。非选择性门体分流术治疗食管胃底曲张静脉破裂出血效果好,但肝性脑病发生率高达 30％～50％,易引起肝衰竭。由于破坏了第一肝门的结构,为日后肝移植造成了困难。术后血栓形成的发生率较高。

2)选择性门体分流术。旨在保存门静脉的入肝血流,同时降低食管胃底曲张静脉的压力。

代表术式是远端脾-肾静脉分流术。

（2）断流手术：即脾切除，同时手术阻断门奇静脉间的反常血流，以达到止血的目的。断流手术的方式也很多，以脾切除加贲门周围血管离断术最为有效，不仅离断了食管胃底的静脉侧支，还保证了门静脉入肝血流。

（二）严重脾大

合并明显的脾功能亢进最多见于晚期血吸虫病，也见于脾静脉栓塞引起的左侧门静脉高压症。对于这类患者单纯行脾切除术效果良好。

（三）肝硬化引起的顽固性腹水

有效的治疗方法是肝移植。其他疗法包括 TIPS 和腹腔-上腔静脉转流术。

肝移植是治疗终末期肝病并发门静脉高压食管胃底曲张静脉出血患者的理想方法，既替换了病肝，又使门静脉系统血流动力学恢复到正常。但有供肝短缺、终身服用免疫抑制剂所带来的不良反应的风险、手术风险以及费用昂贵等，限制了肝移植的临床推广。

五、护理评估

1.术前评估

（1）健康史：了解患者居住环境、饮食习惯，有无疫区接触史，有无慢性肝炎史，消化道出血史，以及患者家族疾病史等。

（2）身体状况：①腹部有无膨隆，腹壁静脉是否曲张，左肋缘下是否扪及肿大的脾脏，右腹是否扪及明显肿大的肝脏。腹围是否增大；②评估患者有无呕血和黑便现象，有无黄疸、贫血、蜘蛛痣，下肢是否水肿。

（3）心理—社会状况：了解患者是否感到紧张、恐惧；有否因长期、反复发病，工作和生活受到影响而感到焦虑不安和悲观失望；评估家庭成员能否提供足够的心理和经济支持；患者及家属对门静脉高压症诊疗、预防再出血知识的了解程度。

2.术后评估

（1）健康史：了解手术情况中麻醉方式和手术类型、范围，术中出血量、补液量及引流管安置情况。

（2）身体状况：评估患者生命体征、意识状态、血氧饱和度、尿量、肝功能等，了解有无出血、肝性脑病、感染等并发症的发生。

（3）心理—社会状况：了解患者对疾病和术后各种不适的心理反应；患者及家属对术后康复过程及出院健康教育知识的掌握程度。

六、护理诊断

1.恐惧

与突然大量呕血、便血、肝性脑病及病情危重等有关。

2.体液不足

与食管胃底曲张静脉破裂出血有关。

3.体液过多:腹水

与肝功能损害致低蛋白血症、门静脉压增高、血浆胶体渗透压降低及醛固酮分泌增加等有关。

4.营养失调:低于机体需要量

与肝功能损害、营养素摄入不足和消化吸收障碍等有关。

5.潜在并发症

出血、肝性脑病、感染、门静脉血栓形成、肝肾综合征。

七、护理措施

1.非手术治疗及术前护理

(1)心理护理:门静脉高压症患者,因病情反复、患病时间长,对疾病的治疗缺乏足够的信心,一旦并发急性大出血,会极度恐惧和焦虑。因此,在生活上我们要尽量提供方便,满足患者的基本需求,宣传教育时多给予心理安慰和精神支持,缓解其精神压力,消除其不良情绪,使之树立战胜疾病的信心,能够积极、主动地配合医务人员进行各项治疗和护理。

(2)饮食护理:加强营养,保护肝功能,并发大出血者禁食。①肝功能良好的患者,宜给高蛋白质、高热量、高维生素、低脂饮食;肝功能严重受损者,补充支链氨基酸,限制芳香族氨基酸的摄入。②腹腔积液者,宜低钠饮食;肝性脑病先兆者,应暂时给予低蛋白质饮食;食管静脉曲张者,禁烟酒,少喝咖啡和浓茶;少渣软食,避免进食粗糙、干硬、带骨或多刺、油炸及辛辣食物,饮食不宜过热,以免损伤食管黏膜而诱发出血。③明显低蛋白血症者,可静脉输入白蛋白、血浆或血浆替代品,贫血及凝血功能障碍者可选择性输入成分血,肌内注射或静脉滴注维生素 K。

(3)体位与活动:腹水患者伴有呼吸困难时协助取半卧位,利于呼吸顺畅。身体极度虚弱的患者,注意采取保护性措施(如护栏、拐杖),避免体位突然变化,防止坠床、摔倒等意外事件发生。患者大多贫血消瘦,告知其要确保休息时间充分,必要时卧床休息,尽可能减少活动量,降低机体耗氧量,减轻肝脏负担。活动要适度,避免剧烈咳嗽、用力排便等腹压升高因素,防止曲张的静脉破裂出血。

(4)用药护理:适当使用肌苷、辅酶 A 等护肝药物。避免使用巴比妥类、盐酸氯丙嗪等有损肝脏的药物。并注意清除肠道内积血,口服硫酸镁溶液或酸性溶液,生理盐水灌肠,禁用碱性溶液、肥皂水灌肠,以减少氨的吸收。也可用肠道不吸收的抗生素,减少肠道细菌数。

(5)观察出血倾向:观察患者有无呕血、黑便现象,及时发现内出血征兆,防治上消化道出血。

(6)减少腹水形成:①每天测量腹围 1 次,每周测体重 1 次。标记腹围测量部位,每次在同一时间、同一体位和同一部位测量;②尽量取平卧位,以增加肝、肾血流灌注。若影响呼吸,取半卧位;③限制水和钠的摄入,每天钠摄入量控制在 $500\sim800$ mg(氯化钠 $1.2\sim2.0$ g)内,进液量约 1000mL。少食含钠高的食物,如咸肉、酱菜、酱油、罐头和含钠味精等;④遵医嘱合理使用利尿药,如螺内酯、氢氯噻嗪,准确记录尿量或出入水量,严密监测血电解质变化,防止低钾血症、低钠血症的发生。

（7）急性出血期的一般护理：①绝对卧床休息，将患者安置到有抢救设备、安静的病房；②减轻患者焦虑，稳定患者情绪，必要时遵医嘱给予镇静药，以免情绪紧张而加重出血；③及时清理血迹和呕吐物，做好口腔清洁。

（8）急性出血期恢复血容量的护理：迅速建立静脉通路，输液、输血，恢复血容量，防治休克，保证心、脑、肝、肾等重要器官的血流灌注，避免不可逆性损伤。宜输新鲜血，因其含氨量低、凝血因子多，有利于止血及预防肝性脑病。

（9）急性出血期的止血护理：冰盐水加去甲肾上腺素胃内灌注，静脉滴注垂体后叶素等止血药物。

（10）急性出血期严密观察病情：监测生命体征、意识、每小时尿量及中心静脉压的变化，维持水电解质及酸碱平衡。

（11）术前准备：反复大出血，保守治疗无效，决定手术治疗，遵医嘱术前2～3天口服肠道不吸收抗生素，术前1天晚及术晨清洁灌肠，排空大便，减少细菌数量，减少肠道氨的产生，避免或减轻术后肠胀气，促进肠蠕动、恢复胃肠功能，减少肝性脑病发生的诱发因素。

（12）移植准备：肝移植是治疗终末期肝病并发门静脉高压食管胃底静脉曲张出血患者的理想方法。

2.术后护理

（1）饮食护理：术后禁食，肠蠕动恢复胃管拔出后，可给予流质、半流质饮食，再逐步过渡到普通饮食，分流术后患者应限制蛋白质和肉类摄入，蛋白质每天摄入量不能超过30g，避免诱发和加重肝性脑病。忌食粗糙和过热食物、禁烟酒。

（2）体位与活动：脾切除术后患者血压平稳后可取半卧位，分流术后患者48小时内取平卧位或15°低坡卧位，避免过多活动，翻身时动作宜轻柔，术后不宜过早下床活动，一般需卧床1周，以防血管吻合口破裂出血。

（3）病情观察：①密切监测生命体征、意识变化；②保持伤口敷料干燥固定，一旦敷料渗湿，及时通知医师更换；③保持引流管通畅，观察并准确记录引流液量、色及性质，发现异常及时报告医师处理；④腹水患者定时测量腹围和体重并记录，遵医嘱监测血电解质和记录24小时尿量或出入水量，维持水电解质及酸碱平衡。

（4）日常护理：术后给予吸氧，满足肝脏、心、脑、肾的需氧量，增强肝细胞活性，促进肝功能的恢复。禁用或少用吗啡、巴比妥类、盐酸氯丙嗪等有损肝脏的药物。遵医嘱使用抗生素、护肝药物及分流术患者的抗凝药物等。协助患者翻身、拍背，及时清除呼吸道分泌物，痰液黏稠者予以雾化吸入，每天2～3次，并指导患者有效咳嗽排痰。

（5）肝性脑病的观察与预防：观察患者是否有意识淡漠、嗜睡、谵妄，发现异常立即通知医师。遵医嘱测定血氨浓度，对症使用谷氨酸钾、谷氨酸钠，降低血氨水平。限制蛋白质的摄入，减少血氨的产生；忌用肥皂水灌肠，减少血氨的吸收。

（6）静脉血栓形成的观察与预防：术后2周定期或必要时隔日复查1次血小板计数，术后血小板常迅速上升，应注意观察有无肠系膜静脉血栓形成征象，有无腹痛、腹胀、便血现象，如血小板计数超过$600 \times 10^9 / L$，立即通知医师，协助抗凝治疗。应注意用抗凝药物前后的凝血时间变化。脾切除术后不用维生素 K 和其他止血药物,以防血栓形成。

(李育芳)

第五节　肝破裂

肝破裂在各种腹部损伤中占 15%～20%。右肝破裂较左肝多见。肝破裂的致伤因素、病理类型和临床表现都与脾破裂极为相似。肝损伤可分为三种。①肝破裂:肝被膜和实质均裂伤。②肝被膜下血肿:实质裂伤但被膜完整。③中央型肝破裂:肝深部实质裂伤,伴或不伴有被膜裂伤。肝被膜下破裂也有转为真性破裂的可能。

一、临床表现

肝破裂的临床表现类似于脾破裂者,可有腹腔内出血的症状和体征,出血量较大者可出现出血性休克,肝被膜下破裂也可能转为真性破裂而导致腹腔内出血。肝破裂可有胆汁溢入腹腔,故腹痛和腹膜刺激征较脾破裂更明显。肝破裂后的血液有时可能通过胆管进入十二指肠而出现黑便或呕血。中央型肝破裂更易发展为继发性肝脓肿。

二、辅助检查

B 超、CT 检查可明确肝破裂的程度,后者更有诊断意义。

三、治疗

(一)非手术治疗
生命体征稳定或经补充血容量后保持稳定的伤员,可在严密观察下进行非手术治疗。

(二)手术治疗
下列情况要立即手术治疗:①失血量超过全身血容量的 40%;②非手术治疗后又继续出血,补充血容量后生命体征仍不稳定;③肝脏火器伤和累及其他脏器(特别是空腔脏器)的非火器伤需手术治疗。根据具体情况选用肝单纯缝合、肝动脉结扎、肝切除术(对粉碎性肝破裂或严重肝挫伤者,可将损伤的肝组织做整块切除或肝叶切除术,但应尽量保留健康的肝组织)、纱布填塞法等处理肝损伤。术后,在创面或肝周应留置多孔硅胶双套管行负压吸引以引流渗出的血液和胆汁。

四、主要护理问题

(一)体液不足
与损伤致腹腔内出血、严重腹膜炎症及禁饮禁食有关。

(二)外周组织灌注无效
与腹腔内出血、体液丢失有关。

（三）急性疼痛

与腹腔内器官破裂及消化液刺激腹膜有关。

（四）恐惧

与意外损伤的打击和担心预后有关。

（五）有休克的危险

与损伤器官出血、感染、穿孔、脓肿的形成有关。

五、护理目标

(1)患者的体液平衡得以维持。

(2)患者外周组织灌注有效。

(3)患者自诉腹痛缓解或得到控制,舒适感增加。

(4)患者恐惧程度缓解或减轻,情绪稳定。

(5)患者未发生休克或被及时发现与处理。

六、急救护理

（一）原则

分清轻重缓急,首先处理危及生命的情况。

（二）病情观察

(1)注意观察患者意识、生命体征、腹部体征。

(2)准确记录 24 小时液体出入量。

（三）维持有效循环

(1)建立 2 条及以上有效静脉输液通路。

(2)输液速度开始宜快,应避免输液输血过多过快而引起肺水肿及心力衰竭。

(3)必要时输血。

（四）妥善处理伤口

合并开放性腹部损伤患者伴有脏器或组织自伤口突出,切勿强行回纳,可用消毒碗或无菌敷料覆盖保护。

七、非手术治疗/术前护理

（一）休息及体位

(1)绝对卧床休息,不要随意搬动患者,以免加重伤情。

(2)出现休克体征者,采取休克体位。

(3)病情平稳,可采取半卧位。

（二）病情观察

(1)持续心电监护及低流量吸氧。

(2)每 15～30 分钟监测 1 次脉搏、呼吸、血压。

(3)每 30 分钟检查 1 次腹部体征,注意观察腹膜刺激征的程度和范围变化。

(4)动态掌握各项实验室检查指标,以判断腹腔内有无活动性出血。

(5)观察每小时尿量变化,监测中心静脉压,准确记录 24 小时液体出入量。

(三)维持体液平衡

(1)补充足量的液体及电解质,预防水、电解质、酸碱平衡紊乱。

(2)维持有效的循环血量,使收缩压升至 90mmHg 以上。

(3)监测中心静脉压结合血压变化,调整输液速度及量,避免过量过快补液,导致心力衰竭、肺水肿发生。

(四)胃肠道管理

(1)安置胃肠减压,注意胃肠减压负压效果维持及胃液性状。

(2)做好口腔护理。

(3)腹部损伤者可能出现胃肠道穿孔或肠麻痹,未明确诊断之前应绝对禁饮、禁食和禁灌肠。

(五)预防感染

(1)规范正确合理使用抗生素。

(2)监测患者体温变化。

(六)镇静、镇痛

(1)诊断明确前,禁用镇痛药。

(2)诊断明确后,可根据病情遵医嘱使用解痉或镇痛药物。

(3)合并空腔脏器损伤者安置胃肠减压可减少胃肠内容物漏出并达到缓解疼痛的作用。

(4)提供安静舒适的环境。

(七)心理护理

(1)加强与患者交流,鼓励其说出内心感受并及时加以疏导。

(2)做好相关健康教育工作,使患者能正确认识疾病的发展过程以及各项检查、治疗和护理目的、注意事项等。

(八)完善术前准备

完善各项术前检查、药物过敏试验等。

八、术后护理

(一)术后护理常规

1.全身麻醉术后护理常规

(1)了解麻醉和手术方式、术中情况、切口和引流情况。

(2)持续氧气吸入。

(3)持续心电监护。

(4)床档保护,防坠床。

(5)严密监测生命体征。

2.病情观察

(1)监测生命体征变化,尤其是呼吸、循环和肾功能的监测和维护。

(2)注意观察腹部体征,有无腹胀腹痛等不适,及早发现出血、腹腔脓肿等并发症。

3.伤口观察及护理

观察伤口有无渗血渗液,若有渗液及时更换敷料,有渗血时根据出血量做相应处理。

4.各管道观察及护理

(1)输液管道保持通畅,留置针妥善固定。

(2)注意观察穿刺部位皮肤有无肿胀及渗血。

(3)留置导尿管者按照导尿管护理常规进行,病情平稳后即可拔除导尿管,拔管后注意关注患者自行排尿情况。

5.呼吸道管理

(1)协助患者翻身、叩背,鼓励其深呼吸、咳嗽、咳痰。

(2)必要时行雾化吸入,稀释痰液,促进痰液排出。

6.疼痛护理

(1)提供安静舒适的环境。

(2)提前镇痛,正确评估患者疼痛程度,选择合适的镇痛药物。

(3)有镇痛泵的患者,注意检查管道是否通畅,评价镇痛效果。

7.营养支持

禁食期间给予肠外营养支持。

8.基础护理

做好口腔护理、定时翻身、保持皮肤清洁等工作。

(二)腹腔引流管的护理

1.保持引流通畅

(1)定时挤捏腹腔引流管,保持通畅,勿折叠、扭曲、压迫管道。

(2)保持引流管口与引流袋60~70cm的有效引流距离。

2.妥善固定

(1)妥善固定腹腔引流管于床旁。

(2)保持引流袋的位置要低于引流翻平面,以防引流液逆流造成感染。

(3)翻身活动时注意管道保护,防止牵拉引起脱管。

(4)告知患者安置腹腔引流管的重要性,切勿自行拔管。

3.观察和记录

(1)观察引流液性状、颜色和量。

(2)观察腹腔引流管周围情况,如有渗出,及时更换敷料。

(3)观察患者腹部体征,了解患者有无腹痛、腹胀等情况。

(4)定期更换引流袋,注意无菌技术操作,避免感染。

(5)引流袋上要标明管道安置时间、引流袋更换时间。

4.拔管

(1)根据患者病情及引流情况,由医师判断是否拔管。

(2)拔管后患者应卧床休息。

（3）观察引流管口处渗血渗液情况,如有渗液及时更换敷料,有渗血时根据出血量做相应处理。

（三）胃管护理

1.保持引流通畅

（1）定期挤捏管道,保持引流通畅。

（2）勿折叠、扭曲、压迫管道。

（3）及时倾倒胃液,保持胃肠减压的有效性。

2.妥善固定

（1）妥善固定胃管于床旁,每班检查胃管安置的长度,及时发现胃管是否脱出。

（2）注意清洁患者脸部油脂,确保胃管固定妥当。

（3）更换胃管胶布时应调整胃管粘贴方向,避免鼻黏膜同一部位持续受压。

（4）翻身活动时应防止牵拉引起胃管脱出。

（5）告知患者安置胃肠减压装置的重要性,切勿自行拔管。

（6）若胃管不慎脱出,应立即通知主管医师查看,确定是否需重置胃管。

3.观察记录

（1）观察胃液颜色、性状及量:通常为无色透明、淡黄色或墨绿色,若引流液为褐色、咖啡色或血性液体应警惕应激性溃疡的发生。

（2）观察患者腹部体征及肠功能恢复情况。

4.拔管

待胃肠功能恢复,胃肠减压引流液颜色正常后可拔除胃管。

（四）饮食护理

1.拔除胃管第1天

给予少量饮水及流质饮食。

2.拔除胃管第2天

给予半流质饮食。

3.拔除胃管第3天

进食软食。

4.拔除胃管第4天

逐渐过渡至正常饮食。

5.注意事项

（1）少食多餐,可进食高蛋白质、高维生素、高热量、低脂肪的饮食。

（2）忌生冷、产气、刺激性食物。

（3）肝功能不良者应限制蛋白质摄入。

（4）饮食应当根据患者个体及肠功能恢复情况,循序渐进,注意倾听患者主述,观察患者腹部体征及排便情况。

（五）体位与活动

1.全身麻醉清醒前

去枕平卧位,头偏向一侧。

2.全身麻醉清醒后手术当日

低半卧位,适当床上活动。

3.术后第 1 天

半卧位为主,增加床上运动,可在搀扶下适当下床沿床边活动。

4.术后第 2 天

半卧位为主,可在搀扶下适当屋内活动。

5.术后第 3 天起

适当增加活动度。

活动能力应当根据患者自理能力评估得分及个体情况,循序渐进,对于年老或体弱的患者,应当相应推后活动时间。

（六）健康教育

1.饮食指导

(1)循序渐进、饮食规律、营养丰富、容易消化。

(2)高蛋白质、高维生素、高热量饮食。

(3)忌刺激性易胀气食物、忌烟酒。

2.活动

根据体力,适当活动,注意休息和睡眠,劳逸结合,避免疲劳。

3.复查

术后定期门诊随访,检查肝功能、血常规等。

（李育芳）

第七章　胆道疾病护理

第一节　胆石症

胆石症包括发生在胆囊和胆管的结石,是常见的、多发的疾病。胆管结石按结石成分分为三种:①以胆固醇为主的胆固醇结石,80%分布在胆囊;②以胆红素为主的胆色素结石,75%分布在胆管;③由胆固醇、胆红素、胆盐组成的混合性结石,60%分布在胆囊,40%分布在胆管。由于饮食结构的变化,胆固醇结石多于胆色素结石,女性发病率高于男性。

胆管结石形成的原因十分复杂,可能与阻道感染、胆汁淤滞、胆固醇代谢异常有关。高脂食物、久坐、糖尿病、肥胖、妊娠等为胆囊结石的促发因素,而胆管蛔虫等引起的胆道感染则多为胆管结石形成的原因。

一、护理评估

(一)健康史

注意了解患者是否有高脂饮食。询问是否有与饱食和高脂饮食有关的消化道症状出现。还应该了解患者的日常活动或锻炼情况,有无久坐的生活习惯,询问有无胆道疾病的家族史。

(二)身体状况

1.胆囊结石

20%~40%的胆囊结石患者可终身无症状,有症状的胆囊结石主要以下表现。①消化不良等胃肠道症状:进食后,特别是进油腻食物后,出现上腹部隐痛不适、饱胀伴嗳气、呃逆等胃肠道症状。②胆绞痛:是其典型表现,疼痛位于上腹或右上腹部,呈阵发性,可向右肩胛部或背部放射,多伴有恶心、呕吐。③Mirizi综合征:持续嵌顿和压迫胆囊壶腹部和颈部的较大结石,可引起肝总管狭窄或胆囊胆管瘘以及反复发作的胆囊炎、胆管类及梗阻性黄疸。④胆囊积液:胆囊结石长期嵌顿但未合并感染时,胆汁中的胆色素被胆囊黏膜吸收,并分泌黏液性物质而致胆囊积液,积液呈透明无色,称为"白胆汁"。⑤其他:小的胆囊结石可进入胆总管形成继发胆管结石;结石梗阻于壶腹部引起胰腺炎;结石和炎症反复刺激可诱发胆囊癌变。

2.肝外胆管结石取决于有无感染和梗阻

平时可无症状,一旦发生结石梗阻胆管并继发感染,可出现典型的临床表现:腹痛、寒战高热和黄疸,即查科三联征。①腹痛:发生在剑突下及右上腹部,多为绞痛,呈阵发性或为持续性疼痛阵发性加重,可向右肩背部放射,常伴有恶心、呕吐。②寒战高热:由于胆管内压力升高,细菌及毒素经毛细胆管逆行进入肝窦及肝静脉,再进入体循环引起全身感染。表现为弛张热,体温可达 39～40℃。③黄疸:黄疸程度、发生和持续的时间与梗阻程度、是否继发感染有关,若梗阻为部分或间歇性,黄疸程度较轻且呈波动性;完全梗阻,特别是合并感染时,则黄疸明显,且可呈进行性加深。黄疸时常有尿色变深,粪色变浅,有的可出现皮肤瘙痒。

3.肝内胆管结石

(1)单纯肝内胆管结石:可多年无症状或仅有肝区和胸背部胀痛不适。如发生梗阻和合并感染则出现寒战或高热,甚至出现急性梗阻性化脓性胆管炎。此外,可继发胆源性肝脓肿和胆汁性肝硬化。

(2)合并肝外胆管结石时,表现与肝外胆管结石相似。

(三)心理—社会状况

剧烈疼痛、发热、即将面临手术、各种损伤性检查、担心预后等因素引起患者及其亲属的焦虑与恐惧。护士应评估患者的情绪反应,并了解其原因。住院患者可能因家庭、经济等原因而产生焦虑。

(四)辅助检查

1.实验室检查

白细胞计数和中性粒细胞比例增高提示有感染和炎症,胆管梗阻患者可出现血清胆红素直接、间接试验均增高,尿胆红素阳性,尿胆原阴性。

2.B超检查

该检查是首选最佳方法,可明确结石部位、数量、大小等,并可显示肝内外胆管及胆囊的大小。

3.胆囊造影

显示胆囊内充盈缺损,主要可了解胆囊功能。

4.经皮肝穿刺胆道造影(PTC)

可了解梗阻的部位、程度和范围,适用于黄疸的鉴别和掌握胆管梗阻的部位。但可引起出血、胆汁漏和急性胆管炎,故有腹腔积液和出血倾向的患者禁用。

5.经内镜逆行胰胆管造影(ERCP)

可显示梗阻的部位和原因,少数可诱发胆管炎和胰腺炎。

6.其他

CT、MRI 或磁共振胰胆管成像(MRCP)可作为以上检查的补充。

(五)治疗要点

1.胆囊结石

(1)胆囊切除是治疗胆囊结石的首选方法。近年来腹腔镜胆囊切除术已广泛开展,其损伤小、并发症少、患者恢复快的特点,已为广大患者所接受。

(2)老年人或合并严重的多系统功能障碍的不能耐受长时间手术的患者,可考虑溶石疗法,鹅脱氧胆酸和熊脱氧胆酸对胆固醇结石有一定效果,但此药有肝毒性,不良反应大,服药时间长、价格昂贵,且停药后结石易复发。

2.肝外胆管结石

(1)胆总管切开取石加T形管引流术:适用于单纯胆管结石,胆道上、下通畅,无狭窄或其他病变者。

(2)胆肠吻合术:适用于胆总管扩张>2.5cm,下端有梗阻性病变,上段胆管通畅无狭窄;泥沙样结石不易取尽,有结石残留或结石复发者。常采用胆管空肠 Roux-en-Y 吻合术。

(3)奥狄(Oddi)括约肌成形术:适应证同胆肠吻合术。

(4)经内镜下括约肌切开取石术:适用于结石梗阻于壶腹部和胆总管下端的良性狭窄。

3.肝内胆管结石

可行高位胆管切开及取石术、胆肠内引流术、切除病变肝叶。残余结石时可经T形管窦道行纤维胆道镜取石。

二、护理诊断

(一)焦虑或恐惧
与病情的反复或加重、担忧手术效果及预后、生活方式和环境的改变有关。

(二)舒适的改变
腹痛、瘙痒等,与胆道结石、蛔虫、感染等有关。

(三)体温过高
与胆道感染、手术后合并感染有关。

(四)营养失调:低于机体需要量
与肝功能损害、营养素摄入不足、消化吸收障碍有关。

(五)有 T 管引流异常的危险
与 T 管的脱出、扭曲、阻塞、逆行感染等因素有关。

(六)潜在并发症
肝功能障碍、体液平衡紊乱、肝脓肿、急性胰腺炎、胆管狭窄、残留结石、休克、出血、胆漏等。

(七)知识缺乏
缺乏保健及康复知识。

三、护理目标

(1)患者心理负担减轻,信心增强。

(2)患者腹痛、瘙痒等症状得到缓解。

(3)患者的体温恢复正常。

(4)患者的营养状况得到改善。

(5)保持 T 管引流正常。

(6)患者未发生并发症或并发症能得到及时发现和处理。

(7)患者能叙述胆石症的保健及康复知识。

四、护理措施

(一)术前护理

1.心理护理

胆道疾病的检查方法复杂,治疗后也易复发,要鼓励患者说出自己的想法,消除其焦虑、恐惧及紧张心理,增强恢复健康的信心;向患者讲解医院的环境和病房的管理,及时与家属沟通,使患者能愉快地接受治疗;对危重患者及不合作者,要专人护理,关心体贴。

2.病情观察

密切观察患者病情变化,若出现寒战、高热、腹痛加重、腹痛范围扩大等应考虑病情加重,要及时报告医师,积极进行处理。

(1)生命体征及意识变化:胆道感染时,体温升高,呼吸、脉搏增快。此时应每4小时测量并记录体温、脉搏、呼吸、血压。如果血压下降,意识改变,说明病情危重,可能有休克发生。

(2)腹部症状、体征变化:观察腹痛的部位、性质,有无诱因及持续的时间,注意黄疸及腹膜刺激征的变化,观察有无胰腺炎、腹膜炎、急性重症胆管炎的发生。

(3)及时了解实验室检查结果。

3.缓解疼痛

(1)针对患者疼痛的部位、性质、程度、诱因、缓解和加重的因素,有针对性地采取措施以缓解疼痛。先用非药物缓解疼痛的方法止痛,必要时遵医嘱应用镇痛药物,并评估其效果。

(2)指导患者卧床休息,采取舒适卧位。

4.改善和维持营养状态

(1)入院后即准备手术者,禁食、休息,并积极补充液体和电解质,以维持水、电解质及酸碱平衡。非手术治疗者根据病情决定饮食种类。

(2)营养不良会影响术后伤口愈合,应给予高蛋白质、高热量、高维生素、低脂的普通饮食或半流质饮食。不能经口饮食或进食不足者,可经胃肠外途径补充足够的热量、氨基酸、维生素、电解质,以维持患者良好的营养状态。

5.对症护理

(1)黄疸患者皮肤瘙痒时,可外用炉甘石洗剂止痒,温水擦浴。

(2)高热时物理降温。

(3)胆绞痛发作时,按医嘱给予解痉、镇静和镇痛药物,常用哌替啶50mg、阿托品0.5mg肌内注射,但勿使用吗啡,以免胆道下端括约肌痉挛,使胆道梗阻加重。

(4)有腹膜炎者,执行腹膜炎有关非手术疗法护理。

(5)重症胆管炎者应加强休克的护理。

6.并发症的预防

(1)拟行胆肠吻合术者,术前3天口服卡那霉素、甲硝唑等,术前1天晚行清洁灌肠,观察药物疗效及不良反应。

(2)肌内注射维生素 K_1 10mg,每天2次。纠正凝血功能障碍,应观察其疗效及有无不良反应。

（二）术后护理

1.病情观察

（1）生命体征：注意心率和心律的变化。术后患者意识恢复慢时,应注意有无因肝功能损害、低血糖、脑缺氧、休克等所致的意识障碍。

（2）观察、记录有无出血和胆汁渗漏：包括量、速度,有无休克征象。胆道手术后易发生出血,出血量小时,表现为大便隐血或柏油样大便;量大时,可导致出血性休克。若有发热和严重腹痛,可能为胆汁渗漏引起的胆汁性腹膜炎,需立即报告医师处理。

（3）黄疸程度、消退情况：观察和记录大便的颜色,检测胆红素的含量,了解胆汁是否流入十二指肠。

2.T 形引流管护理

胆总管探查或切开取石术后,在胆总管切开处放置 T 形管做引流。其主要目的如下：①引流胆汁和减压,防止因胆汁排出受阻导致胆总管内压力增高、胆汁外漏而引起胆汁性腹膜炎;②引流残余结石,使胆道内残余结石,尤其是泥沙样结石通过 T 形管排出体外;③支撑胆道,防止胆总管切口处瘢痕性狭窄、管腔变小、粘连狭窄等;④经 T 形管溶石或造影等。

护理措施包括如下 4 项。

（1）妥善固定,严格无菌：患者更换体位或活动时以及帮患者更换床单、更换敷料时,应防止 T 形管牵拉脱落。每天更换一次外接的连接管和引流瓶,更换时应注意无菌操作。

（2）保持引流管通畅：如观察到胆汁突然减少,应注意是否有泥沙样结石或蛔虫堵塞,是否引流管扭曲受压。如有阻塞可用手由近向远挤压引流管或用少量无菌生理盐水缓慢冲洗,切勿用力推注。

（3）观察并记录胆汁的量及性状：胆汁引流一般每天为 300～700mL（恢复饮食之初可较多）,引流液呈深绿色或棕黄色,较清晰无沉淀。量过少可能为 T 形管堵塞或肝功能衰竭所致;量过多可能是胆总管下端仍有梗阻;若胆汁颜色过淡、过于稀薄,表示肝功能不佳;若胆汁混浊,提示有感染;若有泥沙结石流出,提示有肝内胆管结石。

（4）拔管：一般于术后 12～14 天,无特殊情况,可以拔管。拔管指征如下：黄疸消退,无腹痛、发热,大便颜色正常;胆汁引流量逐渐减少,颜色呈透明金黄色,无脓液、结石,无沉渣及絮状物,就可以考虑拔管。拔管前先在饭前、饭后各夹管 1 小时,拔管前 1～2 天全天夹管,如无腹痛、腹胀、发热及黄疸等症状,说明胆总管通畅,可拔管。拔管前还要在 X 线下经 T 形管胆道造影,造影后必须立即接好引流管,继续引流 2～3 天,以引流造影剂,减少造影后反应和继发感染,如情况正常,造影后 2～3 天即可拔管。拔管后局部伤口用凡士林纱布堵塞,1～2 天会自行封闭。一周内继续观察患者腹痛、体温及黄疸情况,警惕有无胆汁外漏甚至发生腹膜炎等情况。

五、护理评价

（1）患者焦虑情绪是否得到解除,能否积极配合治疗和护理。

（2）患者腹痛、瘙痒等症状是否得到缓解。

（3）患者的体温是否恢复正常。

（4）患者营养状况是否得到改善。

（5）T形管引流是否正常。

（6）患者是否发生肝功能障碍、体液平衡紊乱、肝脓肿、急性胰腺炎、胆管狭窄、残留结石、休克、出血、胆漏等并发症;若发生上述情况,能否得到及时的治疗。

（7）患者对防治胆石症的知识是否了解。

六、健康教育

（1）胆道手术后患者应注意养成正确的饮食习惯,进低脂易消化食物,宜少量多餐、多饮水。平时宜低脂肪饮食。向患者及家属介绍有关胆道疾病的书籍,并能使他们初步掌握基本的卫生科普知识,对健康有正确的认识。

（2）告诫患者结石复发率高,出现腹痛、发热、黄疸时应及早来院治疗。

（3）进行T形管留置者的家庭护理指导。应避免举重物或过度活动,防止T形管脱出。尽量穿宽松柔软的衣服,避免盆浴。淋浴时可用塑料薄膜覆盖置管处,敷料一旦浸透应更换。保持置管周围皮肤及伤口清洁干燥。指导患者及家属每天同一时间倾倒引流液,观察记录引流液量及性状。若有异常或T形管脱出或突然无液体流出时,应及时就医。

（4）对于肝内胆管结石、手术后残留结石或反复手术治疗的患者,教育家属配合治疗和护理工作,给患者最好的心理支持,鼓励患者树立战胜疾病的信心。

（李育芳）

第二节　胆囊炎

一、急性胆囊炎

急性胆囊炎是常见的急腹症之一,多为急性结石性胆囊炎,常于中年以后发病,男女发病率之比为(1∶2)～(1∶3)。随着人民生活水平的提高,膳食结构的改变,导致胆囊结石发病率的增高,相应的急性结石性胆囊炎的发病率也呈增高趋势。近年来,国内急性无结石性胆囊炎有增加趋势,占急性胆囊炎总数的2%～12%。

（一）病因

急性胆囊炎按胆囊内有无结石,分为急性结石性胆囊炎和急性非结石性胆囊炎。

急性结石性胆囊炎的发病主要是由于结石阻塞胆囊管,造成胆囊内胆汁潴留,继发细菌感染而引起的急性炎症。胆囊流出道阻塞,胆汁排出受阻,从而滞留浓缩。高浓度胆汁酸的细胞毒性造成黏膜细胞损害,引起黏膜的炎症水肿,甚至坏死。嵌顿的结石也可直接损伤受压部位的黏膜引起炎症。另外受损的胆囊黏膜细胞释放的磷脂酶可促使胆汁中的磷脂酰胆碱转变为溶血磷脂酰胆碱,后者是一种毒性复合物,又可引起进一步的感染。正常情况下胆囊内胆汁并无细菌生长。急性胆囊炎时,致病菌可经胆管逆行或经血液循环及淋巴途径侵入胆囊,在急性胆囊炎时,胆汁或胆囊壁细菌培养阳性率为 50%～70%,胆囊内胆汁的细菌计数往往≥106cfu/mL(每毫升菌落生成数)。细菌种类多为革兰阴性杆菌,最常见的是大肠埃希菌,其他有链球菌、克雷伯菌、葡萄球菌、伤寒杆菌、粪肠球菌等,有时可发生梭状芽孢杆菌感染,使胆囊的囊腔、囊壁甚至周围间隙积气,称为急性气肿性胆囊炎。单纯的胆囊梗阻并非一定能导致急性胆囊炎。

急性非结石性胆囊炎在国内较少见,国外报道发病率占急性胆囊炎的 9.5%～20%,尤以有心血管疾病的老年男性患者居多。此病患者有急性胆囊炎的临床表现及病理改变,但无胆囊结石。急性非结石性胆囊炎的病因尚未完全清楚,大多发生在手术、创伤、肿瘤及危重患者和长时间的全胃肠外营养(TPN)治疗患者。急性非结石性胆囊炎病情发展迅速,病情危重复杂,胆囊易发生坏疽穿孔,病死率高。一般认为应激反应所致神经内分泌因素的改变,导致胆囊收缩功能降低,胆汁潴留刺激胆囊黏膜的急性介质分泌;低组织灌注使胆囊壁局部缺血及胆囊黏膜抵抗力下降,在此基础上发生细菌感染,从而发生急性胆囊炎。长时间的 TPN 治疗,肠道失去食物刺激,从而缺乏肠激素之一的胆囊收缩素(CCK),使胆囊收缩频率失调,造成胆汁滞留,形成胆泥,可引起急性非结石性胆囊炎。Warren 根据病因、临床特点及病理过程,将非结石性胆囊炎分为三型:Ⅰ型发生在肿瘤或急性重症疾病的住院患者,病死率高(45.8%),主要发生在男性(75%),术前诊断率为 50%;Ⅱ型无上述病理基础,表现为急性胆囊炎的症状,病死率仅 5%,多发生在年龄较大患者,术前诊断率高(90%);Ⅲ型与非结石性因素梗阻有关,具有中度的病死率(23.1%),而术前诊断率最低(15.4%)。

(二)病理

急性胆囊炎的病理学变化过程,取决于胆囊颈管梗阻的程度、细菌的毒力、机体的抗病功能及诊治是否及时和正确。

炎症初期,为急性单纯性胆囊炎,胆囊肿大,黏膜充血水肿,黏液腺分泌亢进,渗出增加。此时及时治疗,炎症可逐渐消退。若病情进一步发展,演变成了急性化脓性胆囊炎,胆囊全壁被炎症细胞浸润,浆膜层出现脓性渗出物。如果胆囊颈管梗阻仍不能解除,炎症得不到控制,胆囊内压力持续上升,胆囊壁血液循环障碍而缺血坏疽,成为坏疽性胆囊炎,易在胆囊底部和颈部造成穿孔,引起急性弥散性腹膜炎或胆肠内瘘。急性胆囊炎的病理改变起于黏膜,后波及全层,根据病变程度分为单纯性胆囊炎、化脓性胆囊炎、坏疽性胆囊炎。急性胆囊炎治疗不彻底,则可迁延成慢性。

(三)临床表现

1.症状

患者多有胆管疾患的病史。常有一些诱因引发,如饮食不当、油腻饮食、饱餐、过劳、受寒、精神因素等。睡眠时体位改变,胆囊内原来浮在胆汁中的结石易移至胆囊颈部造成胆囊流出道梗阻,因此急性结石性胆囊炎常在夜间发作。

(1)腹痛:胆绞痛是最具特征性的症状,常由胆囊管被结石阻塞引起。疼痛的部位多在右上腹,也可在中上腹。疼痛呈阵发性加重,并可放射至右肩或右背部。随继发细菌感染,右上腹痛持续加重。

（2）恶心、呕吐：疼痛发作时常伴恶心、呕吐，但一般并不严重，主要是由于胆囊壁平滑肌强烈收缩所致，经抗感染和解痉药物治疗后可在短期内获得缓解。如不缓解或变得更加严重，应考虑胆囊结石进入胆总管内或继发胰腺炎的可能性。

（3）发热：患者一般无高热，体温在 38℃左右，无寒战。若病情发展，继发细菌感染，在化脓性胆囊炎阶段可出现高热和寒战。

（4）黄疸：10％～25％患者出现轻度黄疸。这可能是胆色素通过受损的胆囊黏膜进入循环或邻近炎症引起 Oddi 括约肌痉挛所致。也可能是胆囊内结石排入胆总管引起阻塞造成。

2.体征

检查时患者有右上腹饱满，呼吸运动受限，右上腹压痛和肌紧张，墨菲（Murphy）征阳性。约 40％的患者可触及肿大的胆囊，肿大的胆囊在肋缘下呈椭圆形，随呼吸上下移动，并有明显触痛。胆囊张力的大小对选择手术时机很有意义，高度紧张的胆囊常提示胆囊内压力高，发生坏疽和穿孔的危险性大，需早期行手术治疗。如大网膜包裹形成胆囊周围炎性团块时，则右上腹肿块触诊不清，活动度也受限。

急性非结石性胆囊炎的临床症状和体征与急性结石性胆囊炎相似，但常不典型，且病情发展迅速，并发症发生率高。

3.实验室检查

白细胞及中性粒细胞轻中度增高，白细胞计数一般在（12～15）×10⁹/L。如果白细胞计数超过 $20 \times 10^9/L$，常提示有严重并发症发生。老年患者由于机体反应性差，白细胞变化可不明显或仍在正常范围。肝功能检查约有 20％的患者出现血清胆红素轻度升高，如果血清胆红素值超过 5mg/dL，常提示有胆总管结石。有的患者可有血清丙氨酸转氨酶的略微增高，这可能是由于胆囊炎症波及肝脏造成轻度肝功能损害引起的。急性胆囊炎的患者可有血尿淀粉酶增高，但一般为轻度升高，若升高明显，应考虑胆源性胰腺炎的可能。

4.影像学检查

（1）腹部 X 线：由于胆囊结石大多数透光率高，仅有 10％～15％的胆囊结石因含钙量高，可呈现阳性影像。因此，腹部 X 线检查对诊断帮助不大。但 X 线摄片有时可显示肿大的胆囊及炎性肿块的软组织影以及气肿性胆囊炎时可见到胆囊炎及胆囊周围的气体影。此外，尚有一些间接的 X 线征象，有助于急性胆囊炎的诊断，如胆囊下方小肠扩张，充气等反射性肠淤积症。

（2）B 超检查：由于 B 超具有简便、安全、无损伤的优点，且可在床边进行监测，故为急性胆囊炎诊断的最常用方法，确诊率可达 80％～90％。急性胆囊炎的 B 超声像图的主要表现有：①胆囊呈圆形或椭圆形肿大，且横径增加比纵径增加更具诊断意义；②胆囊壁弥散性增厚，呈高回声，其间出现间断或连续的弱回声带，形成胆囊壁的"双环征"；③多伴有胆囊结石，往往嵌顿于胆囊颈管部；④胆囊收缩功能差或丧失；⑤胆囊积脓时，胆囊切面无回声区内出现稀疏密集的分布不均的细小或粗大回声斑点，呈云雾状；⑥胆囊穿孔时，可显示胆囊壁的局部膨出或缺损以及胆囊周围的局限性积液。

（3）CT 检查：CT 扫描不常用于诊断急性胆囊炎，但国外一些研究发现 CT 较 B 超诊断急性胆囊炎更为有效。有学者研究了 14 例经手术证实的急性胆囊炎患者的 CT 特征，发现胆囊周围脂肪线是急性胆囊炎最常见的 CT 表现，次为胆囊膨大。还有学者研究 29 例经手术证实的急性胆囊炎患者的 CT 图像,最常见的表现依次为胆囊壁增厚、胆囊周围脂肪线、胆囊膨大、胆囊周围积液、浆膜下水肿、密度增高的胆汁及黏膜脱落,当上述表现存在时,可诊断为急性胆囊炎。

(4)MRI:国外研究表明,MRI 在诊断急性胆囊炎方面要优于 B 超及 CT。MRI 的表现基本上同 CT 与 B 超,需要提出的是胆囊壁增厚在 TWI 显示更好。国外有报道磁共振胆胰管成像(MRCP)发现壁内高信号增强影诊断急性胆囊炎具有较高的准确性,而且能发现胆囊外其他胆系疾病,如胆总管结石诊断率明显优于 B 超及 CT,认为 MRCP 在急性胆囊疾病术前检查中有可能取代 CT 和经内镜进行胆胰管成像(ERCP)。

(5)胆管核素扫描:胆管核素扫描是一种简单、安全、可信度高的检查方法,准确率在 95% 以上,而且在血清胆红素上升到 20mg/dL,仍可应用。最常用的造影剂为 ^{99m}Tc-EHIDA。核素扫描可以用来评价胆囊管是否通畅,正常人一般在注射 ^{99m}Tc-EHIDA 后 1 小时内可见胆囊显影。急性结石性胆囊炎的病理改变是胆囊管阻塞,因此在 1 小时内胆囊显像者可排除急性胆囊炎的诊断。如果 3 小时以内胆总管及近侧小肠已显像而胆囊仍未显像者提示胆囊管有梗阻,如在注射 3~5 小时后胆囊延迟显像,则表明胆囊收缩功能丧失。

(四)治疗

1.非手术治疗

急性胆囊炎早期阶段若无严重并发症出现,应在严密观察下,先行积极有效的综合性非手术治疗。经非手术治疗,80%~85% 的患者能得到缓解。而且,在非手术治疗期间,密切观察病情,深入了解病史,有助于更好地判断病情,做好充分的术前准备工作。非手术治疗主要包括如下几种。

(1)抗感染:应选用针对性强、抗菌谱广,不良反应小,血和胆汁中浓度高的抗生素,以抑制胆管内需氧菌和厌氧菌的生长,防止感染向全身扩散。临床上常选用的有氨苄西林、氨基糖苷类抗生素及甲硝唑。另外,第二代、第三代头孢菌素具有强大的抗菌作用,并经胆汁排泄,更适宜于急性严重感染的胆囊炎患者。

(2)禁食,胃肠减压:禁食是必要的。对病情较重或伴有呕吐的患者,留置胃管持续减压可减少胃、胰液的刺激和胆囊痉挛的发作。

(3)解痉止痛及对症处理。

(4)纠正水电解质和酸碱平衡失调。

(5)严密观察病情变化:包括全身和局部症状、体征的变化及了解各器官的功能,充分评估病情,考虑手术的患者,应积极做好术前准备。

2.手术治疗

(1)手术时机。

1)急诊手术。急性胆囊炎已穿孔并发胆汁性腹膜炎或胆囊化脓坏疽有穿孔趋势者或急性胆囊炎伴结石嵌顿于胆囊颈和胆囊管,右上腹疼痛剧烈,难以忍受者;患者全身中毒症状明显,高热,白细胞计数升高,已有休克倾向者;急性结石性胆囊炎伴有急性梗阻性化脓性胆管炎者,行急诊手术治疗,已为共识。

2)早期手术。胆囊结石伴急性胆囊炎经抗感染、补液、胃肠减压等积极治疗后,腹痛无缓解,腹部压痛和反跳痛不见减轻者;B超检查显示胆囊无明显萎缩及胆囊周围无液性暗区者;发病在72小时内,应早期手术治疗。

3)延期或择期手术。急性结石性胆囊炎是延期还是择期手术治疗,目前仍有争议。有学者认为,急性胆囊炎经抗感染治疗后,症状虽缓解,但局部充血、水肿,解剖结构不清,胆囊三角区难于解剖游离,无法顺利切除胆囊而被迫行胆囊造口术,而且手术出血多,也易误伤邻近脏器。因此主张,急性期尽量非手术治疗,待炎症消退后3~6个月再择期行胆囊切除。另有学者认为,结石性胆囊炎虽有各种非手术治疗,如体外震波碎石、口服溶石剂溶石、中西医结合排石等,均难得到稳定有效的结果,非手术综合治疗结石性胆囊炎会使患者反复多次就医和住院,不仅给患者身心造成很大痛苦,而且增加经济负担。胆囊反复感染,与周围组织粘连严重,胆囊纤维化萎缩,给手术增加困难。因此主张急性胆囊炎采取早期手术,即入院后经抗感染治疗,炎症高峰期稍过,完成必要的术前检查,复查B超,只要不存在胆囊周围炎或胆囊三角完全不清晰,即可行手术治疗,若胆囊周围炎明显,一般认为炎症控制3~6个月再手术,较为稳妥。对反复发作的慢性胆囊炎、胆囊壁明显增厚,胆囊的浓度和收缩功能明显减退,引起长期消化不良症状或因反复发作影响日常的生活和工作者,胆囊管发生结石梗阻,引起胆囊积水或慢性萎缩性胆囊炎,胆囊结石疑有胆囊恶性肿瘤,均应行择期手术。

(2)胆总管探查指征:胆总管探查术是常用的一种胆管手术,它既是一种检查方法,又是一种治疗手段。决定是否行胆总管探查的指征,既包括术前检查,又包括手术中发现。胆总管探查的指征包括:①病史中有典型胆绞痛、寒战发热,尤其是有黄疸病史者;②B超检查发现胆管内有结石光团和光点伴声影,胆管扩张、囊状影像;③其他影像学检查发现胆总管或1~3级肝内胆管扩张或狭窄,胆管内有充盈缺损(结石、蛔虫或肿瘤);④十二指肠引流中查到胆色素颗粒或胆固醇结晶或有脓细胞者;⑤胆总管内触到结石、蛔虫或肿瘤;⑥胆总管扩张,直径在1.5cm以上;⑦胆总管坏死、穿孔;⑧胆总管管壁增厚,硬变;⑨胆总管穿刺抽出脓性胆汁、血性胆汁或胆汁内有泥沙样胆色素颗粒或沉淀;⑩胰腺特别是胰头部肿大,腺体显著增厚或在胰腺管区触到结石或肿块;⑪胆囊内有多个小结石,胆囊管扩张或胆囊管断端处发现结石;⑫胆囊和胆管畸形,胆囊萎缩而胆囊管扩张短缩;⑬术中B超或胆管造影显示胆管内有结石、蛔虫或肿瘤负影、胆管狭窄、扩张或解剖位置异常等。

(3)手术方法。

1)胆囊切除术。胆囊切除术是急性胆囊炎的常规术式和主要方法。多数资料表明,在48小时或72小时内施行手术,并不增加操作技术方面的难度,术后并发症及病死率与择期手术相比,并无显著性差异。而在72小时后施行手术,则并发症及病死率明显增加,这包括一些因发生了严重并发症而行急诊手术的患者。这是因为,急性胆囊炎早期的病理改变主要为胆囊壁的充血水肿和增厚,并不妨碍肝门部重要结构的显示,而胆囊床因炎症和组织水肿,组织较脆,较易行胆囊切除。

根据胆囊病理改变的不同,可采用不同方法完成胆囊切除,即顺行法、逆行法、顺逆结合、胆囊部分切除及黏膜烧灼等,顺行式胆囊切除术适用于胆囊炎症不重,胆囊颈及胆囊三角无明显炎症水肿,局部解剖较清晰者。该法优点为先处理胆囊动脉,且在分离和切除胆囊过程中出血较少。而对于炎症较重,周围粘连较多,胆囊三角区解剖不清者,为避免医源性胆管损伤,应采用逆行式胆囊切除术,即从胆囊底部开始解剖,操作中应轻柔。此外,胆囊的多发小结石,可能由于操作中的挤压使胆囊内小结石进入胆总管,故胆囊切除后应注意探查胆总管。目前,临床中更多采用的是顺逆结合法,不仅有利于防止术中胆管损伤,还可防止胆囊内小结石因术中操作被挤压滑入胆总管的弊端。对于胆囊颈部与周围致密粘连而无法分离时,可做部分胆囊切除术,对残留的黏膜经搔刮后再用苯酚和5％碘酊烧灼,然后直视下缝合胆囊管口或行内荷包缝合,对于难切除的胆囊,不失为一种有效而实用的方法。

急性胆囊炎的腹腔镜手术处理在国内外已普遍开展,临床研究及文献报道也比较多。国外一项研究将急性胆囊炎组和慢性胆囊炎组的腹腔镜胆囊切除术情况作比较,除中转开腹率在急性胆囊炎组较高外,手术时间、住院天数及并发症发生率并无统计学的差异。另一项前瞻性研究,将急性胆囊炎随机分为开腹手术组和腹腔镜手术组,两组平均手术时间及并发症发生率无显著差别,而术后住院天数腹腔镜组明显少于开腹手术组(该研究腹腔镜组中转开腹率为15％)。腹腔镜胆囊切除术应在急性胆囊炎确诊后马上进行,最好在发病3天内进行,发病3天后手术与3天内手术相比,手术难度与中转开腹率明显增加,并发症发生率也增高。影响完成腹腔镜切除术的主要因素为:①非结石性急性胆囊炎,因胆囊壁表现为严重坏死改变,周围组织特别是胆囊三角区常有严重的水肿致解剖关系不清,腹腔镜手术极为困难,故对非结石性胆囊炎一般不考虑行腹腔镜胆囊切除术;②急性病程持续的时间,一般在3天内手术成功率比较高;③经输液、抗炎等内科处理后,症状体征能在数小时内明显缓解者,手术一般困难不大;而对临床上出现高热(体温$>39℃$),白细胞计数超过$20×10^9/L$,经内科综合治疗后症状体征不能缓解或反而加重者,腹腔镜手术失败率则明显增加,一般只行传统开腹手术。

2)胆囊造瘘术。对一些危重急症病例,由于发病时间久或全身情况差无法完成胆囊切除而病情又不允许继续非手术治疗时,胆囊造口术仍不失为有价值的治疗方法,它可使患者安全度过危险阶段,为二期根治手术创造基础。胆囊造瘘术主要适应于:①病程在3天以上,出现胆囊周围脓肿、胆囊坏疽、穿孔,腹膜炎;②老年患者,有重要器官的严重病变,不能耐受胆囊切除术;③病情危重者,要求采取尽量简单手术者;④病情重的急性非结石性胆囊炎。胆囊造瘘术可分为传统的开腹手术及超声引导下经皮胆囊穿刺置管引流术。后者在国外报道较多,认为对严重的急性胆囊炎患者是一种安全、有效、简便的方法,尤其适用于高危患者及老年患者,对老年重症急性胆囊患者应作为首选方法。经皮胆囊穿刺置管引流术后,患者临床症状常可迅速缓解。常见的并发症有结肠损伤、气胸、胆汁性腹膜炎、出血、导管脱出等,但一般发生率很低。使用该法应在诊断明确的前提下进行。术后应严密观察,防止并发症的发生。经皮胆囊穿刺置管引流不仅有治疗作用还有诊断作用,既可经导管造影了解胆管情况,又可作为全身性感染来源的评价,如在引流48小时后症状无缓解应考虑合并急性胆管炎及胆囊坏死。

胆囊造瘘术后2周,当胆管内感染已控制时,可经造瘘管行胆管造影。胆囊造口术后3个月应行二期胆囊切除术,但对于高龄患者,胆囊有残石或伴有其他疾病不能行胆囊切除术时,有条件可通过瘘管取出胆囊结石。对于无残石无症状的高龄并且不能耐受手术的患者,不应强求二期切除胆囊。胆管内结石可通过联合内镜行Oddi括约肌切开经胆总管取石。

(4)胆囊切除术的并发症及其处理。

1)出血。急性胆囊炎局部充血、水肿,手术游离时易于出血或因反复发作、胆囊纤维化萎缩,胆囊三角区结构显示不清,很难显露胆囊动脉或胆囊部分位于肝内,手术时易损伤肝包膜及肝实质或因合并肝硬化,胆囊周围静脉曲张,以上情况下行胆囊切除术,很容易造成出血。此时最重要的是要细致地解剖胆囊三角,显露胆囊动脉,结扎、切断。若术中遭遇难以控制的出血,切勿忙乱.更不要盲目钳夹或缝合出血区,可先用纱布垫暂时压迫止血,最好采用改良的Pringle法(即以左手伸入网膜孔,拇指压迫肝门三联区)阻断第一肝门血供。吸净积血,边移去压迫物边吸引,发现出血点,用无操作组织钳准确钳夹、缝扎或结扎,达到有效止血,且不损伤邻近重要脏器。胆囊床的渗血,也可用吸收性明胶海绵、止血绵、凝血酶等局部覆盖止血。经各种止血方法均无效仍广泛渗血不止,用纱条填塞止血,也不失为挽救患者生命之举。

2)肝外胆管损伤。是胆囊切除术的严重并发症之一,发生率为 0.3%～0.5%。常发生于胆囊三角区粘连,解剖不清时。胆囊结石嵌顿于胆囊颈或 Hartmann 袋,压迫胆总管,胆囊管汇于胆总管的位置异常。常见原因包括:处理胆囊管时过于用力牵拉而误扎或误切胆管;在胆囊管起始部盲目钳夹结扎了胆管;过度分离引起胆管缺血性狭窄;探查时,操作粗暴引起起始部盲目损伤。术中一旦发生胆管损伤,应力争一期修复成功。其修复方式应根据损伤部位、程度、类型和近端胆管情况而定:①部分或完全缝扎,应拆开缝线,观察胆管通畅情况,证实胆管有无损伤;②部分损伤行纵向切开整形,横向结扎缝合修复,胆管内置一合适直径的“T”形管支撑引流 3～6 个月;③完全横断伤,将两断端游离、整形后,保持胆管血供良好,然后黏膜对黏膜端吻合,吻合口应通畅而无张力,将适当直径的“T”形管置于吻合内,支撑引流 3～6 个月;④胆管损伤较重,缺损过长,对端吻合困难时,可将远端胆总管结扎或缝合封闭,近端与空肠行Roux-en-Y 吻合或与十二指肠行端-侧吻合。吻合时亦要求黏膜对黏膜,吻合口要大于 2cm,且无张力,吻合后,胆管内亦用“T”形管支撑引流 3～6 个月。如术中未能及时发现,术后出现梗阻性黄疸或腹膜炎并已超过 72 小时,则常只能先做外引流,待炎症消退后 3～6 个月后再次手术。

3)胆瘘。10%～20% 的人解剖上存在右副肝管。胆囊切除时,若不慎切断右副肝管,且未予结扎,术后出现胆瘘,又未被及时发现,均可能造成术后胆瘘。少量胆瘘,可经腹膜吸收或经腹腔引流管排出。低流量(200mL/d 以下)胆瘘,引流较长时间后,可以愈合;若引流不畅,而致胆汁性腹膜炎或膈下脓肿,往往需再次手术,再次手术的目的应以引流胆汁为主。引流量超过 200mL/d 者,经造影胆瘘与功能性胆管相通者,在做好充分的术前准备下,一般应在引流3 个月后行再次手术。

4)胆囊残株炎。胆囊切除时,由于粘连严重、解剖困难,尤其是壶腹部结石或胆囊嵌顿性结石,胆囊管显示不清,残株遗留过长,黏膜又未处理,日后逐渐扩张使胆汁淤积或感染,并可发生结石。尤其是胆总管下段有结石或狭窄梗阻时,出现原有的胆囊炎症状,常需再次手术,切除过长的胆囊残株。

5)胆囊切除术后综合征。胆囊切除术后 4%～5% 的患者仍有症状或新的主诉。究其原因,一类是胆管功能紊乱或伴有其他系统疾病,如术后胆管压力异常升高,胆汁流动障碍或因溃疡病、慢性胰腺炎、冠心病等所表现出的症状,这类征象往往经药物治疗可缓解。另一类是胆管器质疾病,如残留的胆石、胆囊管残株炎及结石、狭窄性乳突炎、胆管损伤等。此类疾病应做详细的检查,如能得到确诊后,往往需再次手术治疗。

（五）护理评估

1.健康史

评估患者有无糖尿病史。

2.身体状况

（1）局部情况：评估患者右上腹有无不同程度、不同范围的压痛、反跳痛及肌紧张，墨菲征是否阳性，能否扪及肿大而有触痛的胆囊。

（2）全身情况：评估患者有无右上腹阵发性绞痛，疼痛有无放射至右肩部、肩胛部和背部，疼痛是否在饱餐、进油腻食物或饮酒后或在夜间发作，疼痛时是否伴有恶心、呕吐、厌食等非特异性消化道症状。

（3）中毒症状：评估患者有无不同程度的体温升高、脉搏加速等感染征象，有无弥漫性腹膜炎表现。

3.心理—社会状况

了解患者及家属对所患疾病的认知程度和求医的态度。

（六）护理诊断

1.急性疼痛

与结石突然嵌顿、胆汁排空受阻致胆囊强烈收缩或继发感染有关。

2.营养失调：低于机体需要量

与不能进食和手术前后禁食有关。

3.潜在并发症

胆囊穿孔、出血、胆瘘等。

（七）护理措施

1.术前护理

（1）病情观察：严密监测生命体征，观察腹部体征变化。若出现寒战、高热、腹痛加重、腹痛范围扩大等，应考虑病情加重，及时报告医师，积极处理。

（2）缓解疼痛：嘱患者卧床休息，取舒适体位；指导患者进行有节律地深呼吸，达到放松和减轻疼痛的目的。对诊断明确且疼痛剧烈者，给予消炎利胆、解痉镇痛药物，以缓解疼痛。

（3）控制感染：遵医嘱合理运用抗生素，选用对革兰阴性细菌及厌氧菌有效的抗生素并联合用药。

（4）改善和维持营养状况：对非手术治疗的患者，根据病情决定饮食种类，病情较轻者可予清淡饮食；病情严重者需禁食和（或）胃肠减压。不能经口进食或进食不足者，可经肠外营养途径补充和改善营养状况。拟行急诊手术的患者应禁食，经静脉补充足够的水、电解质、热量和维生素等，维持水、电解质及酸碱平衡。

2.术后护理

（1）体位护理：协助患者取舒适体位，有节律地深呼吸，达到放松和减轻疼痛的效果。

（2）腹腔镜胆囊切除术术后的护理：①饮食指导，术后禁食 6 小时，术后 24 小时内饮食以无脂流质、半流质为主，逐渐过渡至低脂饮食；②高碳酸血症的护理，为避免高碳酸血症的发生，腹腔镜胆囊切除术术后常规予低流量吸氧，鼓励患者深呼吸，有效咳嗽，促进机体内 CO_2

排出;③肩背部酸痛的护理,腹腔中 CO_2 可聚集在膈下产生碳酸,刺激膈肌及胆囊床创面,引起术后不同程度的腰背部、肩部不适或疼痛等。一般无须特殊处理,可自行缓解。

(3)并发症的观察与护理:观察生命体征、腹部体征及引流液情况。若患者出现发热、腹胀和腹痛等腹膜炎表现或腹腔引流液呈黄绿色胆汁样,常提示发生胆瘘。一旦发现,及时报告医师并协助处理。

(八)健康教育

1.合理饮食

指导患者选择低脂、易消化的饮食 1 个月以上,且以少量多餐为原则,忌油腻食物及饱餐。

2.合理作息

养成良好的工作、休息和饮食规律,避免劳累及精神高度紧张。

3.定期复查

非手术治疗或行胆囊造口术的患者,遵医嘱服用消炎利胆药物。按时复查,以确定是否行胆囊切除手术。出现腹痛、发热和黄疸等症状时,及时就诊。

二、慢性胆囊炎

(一)病因

慢性胆囊炎可以伴有或不伴有胆囊结石,临床上以前者居多,约为 70%。由于结石的刺激及阻塞于胆囊颈及胆囊管,使胆囊中胆汁淤积而形成慢性炎症。非结石性慢性胆囊炎可为急性胆囊炎的迁延所致,也可因胆囊发育异常,如胆囊过长悬垂,部分可能与慢性胰腺炎、胆管口括约肌张力过高、胆囊管狭窄等原因使胆囊不易排空所致。

(二)临床表现

1.症状

慢性胆囊炎的临床症状常不典型,许多患者无明显症状,于 B 超检查时发现胆囊萎缩而壁厚,被诊断为慢性胆囊炎。

多数慢性胆囊炎患者无急性发作史,仅有不规则的上腹隐痛,进食油腻食物后间歇性右上腹痛,患者有时可感到在肩胛骨角下、右季肋部或右腰部等处有隐痛,在长时间站立、运动或冷水浴后更加明显。有时因出现恶心、上腹饱胀不适、食欲缺乏、消化不良等消化道症状,而误诊为胃炎,服胃炎药物无效。

2.体征

胆囊部位常有轻度压痛,偶尔还可触及肿大的胆囊;少数患者在第 8、第 10 胸椎右旁也有压痛。

(三)辅助检查及诊断

1.B 超检查

B 超检查是慢性胆囊炎的首选辅助检查方法。B 超可以显示胆囊的大小,囊壁的厚度,黏膜是否粗糙不平和胆囊内有无结石或胆固醇沉积,胆囊是否能活动,与周围脏器有无粘连。B 超检查既方便对患者又无痛苦,其诊断正确率一般可在 95% 以上。其主要声像特征如下所述。

（1）胆囊的长径和宽径明显缩小，可仅为 2cm×1cm，甚至显示不清，难以探测。

（2）胆囊壁毛糙不平，可明显增厚，大于 5mm。

（3）胆囊内容物透声性差，可与胆囊壁混同，呈椭圆形聚集光团，类似实体样回声。

（4）胆囊较大者，有时在胆汁下部出现半圆形回声光点增多的区域，并随体位的改变而移动。

（5）胆囊周围有炎症时，其周围条索状或斑块状回声增多，呼吸运动使胆囊有活动"受限"现象。

（6）脂餐试验胆囊收缩功能差或丧失。

2.CT 检查

一般诊断慢性胆囊炎无须做 CT 摄片，对于少数 B 超或 X 线摄片发现，胆囊壁有高低不平或增生现象，不能肯定为胆囊息肉、腺瘤、胆固醇沉积或胆囊癌者，应进一步做 CT 检查。

3.胆囊造影

胆囊造影目前已较少使用，但该方法不仅可以了解胆囊的大小、形态，还可了解胆囊的收缩功能，对某些慢性胆囊炎的诊断仍有一定价值。

（四）鉴别诊断

由于慢性胆囊炎的临床症状常不典型，临床常易误诊，以下疾病常被误诊为慢性胆囊炎，故应注意鉴别。

1.消化性溃疡

症状不典型的消化性溃疡与慢性胆囊炎常易混淆，且此类疾病常与慢性胆囊炎并存。除仔细询问病史外，上消化道钡餐检查及 B 超检查有助于鉴别。

2.慢性胃炎

各种慢性胃炎的症状与慢性胆囊炎有相似之处，纤维胃镜检查是诊断慢性胃炎的重要方法，诊断明确后行药物治疗，如症状好转，则可与慢性胆囊炎相鉴别。

3.食管裂孔疝

食管裂孔疝常见的症状是上腹或两季肋部不适，典型者表现为胸骨后疼痛，多在饱餐后 0.5~1 小时发生，饭后平卧加重，站立或半卧位时减轻，可有嗳气、反胃；而慢性胆囊炎腹痛多在右季肋部，饭后加重而与体位无关。因约有 20% 的食管裂孔疝患者合并慢性胆囊炎，故二者临床症状常同时并存。钡餐检查可以鉴别。

4.原发性肝癌

在无 B 超检查的时代，临床上有些原发性肝癌被诊为慢性胆囊炎。因为原发性肝癌早期，即小肝癌及亚临床肝癌多无自觉症状，一旦出现右上腹不适或隐痛，多已是晚期，B 超及 CT 检查可以鉴别。

5.胆囊癌

本病早期症状颇似慢性胆囊炎，此时行 CT 检查可与慢性胆囊炎鉴别，并可有较好的治疗效果。如病情发展，出现黄疸及右上腹肿块，多为晚期。

（五）治疗

1.治疗原则

(1)非结石性慢性胆囊炎可能通过节制饮食和内科治疗而维持不发病,但疗效并不可靠。

(2)伴有结石的慢性胆囊炎急性发作的机会更多,且可以有一系列严重并发症,可诱发胆囊癌。故本症最好的疗法是胆囊切除,只有切除胆囊才能除去感染病灶,防止发生并发症。应强调指出,所谓慢性胆囊炎的诊断,必须有上述辅助检查结果为依据,不能单靠临床表现来推断。凡临床表现明显,胆绞痛发作时,有急性胆囊炎的明显体征,伴有黄疸,且辅助检查也支持诊断者,则胆囊切除后的疗效较好;反之,若症状较轻或长期未曾发作,辅助检查结果又似是而非、难以绝对肯定者,就不宜贸然做胆囊切除,术后症状可能改善不多,反而会给患者带来手术经济负担和痛苦。

2.手术适应证

若临床诊断为慢性胆囊炎,辅助检查不能确定,手术时发现胆囊的外观近乎正常者,则必须详细检查胃和十二指肠有无溃疡、有无慢性阑尾炎、慢性胰腺炎或横结肠病变;在系统地排除了肝脏、胆管、胰腺、胃十二指肠、阑尾、横结肠等器官病变以后,仍以切除胆囊为较好疗法,较单做胆囊引流或缝闭腹腔为佳。这种胆囊切除后再做病理检查,很可能发现囊壁有慢性炎症存在或为胆囊胆固醇沉着症,术后患者也多数能解除症状,不再有胆绞痛发作或上腹隐痛。

3.手术禁忌证

(1)如患者已患晚期癌肿或有严重的肾脏病或心血管病,慢性胆囊炎不应施行手术治疗。

(2)如其肝功能已有明显损害或患者年龄过大,则除非患者的慢性胆囊炎急性发作极为频繁而且剧烈,一般也不宜施行手术。

(3)有下列情况者,手术效果大多不佳,更应视为手术的禁忌证:①术前并无客观的检查证据证明胆囊确实有病变者;②临床症状未经仔细分析,实际上是由其他原因引起者;③手术时见胆囊基本正常或仅有轻微病变者;④尚有其他病变存在(如胆管结石)而未能同时解决者。

（六）护理评估

1.健康史

了解患者家族中有无类似疾病史。

2.身体状况

(1)局部情况:评估患者右上腹胆囊区有无发胀、隐痛、压痛和不适感。

(2)全身情况:评估患者有无饱胀不适、厌食油腻、嗳气、反酸等消化不良的症状。

3.心理—社会状况

了解患者对本次发病的心理状态。

（七）护理诊断

1.舒适度的改变

与结石和慢性炎症的刺激有关,主要表现为上腹胀痛,急性发作时为持续性右上腹疼痛、阵发性加剧。

2.知识缺乏

缺乏疾病与手术前后相关知识。

3.焦虑、恐惧

与担心手术效果有关。

（八）健康教育

（1）指导患者进低脂饮食，忌油腻食物，宜少量多餐，避免过饱。避免劳累及精神高度紧张。

（2）胆囊癌与慢性胆囊炎关系密切，长期的结石机械刺激和慢性胆囊炎症可使黏膜上皮发生癌变。因此，对有症状的慢性胆囊炎患者，应通过健康教育，促使他们与医师合作，争取早期行手术治疗。

（3）年老体弱不能耐受手术的慢性胆囊炎患者，应严格限制油腻饮食，遵医嘱服用抗炎利胆及解痉药物。若出现腹痛、发热和黄疸等症状时，应及时就诊。同时，多数慢性结石性胆囊炎患者主要症状为上腹部饱胀、隐痛感或有恶心、呕吐、厌油等胃部不适症状，并长期按胃病就诊，对于此类患者，应耐心解释疾病相关知识，增加患者和家属对诊断和治疗的理解与配合。

（李育芳）

第三节　胆道损伤

胆道损伤是由于创伤或腹部手术误伤引起的肝内、外胆管损伤，分为创伤性和医源性胆道损伤两类，后者占绝大多数。

在创伤性胆道损伤中，创伤性胆管损伤较少见，常发生于交通事故、高处坠落、挤压伤、利器刺伤等情况，多合并上腹部其他器官或组织的复合伤，如肝内胆管损伤多伴有肝外伤，肝外胆管损伤多伴有十二指肠、胰腺损伤等。

医源性胆道损伤是指在上腹部手术过程中造成的肝外胆管的意外损伤。可分为胆管横断伤和部分损伤（胆管狭窄），绝大多数（90％以上）发生于胆囊切除术中。其中，最常见的是腹腔镜胆囊切除术，其次是开腹胆囊切除术、胆总管探查术、胃大部切除术、肝叶切除术。最常见的损伤部位是右肝管和肝总管（占70％），胆总管下端的损伤常易被忽视和遗漏。

一、病因

（一）创伤性胆道损伤

很少见，常合并于上腹部的复合外伤中。

（二）医源性胆道损伤

造成术中胆道损伤的因素是多方面的，如患者肥胖；对胆道和血管的解剖变异缺乏认识；再次或多次胆道手术，局部粘连严重，瘢痕形成；手术操作不规范等。

二、诊断要点

（一）临床表现

（1）手术中发现胆汁漏出。

（2）胆囊切除标本剖开后，胆囊管处出现 2 个开口。

（3）手术中胆道造影胆管显影中断、狭窄或造影剂外溢。

（4）胆管狭窄：因胆流不畅、胆管梗阻，胆管内压力增高，继发化脓性胆管炎；术后远期反复发作胆管炎，形成结石，合并梗阻性黄疸、胆汁性肝硬化、门静脉高压、上消化道出血、肝衰竭等。

（5）胆道术后发生胆汁性腹膜炎，出现高热、黄疸、腹胀，腹腔引流管引流出胆汁样液体。

（二）辅助检查

B 超、MRCP、ERCP、实验室检查（白细胞升高、核左移，肝肾衰竭）等。

三、治疗

医源性胆道损伤及时发现、及时处理非常重要。

处理方法应根据发现的时间、损伤的程度、损伤胆管及周围组织的炎症情况、患者的肝功能及全身情况采取不同的治疗方法和手术方式。胆道的再次手术，不仅增加患者的身心痛苦和经济负担，也可因处理方法不当而造成胆道严重感染、胆道出血、肝衰竭等严重并发症。

（一）非手术治疗

对损伤不重，引流量不多或逐渐减少，局部症状在逐步减轻或消失的，给予禁食、补液、抗感染、保肝支持治疗，保持腹腔引流管的通畅，有效的胃肠减压，密切观察生命体征、腹部体征和引流液的情况，并为需要再次手术者做好术前准备。

（二）手术治疗

（1）术中发现胆管损伤：小裂伤（＜3mm）一般可用 5-0 可吸收线或 6-0 无损伤线直接缝合修补，可不必放置内支撑管；较大裂伤或横断伤，胆管壁缺损长度＜2cm，应争取施行胆管对端吻合术，并通过吻合口放置内支撑管 6 个月；胆管损伤范围大、缺损长度＞2cm，对端吻合张力大或组织缺血等，要进行肝门部胆管与空肠 Roux-en-Y 吻合，并放置吻合口内支撑管 6 个月以上。

（2）术后几小时或稍长时间发现胆汁外漏或胆漏，48 小时内腹腔引流量增加，出现胆汁性腹膜炎的症状、体征，并有加重的趋势，应急诊手术探查，行腹腔引流、胆管引流。

（3）手术中没有发现的肝外胆管横断伤或结扎，术后出现梗阻性黄疸，除合并胆汁性腹膜炎、腹痛、高热时需要急诊手术外，原则上应早期手术。在明确诊断，并做好了再次手术的准备，应于术后 7～10 天后再次手术，一般行肝总管与空肠 Roux-en-Y 吻合术。

（4）肝外胆管损伤所致的胆管狭窄需要进行手术处理。处理原则是解除狭窄、重建或恢复通畅的胆肠引流。建立大口、无张力的胆管空肠吻合口。

四、预防

医源性胆道损伤是最常见的胆管损伤原因，也是胆管狭窄和梗阻性黄疸的常见原因，可以导致极为严重和难以恢复的后果，如反复发作的胆道感染、胆汁性肝硬化、肝衰竭等，甚至死亡，因此积极预防医源性胆道损伤极其重要。在行胆囊切除手术时，需加强对胆管系统的解剖变异和局部病理因素的警惕性。

(1)术中要保持术野的良好显露,结扎切断胆囊管前要确认胆囊管、肝总管和胆总管之间的解剖关系。

(2)结扎胆囊管时,应保持胆囊管处于无张力状况,结扎线距胆总管壁应稍长于0.5cm。

(3)遇有胆囊动脉异常出血时,可将左手示指和拇指分别置于小网膜孔和肝十二指肠韧带前方,压迫肝动脉以止血,待积血吸净后,放松指压,直视下看清出血点后再行钳夹结扎或缝扎止血,切忌在"血池"中盲目钳夹。

(4)如用顺行法切除胆囊困难,可改用逆行胆囊切除。

(5)接近胆管处禁用电刀做电凝止血或组织分离,以防止胆管热源性损伤。

(6)避免过多剥离胆管周围组织,注意保护胆管周围血管丛,以防止胆管缺血性损伤。

(7)腹腔镜胆囊切除有困难时,应及时中转开腹手术。

五、护理诊断

(一)焦虑/恐惧
与患者对疾病的发生发展预后的担心有关。

(二)舒适的改变
与疼痛、腹胀、各种管道刺激等有关。

(三)体液不足
与摄入不足或丧失过多有关。

(四)营养失调:低于机体需要量
与丢失、摄入不足、严重感染所致的消耗增加有关。

(五)体温异常
与胆道感染有关。

(六)潜在并发症
胆漏及胆汁性腹膜炎,黄疸,感染性休克,水、电解质平衡紊乱,多器官功能衰竭。

(七)清理呼吸道低效
与术后伤口疼痛及全身麻醉后呼吸道分泌物增加有关。

(八)有皮肤完整性受损的危险
与胆汁渗漏、长期卧床等有关。

(九)生活自理能力下降
与疾病和手术创伤有关。

(十)有引流管引流异常的危险
与引流管脱出、引流阻塞、逆行感染等有关。

六、护理目标

(1)患者的焦虑/恐惧心理降低至最低程度,配合治疗及护理。

（2）减轻患者痛苦，使不适消失或降至最低限度。

（3）恰当补充体液，纠正体液不足。

（4）营养能及时得到补充，营养状况得到改善或维持。

（5）体温维持在正常范围。

（6）术后未发生相关并发症或并发症发生后能得到及时治疗与处理。

（7）有效清理呼吸道分泌物，保持呼吸道通畅，无肺部并发症发生。

（8）保持皮肤的完整性。

（9）自我护理能力增强，促进机体康复。

（10）保证各引流管畅通引流，以促进疾病康复和病情的观察判断。

七、术前护理

（一）心理护理

（1）患者因疾病出现异常变化和因此异常带来的疼痛、腹胀、发热甚至休克等不适，会出现紧张、焦虑甚至恐惧等心理，此时，应该多安慰患者，解释出现的异常，并积极处理，以增强患者的信心，稳定其情绪。

（2）向患者解释治疗处理的方法、重要性及配合的注意事项。

（3）教会患者自我放松的方法。

（4）针对个体情况进行针对性心理护理。

（5）鼓励患者家属和朋友给予患者关心和支持。

（二）饮食及营养

（1）胆道损伤比较重，出现胆汁性腹膜炎、感染症状重、梗阻性黄疸时应该禁饮禁食，待病情稳定、瘘口缩小后，逐渐给予流质、半流质饮食，并注意观察进食后的反应。

（2）营养支持治疗，纠正水、电解质、酸碱失衡。

（三）病情观察及护理

（1）密切观察患者的生命体征、意识、黄疸、尿量的变化，腹腔积液及腹胀的情况。

（2）关注患者的主诉，腹痛的性质、持续时间、严重程度，腹部体征的变化，并做好记录。

（3）保持各种引流管的通畅和有效引流，注意引流液的颜色、性状和量。

（4）保持有效的补液，纠正水、电解质、酸碱失衡，进行营养支持，准确使用抗生素，并注意用药后的效果和反应。

（5）关注患者及家属的情绪变化及心理状态。

（6）了解各种辅助检查的结果。

（7）准确记录 24 小时液体出入量。

（四）卧位及休息

取半坐卧位，以利于漏出液的引流和流到盆腔，减少膈下脓肿的形成概率；由于患者病情变化、疼痛、腹腔积液、腹胀等导致睡眠质量差、精神差，应嘱咐患者卧床多休息。在卧床休息期间要注意压疮的预防。

（五）对症护理

（1）疼痛的护理：教会患者放松方法，分散注意力，必要时按医嘱给予镇痛剂，以保证患者的休息。

（2）高热的护理：观察体温变化情况，及时补充体液，进行物理降温。

（3）黄疸和凝血机制障碍的患者应注射维生素 K。

（4）腹腔积液患者：严格遵医嘱使用利尿剂，关注患者主诉腹胀的情况，观察腹围、尿量、肝肾功能的变化。

（5）胆漏及皮肤护理：保持引流通畅，保护瘘口周围皮肤，如有胆汁渗漏时要及时清洗并涂擦氧化锌油膏或皮肤保护膜加以保护。

八、术后护理

（一）外科术后护理常规

按胆道损伤的一般外科护理常规护理即可。

（二）饮食护理

1.胆肠吻合术、腹膜炎症状不明显的患者

术后 1～2 天，拔除胃管后，根据患者有无腹胀腹痛及肠道功能恢复情况，指导患者从进食流质饮食-半流质饮食-软质饮食逐步过渡，宜少量多餐，逐渐食用高热量、高蛋白质、高维生素及低脂、易消化的食物。进食早期注意避免进食产气的食物，如牛奶、豆浆、糖及含糖的水果等。

2.胆管引流和腹腔引流术患者

在腹膜炎控制前应禁食，给予胃肠外营养；在腹膜炎控制腹部体征基本消失后，通过空肠造瘘管进行肠内营养或经口进食流质饮食，给予高热量、高蛋白质、高维生素、低脂、易消化流质饮食，少量多餐。如无异常逐渐过渡到半流质饮食、软质饮食。

（三）健康教育

（1）饮食指导：指导患者选择低脂、高热量、高蛋白质、高维生素、易消化饮食，忌油腻食物及饱餐。

（2）活动：根据患者自身的情况，循序渐进，逐步过渡到正常活动，避免劳累及精神过度紧张。

（3）指导患者保持良好乐观向上的心态，教导自我调节情绪的方法。

（4）带 T 形管/支撑管出院者，指导其学会自我护理：①妥善固定引流管，保持其引流通畅，活动时注意防折叠、扭曲及脱落，每周更换引流袋 1～2 次，并注意无菌操作；②注意引流管周围皮肤的护理，并告之伤口感染征象；③若发现胆汁引流量减少或增多，引流物浑浊或血性伴有腹痛，应及时就医；④术后 1 个月复查。若出现黄疸、发热、腹痛等症状，应及时就诊。

（李育芳）

第四节　胆道蛔虫病

胆道蛔虫病是指肠道蛔虫上行钻入胆道引起的一系列临床症状,是常见的外科急腹症之一。多见于青少年和儿童。随着生活环境、卫生条件和饮食习惯的改善,本病的发生率已明显下降,但在不发达地区仍是常见病。

一、病因与发病机制

蛔虫有钻孔习性,喜碱性环境。当胃肠道功能紊乱、饥饿、发热、驱虫不当、妊娠等致肠道内环境发生改变时,蛔虫可窜至十二指肠,如遇 Oddi 括约肌功能失调,蛔虫可钻入胆道,机械刺激可引起 Oddi 括约肌痉挛,导致胆绞痛和诱发急性胰腺炎。蛔虫将肠道的细菌带入胆道,造成胆道感染,严重者可引起急性化脓性胆管炎、肝脓肿;如经胆囊管钻至胆囊,可引起胆囊穿孔。Oddi 括约肌长时间痉挛致蛔虫死亡,其残骸日后可成为结石的核心。

二、临床表现

胆道蛔虫病表现为突然发生剑突下方钻顶样绞痛,伴右肩或左肩部放射痛,痛时辗转不安、呻吟不止、大汗淋漓,可伴有恶心、呕吐或呕出蛔虫。疼痛可突然平息,又可突然再发,无一定规律。合并胆道感染时,可出现寒战、高热,也可合并急性胰腺炎的临床表现。体征甚少或轻微,当患者胆绞痛发作时,除剑突下方有深压痛外,无其他阳性体征,此点为本病的特点。体温多不增高。少数患者可有轻微的黄疸。

三、护理评估

1.健康史

了解患者发病前是否有便虫史和驱虫不当史;是否有胃肠道功能紊乱史;是否曾有便、吐蛔虫史。

2.身体状况

本病的特点是剧烈的腹部绞痛与不相称的轻微腹部体征,即症状与体征不符。

(1)症状:突发性剑突下阵发性"钻顶样"绞痛,可向右肩背部放射。发作时患者辗转不安,全身大汗,疼痛异常,可伴恶心、呕吐,有时可呕出蛔虫。疼痛可突然缓解,间歇期宛如正常人。合并胆道感染时,出现胆管炎症状,严重者表现为重症型胆管炎。

(2)体征:腹部柔软,剑突下或稍偏右有轻度深压痛,无反跳痛及肌紧张。

3.心理—社会状况

(1)患者对突发的剧烈腹痛是否感到紧张和恐惧。

(2)患者是否配合医护人员的检查和治疗。

(3)患者及家属对胆道蛔虫病防治知识的了解程度。

4.辅助检查

(1)实验室检查:血白细胞计数和嗜酸性粒细胞比例可增多;大便及十二指肠引流液中有虫卵。

(2)影像学检查:首选B超,可见胆总管略扩张,有虫体。ERCP也可用于检查胆总管下端的蛔虫。

5.治疗要点及反应

(1)非手术治疗

①解痉止痛:应用解痉剂阿托品或山莨菪碱,必要时可注射哌替啶。

②利胆驱虫:除中药(乌梅汤)外,常用33%硫酸镁、驱蛔灵、肠虫清等药物,氧气驱虫也常有效。驱虫最好在症状缓解期进行,选用左旋咪唑等。

③抗感染:应用甲硝唑、庆大霉素等药物。

④ERCP:通过ERCP观察,如蛔虫有部分留在胆道外,可用取石钳将虫体取出。

(2)手术治疗:手术切开胆总管探查、取虫和引流。胆囊炎多为继发的,一般无须手术切除。应注意手术中和术后驱虫治疗,防止胆道蛔虫病复发。

四、护理诊断

1.疼痛

与蛔虫刺激导致Oddi括约肌痉挛有关。

2.知识缺乏

缺乏饮食卫生保健知识。

五、护理目标

(1)患者疼痛能得到及时缓解。

(2)患者及家属能叙述饮食卫生保健知识。

六、护理措施

(一)减轻或控制疼痛

1.卧床休息

协助患者卧床休息和采取舒适体位,指导患者进行有节律地深呼吸,达到放松和减轻疼痛的目的。

2.解痉止痛

遵医嘱通过口服或注射等方式给予解痉或止痛药,以缓解疼痛。

(二)对症处理

如患者有呕吐,应做好呕吐护理,大量出汗时应及时协助患者更衣。手术者按胆总管探查及T形管引流术后的护理措施进行护理。

七、护理评价

(1)患者疼痛是否得到及时缓解。

(2)患者及家属是否能正确叙述饮食卫生保健知识。

八、健康教育

1.养成良好的饮食及卫生习惯

不喝生水,蔬菜要洗净煮熟,水果要洗净或削皮后吃,饭前便后要洗手。

2.正确服用驱虫药

应于清晨空腹或晚上睡前服用,服药后注意观察大便中是否有蛔虫卵排出。

(李育芳)

第五节　胆道肿瘤

胆道肿瘤包括胆囊肿瘤和胆管肿瘤。胆道良性肿瘤不常见,常见的恶性肿瘤有胆囊癌(约占 1/2)、胆管癌(约占 1/3)、其他(如壶腹癌等)。

一、胆囊癌

胆囊癌不常见,仅占所有癌症的 1％左右,却是胆道系统癌中较多见的一种,随着年龄的增长发病率增高。常发生于 60～70 岁老年人,女性比男性多 2 倍。胆囊癌常伴胆囊结石(占80％以上)。

(一)病因

尚不十分清楚,目前认为可能与胆囊结石的存在有密切关系。胆囊结石愈大胆囊癌的危险性愈高。可能与结石长期存在,慢性刺激造成胆囊上皮改变有关。

慢性溃疡性结肠炎往往伴发胆囊癌,Mirizzi 综合征患者胆囊癌的发生率增加,也可能为病因之一,有报告胆囊癌发病与胆囊管异常或先天性胆管扩张有关。还有学者提出胆囊癌的发生可能与患者的胆总管下端和主胰管的汇合连接处存在畸形有关,因有此畸形以致胰液进入胆管内,使胆汁内的胰液浓度提高,引起胆囊的慢性炎症,黏膜化生,最后发生癌变。

(二)病理

1.肿块型

大小不等的息肉样病变(占 80％～90％)向胆囊内突出。

2.浸润型

胆囊壁增厚与肝脏牢固粘连。

3.组织学分型

主要是腺癌(71％～90％),包括乳头状腺癌、浸润型腺癌、硬化型腺癌、黏液型腺癌,少见有鳞状细胞癌(不到 10％)和混合癌(1％)。

（三）诊断

1.临床表现

缺乏特异性表现。腹痛和消瘦是其常见的主诉和表现,还可有右上腹肿块、黄疸、食欲缺乏、腹腔积液、恶病质和上消化道出血等。合并胆囊结石早期表现为胆囊结石和胆囊炎的症状。

2.分期

(1)Nevin 分期。此法分期简单,适用于临床治疗方法的选择。Ⅰ期:黏膜内原位癌。Ⅱ期:侵犯黏膜和肌层。Ⅲ期:侵犯胆囊壁全层。Ⅳ期:侵犯胆囊壁全层并有周围淋巴结转移。Ⅴ期:侵及肝脏和(或)转移到其他器官。

(2)TNM 分期。Ⅰ期:侵犯黏膜和肌层（$T_1N_0M_0$）。Ⅱ期:侵犯胆囊壁全层（$T_2N_0M_0$）。Ⅲ期:侵犯肝脏＜2cm,区域淋巴结转移（$T_3N_0M_0$）。ⅣA 期:侵犯肝脏＞2cm（$T_4N_0M_0$,TXN_1M_0）。ⅣB 期:远处淋巴结或器官转移（TXN_2M_0,TXN_0M_1）。

3.辅助检查

B 超,CT、MRI(均可见胆囊壁有不均匀增厚,囊内常有实质性光团;也可发现肝受侵犯或淋巴结转移征象)。肝动脉造影、超声内镜检查(EUS)、实验室检查(CEA、CA19-9、CA125)。

（四）治疗

1.治疗原则

治疗原则是早期发现,早期诊断,能做切除者,应积极争取做根治或姑息切除,以延长生命或提高生活质量。

2.手术方式

(1)单纯胆囊切除术:肿瘤仅限于黏膜层或黏膜下层,适用于 NevinⅠ期及 TNMⅠ期病变。

(2)胆囊癌根治性切除术:肿瘤侵及胆囊肌层或全层,胆囊淋巴结转移,适用于 NevinⅡ、Ⅲ、Ⅳ期和 TNMⅡ期病变。

(3)胆囊癌扩大根治术:对 NevinⅢ、Ⅳ期和 TNMⅠ、ⅣA 期病变,除根治性切除外,切除范围还包括右半肝或右三叶肝切除、胰十二指肠切除、肝动脉或(和)门静脉重建术,但手术创伤大。

(4)姑息性手术:适用于晚期胆囊癌(NevinⅤ期、TNMⅣ期)引起其他并发症如梗阻性黄疸、十二指肠梗阻等,以缓解症状。引流胆道可行肝总管/左肝管空肠吻合、胆管 U 形管外引流手术;不能行手术的患者可经皮肝穿刺或经内镜在狭窄部放置支撑管引流;有十二指肠梗阻的可以行胃空肠吻合术。

二、胆管癌

胆管癌是指发生在左、右肝管至胆总管下端的肝外胆管的恶性肿瘤,以 60 岁以上男性多见,50％～70％的胆管癌发生于胆管上 1/3 段。

（一）病因

尚不十分清楚,目前认为可能与胆管结石、原发性硬化性胆管炎、胆汁淤滞、胆管囊性扩张症等可能有关。有报道认为原发性硬化性胆管炎是癌前病变,另外,也可能与华支睾吸虫、慢性伤寒带菌者、溃疡性结肠炎、乙型和丙型病毒性肝炎等有关。

(二)病理

(1)组织学类型:大多数是腺癌(95%),分化好;少数为未分化癌、乳头状癌或鳞癌。

(2)大体形态:乳头状癌、结节状、弥散性癌。

(3)肿瘤多为小病灶,呈扁平纤维样硬块,同心圆生长,引起胆管梗阻,并直接浸润相邻组织。

(三)诊断

1.临床表现

(1)黄疸:是胆管癌最早也是最重要的症状。胆管癌早期缺乏典型症状,大部分患者多因黄疸就诊。黄疸的特点是进行性加重,且多属无痛性。上段胆管癌黄疸出现较早,中、下段胆管癌因有胆囊的缓冲,黄疸可较晚出现。包括尿色深黄、白陶土色大便、皮肤巩膜黄染、皮肤瘙痒等,有些还伴有恶心、厌食、消瘦、乏力等。

(2)腹痛:半数左右的患者有右上腹痛胀痛或不适、体重减轻、食欲缺乏等症状,这些症状常被视为胆管癌早期预警症状。腹痛一开始,有类似胆石症、胆囊炎的疼痛。

(3)胆囊肿大:肝门部胆管癌胆囊一般不肿大,病变在中、下段时可触及肿大的胆囊,上腹部隐痛、胀痛和绞痛,向腰背部放射,墨菲征阳性。

(4)肝大:肋缘下可触及肝脏,发现肝大、触痛、质硬,黄疸时间较长可出现腹腔积液或双下肢水肿;肿瘤侵及门静脉可致门静脉高压、消化道出血;晚期可并发肝肾综合征。

(5)胆道感染:阻塞胆道可出现胆管炎的表现。

(6)胆道出血:如癌肿破溃可导致上消化道出血,出现黑便,大便潜血阳性、贫血。

2.辅助检查

MRCP、B超,CT、MRI、ERCP、实验室检查(血清胆红素、凝血酶原时间、肿瘤标志物CEA、AFP、CA19-9)等。

(四)治疗

手术切除肿瘤是本病主要的治疗手段。

1.治疗原则

阻塞性黄疸者,应尽早剖腹探查。已证实胆管癌的患者,应根据癌肿的部位和病变范围采取不同的手术方法。

2.主要的手术方式

(1)下1/3段胆管癌:施行胰十二指肠切除。

(2)中1/3段胆管癌:行肿瘤切除加淋巴结清扫,清除肝十二指肠韧带内淋巴结和脂肪组织(即骨骼化),肝门胆管空肠 Roux-en-Y 吻合,必要时可施行胰十二指肠切除。

(3)肝门部胆管癌(上1/3段胆管癌):切除十二指肠以上的肝外胆管、胆囊、清除肝十二指肠韧内淋巴结和脂肪组织,必要时切除患侧肝或肝叶,肝门胆管空肠 Roux-en-Y 吻合。对不能切除者或难于切除者,可穿过肿瘤放置 U 形管、支撑管或金属支架,以减轻黄疸,缓解症状,延长生命。

三、胆道肿瘤的护理

(一)主要护理问题

1.焦虑/恐惧

与患者对癌症的恐惧、担心预后有关。

2.营养失调:低于机体需要量

与食欲缺乏、消化吸收不良、恶性肿瘤高代谢状态所致的消耗增加有关。

3.水电解质紊乱

与体液丢失有关。

4.舒适的改变

与腹痛、腹胀、伤口疼痛、各引流管的刺激有关。

5.潜在并发症

黄疸、出血、感染、肝肾功能障碍、胆瘘、肠瘘、胰瘘、应激性溃疡等。

6.清理呼吸道低效

与术后伤口疼痛及全身麻醉术后呼吸道分泌物增加有关。

7.有皮肤完整性受损的危险

与胆盐刺激皮肤瘙痒、引流口胆汁或胰液渗漏、长期卧床等有关。

8.有引流管引流异常的危险

与引流管脱出、引流阻塞、逆行感染等有关。

9.知识缺乏

与疾病相关的知识及康复知识了解不够有关。

10.生活自理能力下降

与疾病和手术创伤有关。

(二)护理目标

(1)患者的焦虑/恐惧心理降低至最低程度,以最理想状态接受手术和度过围手术期。

(2)患者营养状况得到改善或维持。

(3)水电解质紊乱得到纠正。

(4)减轻患者痛苦,使不适消失或降至最低限度。

(5)术后未发生相关并发症或并发症发生后能得到及时治疗与处理。

(6)有效清理呼吸道分泌物,保持呼吸道通畅,无肺部并发症发生。

(7)保持皮肤的完整性,患者适应皮肤颜色的改变,积极配合治疗。

(8)正确护理及管理各种引流管,保持其有效引流。

(9)能正确地认识并掌握疾病的治疗、转归、手术效果、康复、自护等知识。

(10)促进机体康复,自我护理能力增强。

(三)术前护理措施

1.护理评估

(1)腹痛腹胀的程度、部位、性质、持续时间、腹部体征及其他伴随症状。

（2）评估患者的心理状态。患者是否了解病情及诊断结果，家庭经济的承受能力，患者是否有焦虑、恐惧甚至自杀的倾向，对治疗是否有信心等。

（3）监测生命体征、意识、尿量、皮肤巩膜有无黄染，有无皮肤瘙痒，食欲、大便情况，实验室检查的结果，有无腹腔积液等，以判断病情发展程度。

（4）了解伴随疾病及其治疗处理情况，如高血压、冠心病、糖尿病等，术前应做相应的处理和控制，减少手术的危险性，提高手术的安全性。

2.心理护理

（1）解释各种治疗的必要性、手术方式、注意事项。

（2）鼓励患者表达自身感受。

（3）教会患者自我放松的方法。

（4）针对个体情况进行针对性心理护理。

（5）对恶性肿瘤患者选择合适的时机，策略地介绍疾病的性质及预后，使患者消除顾虑，精神放松，积极配合治疗与护理。

（6）鼓励患者家属和朋友给予患者关心和支持。

3.病情观察与护理

（1）密切观察生命体征及意识、尿量的变化，黄疸情况、腹腔积液及腹胀情况，并认真做好记录。

（2）腹部症状及体征：观察腹痛的部位、性质、持续时间、有无诱发因素，腹部体征的变化情况。

（3）密切注意患者的心理状态及情绪变化。

（4）了解各种辅助检查的结果。

（5）准确记录24小时液体出入量。

4.营养支持及饮食护理

（1）加强营养，纠正低蛋白血症，加强保肝治疗。宜给优质蛋白质、高糖、高维生素、易消化的低脂肪饮食，辅以胰酶等助消化药物，不能经口进食或经口摄入不足者给予肠内/肠外营养支持，以改善患者营养状况，可输注血浆、白蛋白、新鲜全血等，一般术前血清总蛋白应达到65g/L，人血白蛋白35g/L。

（2）维持水电解质平衡，监测生化指标。

（3）从入院起即补充维生素K直到手术，同时进行保肝治疗，控制ALT、AST在50以下，凝血功能基本正常。有报道指出维生素K有过敏症状，使用时要加强观察。

（4）控制糖尿病：对伴有糖尿病患者，应定期测定血糖，控制血糖7.2～8.9mmol/L。

5.卧位及休息

由于患者疼痛、腹腔积液、腹胀、消瘦等导致睡眠质量差，精神差；肝功能下降、合并门静脉高压等，应嘱咐患者多休息，根据病情选择舒适的体位。在卧床休息期间要注意压疮静脉血栓的预防。

6.呼吸道准备

嘱患者禁烟，教会患者深呼吸及有效咳嗽、咳痰的方法，老年患者合并肺部疾患的可进行吹气球锻炼,进行胸式呼吸锻炼,有助于防止术后肺泡萎缩、肺部感染和低氧血症。

7.对症护理

(1)黄疸患者的皮肤护理:由于胆盐沉积刺激导致皮肤瘙痒,应指导患者用温水清洗,保持皮肤清洁;嘱咐患者不要用手搔抓皮肤,并剪短指甲,以防抓破皮肤;严重者可用炉甘石洗剂涂擦局部止痒或应用抗组胺药物止痒。夜间入睡困难者必要时可以使用镇静药物。

(2)疼痛难忍时:教会患者放松方法,分散注意力,必要时按医嘱给予镇痛药物,以保证患者的休息。

(3)黄疸和凝血机制障碍的患者应注射维生素 K。

(4)腹腔积液患者:严格遵医嘱使用利尿剂,关注患者主诉腹胀的情况,观察腹围、尿量、肝肾功能的变化。

8.术前常规准备

除行胰十二指肠切除者,应进行配血,肠道准备。

(四)术后护理措施

1.术后护理常规

(1)全身麻醉术后护理常规:①了解麻醉和手术方式、术中情况、切口和引流情况;②去枕平卧,头偏向一侧;③持续低流量吸氧(2~3L/min);④持续心电监护;⑤床档保护防坠床;⑥严密监测生命体征。

(2)伤口观察及护理:观察伤口有无渗血渗液,若有,应及时通知医师并更换敷料。

(3)各管道观察及护理:①输液管保持通畅,留置针妥善固定,注意观察穿刺部位皮肤,加强输液肢体的活动;②胰腺引流管:妥善固定严防脱落、扭曲、堵塞,定时挤压引流管,保持引流通畅;观察引流液的颜色、性状及量,并做好记录,警惕胰瘘的发生(如测定清水样引流液胰淀粉酶明显增高则表明有胰瘘),应维持深部引流,保持胰液引流通畅,以免胰液积存于腹膜腔内或外溢,引起组织消化及糜烂;应注意补充水及电解质,应用抑制胰液分泌的药物,如生长抑素 6mg 24 小时持续微泵输入,禁饮食,行完全胃肠外营养治疗;③导尿管按照导尿管护理常规进行,一般术后第 1 天可拔除导尿管,拔管后注意关注患者自行排尿情况;④腹腔引流管参照腹腔引流管护理相关要求;⑤胃管护理参照胃管相关要求;⑥空肠喂养管的护理:严格无菌操作,妥善固定,防牵拉,折叠;每次喂养前后用温水冲洗,4 小时/次;使用喂养泵控制速度,从低速度开始;如果管腔有堵塞,切勿用力冲洗。

(4)疼痛护理:①评估患者疼痛情况并及时、主动地进行有效镇痛;②有镇痛泵(PCA)患者,注意检查管道是否通畅,评价镇痛效果是否满意。

(5)基础护理:①提供安静舒适的环境;②做好口腔护理、导尿管护理、定时翻身、雾化、患者清洁等。

2.体位与活动

(1)全身麻醉清醒前:去枕平卧位,头偏向一侧。

(2)全身麻醉清醒后手术当日:低半卧位。

(3)术后第 1 天:取半卧位,增加床上运动。

(4)术后第2天:半卧位为主,根据患者的情况,适当增加活动度,可在搀扶下适当下床沿床边活动。

(5)术后第3天:半卧位为主,适当增加活动度,根据患者的情况,可在搀扶下适当下床在病室内或病室外活动。

3.饮食护理

(1)胆管中、上段肿瘤切除术患者:术后1~2天,拔除胃管后,根据患者有无腹胀腹痛及肠道功能恢复情况,指导患者从术后进食流质饮食、半流质饮食、软食、低脂饮食。进食早期注意避免进食产气的食物,如牛奶、豆浆、糖等。

(2)胆管下段肿瘤行胰十二指肠切除术患者:术后1周内给予完全胃肠外营养,7~10天通过空肠造瘘管辅以肠内营养,营养素要分配均匀,要注意现配现用,从低浓度、低速度、少量逐渐增加。10~14天后如患者无异常情况,可经口进食,给予高热量、高蛋白质、高维生素、低脂、易消化流质饮食,少量多餐。如无异常逐渐过渡到半流质饮食、软食。

(3)发生各种吻合口瘘的患者:应禁食,给予胃肠外营养,待瘘口愈合、炎症控制,腹部体征消失后方可试进食或管喂营养液。

(4)合并有门静脉高压胃底食管静脉曲张的患者:应注意饮食要避免辛辣刺激、粗糙纤维、带骨带刺的食物,并注意少吃多餐。

4.皮肤护理与观察

除了一般性的皮肤护理外,特别注意其特征性的三大特点——黄、痒、出血的护理。术后每天注意黄疸程度的变化,术后的最初几日,由于手术应激反应,可出现黄疸的一过性加深,但其后应逐渐减轻,若出现黄疸的持续性加深应考虑有无胆道的损伤。皮肤瘙痒是因胆盐刺激引起,术后不能马上消除,应协助患者做好皮肤护理及外用药物的局部涂擦,预防皮肤感染。梗阻性黄疸患者通常有凝血功能的异常,对手术切口、穿刺部位、引流管口等应注意有无渗血,若渗血较多应及时应用止血药物。

5.健康教育

(1)饮食指导:指导患者选择低脂、高热量、高蛋白质、高维生素、易消化饮食,忌油腻食物及饱餐。肥胖者应适当减肥,糖尿病者应遵医嘱坚持药物和饮食治疗。

(2)活动:根据患者自身的情况,循序渐进,逐步过渡到正常活动,养成良好的工作、休息和饮食规律,避免劳累及精神过度紧张。

(3)指导肿瘤患者保持良好的心态,教导自我调节情绪的方法。

(4)胆管癌期行经皮肝穿刺胆道引流术的患者常需带管出院,向患者解释引流管的重要性,告知护理知识:①尽量穿宽松柔软的衣服,以防引流管受压;②忌盆浴,淋浴时用塑料薄膜覆盖引流管处以防增加感染机会;③日常生活中避免提取重物或过度活动,以免牵拉引流管而至脱出;④在引流管上标出记号,以便观察是否脱出;⑤保持引流管口皮肤清洁,局部可涂氧化锌软膏保护皮肤,若敷料浸湿应立即更换;⑥每周更换一次引流袋,并记录引流液的颜色、量和性状;⑦若发现引流管异常、突然无液体流出或引流出血性液体及出现身体不适时,应及时就诊;⑧为防止导管老化或阻塞,应每隔3个月更换导管一次。

（5）T形管留置者,指导其学会自我护理:①妥善固定T形管,保持其引流通畅,活动时注意防折叠、扭曲及脱落,定期检查引流管缝线有无滑脱。每周更换引流袋1～2次,并注意无菌操作;②注意T形管周围皮肤的护理,并告之伤口感染征象;③若发现胆汁引流量减少或增多,引流物浑浊或血性伴有腹痛,应及时就医;④长期带T形管者需半年至一年更换T形管一次。

（6）胆道金属内支架置入术患者出院后应定期随诊,支架置入后应结合临床症状,指导患者合理用药,避免劳累。患者全身情况恢复后应行局部动脉灌注等抗肿瘤治疗,可有效抑制肿瘤生长,延缓胆管再狭窄时间,延长患者生存期。

（7）定期复查,告知患者经皮肝穿刺胆道引流术后胆红素在1～2周后可降至正常,4～6周后肝功能逐渐恢复。由于正常胆管有一定的收缩蠕动能力,置入内支架可发生游移,进入十二指肠内。肿瘤不断生长,可进入重建的管道内,造成胆道再狭窄或闭塞,半年发生率为30%。故告知患者或家属,术后2周、4周、3个月、6个月、1年回院复查。若出现黄疸、发热、腹痛等症状,应及时就诊。

（李育芳）

第六节　急性梗阻性化脓性胆管炎

急性梗阻性化脓性胆管炎(AOSC)是在胆管梗阻的基础上发生的急性化脓性炎症。这种梗阻完全或趋于完全,故胆内压很高,常并发败血症、胆源性肝脓肿、感染性休克及多器官功能不全或多器官衰竭,因而发病凶险、迅速,病死率很高。

一、临床表现

1.沙尔科(Charcot)三联征

（1）突发右上腹或剑突下剧烈绞痛,为持续性、阵发加剧,常向右肩及背部放射,伴有恶心、呕吐。

（2）寒战、高热:体温达39～40℃,弛张热;如伴有肝脓肿可持续高热,1天可多次寒战,为细菌及内毒素入血所致。

（3）黄疸:为急剧加重的梗阻性黄疸。检查可见肝内外胆管扩张。

2.雷诺(Reynold)五联征

除上述Charcot三联征外,尚包括以下3点。

（1）休克:30%～50%的患者发生感染性休克。患者出现心悸、脉率快,常大于每分钟120～140次;呼吸困难,呼吸频率常大于每分钟40次;尿少或无尿;皮肤黏膜发绀,肢端青紫发冷,常并发多器官衰竭;出现弥散性血管内凝血(DIC)时,血小板低于50×10^9/L,DIC试验阳性;可出现心力衰竭、呼吸衰竭、肾衰竭、肝衰竭等多脏器衰竭。

（2）意识障碍:患者伴随高热和休克,常出现不同程度的意识障碍,如烦躁、谵妄、嗜睡、昏迷等,其原因为脑血管痉挛和脑水肿。

（3）腹部体征:右上腹中至重度压痛、反跳痛和肌紧张,少数可因继发胆囊或胆管穿孔而出现全腹膜刺激征。可扪及肿大及触痛的肝和(或)胆囊。

二、辅助检查

1.血常规

白细胞计数明显增高,通常高于 $20 \times 10^9/L$ 以上。中性白细胞核左移。

2.血生化检查

呈代谢性酸中毒、低血钾的表现。

3.肝功能检查

血清总胆红素、直接胆红素升高,ALT、AST 升高,γ-谷氨酰转移酶(γGT)、碱性磷酸酶、乳酸脱氢酶等升高。

4.尿常规

尿胆红素呈阳性反应,尿中可出现白蛋白及颗粒管型。

5.B 超、CT 检查

可见肝内外胆管明显扩张,胆囊肿大,并可见其梗阻的原因,如结石、蛔虫、肿瘤、狭窄等。

三、分型

急性梗阻性化脓性胆管炎(AOSC)分为 4 级。

Ⅰ级:单纯 AOSC,三联征加体温 39℃,脉搏>每分钟 120 次,白细胞>$15 \times 10^9/L$。B 超示胆管扩张或有蛔虫、结石,经内镜逆行胰胆管成像(ERCP)、经皮肝穿刺胆道引流术(PTCD)或手术证实胆管高压及脓性胆汁。

Ⅱ级:AOSC 休克。低血压、皮肤色泽变化、意识变化、内环境紊乱等。

Ⅲ级:AOSC 伴胆源性肝脓肿。弛张热、白细胞升高、败血症、难以纠正的内环境紊乱、胆管引流后症状不好转。B 超发现肝内脓腔,导向穿刺抽到脓液或手术证实。

Ⅳ级:AOSC 合并多器官功能衰竭(MOF)。临床表现为心衰竭,急性呼吸窘迫综合征(ARDS),血尿素氮(BUN)呈进行性增高,尿量及尿比重变化显著,白蛋白剧降、腹腔积液、肝性脑病、DIC、消化道出血或应激性溃疡,内环境紊乱。

四、治疗

(一)非手术治疗

1.积极的抗休克治疗

AOSC 伴有脓毒症休克是导致患者死亡的主要原因。因此,积极纠正休克,可以提高患者对手术的耐受性,减轻各重要器官功能损害,是防止出现 MOF 的主要措施。

(1)补充血容量:为抗休克的基本措施。应立即输液、输血、补充血容量,以提高血压,维持组织的血液灌注,使中心静脉压维持在 $490 \sim 785Pa(5 \sim 8cmH_2O)$。

(2)纠正电解质紊乱和酸中毒。第一为监测患者血清电解质,做血生化和血气分析,根据检验结果进行相应的补充和纠正;留置导尿管,监测每小时尿量和尿比重,根据尿量注意补充钾离子。第二为注意纠正酸中毒,纠正酸中毒宜用碳酸氢钠溶液,其作用迅速,效果好;不宜使用乳酸钠溶液,因为肝细胞缺氧,其功能有不同程度的损害,不能将乳酸转变成为可利用的碳酸根。

(3)血管活性药物应用:AOSC 患者经扩容、纠正酸中毒治疗后,血压可能升高,组织灌注改善,休克得以纠正。如果休克仍不能纠正,应该应用血管活性药物治疗。一是 β 受体兴奋剂,可解除末梢血管的痉挛状态,改善微循环,增加回心血量及组织的血流灌注。常用药物有多巴胺、异丙基肾上腺素等。二是 α 受体兴奋剂,已极少单独使用,多与多巴胺联合应用。三是毛花苷C,当输液量很大,心功能受到一定损害时,可应用。

(4)皮质类固醇药物皮质类固醇药物能阻断 α 受体兴奋,解除末梢血管痉挛,使血管扩张,降低外周阻力,改善微循环,同时增强心肌收缩力,增加心排血量,增强血管对升压药物的反应。皮质类固醇药物还能保护细胞内溶酶体,防止溶酶体破裂;增进线粒体的功能,防止白细胞凝集。改善毛细血管通透性,减少渗出,有助于炎症消退,减轻细菌内毒素对重要脏器的损害,有利于纠正休克。一般临床上宜大剂量使用,如氢化可的松 200~300mg 或地塞米松 1~3mg/kg,加入液体中静脉滴注。

2.抗感染治疗

控制感染是治疗 AOSC 的主要治疗,应合理选用抗生素。

(1)选用广谱抗生素,既抗革兰阳性(G^+)又抗革兰阴性(G^-)菌。

(2)选用抗需氧菌和抗厌氧菌的药物。

(3)对有肝肾功能障碍者,特别是老年患者,尽可能选用对肝、肾毒性小的药物。

(4)根据血培养、胆汁培养和药敏结果,选用对细菌敏感的抗生素。

(5)在有胆管梗阻时,抗生素在血清中的浓度比胆汁中的浓度更为重要,因为胆汁淤积影响抗生素在胆管的排泄。只有当解除胆管梗阻,行胆管引流术后,某些抗生素如头孢哌酮或头孢噻甲羧肟等才能在胆汁中获得适当浓度。

(6)临床上常首选头孢菌素、甲硝唑以及氨基糖苷类药物联合应用。

3.全身支持治疗

预防和治疗多器官衰竭(MOF):在积极抢救休克的同时应注意全身支持,有利于全身情况的改善,提高患者对严重感染的抵抗力。可少量多次输入新鲜血浆、白蛋白等。AOSC 发生MOF 较为多见,因此如何保护重要器官的功能,及时发现和治疗 MOF 成为减少 AOSC 病死率的重要内容。

(1)肝衰竭:AOSC 患者应及时观察肝功能、血氨的变化、黄疸、精神状态、肢体震颤、腹腔积液等,以便早期发现肝衰竭。应注意,第一,停止使用对肝脏有害的药物;第二,口服肠道抗生素抑制肠道细菌,减少内毒素的吸收;第三,静脉输入常规极化液(GIK),给予能量、肌苷、白蛋白、支链氨基酸、精氨酸、谷氨酰胺、谷氨酸钠等。

(2)肾衰竭:休克、感染中毒、高胆红素血症等可导致肾脏损害。当休克纠正后,仍然少尿、无尿,则预示急性肾衰竭。在补足血容量后间断使用利尿药,有利于毒性物质的排泄,可起到保护肾功能的作用。第一,在少尿期、无尿期应限制水分的摄入,其补液量应为隐性失水量(700mL)+尿量+异常失水量—内生水(450mL)。可给予大量呋塞米以及酚妥拉明等。第二,密切监测血清钾离子、尿素氮、肌酐,必要时可进行血液透析。第三,多尿期应注意水电解质平衡,防治感染等。

(3)心功能衰竭:进行心电监护;应用保心药物,如高渗糖、辅酶 A,肌苷等;应限制液体的输入,注意调节输液速度,适当应用强心药物等。

(4)呼吸衰竭:AOSC 的呼吸衰竭主要表现为肺水肿、ARDS,应注意防治。

(5)弥散性血管内凝血:低分子右旋糖酐和肝素合用有较好的效果。可输入新鲜血液,给予维生素 K_1、6-氨基己酸等药物治疗。

(二)手术治疗

1.手术治疗原则

(1)紧急胆管减压,解除梗阻,引流胆管,控制胆管感染。

(2)手术应简单有效,以挽救患者生命为目的。

2.手术指征

患者在行非手术治疗或观察期间,出现下列情况之一,应考虑及时行手术治疗。

(1)使用大量广谱抗生素后,仍持续性腹痛,体温在 39℃ 以上,黄疸加重者。

(2)上腹肌紧张、压痛明显,且呈进行性加重者。

(3)肝脏压痛或有明显肝区叩击痛者。

(4)血压开始下降,脉压变小者。

(5)出现表情淡漠、反应迟钝等精神症状者。

(6)老年患者代偿力较差,容易发生 MOF,应尽早手术。

3.手术方式

(1)基本手术方式为胆总管切开引流术。术中取出结石、蛔虫等解除梗阻。如肝外胆管有狭窄,应剪开狭窄,取出狭窄以上的结石,并充分引流狭窄以上的肝管。

(2)对并发胆囊积脓、胆囊结石者,可同时做胆囊切开取石术和胆囊造瘘术,不必强求切除胆囊。

(3)一般不宜采用单纯胆囊造瘘术治疗 AOSC,因为胆总管内梗阻因素未解除,加之胆囊管细小,炎性水肿后易被堵塞,造成引流效果不佳,影响预后。

(4)如果术中发现胆源性肝脓肿,对较大的脓肿,应行脓肿引流术。

(5)术中不宜行胆管造影术,以防增加胆管内压,使感染扩散,加重病情。

五、护理评估

1.健康史

了解患者既往是否有胆道疾病发作史和胆道手术史。

2.身体状况

(1)局部情况:评估患者有无肝区肿大及肝区疼痛,能否扪及胆囊;有无突发性剑突下或右上腹部胀痛或绞痛或腹膜刺激征等。

(2)全身情况:评估患者是否发病急、进展快,有无胆道感染的 Charcot 三联征(腹痛、寒战高热、黄疸），是否伴有休克症状以及中枢神经系统受抑制的表现，即 Reynolds 五联征。

3.心理—社会状况

了解患者对疾病的认知情况和家庭经济承受能力。

六、护理诊断

1.体液不足

与呕吐、禁食、胃肠减压和感染性休克等有关。

2.体温过高

与胆管梗阻并继发感染有关。

3.低效性呼吸形态

与感染中毒有关。

4.潜在并发症

胆道出血、胆瘘、多器官功能障碍或衰竭。

七、护理措施

1.术前护理

(1)心理护理：由于急性梗阻性化脓性胆管炎发病急骤，一些患者就诊时间较晚，来院时往往病情复杂而危重，可有恶心、呕吐、寒战、高热等症状，患者表现为痛苦、烦躁、焦虑不安或精神萎靡，重者意识不清。必须对患者进行精心的心理护理，消除其思想顾虑，以取得配合。

(2)病情观察：急性梗阻性化脓性胆管炎一般具有胆道感染的 Charcot 三联征，还可出现 Reynolds 五联征。有时在尚未出现黄疸之前就发生了意识淡漠，昏迷症状，甚至短期内发生感染性休克。

(3)术前准备：做好术前准备，及时完成各项术前准备工作。①严密观察生命体征的变化，注意腹痛、发热、黄疸三大症状的发展趋势。②对症治疗：降温，吸氧，迅速建立静脉输液通道，留置胃管行胃肠减压以防误吸，留置导尿管并观察每小时尿量。③全身支持疗法：积极抗休克，补充血容量，改善微循环，纠正代谢性酸中毒，维持水电解质平衡，必要时使用肾上腺皮质激素、维生素、血管活性药物等以维持主要脏器功能。④配血型，交叉核对同型血。⑤联合使用足量、有效的抗生素控制感染。⑥防治急性呼吸衰竭和肾衰竭。⑦注意患者有无出血倾向，血小板是否下降。

2.术后护理

(1)加强监护：包括意识、生命体征、腹部体征的变化以及观察有无全身中毒症状及心、肺、肝、肾等重要器官的功能状况，发现异常及时报告医师处理。

(2)体位护理：术后去枕平卧，麻醉苏醒后，约术后 6 小时取半坐卧位，使呼吸更顺畅；降低切口张力，利于切口愈合；使引流更彻底；局限炎症。

(3)饮食指导：术后禁食、禁饮，肠蠕动恢复后改进流质、半流质饮食，逐步过渡到普食。

（4）活动指导：术后第1天帮助患者翻身与拍背，促进血液循环，促进肺换气及胃肠蠕动，减少肺部并发症、防止腹部胀气、防止压疮发生。

（5）切口护理：保持伤口敷料干燥、清洁、固定，有渗血、渗液随时更换。

（6）心理护理：病情复杂，心理负担重，应有针对性地做好患者的心理护理。

（7）引流管的观察和护理：术后往往有多根引流管，有胃肠减压管，T形管、导尿管、中心静脉置管和腹腔引流管，对这些引流管的正确观察和护理非常重要，做到：①妥善固定各引流管，以防滑脱，定期检查引流管的通畅情况，防止管道堵塞造成引流不畅，要确保有效引流；②准确观察和记录24小时各引流管的引流液的量、色和性质。早期引流液较浓后渐淡，如有严重感染颜色依然较浓，术后1~2天量在200~250mL，以后渐多至400~600mL，10天后远端胆总管水肿消退，部分胆汁直接流入十二指肠，致引流量逐渐减少。一旦短期内引流出大量血液，应高度警惕腹腔内出血的可能，应及时通知医师处理；③普通引流袋应每天更换，抗反流引流袋应每周更换1~2次，更换时务必严格遵循无菌操作，谨防逆行性感染；④尽早拔除导尿管，减少尿路感染的机会；⑤注意中心静脉置管的护理，避免导管相关性感染。

（8）皮肤护理：黄疸患者往往因胆盐刺激导致皮肤奇痒，宜用温水擦洗，避免使用碱性强的皂液擦洗，以免加重病情；帮助患者修剪指甲，并嘱患者不要抓挠皮肤，以免皮肤破损；加强皮肤护理，协助翻身，预防压疮。

八、健康教育

1.饮食指导

低脂易消化的饮食，忌油腻食物。

2.休息

劳逸结合，避免劳累。

3.T形管家庭护理

向带T形管出院的患者解释T形管的重要性，做好家庭护理，告知出院后的注意事项。尽量穿宽松柔软的衣服，以防引流管受压；沐浴时采用淋浴，用塑料薄膜覆盖引流管处，以减少感染的机会。日常生活中避免提举重物或过度活动，以免牵拉T形管而致其脱出。在T形管上标明记号，以便观察其是否脱出。定时更换引流袋，并记录引流液的量、色和性质。观察夹管后的反应。若发现引流液异常或身体不适，肝区胀痛等，应及时就医。

4.复查

1个月后回院复查，如出现局部疼痛或发热，应及时就医。

（李育芳）

第七节　胆囊息肉样病变

胆囊息肉样病变又称胆囊隆起样病变，是指向胆囊内突出的局限性息肉样隆起性病变的总称，以良性多见。病理上分为肿瘤性息肉样病变和非肿瘤性息肉样病变之分。肿瘤性息肉包括腺瘤、腺癌、血管瘤、脂肪瘤、平滑肌瘤、神经纤维瘤等；非肿瘤性息肉包括胆固醇息肉、炎性息肉、腺肌性增生等。因术前难以确诊病变性质，统一称为胆囊息肉样病变。

一、病因及发病机制

胆囊息肉样病变的病因尚不清楚，但一般认为该病的发生与慢性炎症有密切关系，其中炎性息肉和腺肌增生症都是一种炎症反应性病变，胆固醇性息肉更是全身脂质代谢紊乱和胆囊局部炎症反应的结果，有学者认为胆囊息肉与胆囊炎症或结石症，甚或两者都有关。

二、临床表现

胆囊息肉样病变常无特殊临床表现，部分患者有右上腹部疼痛或不适，偶尔有恶心、呕吐、食欲减退等消化道症状；极个别患者可引起阻塞性黄疸、无结石性胆囊炎、胆道出血等。

三、辅助检查

B超和CT检查可协助诊断本病。B超检出率高，可见向胆囊内隆起的回声光团，不伴声影，但很难分辨是良性还是恶性。

四、治疗

(1)无明显临床症状的直径 5mm 左右的多发性息肉，不需手术，可继续观察。

(2)无明显临床症状的直径 10mm 以下的单发性息肉，定期(3个月)随访观察，若病变有增大趋势，应行手术。

(3)直径 10mm 以上的息肉样病变并有增大趋势；合并有胆囊疾病，如胆囊结石、急性或慢性胆囊炎，有明显临床表现；疑有早期胆囊癌的可能，均应施行胆囊切除术。

五、护理要点

(一)术前护理

1.疼痛的护理

评估疼痛的程度，观察疼痛的部位、性质、发作时间、诱因及缓解的相关因素，评估疼痛与饮食、体位、睡眠的关系，为进一步治疗和护理提供依据。对诊断明确且剧烈疼痛者，遵医嘱予消炎利胆、解痉镇痛药物，以缓解疼痛。

2.腹腔镜胆囊切除术(LC)术前的特殊准备

(1)皮肤准备：腹腔镜手术进路多在脐部附近，嘱患者用肥皂水清洗脐部，脐部污垢可用松节油或液状石蜡清洁。

(2)呼吸道准备：LC术中需将 CO_2 注入腹腔形成气腹，达到术野清晰并保证腹腔镜手术操作所需空间的目的。CO_2 弥散入血可致高碳酸血症及呼吸抑制，故术前患者应进行呼吸功能锻炼；避免感冒、戒烟，以减少呼吸道分泌物，利于术后早日康复。

3.饮食的护理

进食低脂饮食,以防诱发急性胆囊炎而影响手术治疗。

(二)术后护理

1.体位

护理协助患者取舒适体位,有节律地深呼吸,达到放松和减轻疼痛的效果。

2.LC术后的护理

(1)饮食指导:术后禁食6小时。术后24小时内饮食以无脂流质、半流质饮食为主,逐渐过渡至低脂饮食。

(2)高碳酸血症的护理:表现为呼吸浅慢、$PaCO_2$升高。为避免高碳酸血症的发生,LC术后常规予低流量吸氧,鼓励患者深呼吸,有效咳嗽,促进机体内CO_2排出。

(3)肩背部酸痛的护理:腹腔中CO_2可聚集在膈下产生碳酸,刺激膈肌及胆囊床创面,引起术后不同程度的腰背部、肩部不适或疼痛等。一般无须特殊处理,可自行缓解。

3.并发症的观察与护理

观察生命体征、腹部体征及引流液情况。若患者出现发热、腹胀和腹痛等腹膜炎表现或腹腔引流液呈黄绿色胆汁样,常提示发生胆瘘。一旦发现,及时报告医师并协助处理。

(刘菊新)

第八章　胰腺疾病护理

第一节　急性胰腺炎

急性胰腺炎(AP)是一种常见病,过多的酒精摄入及胆石症是其常见病因。根据典型的症状结合血淀粉酶升高常可确诊。影像学检查有助于排除其他急腹症,确定诊断、发现病因、进行病情分级及评估并发症。绝大部分急性胰腺炎患者病情较轻,病程为自限性;有些可进展为重型胰腺炎甚至出现脏器功能衰竭。胰腺周围液体积聚、假性囊肿、胰管破损或胰腺坏死是腹腔感染的高危因素。经临床验证过的评估系统有助于评价病情,从而指导治疗。胰腺炎的治疗包括液体支持治疗、止痛、控制性早期进食。如果没有感染的明确证据,不推荐预防性应用抗生素。如果胰腺假性囊肿、胰腺坏死影响患者康复则应该评价是否需要进一步干预。在适宜的临床病例中可以考虑开展内镜、ERCP(内镜送行胰胆管造影)、超声内镜或十二指肠乳头切开等治疗措施。最后,重症胰腺炎的成功救治依赖于多学科团队的分工协作。

一、病因病理

(一)病因

1.梗阻因素

本病最常见的原因。由于胆总管与主胰管共同通路梗阻,胆汁可逆流入胰管,使胰酶活化。引起梗阻最常见的原因为胆道疾病,如胆总管下端结石、胆道蛔虫病、十二指肠乳头水肿、Oddi 括约肌痉挛、壶腹部狭窄等,以上原因引起的胰腺炎,又称为胆源性胰腺炎;其次是胰管梗阻、胰管结石、肿瘤或十二指肠梗阻等。

2.酒精中毒和暴饮暴食

酒精性 AP 在欧美国家常见,在我国其发生率<5%。目前,对于酒精性 AP 尚缺乏公认的诊断标准,有以下表现时应考虑酒精性 AP 可能:①有大量饮酒史或 AP 发病前大量饮酒;②每天酒精摄入量>80g,持续 5 年以上或发病前有大量饮酒史;③诊断 AP 同时或既往有酒精性相关疾病或症状,如酒精导致的慢性胰腺炎、假性库欣综合征、精神和行为障碍、神经系统的退行性病变;酒精性各系统病变,如多发性神经病、肌病、心肌病、胃炎和肝病等。

3.十二指肠液反流

十二指肠内的压力增高时,反流到胰管内,其中的肠激酶等物质可激活胰液中的各种酶,从而引起急性胰腺炎。

4.创伤

上腹部损伤或手术可直接或间接损伤胰腺组织。

5.其他

特异性感染性疾病、药物因素、高脂血症、高钙血症等,有少数患者最终因找不到明确的发病原因,被称为特发性急性胰腺炎。

(二)病理

本病的发展是胰腺分泌产物(主要是胰酶)自体消化的过程。急性胰腺炎的基本病理改变是水肿、出血和坏死。出血坏死性胰腺炎和严重的水肿性胰腺炎可继发多种并发症,如休克、化脓性感染、急性肾功能衰竭、急性呼吸窘迫综合征、多器官功能衰竭等。临床分型如下所述。

1.水肿性胰腺炎(轻型)

主要表现为腹痛、恶心、呕吐,腹膜炎体征,血和尿淀粉酶增高,经治疗后短期内可好转,病死率很低。

2.出血坏死性胰腺炎(重型)

除上述症状、体征继续加重外,高热持续不退,黄疸加深,意识模糊和谵妄,高度腹胀,血性或脓性腹腔积液,两侧腰部或脐周出现青紫瘀斑,胃肠出血、休克、急性肾衰竭,病死率较高。但需注意个别重症出血坏死性胰腺炎患者早期临床表现不典型。局部并发症有胰腺坏死、急性胰腺假囊肿和胰腺脓肿。

二、临床表现及辅助检查

(一)临床表现

1.腹痛

主要临床症状为腹痛剧烈,胰头以右上腹腹痛为主,向右肩部放射;胰体部以上腹部正中腹痛为主;胰体尾部以左上腹腹痛为主,向左肩部放射;累及全胰呈腰带状疼痛,向腰背部放射。腹痛为持续性并有阵发性加重。

2.恶心、呕吐

剧烈而频繁,呕吐后腹痛不缓解为其特点。

3.腹膜炎体征

水肿性胰腺炎时,压痛只限于上腹部,常无明显肌紧张;出血坏死性胰腺炎压痛明显,并有肌紧张和反跳痛,范围较广泛或漫及全腹。

4.腹胀

初期为反射性肠麻痹,严重时可由腹膜炎、麻痹性肠梗阻导致。

5.手足抽搐

为血钙降低所致。

6.休克

多见于急性出血坏死性胰腺炎。

7.其他

体温增高为感染和组织坏死所致;胆总管下端有结石、胆管炎或胰头肿胀压迫胆总管时可出现轻度黄疸;严重患者可出现休克;少数患者可在腰部出现青紫色斑(Crey-Turner 征)或脐周围蓝色改变(Cullen 征)。

(二)辅助检查

1.胰酶测定

目前常测定血、尿的淀粉酶和血清脂肪酶。血清淀粉酶值在发病后 3~12 小时开始升高,24~48 小时达高峰,2~5 天后恢复正常。但应注意,淀粉酶的高低与病变轻重不一定成正比,胰腺广泛坏死后,淀粉酶生成减少,血、尿淀粉酶均不升高。

2.血清脂肪酶测定

正常值 23~300U/L,发病后 24 小时开始升高。因其下降迟,对较晚就诊者测定其值有助诊断。

3.血清钙下降

在发病后 2 天血钙开始下降,4~5 天后尤为显著,重型者可降至 1.75mmol/L(7mg/dL)以下,提示病情严重,预后不良。

4.血清正铁血红蛋白

重症患者常于起病后 12 小时出现,在重型急性胰腺炎患者该指标为阳性,水肿性胰腺炎患者该指标为阴性。

5.化验检查

白细胞计数增多(大于 $16×10^9$/L),血红蛋白和血细胞比容降低,血糖升高(大于11.1mmol/L),血钙降低(低于 2.0mmol/L),PaO_2 低于 8.0kPa(60mmHg),血尿素氮或肌酐增高。

6.B 超和 CT 检查

可以明确胰腺病变的性质、部位和范围,有无胰腺外浸润及范围、程度,定期 CT 检查可以观察病变演变的情况。

三、治疗要点

根据病情轻重选择治疗方法。一般认为,水肿性胰腺炎可采用非手术疗法;出血坏死性胰腺炎,尤其合并感染者可采用手术疗法;胆源性胰腺炎大多需要手术治疗,以解除病因。

(一)非手术疗法

(1)禁饮食与持续胃肠减压,严密观察和监测。

(2)减少胰腺的分泌:奥曲肽、生长激素释放抑制激素能有效抑制胰腺的外分泌功能。西咪替丁也能间接抑制胰腺的外分泌。

(3)抗休克、补充液体、加强营养支持。

(4)抗生素应用:常用环丙沙星、甲硝唑等。

(5)解痉止痛:常用的药物有山莨菪碱、阿托品、哌替啶等。

(6)腹腔灌洗:通过腹腔或盆腔的置管、灌洗、引流,可以将含有大量胰酶及有害物质的腹腔渗出液稀释并排出体外。

（二）手术疗法

清除胰腺及其周围坏死组织、充分引流,术后进行灌洗以继续引流坏死组织和渗液。手术指征如下:①胰腺坏死继发感染;②虽经保守治疗,临床症状继续恶化;③胆源性胰腺炎;④重症胰腺炎,合并多器官功能衰竭不易纠正;⑤病程后期合并肠瘘或胰腺假性囊肿;⑥不能排除其他外科急腹症。

四、主要护理问题

（一）急性疼痛

与胰腺及周围组织炎症、胆道梗阻有关。

（二）体温过高

与胰腺坏死、继发感染或并发胰腺脓肿有关。

（三）有体液不足的危险

与呕吐、禁食、胃肠减压、急性出血等有关。

（四）营养失调:低于机体需要量

与呕吐、禁食、胃肠减压等有关。

（五）焦虑

与患者剧烈腹痛、病情进展急骤、对疾病认识不足有关。

（六）潜在并发症

多器官功能衰竭、出血、胰瘘、肠瘘等。

五、护理目标

（1）患者主诉疼痛减轻或缓解。

（2）体温逐渐恢复至正常范围。

（3）患者体液平衡得以维持。

（4）维持患者营养需求。

（5）患者焦虑程度减轻。

（6）并发症能被及时发现和处理。

六、非手术治疗的护理

（一）心理护理

（1）护士应向患者讲解治疗的目的和必要性。

（2）鼓励患者树立战胜疾病的信心,对使用呼吸机的清醒患者使用写字板等文具进行有效交流。

（3）帮助患者保持良好的心态接受治疗,并减轻患者及家属的疑虑。

（二）疼痛护理

（1）禁食、持续胃肠减压,减少胰液对胰腺及周围组织的刺激。

(2)给予抑制胰液分泌及抗胰酶药物。

(3)疼痛剧烈者给予解痉或镇痛药物,肠麻痹者慎用山莨菪碱和阿托品。

(4)给予舒适体位,生命体征平稳的患者给予半卧位。

(三)补液治疗

(1)维持水、电解质平衡,准确记录24小时出入量,必要时监测中心静脉压及每小时尿量。

(2)发生休克时给予及时有效的抗休克治疗。

(四)病情观察及护理

(1)监测生命体征,密切关注心率、血压、呼吸变化。

(2)观察患者意识、腹部体征、皮肤黏膜的温度和色泽。

(3)吸氧、保持呼吸道通畅。

(4)保持胃肠减压引流通畅,观察胃液的颜色、性状及量。

(5)监测血糖,及时调整。

(6)对发热患者给予及时的药物及物理降温。

(五)营养治疗

(1)禁食期间给予肠外营养支持。

(2)轻型急性胰腺炎一般1周后可开始进食无脂低蛋白质流质饮食,并逐渐过渡到低脂饮食。

(3)重症急性胰腺炎待病情稳定、淀粉酶恢复正常、肠功能恢复后可通过空肠造瘘管给予肠内营养支持,并逐步过渡至全肠内营养及经口进食。

(4)肠内及肠外营养治疗期间加强观察,注意有无导管性、代谢性或胃肠道并发症的发生。

(六)生活护理

(1)更换舒适体位,注意保持环境安静、维持充足睡眠。

(2)制订翻身计划,保护皮肤完整性。

(3)安置胃管期间,每天2次口腔护理。

(4)指导患者深呼吸及有效排痰,预防肺部感染。

七、术后护理

(一)术后护理常规

1.全身麻醉术后护理常规

(1)了解麻醉和手术方式、术中情况、手术切口情况。

(2)持续低流量吸氧。

(3)持续心电监护。

(4)床档保护防坠床。

2.病情观察

(1)严密监测生命体征。

(2)维持水、电解质平衡,准确记录24小时液体出入量。

(3)观察腹部体征,了解有无腹痛、腹胀及腹膜刺激征等。

3.伤口观察及护理

观察伤口有无渗血、渗液,如有渗液及时更换敷料,有渗血时根据.出血量做相应处理。

4.呼吸道管理

(1)生命体征平稳后给予半卧位休息。

(2)协助患者床上翻身、活动。

(3)指导患者进行有效咳嗽、咳痰,必要时遵医嘱给予雾化吸入。

5.各管道观察及护理

(1)保持输液管道通畅,留置针或中心静脉置管妥善固定,注意观察穿刺部位皮肤有无肿胀及渗血。

(2)留置导尿管者按照导尿管护理常规进行,患者病情平稳后可拔除导尿管。

6.疼痛护理

(1)提供安静舒适的环境。

(2)评估患者疼痛情况。

(3)有镇痛泵的患者,注意管道是否通畅,评价镇痛效果是否满意。

(4)遵医嘱给予镇痛药物。

7.基础护理

做好口腔护理、患者清洁等工作。

(二)腹腔双套管的护理

1.保持引流通畅

(1)持续低负压吸引,保持引流通畅。

(2)勿折叠、扭曲、压迫管道。

(3)保持引流管口与引流袋60～70cm 的有效引流距离。

2.妥善固定

(1)妥善固定腹腔引流管于床旁。

(2)保持引流袋位置低于引流口平面,以防引流液逆流造成感染。

(3)翻身活动时注意管道保护,防止牵拉引起脱管。

(4)告知患者安置腹腔引流管的重要性,切勿自行拔管。

3.观察和记录

(1)观察引流液的颜色、性状及量,并准确记录;当发现引流液颜色及性状发生改变时,应警惕出血、胰瘘或肠瘘的发生。

(2)观察腹腔引流管周围敷料情况,如有渗出及时更换。

(3)定期更换引流袋,注意无菌技术操作,避免感染;引流袋上标注管道安置时间及引流袋更换时间。

4.引流管的冲洗

(1)目的是冲洗脱落坏死组织、脓液或血块。

（2）常采用生理盐水加抗菌药持续冲洗,现配现用,20～30滴/分。

（3）准确记录冲洗液量及引流液量。

（4）若有堵塞及时通知医师处理,必要时更换内套管。

5.拔管

（1）根据患者病情及引流情况,由医师判断是否拔管。

（2）拔管后保持局部敷料清洁、干燥。

（三）胃管护理

1.保持引流通畅

（1）定时挤捏管道,使之保持通畅。

（2）勿折叠、扭曲、压迫管道。

（3）保持胃肠减压的有效性,及时倾倒胃液。

2.妥善固定

（1）妥善固定胃管于床旁,每班检查胃管安置的长度。

（2）每天更换固定胃管的胶布,更换时调整胃管固定方向,避免鼻黏膜同一部位长期受压。

（3）翻身活动对应防止牵拉引起胃管脱出。

（4）告知患者安插胃管的重要性,切勿自行拔管。

（5）若胃管不慎脱出,应通知医师查看患者后遵医嘱重置胃管。

3.观察和记录

（1）观察胃液颜色、性状及量,并准确记录。胃肠减压引流液颜色通常为无色透明、淡黄色或墨绿色,若引流液为褐色、咖啡色或血性液体应警惕应激性溃疡或胃黏膜糜烂出血的发生。

（2）观察患者胃肠功能恢复情况,注意有无腹胀。

（3）监测患者电解质及酸碱平衡。

4.拔管

轻型急性胰腺炎3～5天即可拔管,重症急性胰腺炎胃管安置时间较长,需根据胃肠功能恢复情况及症状消退情况综合判断。

（四）空肠造瘘管的护理

1.保持管道通畅、妥善固定

（1）勿折叠、扭曲、压迫管道,将空肠造瘘管妥善固定于腹壁。

（2）翻身活动、更换衣服时应防止牵拉引起管道脱出。

（3）每次静脉滴注营养液前后应用生理盐水或温水冲洗管道,防止堵塞,持续输注时每4小时冲洗1次。

（4）若发生滴注不畅或管道堵塞,可用生理盐水或温水行"压力冲洗"或负压抽吸,使之恢复通畅。

2.观察和记录

（1）每天记录排便次数和量,听诊肠鸣音,观察有无恶心、呕吐、腹胀、腹泻等不良反应。

（2）遵医嘱定时监测血糖、尿糖、电解质的变化。

(3)准确记录 24 小时液体出入量。

3.注意事项

(1)营养液现配现用,使用时间不超过 24 小时。

(2)输注时注意营养液的速度、温度和浓度。

(五)健康教育

1.减少诱因

积极治疗胆道疾病,戒酒,暴饮暴食者养成良好的饮食习惯,遵医嘱准确服用药物,防止再次诱发胰腺炎。

2.休息及活动

出院后 4～6 周劳逸结合,保持良好心情,避免疲劳和情绪激动。

3.饮食指导

(1)养成良好的饮食习惯,规律饮食。

(2)少食油腻食物(肥肉、花生、核桃、芝麻、火锅等),忌食刺激、辛辣食物,绝对禁烟酒。

4.控制血糖、血脂

监测血糖及血脂,定期复查,必要时可以使用药物控制。

5.定期随访

定期到医院复查,出现胰腺假性囊肿、胰瘘、出血等并发症及时就诊。

(刘菊新)

第二节　慢性胰腺炎

慢性胰腺炎(CP)是由于各种不同原因造成的胰腺组织和功能持续性损害,其特征为胰腺基本结构发生永久性改变,广泛纤维化,即使病因已去除仍常伴胰腺的功能性缺陷。临床表现为反复发作的腹痛,内、外分泌功能不全以及后期胰石和假性囊肿的形成。

一、病因和发病机制

本病的病因与急性胰腺炎相似,有多种多样,在国外以慢性酒精中毒为主要原因,而国内以胆石症为常见原因。

(一)胆管系统疾病

在我国,由各类胆管系统引起慢性胰腺炎占其总数的 47%～65%。其中包括急慢性胆囊炎、胆管炎、胆石症、胆管蛔虫、Oddi 括约肌痉挛或功能障碍等。胆源性胰腺炎的发病机制主要是炎症感染或结石引起的胆总管开口部或胰胆管交界处狭窄或梗阻,胰液流出受阻,胰管内压力升高,导致胰腺腺泡、胰腺小导管破裂,损伤胰腺组织及胰导管系统,使胰管扭曲变形,造成胰腺慢性炎症或梗阻。

(二)慢性酒精中毒

酒精是西方国家慢性胰腺炎的主要原因,长期酗酒引起慢性胰腺炎的时间大约需要 8～

10 年,酒精引起胰腺损害的确切机制尚不清楚,可能是酒精刺激促胃液素分泌,引起胃酸分泌增多,致使肠道的促胰液素和胆囊收缩素(CCK)分泌增加,进而引起胰液和胰酶分泌亢进;酒精又能直接引起十二指肠乳头水肿,Oddi 括约肌痉挛,使胰管梗阻导致胰管内压力增高,从而引起胰腺炎症的反复发作,损害胰实质。酒精引起胰酶的分泌多于胰液的分泌,高浓度胰酶能破坏胰管上皮细胞,引起胰液的蛋白质和钙浓度增高,两者结合形成蛋白栓子,引起胰管阻塞,腺泡组织破坏、炎症和纤维化。酒精及其代谢产物对胰腺也有直接损伤。

(三)胰腺疾患

胰腺的结石、囊肿或肿瘤等导致胰管梗阻,胰管内压力增高引起胰小管破裂,胰酶流入间质并损害胰腺和邻近组织。

急性胰腺炎发作时可有间质坏死及小叶周围纤维化,反复发作的急性胰腺炎将损伤小叶内导管,导致胰管梗阻和扩张,有利于蛋白质沉淀形成蛋白质栓子,并最终形成钙化,造成胰腺组织不可逆的损害,导致慢性胰腺炎的发生。

胰腺分裂症是常见的胰腺先天发育异常,由于胚胎发育过程中腹侧和背侧胰腺融合不良,分裂的背侧胰腺分泌的胰液通过副乳头排出,但常由于副乳头较狭小,易引起梗阻,造成炎症,从而诱发胰腺炎反复发作,最终发展为慢性胰腺炎。

(四)其他因素

1.营养因素

严重蛋白质及营养不良的儿童可出现慢性胰腺炎,腺泡内酶原颗粒、内质网和线粒体均减少,腺泡萎缩,病程长者整个胰腺纤维化。

2.遗传因素

有一些家族,幼年即出现反复发作的急性胰腺炎,最终引起显著的胰管扩张、弥散性胰腺钙化、脂肪泻以及糖尿病。遗传方式为常染色体显性遗传。胰腺的囊性纤维化是儿童胰腺炎的最常见原因,也见于年轻的成年人,由于缺乏氯离子通道,引起胰腺分泌减少,导致胰液过饱和,在胰管内出现蛋白栓子的沉淀。

3.甲状旁腺功能亢进和高钙血症

5%～10%甲状旁腺功能亢进患者并发本病,其理由是:①钙离子可以激活胰酶,破坏胰腺组织;②钙在碱性环境中易沉淀,一旦阻塞胰管,则使胰液引流不畅。

4.高脂血症

家族性高脂血症易发生复发性胰腺炎。其原因尚不太清楚,可能由于脂肪微粒栓于胰毛细血管,由胰酶分解产生脂肪酸,对毛细血管有刺激作用,从而使胰腺血液循环障碍,导致水肿甚至出血,可使炎症慢性化。

二、临床表现

本病病程常超出数年或十余年,表现为无症状期与症状轻重不等的发作期交替出现,其发作频率长短不一,主要表现为反复或持续发作的腹痛,也可无明显症状而仅表现为胰腺功能不全。

（一）腹痛

反复发作的上腹痛为慢性胰腺炎的主要症状，多见于病变早期，初为间歇性后转为持续性腹痛，多位于上腹正中或左、右上腹部，可放射至背、两肋、前胸、肾区及睾丸。轻者只有压重感或烧灼感，少有痉挛样感觉，重者需镇痛药才可缓解。腹痛多因饮酒、饱食或高脂肪餐诱发。疼痛和体位有关，平卧时加重，前倾位或弯腰或侧卧蜷腿时可减轻。

（二）胰腺功能不全表现

1.胰腺外分泌功能不全

当胰腺被广泛累及时，胰液分泌不足，即当脂酶和蛋白酶均分别降至正常值的 10% 以下时，食物不能充分消化吸收，表现为腹痛与腹泻，每天大便 3～4 次，量多，色淡，表面有光泽和气泡，恶臭，多呈酸性反应。由于脂肪的消化、吸收障碍，大便中脂肪量增加。此外，大便中尚有不消化的肌肉纤维。由于大量脂肪和蛋白质丢失，患者出现消瘦、无力和营养不良等表现，并可出现维生素 A、维生素 D、维生素 E、维生素 K 缺乏，表现为夜盲、皮肤粗糙、肌肉无力和出血倾向等。

2.胰腺内分泌功能不全

约 50% 的患者发生隐性糖尿病，糖耐量试验结果异常，10%～20% 患者有显性糖尿病，提示胰岛细胞分泌功能已严重受损。

（三）体征

腹部压痛与腹痛程度不相称，多仅有轻度压痛，当并发假性囊肿时，腹部可扪及表面光整包块。当胰头显著纤维化或假性囊肿压迫胆总管下段，可出现持续或逐渐加深的黄疸。

三、辅助检查

（一）胰腺外分泌功能试验

慢性胰腺炎时有 80%～90% 患者胰腺外分泌功能异常。

1.促胰液素试验

促胰液素可刺激胰腺腺泡分泌胰液和碳酸氢盐，促胰液素静脉滴注或注射后，插管收集十二指肠内容物，测定胰液分泌量及碳酸氢钠的浓度，以估计胰腺外分泌功能。正常情况下 60 分钟内胰液分泌量 $>2mL/kg$，碳酸氢盐浓度 $>90mmol/L$；而慢性胰腺炎患者胰液分泌量 $<2mL/kg$，碳酸氢钠浓度 $<90mmol/L$。此试验虽然较难操作及标准化，且费时费力，会给患者带来较大痛苦，但因为是直接检查胰液分泌的方法，所以至今还是胰腺外分泌功能试验的金标准。

2.Lundh 试验

Lundh 首先创立该方法，至今仍在广泛应用。原理是基于采用试餐刺激胰腺分泌，摄入试餐后刺激十二指肠和空肠上段黏膜内 I 细胞和迷走神经，通过释放 CCK 和胆碱能神经作用刺激胰液分泌，收集十二指肠液测定胰蛋白酶或其他酶及电解质含量。正常人平均值为 $310\mu g/mL$，（范围 $161～612\mu g/mL$）。本试验对慢性胰腺炎诊断的敏感性为 75%～85%，特异性为 75%～85%。Lundh 试验可受一些非胰性因素影响，因为依赖促胰液素和 CCK 内源性释放，故肠病时肠黏膜释放激素受损，可影响试验结果，胃肠术后影响激素释放亦影响结果准确性。Lundh 试验较促胰液素试验敏感性及特异性低且需要十二指肠插管,故建议还是用促胰液素试验。

3.苯甲酰-酪氨酸-对氨基苯甲酸(BT-PABA)试验

BT-PABA 为一种人工合成的药物,口服到小肠后即被胰糜蛋白酶分解为 BZ-TY 与对氨基苯甲酸(PABA),PABA 经肠吸收,肝脏摄取并由肾脏排泄,所以尿中排出 PABA 可反映肠内胰酶活力。如胰腺功能障碍,分泌糜蛋白酶量减少,BT-PABA 不能被充分裂解,尿中PABA 排泄量就减少,故测定尿中 PABA 含量可间接反映胰腺外分泌功能状态。由于试验中PABA 需经小肠吸收、肝脏结合、肾脏排泄,故肝肾功能不全、炎性肠病、胃肠手术、糖尿病均会影响试验准确性。采用加对照试验日、单日对照试验等改良方法以减少假阴性,测定血 PABA浓度,其准确性和尿试验相仿,若同时测定血和尿的 PABA,还可提高试验的特异性。

4.月桂酸荧光素试验(PLT)

PLT 试验的基本原理同 BT-PABA 试验。月桂酸荧光素由人工合成,口服后在肠内被胰腺分泌的芳香脂酶水解,生成游离荧光素,后再经小肠吸收和肝内结合,从尿中排泄。在慢性胰腺炎伴严重外分泌功能不全时,PLT 阳性率较高。敏感性可达 75%～93%,特异性 46%～97%。普遍认为,该试验检测轻度胰外分泌功能障碍和中度慢性胰腺炎的敏感性只有 50%,在严重胰腺功能不足和重症胰腺炎中与 BT-PABA 相比其敏感性及特异性稍高,胃切除、肝胆疾患、炎性肠病均可致假阳性结果。

(二)吸收功能试验

1.粪便脂肪和肌纤维检查

慢性胰腺炎患者由于胰酶分泌不足,脂肪与肌肉的消化不良,粪便中脂肪增多,肌纤维及氮含量增高。正常人进食含 100g 脂肪的食物后,72 小时粪便中脂肪排泄量应＜6g。如果每天进食含 70g 蛋白质食物后,正常人粪便中每天含氮量＜2g。

2.维生素 B_{12} 吸收试验

应用 ^{60}Co 维生素 B_{12} 吸收试验显示不正常时,口服碳酸氢钠和胰酶片能被纠正者,提示维生素 B_{12} 的吸收障碍与胰腺分泌不足有关。

(三)胰腺内分泌测定

1.血清 CCK-PZ 测定

用放射免疫法测定血中 CCK-PZ 含量,对诊断慢性胰腺炎有帮助。正常空腹为 60pg/mL,慢性胰腺炎患者,可达 8000pg/mL,这是由于慢性胰腺炎时胰酶分泌减少,对于 CCK-PZ 分泌细胞的反馈抑制减弱所致。

2.胰多肽测定

胰多肽(PP)主要由胰岛 PP 细胞产生,餐后血浆 PP 迅速升高,慢性胰腺炎患者血浆 PP水平明显下降。

3.血浆胰岛素测定

本病患者空腹血浆胰岛素水平大多正常,口服葡萄糖或 D860、静脉注入胰高糖素后不上升者,反映胰腺内胰岛素储备减少。

（四）影像学检查

1.X 线检查

X 线腹部摄片在部分病例可见位于第 1～第 3 腰椎邻近沿胰腺分布的钙化斑点或结石，是诊断慢性胰腺炎的重要依据。胃肠钡餐检查可发现肿大的胰腺头部或胰腺假性囊肿对胃十二指肠的压迫征象，如十二指肠曲扩大及胃移位等征象。

2.内镜逆行胰胆管造影

应用内镜逆行胰胆管造影（ERCP）以显示胰管情况，如见：①胰管及其分支不规则扩张、狭窄或扭曲变形且分布不均匀；②主胰管部分或完全阻塞，含有胰石或蛋白栓子，均有助于诊断。胰管内造影剂排空速度可提供胰液流出障碍存在的证据。ERCP 还能发现胰腺分裂症及胆管系统病变，因此 ERCP 结果不仅是确诊的主要依据，同时还能确定病变的程度，特别是胰管形态学改变。其在慢性胰腺炎诊断中的作用已越来越受到重视。

3.超声及超声内镜检查

慢性胰腺炎时主要表现为胰腺轻度增大或缩小，胰纤维化时胰腺回声增强，胰管有不规则扩张及管壁回声增强；有结石及钙化时可见光团及声影；有囊肿时可见液性暗区等。超声内镜对胰腺疾病的诊断很有帮助，优于体表超声和其他检查方法。

4.磁共振胰胆管成像（MRCP）

MRCP 多平面、多维成像能清晰显示正常和病变胰胆管结构，并具有无创伤、不用造影剂等特点，胰管扩张是慢性胰腺炎的影像学特征之一，MRCP 能显示胰管不同程度的扩张、胰管内结石和胰腺假性囊肿，但 MRCP 诊断胰管狭窄的假阳性率较高。

5.血管造影

选择性腹腔动脉造影可见胰腺血管壁不整，并呈串珠状，同时有血管增生以及脾静脉及门静脉狭窄、闭塞等征象，对慢性胰腺炎与胰腺癌鉴别极有帮助。

四、诊断和鉴别诊断

对于反复发作的急性胰腺炎、胆管疾病或糖尿病患者，有反复发作性或持续性上腹痛、慢性腹泻、体重减轻不能用其他疾病解释，应怀疑本病。临床诊断主要根据病史、体格检查并辅以必要的 X 线、超声或其他影像学检查、上消化道内镜及有关实验室检查等。慢性胰腺炎的诊断标准如下（日本胰腺病学会制订）。

有 CP 症状患者符合下列确诊标准之一，即可明确诊断，无症状者需在数月后复查。

（1）影像检查：①腹部 B 超显示，胰腺组织内有胰石存在；②CT 检查示胰腺内钙化，证实有胰石。

（2）ERCP：胰腺组织内胰管及其分支不规则扩张并且分布不均匀；主胰管部分或完全阻塞，含有胰石或蛋白栓子。

（3）分泌试验：重碳酸盐分泌减少，伴胰酶分泌或排出量降低。

（4）组织学检查：组织切片可见胰腺外分泌组织破坏、减少，小叶间有片状不规则的纤维化，但小叶间纤维化并非慢性胰腺炎所特有。

(5)导管上皮增生或不典型增生、囊肿形成。

五、并发症

（一）假性囊肿

由于胰管梗阻、胰液排泄不畅,10%～48%(平均 25%)的慢性胰腺炎患者合并假性囊肿,多为单个,大小不一,小者无症状可自行消失,大者可占据胰腺大部。腔内所含胰液有高浓度淀粉酶。这是由于胰管狭窄阻塞,引起胰管囊性扩张。随着内部压力增大,胰管上皮压迫性萎缩,囊肿扩大,形成假性囊肿,由于不存在急性炎症,胰液较清亮。巨大假性囊肿压迫周围脏器可能引起肌道梗阻、门静脉高压、十二指肠梗阻等并发症,假性囊肿可穿破胃或结肠形成内瘘。

（二）糖尿病

多数患者在晚期(5～10 年)因胰岛素分泌减少而出现糖尿。糖耐量试验不正常的非结石患者与结石患者,分别为 14%～65%及 34%～90%。症状与一般糖尿病无异,但血糖容易波动,发生酮症者少见。

（三）脂肪泻

为慢性胰腺炎的常见并发症,占 25%～33%,较糖尿病发病更晚。

（四）胆管梗阻及肝硬化

5%～10%的患者可出现黄疸、发热、白细胞升高等症状和体征,这是由于胰腺肿胀、纤维化或假性囊肿压迫胆总管引起胆管梗阻和急性胆管炎所致。持续时间过长可形成胆汁性肝硬化(1%)。2%～3%的患者并发门脉性肝硬化,若用肝穿刺取活组织检查,发病率更高,原因不明。

（五）门静脉高压

门静脉或脾静脉受压,可致脾大与脾静脉血栓形成,并出现肝前性门静脉高压症。脾静脉血栓形成可能还与慢性胰腺炎的炎症急性发作和纤维化过程间接引起血管病变有关。临床可出现胃底或食管下段静脉曲张。

（六）消化道出血

慢性胰腺炎合并上消化道出血常见原因有:①胰腺分泌碳酸氢盐减少,有 10%～20%患者并发消化性溃疡出血;②胰源性门静脉高压引起胃底静脉曲张、胃黏膜糜烂;③出血性囊肿侵蚀胃、十二指肠引致出血;④本病与嗜酒关系密切,可因酒精性胃炎或马洛里-魏斯(Mallory-Weiss)综合征导致出血。

（七）胰源性胸腹水

慢性胰腺炎并发腹水较少见。偶可见到胸腔积液,多发生在左侧,也可以是双侧。积液中含多量白蛋白、白细胞及淀粉酶。

（八）胰性脑病

患者出现抑郁、恐惧、狂躁、焦虑不安、定向力减退等精神症状,其原因尚不十分清楚。

（九）胰腺癌

慢性胰腺炎时胰腺癌的发生率比一般人高(1%～2%)。患者常诉顽固性疼痛、食欲缺乏,体重明显下降。若为胰头癌,则有渐进性梗阻性黄疸。

（十）其他

有假性血管瘤形成、血栓性静脉炎、骨髓脂肪坏死或皮下脂肪坏死、特发性股骨头坏死等。患者因免疫功能紊乱常易发生各种感染性疾患,并发糖尿病者还可产生视网膜病变、神经病变及动脉粥样硬化等。

六、手术治疗

手术治疗主要目的是解除或缓解疼痛症状。

（一）手术适应证

(1)药物治疗无效的顽固性疼痛。

(2)出现十二指肠梗阻或胆总管梗阻和黄疸。

(3)合并有主胰管扩张以及胰管结石合并梗阻。

(4)有大的胰腺囊肿(大于 5cm)。

(5)高度怀疑有胰腺癌。

（二）手术方法

1.胰管空肠侧侧吻合术(Puestow-Gillesby 手术)

方式是将主胰管纵行切开,取出胰管结石,和空肠做侧侧全口吻合。

(1)切口和暴露。采用上腹正中切口,必要时经过脐左侧延长到下腹部。

(2)全面探查胆囊和胆总管,明确是否有结石存在以及胆总管直径。如果胆囊有结石,应行胆囊切除手术。同时可以经过胆囊管进行胆道造影,检查胆道系统的结石。

(3)显露胰腺。因为胰腺炎症反复发作,胃后壁和胰腺粘连,造成小网膜囊闭塞,需要锐性分离胃和胰腺之间的粘连,将胃游离后,能够完全显露胰腺。

(4)暴露胰管。因为慢性炎症纤维化,胰腺质地变硬,外观呈分叶状。可以进一步将胃窦后壁从胰腺上游离开,更好地显露胰头。此时应该尝试穿刺抽吸,以确定胰管的位置。也可以用术中B超来确定胰管的位置。如果确定胰管增粗,存在梗阻,应该考虑和空肠吻合减压。

(5)在胰管上做一相当大的切口并向右侧延伸,但是要注意不能延伸到十二指肠壁,以免切断胰十二指肠血管而造成不可控制的大出血。扩张的胰管可能部分呈囊状扩张或是表现为节段性扩张。要尽量取净胰管内的结石。通常胰管切开 6～8cm。

(6)胰管空肠吻合。距离屈氏韧带 15～20cm 提起空肠,切断空肠以及相应的部分系膜。远侧空肠断端用两层丝线间断缝合关闭,经过横结肠系膜的无血管区戳孔提到横结肠上方,空肠侧壁切开,长度和胰管的切开长度相同。空肠侧壁和胰管的切口进行吻合,一层间断缝合,缝合方式和小肠的侧侧吻合方式相同,注意缝合要准确,确定将胰管以及部分胰腺组织和空肠侧壁全层缝合完成吻合,针距要足够紧密,防止术后发生吻合口漏。距离胰管空肠吻合口大约 40cm 处,进行近端空肠和远端空肠的端侧吻合,常规全层间断缝合后,浆肌层缝合包埋。最后缝合关闭小肠系膜和横结肠系膜的开口,避免术后发生内疝。

（7）按常规方式进行关腹，胰管空肠吻合口部位留置引流管。如果患者手术前有营养不良，可以在切口处减张缝合予以加强。

2.保留十二指肠的胰头切除术（Beger 手术）

适用于胰头部肿块，有严重的纤维增生者。沿着门静脉和肠系膜上静脉的内侧平面和十二指肠内侧 1cm 的平面将胰头和钩突组织全部切除，保持胆总管下段和静脉血管不受损伤。胰腺体尾部和空肠做吻合。优点是既去除了胰头部的肿块，又保留了十二指肠。

（1）手术指征。慢性胰腺炎合并有胰头部肿块，同时伴有下列症状：顽固性疼痛；胆总管胰腺段的阻塞和狭窄，出现黄疸；合并有十二指肠梗阻；门静脉受压，出现门静脉高压；或胰头部肿块，不能排除恶性肿瘤可能。但是如果手术中病理检查证实为恶性肿瘤，最好实施胰头十二指肠切除手术。

（2）操作方法。

1）切口及探查。上腹部正中切口。进入腹腔后，仔细探查胰腺病变的范围，胰头部肿块切除的可能性。必要时采取穿刺细胞学或病理学检查，排除胰腺癌的可能性。

2）科克尔（Kocher）切开，游离胰头十二指肠。切开十二指肠降段外侧腹膜，游离胰头十二指肠，进一步探查胰头部病变范围、性质。

3）切开胃结肠韧带，向左右延伸，分别达到幽门下方和脾门附近，充分显露胰腺前面和十二指肠第二、第三段。

4）在胰腺颈部下缘切开后腹膜，解剖游离出肠系膜上静脉，沿着血管和胰腺背面的间隙向上分离，直到胰腺上缘处。慢性胰腺炎时，胰腺和血管通常有不同程度的炎性粘连，分离时有一定困难，但是仍然可以分开。

5）如果胰头部肿块未累及胰腺颈部，可以在胰腺颈部切断胰腺。胰腺的两侧断面的出血点要缝扎止血。注意寻找胰管，在胰管内置入相应口径的引流管。

6）在距离十二指肠内侧缘 0.5～1cm 的胰腺组织处用丝线缝合胰腺组织，以防止切开胰腺组织时出血。在缝线的内侧切开胰腺组织，出血点逐一缝扎止血，要注意保护胰十二指肠前动脉弓和胆总管免受损伤。逐步将胰头和钩突部切除，最后只在十二指肠的内侧缘留下大约 1cm 厚的胰腺组织。胰头部后方和下方的胰腺系膜和十二指肠系膜都要保留，避免损伤而影响十二指肠的血运。

7）胰头部残留组织妥善止血，胰管断端结扎后，远端胰腺和空肠进行 Roux-en-Y 吻合，吻合方法和胰头十二指肠切除手术相同。胰头部肿块切除后，胆总管胰腺段得以减压，如果没有胆管壁的增厚和狭窄，可以不切开胆总管。如果胆总管下端存在狭窄，可以将胆总管胰腺段切开，和空肠祥吻合。

8）手术中要注意保存十二指肠的动脉血供和静脉回流，以防发生十二指肠瘘。

3.内脏神经破坏手术

对于顽固性疼痛可以做神经切断或无水酒精注射，破坏内脏神经节。

七、护理评估

1.健康史

了解患者有无饮酒、疲劳、暴饮暴食、胆道疾病等诱发因素。

2.身体状况

(1)局部情况:评估患者腹痛的部位、性质,有无背部放射痛。

(2)全身情况:评估患者有无多饮、多尿、消瘦等糖尿病的表现,有无脂肪泻,体重是否下降。

3.心理—社会状况

了解患者及其家属对疾病的认知情况。

八、护理诊断

1.焦虑

与病程迁延,反复疼痛、腹泻等有关。

2.营养失调:低于机体需要量

与恶心、呕吐、食欲减退和消耗有关。

3.急性疼痛

与胰腺及其周围组织炎症、胆道梗阻和狭窄等有关。

九、护理措施

1.非手术治疗及术前护理

(1)心理护理:因病程迁延,反复腹痛、腹泻等症状,患者常有悲观的消极情绪。应耐心进行疏导,解除其思想顾虑,消除不良情绪,力争其主动配合治疗护理。

(2)饮食疗法:戒酒。少量多餐,高蛋白质、高维生素、低脂饮食。对脂肪泻患者,适当补充胰酶制剂以助消化。

(3)疼痛护理:遵医嘱应用镇痛药,禁用吗啡和可卡因,以免引起 Oddi 括约肌收缩。

(4)血糖控制:糖尿病患者,应饮食控制,在监测血糖、尿糖的情况下合理使用胰岛素,避免发生低血糖。

(5)营养支持:除饮食疗法外,可间断给予肠外和(或)肠内营养支持。

2.术后护理

参见"急性胰腺炎"的相关内容。

十、健康教育

1.饮食指导

低脂饮食,戒烟酒,限茶、咖啡,忌辛辣食物及过量饮食。

2.治疗指导

积极治疗胆道疾病,消除诱发胰腺炎的因素。

3.饮食指导

伴有糖尿病患者,按糖尿病饮食进餐。

4.休息指导

出院后4~6周内,避免负重和过度疲劳。注意劳逸结合,避免过度劳累。

5.随诊复查

半个月后复查,若出现腹痛、呕吐等症状,及时就诊。

(刘菊新)

第三节 胰腺损伤

胰腺损伤占腹腔脏器损伤的1‰~2‰。损伤的原因主要是上腹部强力挤压暴力直接作用于脊柱所致。由于胰腺位于腹膜后,早期不易发现;损伤后常并发胰液漏或胰瘘,因胰液侵蚀性强,又影响消化功能,故胰腺损伤者的病死率高达20%左右。

一、临床表现

胰腺损伤后,胰液经网膜孔进入腹腔,致弥散性腹膜炎,出现上腹部压痛和腹肌紧张,部分患者伴有肩部放射痛。若未及时发现并处理,漏出的胰液被局限在网膜囊内,日久可形成具有纤维壁的胰腺假性囊肿。

二、辅助检查

腹腔液和血清淀粉酶升高对诊断有一定参考价值,但并非胰腺创伤所特有,上消化道穿孔也可有类似表现。B超可发现胰腺周围积血、积液。CT扫描能显示胰腺轮廓是否完整,有助于胰腺损伤的诊断。

三、治疗

高度怀疑或诊断为胰腺损伤者,应立即手术治疗,原则是全面探查,彻底清创、止血,制止胰液外漏及处理合并伤。根据胰腺受损的部位和程度选择不同的手术方式,包括胰腺缝合修补术、部分切除术、远端与空肠Roux-Y吻合术等。

四、主要护理问题

(一)体液不足

与严重腹膜炎症、呕吐及禁食有关。

(二)急性疼痛

与消化液刺激腹膜有关。

（三）恐惧

与意外损伤的打击和担心预后、剧烈疼痛有关。

（四）有休克的危险

与出血、感染、穿孔、脓肿的形成有关。

五、护理目标

（1）患者的体液平衡得到维持。

（2）患者自诉腹痛缓解或得到控制，舒适感增加。

（3）患者恐惧程度缓解或减轻，情绪稳定。

（4）患者未发生休克或被及时发现并处理。

六、非手术治疗/术前护理

（一）心理护理

（1）护士应向患者讲解治疗的目的和必要性。

（2）鼓励患者树立战胜疾病的信心。

（3）帮助患者保持良好的心态接受治疗并减轻患者及家属的疑虑。

（二）疼痛护理

（1）禁食、持续胃肠减压以减少胰液对胰腺及周围组织的刺激。

（2）给予抑制胰液分泌及抗胰酶药物。

（3）疼痛剧烈者予解痉或镇痛药物，肠麻痹者慎用山莨菪碱及阿托品。

（4）予舒适体位，生命体征平稳的患者给予半卧位。

（三）补液治疗

（1）维持水、电解质平衡，准确记录 24 小时液体出入量，必要时监测中心静脉压及小时尿量。

（2）发生休克时给予及时有效的抗休克治疗。

（四）病情观察及护理

（1）监测生命体征，密切关注心率、血压、呼吸变化。

（2）观察患者意识、腹部体征、皮肤黏膜的温度和色泽。

（3）吸氧、保持呼吸道通畅。

（4）保持胃肠减压引流通畅，观察胃液的颜色、性状及量。

（5）监测血糖，及时调整。

（6）对发热患者给予及时的药物及物理降温。

（五）营养治疗

禁食期间给予肠外营养支持，注意有无导管性、代谢性等并发症发生。

（六）生活护理

（1）更换舒适体位，注意保持环境的安静、维持充足的睡眠。

(2)制订翻身计划,保护皮肤完整性。

(3)安置胃管期间,每天2次口腔护理。

(4)指导患者深呼吸及有效排痰,预防肺部感染。

(七)完善术前准备

完善各项术前检查、药物过敏试验等。

七、术后护理

(一)术后护理常规

1.全身麻醉术后护理常规

(1)了解麻醉和手术方式、术中情况、切口和引流情况。

(2)持续氧气吸入。

(3)持续心电监护。

(4)床档保护,防坠床。

(5)严密监测生命体征。

2.病情观察

(1)监测生命体征变化,尤其是呼吸、循环和肾功能的监测和维护。

(2)注意观察腹部体征,有无腹胀腹痛等不适,及早发现出血、感染等并发症。

3.伤口观察及护理

观察伤口有无渗血渗液,若有渗液及时更换敷料,有渗血时根据出血量做相应处理。

4.各管道观察及护理

(1)输液管道保持通畅,留置针妥善固定。

(2)注意观察穿刺部位皮肤有无肿胀及渗血。

(3)留置导尿管者按照尿管护理常规进行,病情平稳后即可拔除导尿管,拔后注意关注患者自行排尿情况。

5.呼吸道管理

(1)协助患者翻身、叩背,鼓励其深呼吸、咳嗽咳痰。

(2)必要时行雾化吸入,稀释痰液,促进痰液排出。

6.疼痛护理

(1)提供安静舒适的环境。

(2)提前镇痛,正确评估患者疼痛程度,选择合适的镇痛药物。

(3)有镇痛泵(PCA)患者,注意检查管道是否通畅,评价镇痛效果。

7.营养支持

禁食期间给予肠外营养支持。

(二)腹腔引流管的护理

1.保持引流通畅

(1)定时挤捏腹腔引流管,保持通畅勿折叠、扭曲、压迫管道。

（2）保持引流管口与引流袋 60～70cm 的有效引流距离。

2.妥善固定

（1）妥善固定腹腔引流管于床旁。

（2）保持引流袋的位置要低于引流口平面，以防引流液逆流造成感染。

（3）翻身活动时注意管道保护，防止牵拉引起脱管。

（4）告知患者安置腹腔引流管的重要性，切勿自行拔管。

3.观察和记录

（1）观察引流液性状、颜色和量。

（2）观察腹腔引流管周围情况，如有渗出，及时更换敷料。

（3）观察患者腹部体征，了解患者有无腹痛、腹胀等情况。

（4）定期更换引流袋，注意无菌技术操作，避免感染。

（5）引流袋上要标明管道安置时间、引流袋更换时间。

4.拔管

（1）根据患者病情及引流情况，由医师判断是否拔管。

（2）拔管后患者应卧床休息。

（3）观察引流管口处渗血渗液情况，如有渗液及时更换敷料，在渗血时根据出血量做相应处理。

（三）空肠造瘘管的护理

1.保持管道通畅

勿折叠、扭曲、压迫管道，将空肠造瘘管妥善固定于腹壁。

2.妥善固定

（1）翻身活动、更换衣服时应防止牵拉引起管道脱出。

（2）每次静脉滴注营养液前后应用生理盐水或温水冲洗管道，防止堵塞，持续输注时每 4 小时冲洗 1 次。

（3）若发生静脉滴注不畅或管道堵塞，可用生理盐水或温水行压力冲洗或负压抽吸，使之恢复通畅。

3.观察和记录

（1）每天记录排便次数和量，听诊肠鸣音，观察有无恶心、呕吐、腹胀、腹泻等不良反应。

（2）遵医嘱定时监测血糖、尿糖、电解质的变化。

（3）准确记录 24 小时液体出入量。

4.注意事项

（1）营养液现配现用，使用时间不超过 24 小时。

（2）输注时注意营养液的速度、温度和浓度。

（四）胃管护理

1.保持引流通畅

（1）定时挤捏管道，保持引流通畅。

（2）勿折叠、扭曲、压迫管道。

(3)及时倾倒胃液,保持胃肠减压的有效性。

2.妥善固定

(1)妥善固定胃管于床旁,每班检查胃管安置的长度,及时发现胃管是否脱出。

(2)注意清洁患者脸部油脂,确保胃管固定妥当。

(3)更换胃管胶布时应调整胃管方向,避免鼻黏膜同一部位持续受压。

(4)翻身活动时应防止牵拉引起胃管脱出。

(5)告知患者安置胃肠减压的重要性,切勿自行拔管。

(6)若胃管不慎脱出,应立即通知主管医师查看,确定是否需重置胃管。

3.观察记录

(1)观察胃液颜色、性状及量。通常为无色透明、淡黄色或墨绿色,若引流液为褐色、咖啡色或血性液体应警惕应激性溃疡的发生。

(2)观察患者腹部体征及肠功能恢复情况。

4.拔管

待胃肠功能恢复,胃肠减压引流液颜色正常后可拔除胃管。

(五)体位与活动

1.全身麻醉清醒前

去枕平卧位,头偏向一侧。

2.全身麻醉清醒后手术当日

低平卧位,适当床上活动。

3.术后第1天

半卧位为主,增加床上运动,可在搀扶下适当下床沿床边活动。

4.术后第2天

半卧位为主,可在搀扶下适当屋内活动,活动时注意引流管保护。

5.术后第3天起

适当增加活动度,可在搀扶下适当屋内活动。

活动能力应当根据患者自理能力评估得分及个体情况,循序渐进,对于年老或体弱的患者,应当相应推后活动时间。

(六)健康教育

1.饮食

(1)饮食规律、少食多餐、营养丰富、容易消化。

(2)忌刺激性、坚硬、易胀气食物,忌烟酒。

2.休息与活动

根据体力,适当活动,保持良好心情,避免疲劳和情绪激动,注意休息和睡眠。

3.复查

(1)术后定期门诊随访。

(2)术后每3个月复查一次,6个月后每半年复查一次。

(刘菊新)

第四节　胰腺癌

胰腺癌一般指胰腺外分泌组织发生的癌。由于胰腺解剖位置深而隐蔽,早期不易被发现,且其恶性程度高,一旦发现一般多为晚期,故其切除率低,愈后差。

一、病因

胰腺癌的病因尚不完全明确。胰腺癌患者的亲属罹患胰腺癌的风险性增高,约有 10% 的胰腺癌是与遗传有关。高蛋白质、高脂肪饮食、嗜酒、吸烟以及过量饮用咖啡等不良生活习惯者与胰腺癌的发生密切相关。环境或工作中的致癌物质,如长期接触某些金属、石棉、N-亚硝基甲烷、β-茶酚胺的人群,可导致患胰腺癌的危险增加。另外,糖尿病和慢性胰腺炎患者,其发病率明显高于一般人群。

1.致癌物质

实验证明,几十种亚硝胺在动物体内可激发癌肿。这些致癌物质经胆汁排出,通过反流进入胰腺,在一定作用时间后致使导管上皮癌变。

2.饮食与生活习惯

流行病学发现高蛋白质饮食和高脂肪饮食与胰腺癌发病密切相关。高蛋白质与高脂肪饮食可增加胰腺细胞的更新率,进而增加了胰腺对致癌物质的敏感性。统计学资料表明:吸烟酗酒人群中胰腺癌发病率为非吸烟酗酒人群的 2~2.5 倍,且发病年龄比后者提早 10~15 年。

3.糖耐量的异常

糖尿病患者胰腺癌病死率为正常人群的 2~4 倍,表明胰腺癌的发生可能与糖耐量的异常有一定关系。有学者发现胰腺癌和糖尿病并存的患者中,有 80% 在胰腺癌确诊前 2~3 个月就发现有糖尿病,提示糖尿病在胰腺癌的发展上起作用,因此认为糖尿病应视为胰腺癌的危险信号。事实证明,糖尿病与胰腺癌密切相关,但两者之间的因果关系仍有待进一步研究。

4.慢性胰腺炎

关于慢性胰腺炎能否导致或易发胰腺癌有两种不同的意见。有学者认为慢性胰腺炎在组织修复过程中,再生组织超越了正常的修复范围可能变成新生物。另有一些学者认为胰腺癌多由导管上皮化生,癌肿超越一定的体积后即阻塞了胰导管使胰管压力增高,胰液淤滞,最后胰腺腺泡细胞破裂胰液外溢导致胰腺炎,称为伴随性胰腺炎或继发性胰腺炎。故在临床上可见胰腺癌伴发不同程度的急慢性胰腺炎。但是至今仍未发现胰腺炎易于发生胰腺癌的确切证据,关于胰腺炎与胰腺癌的因果关系也有争议。

二、病理分类及临床分期

原发性胰腺癌可以发生在胰腺任何部位,大体上根据其发生在胰腺的部位分为胰头癌、胰体癌、胰尾癌和全胰癌。其中胰头癌占 60%~70%,胰体癌占 20%~30%,胰尾癌占 5%~10%,全胰癌占 5%。

（一）胰腺癌的组织学分类

1.导管腺癌

胰腺癌80％～90％为导管腺癌。肿瘤主要由不同分化程度的导管样腺体结构构成,伴有丰富的纤维间质。导管腺癌包括以下类型:①乳头状腺癌;②管状腺癌;③囊腺癌;④扁平上皮癌;⑤腺扁平上皮癌;⑥黏液癌;⑦其他,如筛状腺癌、黏液表皮癌、印戒细胞癌。

2.腺泡细胞癌

腺泡细胞癌仅占胰腺癌的1％,多发于老年人。腺泡细胞癌主要转移至局部淋巴结、肝、肺、脾。

3.小腺体癌

小腺体癌为少见类型的胰腺癌。胰头癌较为多见,肿块很大。

4.大嗜酸性颗粒性癌

胰腺中此型肿瘤罕见,文献中仅有数例报道。肿瘤可长得很大,早期有肝转移。

5.小细胞癌

胰腺小细胞癌形态上和肺小细胞癌相似,占1％～3％,此型预后很差,多在2个月内死亡。

（二）胰腺癌的浸润和转移途径

胰腺癌的转移途径主要是淋巴结转移和直接浸润,其次为血行播散及沿神经鞘蔓延。胰腺癌确诊时,大约仅10％患者癌肿仍限于局部,而90％的患者已发生转移,其中50％以上转移至肝脏,25％肠系膜转移,20％以上侵犯十二指肠。

1.直接浸润

直接浸润是胰腺癌转移的主要形式之一。早期即可直接侵犯邻近的胆总管下端、门静脉、下腔静脉及肠系膜上血管。晚期通常浸润腹膜后纤维脂肪组织、小网膜囊、十二指肠、胃后壁等,癌肿与所受累的组织广泛融合连成一团,形成较大肿块,固定于腹腔。胰体及胰尾部肿瘤侵犯腹膜、大网膜后发生广泛的种植性转移并产生血性腹水。

2.淋巴结转移

胰腺富含淋巴组织,淋巴结转移发生较早。位于胰头部的癌肿淋巴结及肝、胆等器官转移机会最多,通常肝门部及幽门下淋巴结群转移率最高,而胰体尾部肿瘤转移则更为广泛,除发生周围淋巴结转移外,常可广泛转移至肝、肺、骨髓等器官。远隔部位的淋巴结转移包括纵隔及支气管淋巴结、左锁骨上淋巴结,此时病期已相当晚期。

3.沿神经鞘膜浸润转移

胰腺癌向后方浸润累及腹膜后神经鞘膜及神经根,产生持续性背部疼痛。

4.血行转移

胰腺癌可直接累及门静脉、肠系膜血管、脾静脉及下腔静脉。血行转移通常由门静脉转移至肝,再转移至肺,继而转移至肾上腺、肾、脾、脑及骨髓等组织。

（三）胰腺癌的病理分期

目前得到广泛认可和应用的是国际抗癌联盟(UICC)和美国抗癌联合会(AJCC)TNM分期系统,具体如下。

T——原发肿瘤

T_x　　原发肿瘤无法评估

T_0　　无原发肿瘤的证据

T_{is}　　原位癌

T_1　　肿瘤局限于胰腺,最大直径≤2cm

T_2　　肿瘤局限于胰腺,最大直径＞2cm

T_3　　肿瘤侵犯至胰腺外,但未累及腹腔干或肠系膜上动脉

T_4　　肿瘤侵犯腹腔干或肠系膜上动脉(原发肿瘤不可切除)

N——区域淋巴结转移

N_x　　区域淋巴结无法评估

N_0　　无区域淋巴结转移

N_1　　区域淋巴结转移

M——远处转移

M_x　　远处转移无法评估

M_0　　无远处转移

M_1　　远处转移

三、临床表现

(一)症状

胰腺癌的早期无任何症状,且癌肿发展到一定程度出现首发症状时又极易与胃、肠、肝、胆等相邻器官疾病相混淆。胰腺癌最常见的症状有体重减轻、腹痛、黄疸和消化道症状。有10％患者在明确诊断之前就已发现不明原因的体重减轻,体重可下降10～20kg。

1.上腹饱胀不适或上腹痛

上腹饱胀不适或上腹痛是最早出现的症状。胰腺癌腹痛的部位较深,定位不精确,以上腹部最多见。按肿瘤的部位,胰头癌腹痛多偏于右上腹,而体尾癌则偏于左上腹。在早期,由于胆总管或胰管不完全梗阻,食后胆汁、胰液排空不畅,甚至因胰管内压力增高、小胰管破裂胰液外溢,引起胰腺组织慢性炎症,故患者常表现为进食后上腹饱胀不适和隐痛;当胆总管、胰管完全梗阻时,则上腹钝痛明显,饭后加重;晚期癌肿侵及腹膜后神经组织,表现为持续性剧烈疼痛,这种疼痛与进食无关,往往向腰背部放射,有时伴有肩部牵涉痛。仰卧时疼痛加剧,坐位、前倾弯腰或侧卧时可缓解。患者往往不敢仰卧而采用俯卧或膝肘位等被动体位。

2.黄疸

黄疸与肿瘤生长的位置有关。胰腺癌引起胆管堵塞和梗阻性黄疸的程序,由不完全堵塞发展到完全堵塞。初期时胆管内压力增高,胆管代偿性扩张,然而胆汁尚能进入肠道内,此时不出现黄疸。堵塞程度进一步加重,临床上可表现为不完全梗阻性黄疸。最后胆管完全梗阻,临床上表现为完全梗阻性黄疸。大便的颜色随黄疸加深而变淡,最终出现完全性梗阻性黄疸时,大便为陶土色,小便颜色呈浓酱油色。由于胆盐沉积于皮肤或胆盐使周围细胞分泌蛋白

酶,均可出现全身皮肤瘙痒,但患者瘙痒程度不一。

3.消化道症状

2/3 患者就诊时有不同程度的厌食或饮食习惯改变,尤不喜食高脂肪、高蛋白质饮食;1/2 患者有恶心、呕吐,少数患者有黑便、便秘、腹泻。引起上述症状的原因除癌肿本身在体内的代谢产物对机体的毒性作用外,尚有因胰功能不全、胰胆管狭窄,致使胰液、胆汁不能排于肠管,造成食物尤其是脂肪及蛋白质类物质吸收障碍。

4.发热

约 1/3 的患者就诊时有发热,这可能与胆管梗阻合并胆管感染有关,多为高热,时有寒战,故易和胆石症、胆管感染相混淆。

(二)体征

胰腺癌在临床上可出现多种体征。这些体征和患病时间长短、癌肿部位、组织细胞的种类以及年龄、抵抗力等均有密切关系。

1.肝、胆囊肿大

胰腺癌直接压迫肝外胆管或由于转移淋巴结的压迫、胆管的粘连与屈曲等原因,造成肝内外胆管和胆囊扩张以及肝脏的胆汁淤滞性肿大,肿大的程度与病期长短以及胆管受压程度密切相关。

2.腹部肿块

胰腺深藏于后腹壁,难以摸到,胰腺癌时如已摸到胰腺肿块,多数已属进行期或晚期。

3.腹水

一般出现在胰腺癌的晚期,多为癌细胞的腹膜浸润、扩散所致。此外,也可由于营养不良、低蛋白血症、癌肿或转移淋巴结压迫门静脉或因门静脉、肝静脉发生血栓而引起腹水。腹水的性状可能为血性或浆液性。

四、诊断

胰腺癌的早期发现是影响治疗和愈后的决定性因素,但由于胰腺癌早期无特征性临床症状,有黄疸和肿块时许多患者已丧失根治性手术机会,故询问病史时对 40 岁以上中老年患者主诉有食欲缺乏、消瘦、上腹部不适者,除考虑肝、胆、胃、肠疾病外,应想到早期胰腺癌的可能性。出现下列情况应高度警惕胰腺癌的可能,40 岁或 40 岁以上的有下列任何临床表现的患者应该怀疑有胰腺癌:①梗阻性黄疸;②近期出现的无法解释的体重下降超过 10%;③近期出现的不能解释的上腹或腰背部疼痛;④近期出现不能解释的消化不良而钡餐检查消化道正常;⑤突发糖尿病而又没有使之发病的因素,如家族史或者是肥胖;⑥突发无法解释的脂肪泻;⑦自发性的胰腺炎的发作。如果患者嗜烟应加倍怀疑。

(一)实验室诊断

1.血清生化学检查

血清碱性磷酸酶(AKP)、γ-谷氨酰转移酶(GGT)、乳酸脱氢酶(LDH)升高,以直接胆红素升高为主的血清胆红素进行性升高,常提示胆管部分梗阻,需进一步检查肿瘤存在的可能性。

另外,血清淀粉酶及脂肪酶的一过性升高也是早期胰腺癌的一个提示,与胰管堵塞导致继发性胰腺炎有关。血糖、尿糖升高、糖耐量试验阳性,一般表示胰腺癌已到进展期或晚期,胰岛细胞内分泌功能受到影响。

2.肿瘤标志物检查

血清肿瘤相关抗原中,糖链抗原(CA 19-9)对胰腺癌的诊断较敏感,特异性好,目前临床应用较为广泛。肿瘤切除后 CA 19-9浓度会下降,如再上升,则有再次复发的可能,因此可作为术后随访的指标。癌胚抗原(CEA)、胰腺癌胚抗原(POA)对胰腺癌诊断有一定帮助,但在其他消化系统肿瘤阳性率也较高,特异性差。

3.基因检测

目前比较实用的是 K-ras 基因,该基因在胰腺癌的突变率可达 90%～100%,其中 75% 以上为第 12 位密码子突变。检测 K-ras 基因对临床上胰腺癌筛选诊断有一定意义,但特异性相对较差。

(二)影像学诊断

1.超声检查

超声检查是胰腺癌首选的无创性检查项目。可发现直径在 2cm 以上的局限性肿瘤,并可探查胰管及胆总管是否扩张,胆囊是否肿大及肝内腹膜后是否有淋巴结转移等。新近发展的内镜超声其探头可经内镜进入胃内紧贴胃后壁对胰腺做全面检查,诊断率提高至 90% 左右。

2.CT 检查

对胰腺癌诊断有重要作用。CT 检查可显示胰腺肿块的位置、大小、密度以及有无主胰管中断、狭窄、管壁僵硬、病灶局部扩散、血管受侵及淋巴结转移等情况,可发现直径小于 1cm 的小肿瘤。

3.MRI 检查

能发现与 CT 检查相似的表现,磁共振胰胆管成像则可整体立体显示肝内外胆管及胰头区情况,对判断病变范围及手术切除率有一定帮助。

4.内镜逆行胰胆管造影检查

对胰腺癌诊断有较大帮助,可发现主胰管中断、狭窄、管壁僵硬、扩张、中断、移位及不显影或造影剂排空延迟等。

5.经皮肝穿刺胆管造影

对胰腺癌引起胆管扩张或伴有黄疸者,穿刺后造影对确定胆管梗阻部位和性质有较高价值。穿刺后置管胆汁引流术可作为术前减黄手段,为手术安全性做准备。

6.血管造影

血管造影在日本已定为胰腺癌诊断常规。血管造影可判断胰腺癌的大小、周围浸润范围和程度以及有无肝转移,以便术前对手术方法和切除范围作出正确的估计。

7.PET 检查

PET 可检出小至 0.5cm 的病灶,可发现早期的胰腺癌和小的转移淋巴结,在区分局部肿瘤复发灶抑或术后改变方面优于 CT,但术前评估手术可切除性方面不及 CT,在临床上,PET图像一定要与 CT 或 MRI 影像相结合,使灵敏的代谢改变与精确的解剖图像互补,从而提高胰腺癌的早期识别能力。在常规胰腺 CT 检查后使用 PET 扫描,有利于检出胰腺外的亚临床转移灶。

(三)细胞学检查

在超声内镜引导细针穿刺抽吸术(EUS-FNA)行细胞学检查对胰腺癌诊断的准确性可达 76%～90%,其特异性几乎可达 100%。在没有手术指征或患者不愿意接受手术时,无论对胰尾、胰体损害或转移病灶,EUS-FNA 有诊断价值。另外,通过内镜逆行胰管插管收集胰液,也可以进行涂片找癌细胞学。

(四)胰管镜检查

直径 1.0cm 以下的胰管镜问世,使胰管镜进入临床实用阶段,胰管镜的最大优势是可以在直视下检查胰管,吸取胰液进行细胞学或肿瘤标志物检测。还可以在直视下取材活检,尤其能较早地发现胰腺原位癌。还可以插入超声探头,进行胰管内超声检查。因其设备和技术的要求,目前国内还少有应用。

五、治疗

(一)外科治疗

外科治疗目前是唯一对胰腺癌有治愈可能的治疗措施。外科治疗的基本原则是切除肿瘤,重建胆管、肠道及处理胰腺残端。胰头癌手术切除率一般在 30% 左右,而胰体尾部癌切除率更低,约在 5% 左右。常用的手术方式如下。

1.胰十二指肠切除术

胰十二指肠切除术是胰头癌首选的根治性手术。由 Whipple 首创,因而命名为 Whipple 手术。手术范围包括胰头、远端 1/2 胃、全段十二指肠、胆总管下端屈氏韧带以下约 15cm 的空肠,同时清扫其间相应的脂肪及淋巴组织,并重建消化道,包括胆管空肠吻合、胰管空肠吻合、胃空肠吻合。但由于术后并发症较多,手术病死率较高。

2.全胰腺切除术

全胰腺切除是胰腺癌的另一种根治性手术方式。该手术不仅彻底切除了胰腺内多中心癌灶,还可最大限度清除四周的淋巴结组织。由于切除了全胰腺,患者彻底丧失了胰腺的内外分泌功能,导致严重的消化功能不良及难治性糖尿病,造成生活质量明显降低。因此,全胰腺切除仅适用于胰十二指肠切除时残胰切端阳性或胰腺残端不宜做胰肠吻合者。

3.胰头癌扩大切除术与胰体尾部癌根治性切除

胰头癌扩大切除术是在 Whipple 或全胰腺切除的基础上,将癌肿侵犯的大血管一并切除的扩大手术方式。如将受累的肠系膜上静脉、门静脉或肝动脉的病变血管联合切除,再行血管吻合重建术和消化道重建。该术式可提高胰头癌的切除率,但手术病死率及术后并发症发生率较高。胰体尾部癌的根治性手术是指胰体尾部切除及脾切除。

4.姑息性手术

胰腺癌经手术探查证实已不能根治性切除时,为了缓解症状,解除梗阻,延长生命,则可根据病变情况施行相应手术。对黄疸患者,可行胆囊、胆总管空肠吻合术。针对十二指肠梗阻患者,可行胃空肠吻合。对腹部和腰背部剧痛的患者,胆肠吻合可缓解胆汁淤积造成的疼痛。

(二)化学治疗

胰腺癌手术切除率较低(30%),且术后5年生存率不高(5%~29%),就诊时患者多有全身播散,故化疗是综合治疗中重要一环。但此类患者多存在恶病质、营养不良、黄疸,生存期较短,化疗耐受性较差。氟尿嘧啶是最早报道的对胰腺癌具有杀癌活性的药物。联合化疗常用的有 FAM(氟尿嘧啶+多柔比星+丝裂霉素)方案。目前随着临床上新的化疗药物的出现,联合化疗方案 GP(吉西他滨+顺铂)、GEMOX(吉西他滨+奥沙利铂)已显示出其独特的抗胰腺癌作用。

(三)放射治疗

放、化疗联合治疗可以提高胰腺癌的疗效,明显延长患者的生存期。主要适用于术后辅助治疗和晚期无法切除肿瘤的局部治疗,姑息性放疗可以缓解患者严重的腰酸背痛。

(四)生物治疗

由于近年来肿瘤基因治疗的研究取得了关键性的进展,也有用细胞因子和抑癌基因治疗胰腺癌的试验和研究报道。如细胞因子白介素-2(IL-2)、干扰素(IFN)、肿瘤坏死因子(TNF)以及单克隆抗体对胰腺癌细胞均有杀伤作用。

(五)介入治疗

介入治疗是治疗胰腺癌的一种重要手段,尤其适用于中、晚期患者。它可有效抑制肿瘤生长,缓解患者症状,使其生存期延长。常用的介入治疗有以下4种方法。

1.区域性动脉灌注介入治疗

区域性介入治疗根据胰腺的血液供应特点,采用腹腔干动脉灌注和肠系膜上动脉灌注,其优点是靶器官区域内达到化疗药物的高浓度分布,提高抗癌效果,减少全身化疗引起的不良反应。

2.瘤内注射治疗

是指应用不同方法将各种抗癌药直接注射到瘤体内,通过化学或物理效应杀灭肿瘤细胞。

3.动脉内插管栓塞治疗

该疗法通过胰腺癌供血动脉内插管灌注栓塞剂,阻断癌肿的血供使其发生缺血、坏死,临床应用具有一定的疗效。

4.内支架植入术

经皮肝穿刺胆管造影与内镜逆行胰胆管造影行内支架置入术是解除中晚期胰腺癌所致阻塞性黄疸的重要措施之一。目前该两种技术均已标准化,成功率均在90%以上。

(六)温热疗法

温热疗法是根据肿瘤细胞在酸性环境中对热的敏感性较高,肿瘤内由于厌氧代谢,呈现酸性倾向。胰腺癌属于对放化疗敏感性低的乏氧性肿瘤,但对热敏感性较高。温热疗法常用的温度是44℃,近年来,随着高强度聚焦超声(HIFU)治疗技术的发展,聚焦到肿瘤内部的温度可达到100℃,直接导致癌细胞蛋白质变性,对抑制肿瘤生长、缓解胰腺癌晚期癌痛、改善患者生活质量有明显作用,但是否能延长患者生存期,目前尚无定论。

六、护理评估

1.术前评估

(1)健康史:①一般情况,评估患者饮食习惯,是否长期进食高蛋白质、高脂肪饮食;是否长期接触污染环境和有毒物质;有无吸烟史或(和)长期大量饮酒;②既往史及家族史,有无糖尿病、慢性胰腺炎等、有无胰腺肿瘤或其他肿瘤家族史。

(2)身体状况:①局部情况,评估患者腹痛部位及特点,影响疼痛的因素及药物镇痛效果;有无恶心、呕吐或腹胀;腹部是否触及肿大的肝和胆囊;有无移动性浊音;②全身情况,评估患者有无消化道症状,如食欲减退、上腹饱胀等;大便次数、颜色和性状;有无黄疸及黄疸出现的时间、程度,是否伴有皮肤瘙痒;③辅助检查:了解检查结果,评估疾病性质及对手术的耐受力。

(3)心理—社会状况:评估患者有无焦虑、恐惧、悲观等心理反应;患者家庭经济承受能力;家属对患者的关心和支持程度。

2.术后评估

(1)手术情况:了解麻醉方式和手术类型、范围,术中出血量、补液量及引流管安置情况。

(2)身体状况:评估患者生命体征及引流管情况;手术切口愈合情况;有无并发症发生,如出血、胰瘘等;术后疼痛程度及睡眠情况。

(3)心理—社会状况:评估患者对疾病和术后有无各种不适心理反应,患者及家属对术后康复过程及出院健康教育知识的掌握程度。

七、护理诊断

1.焦虑
与诊断为癌症、对手术治疗缺乏信心及担心预后有关。

2.急性疼痛
与胰管梗阻、癌肿侵犯腹膜后神经丛及手术创伤有关。

3.营养失调:低于机体需要量
与食欲下降、呕吐及癌肿消耗有关。

4.潜在并发症
感染、胰瘘、胆瘘、出血、血糖异常等。

八、护理措施

1.术前护理

(1)心理护理:胰腺癌无特异症状,上腹痛和上腹饱胀不适是常见的首发症状,常被患者忽视,因此大多就诊晚,预后差。患者对治疗缺乏信心,应耐心沟通,讲解与疾病和手术相关的知识,使患者树立战胜疾病的信心。

(2)疼痛护理:腹痛剧烈,及时给予有效的镇痛药物和非药物镇痛的方法,如取膝肘位可缓解疼痛。

（3）血糖控制：对合并高血糖者，应调节胰岛素剂量。密切观察血糖的变化，若有异常，及时报告医师处理。

（4）营养支持：监测相关营养指标，如血清白蛋白水平、皮肤弹性、体重等。指导患者进食高热量、高蛋白质、高维生素、低脂饮食。营养不良者，可经肠内和（或）肠外营养途径改善患者营养状况。

（5）改善肝功能：遵医嘱予保肝药、复合维生素 B 等；静脉输注高渗葡萄糖加胰岛素和钾盐，增加肝糖原储备；有黄疸者，静脉输注维生素 K_1，改善凝血功能。

（6）控制感染：有胆道梗阻继发感染者，遵医嘱给予抗生素。有黄疸者，静脉补充维生素 K_1。

（7）肠道准备：术前 3 天开始口服抗生素抑制肠道细菌，预防术后感染；术前 2 天给予流质饮食；术前晚清洁灌肠，减少术后腹胀及并发症的发生。

2.术后护理

（1）病情观测：密切观察生命体征、腹部体征、伤口及引流情况，准确记录 24 小时液体出入量，必要时监测中心静脉压及每小时尿量。

（2）营养支持：术后早期禁食，禁食期间给予肠外营养支持，维持水、电解质平衡，必要时输注入血清白蛋白。拔除胃管后予以流质、半流质饮食，逐渐过渡至正常饮食。术后因胰外分泌功能减退，易发生消化不良、腹泻等，应根据胰腺功能予消化酶制剂或止泻药。

（3）控制血糖：监测血糖、尿糖和酮体水平。血糖控制在 8.4～11.2mmol/L。

（4）防治感染：严格无菌操作。

（5）引流管护理：术后往往有多根引流管，包括胃肠减压管、T 形管、导尿管、中心静脉置管和腹腔引流管等，对这些引流管的正确观察和护理非常重要。应做到：①妥善固定各引流管，以防滑脱，定期检查引流管的通畅情况，防止管道堵塞造成引流不畅，要确保有效引流；②准确观察和记录 24 小时各引流管的引流液的量、色和性质。早期引流液较浓后渐淡，如有严重感染颜色依然较浓，其量术后 1～2 天在 200～250mL，以后渐多至 400～600mL，10 天后远端胆总管水肿消退，部分胆汁直接流入十二指肠，致引流量逐渐减少。一旦短期内引流出大量血液，应高度警惕腹腔内出血的可能，应及时通知医师处理；③普通引流袋应每天更换，抗反流引流袋则每周更换 1～2 次，更换时务必严格无菌操作，谨防逆行性感染；④尽早拔除导尿管，减少尿路感染的机会；⑤注意中心静脉置管的护理，避免导管相关性感染。

（6）常见并发症的观察和护理：①胰瘘，表现为腹痛、腹胀、发热、腹腔引流液内淀粉酶增高。可从伤口流出清亮液体，腐蚀周围皮肤，早期持续吸引引流，周围皮肤涂以氧化锌软膏保护。②胆瘘，一般术后 5～10 天，出现发热、腹痛及胆汁性腹膜炎症状，T 形管引流量突然减少，沿腹腔引流管或腹壁渗出胆汁样液体。保持引流通畅，做好观察和记录；③术后出血，遵医嘱使用止血药物；④胆道感染，多为逆行感染，若胃肠吻合口离胆道吻合口较近，进食后平卧时则易发生。故应指导患者进食后取坐位 15～30 分钟，以利于胃肠内容物引流。

九、健康教育

1.自我监测

年龄 40 岁以上者,短期内出现持续性上腹部疼痛、腹胀、黄疸、食欲减退、消瘦等症状时,需行胰腺疾病筛查。

2.合理饮食

少量多餐,均衡饮食,补充脂溶性维生素。

3.戒烟

告知患者吸烟与胰腺癌的关系,强调戒烟的重要性。

4.按计划化疗

化疗期间定期复查血常规,白细胞计数低于 $4\times10^9/L$ 者,暂停化疗。

5.定期复查

术后每 3～6 个月复查一次,若出现贫血、发热、黄疸等症状,及时就诊。

（刘菊新）

第九章 泌尿外科疾病护理

第一节 泌尿系统损伤

泌尿系统损伤以男性尿道损伤最多见,肾、膀胱损伤次之,输尿管损伤最少见。由于泌尿系统各器官受到周围组织和脏器的良好保护,通常不易受到损伤。泌尿系统损伤大多是胸、腹、腰部或骨盆严重损伤时的合并伤。因此,当有上述部位严重损伤时,应注意有无合并泌尿系统损伤;确诊泌尿系统损伤时,也要注意有无合并其他脏器的损伤。泌尿系统损伤的主要表现为出血和尿外渗。大出血可引起休克,血肿和尿外渗可继发感染,严重时导致周围脓肿、脓毒症、尿瘘等。

一、肾损伤

肾深藏于肾窝,受到肋骨、脊椎、腰肌和前面的腹壁、腹腔内脏器和上面膈肌的保护,故不易受损。但肾质地脆、包膜薄,周围有骨质结构,一旦受暴力打击也可以引起肾损伤,常成为严重多发性损伤的一部分。

(一)病因

1.开放性损伤

因枪弹、弹片、刀刃等锐器致伤,常伴有胸、腹部等其他组织器官损伤,伤情较复杂而严重。

2.闭合性损伤

临床上最多见,分为2种。①直接暴力:因腰腹部受到撞击、跌打、挤压所致肾损伤。②间接暴力:因高处跌落发生对冲伤或突然暴力扭转所致。

3.医源性损伤

在医疗操作中如经皮肾穿刺活检、肾造瘘或肾镜碎石术等有可能发生肾损伤。

此外,肾本身存在病变如肾积水、肾肿瘤、肾结核或肾囊性疾病等更易损伤,有时极轻微创伤也可造成严重的自发性肾破裂。

(二)病理

临床上最多见为闭合性肾损伤,根据损伤程度可分为以下病理类型。

1.肾挫伤损伤

仅限于部分肾实质,形成肾瘀斑和(或)包膜下血肿,肾包膜及肾盂黏膜均完整。一般症状轻微,可以自愈。大多数患者属于此类损伤。

2.肾部分裂伤

肾实质部分裂伤伴有肾包膜破裂或肾盏肾盂黏膜破裂,可致肾周血肿或明显的血尿。通常不需手术治疗,经积极治疗多可自行愈合。

3.肾全层裂伤

肾实质深度裂伤,外及肾包膜,内达肾盏肾盂黏膜,常引起广泛的肾周血肿、血尿及尿外渗。肾横断或碎裂时,可致部分肾组织缺血坏死。这类损伤症状明显,后果严重,均需手术治疗。

4.肾蒂损伤

较少见。肾蒂血管部分或全部撕裂时可引起大出血、休克,常来不及诊治可导致死亡。

(三)临床表现

肾损伤的临床表现与损伤程度有关,在合并其他器官损伤时,肾损伤的症状容易掩盖。主要症状有休克、血尿、疼痛、腰腹部肿块、发热等。

1.休克

严重肾裂伤、肾蒂裂伤或合并胸、腹部器官损伤时,因损伤和失血常发生休克,可危及生命。

2.血尿

肾损伤患者大多有血尿。轻微肾损伤仅见镜下血尿,严重肾裂伤则呈大量肉眼血尿。但血尿也可与损伤程度不一致,如肾蒂血管断裂、肾动脉血栓形成、肾盂或输尿管断裂、血块堵塞尿路等,血尿可不明显或无血尿。

3.疼痛

肾包膜下血肿、肾周软组织损伤、出血或尿外渗引起患侧腰、腹部疼痛。血液、尿液进入腹腔或合并腹腔内器官损伤时,可出现腹痛和腹膜刺激征。血块阻塞输尿管时可发生肾绞痛。

4.腰腹部肿块

血液、尿液渗入肾周围组织可使局部肿胀,形成肿块,有明显触痛和肌紧张。

5.发热

血肿、尿外渗易继发感染,甚至导致肾周脓肿或化脓性腹膜炎,引起发热等全身中毒症状。

(四)辅助检查

1.实验室检查

尿常规可见尿中含大量红细胞。血常规检查发现血细胞比容与血红蛋白持续降低提示有活动性出血;血白细胞计数增多则提示有感染。

2.影像学检查

(1)B超检查:能提示肾损伤的部位和程度,有无包膜下和肾周血肿及尿外渗情况,有无其他器官损伤等。

(2)CT检查:可清楚显示肾皮质裂伤、尿外渗和血肿范围,显示无活力的肾组织,还可了解与周围组织和腹腔其他脏器的关系,为首选检查。

(3)排泄性尿路造影:可了解肾损伤的范围和程度。

(4)动脉造影:可显示肾动脉和肾实质损伤情况。

（五）治疗要点

根据肾损伤的程度采取不同的治疗。若无合并其他脏器损伤,多数肾挫裂伤可经非手术治疗而治愈,仅少数需要手术治疗。

1.紧急处理

大出血、休克的患者应紧急抗休克治疗,同时明确有无合并其他脏器损伤,做好手术探查的准备。

2.非手术治疗

绝对卧床休息 2~4 周,补充血容量,抗感染,合理运用镇痛、镇静剂和止血药物,密切观察病情。

3.手术治疗

严重肾裂伤、肾碎裂、肾蒂损伤及开放性肾损伤,应尽早施行手术。手术方式包括肾修补术、肾部分切除或肾切除术;血或尿外渗引起肾周脓肿时行肾周引流术。

（六）护理评估

1.术前评估

（1）健康史:了解患者的年龄、性别、职业等基本资料;了解患者受伤史,包括受伤的原因、时间、地点、部位,暴力性质、强度和作用部位,伤后的病情变化和就诊前的处理情况。

（2）身体状况:①有无腰腹部疼痛、肿块、血尿等,有无腹膜炎的症状与体征;②有无休克征象,患者的生命体征、尿量和尿色的变化情况;有无发热等全身感染中毒症状。

（3）辅助检查:血、尿常规检查结果的动态情况;影像学检查有无异常发现。

（4）心理—社会支持状况:评估患者和家属对伤情的认知程度、对突发事故和预后的心理承受能力、对疾病治疗的知晓程度和对治疗费用的承担能力。

2.术后评估

了解麻醉与手术的方式,术中的情况;评估引流管是否通畅,引流液的颜色、量、性质;伤口愈合情况和肾功能恢复情况;有无术后出血、感染等并发症;患者及家属的心理状态,对术后护理配合和康复知识的认知程度。

（七）常见护理诊断

1.疼痛

与损伤后局部肿胀和尿外渗等有关。

2.组织灌注量改变

与严重肾脏损伤或合并其他器官损伤引起大出血等有关。

3.焦虑/恐惧

与外伤打击、担心预后不良、害怕手术等有关。

4.潜在并发症

感染、下肢静脉血栓。

（八）护理措施

1.非手术治疗及手术前患者的护理

（1）卧床休息:绝对卧床休息 2~4 周,即使血尿消失,仍需继续卧床休息至预定时间。肾挫裂伤通常于损伤后 4～6 周才趋于愈合,过早、过多离床活动,均有可能再度出血。

（2）病情观察：①监测生命体征,定时测量血压、脉搏、呼吸、体温,并观察其变化;②观察血尿情况,动态观察血尿颜色深浅的变化,若血尿颜色逐渐加深,说明出血加重;③观察腰腹部肿块,观察肿块的大小变化,若肿块逐渐增大,说明有进行性出血或尿外渗;④观察疼痛,观察疼痛的部位和程度,腹膜刺激征的轻重;⑤动态监测血常规,监测血红蛋白和血细胞比容变化,以判断出血情况;监测白细胞计数,判断有无感染。

（3）维持体液平衡：建立静脉通道,遵医嘱及时输液、输血,维持有效循环血量。合理安排液体种类,维持患者水、电解质及酸碱平衡。

（4）对症护理：遵医嘱给予止血药物,以减少或控制出血;积极防治感染,遵医嘱应用对肾无毒性的广谱抗生素,护理操作中严格遵守无菌原则;腰腹部疼痛明显者,在诊断明确的情况下,可遵医嘱给予适当的镇痛、镇静剂,以减轻疼痛、避免躁动而加重出血;给予高热患者物理或药物降温。

（5）心理护理：主动关心、安慰患者及家属,稳定情绪,减轻其焦虑与恐惧;加强沟通交流,解释肾损伤的病情发展情况、主要的治疗与护理措施、注意事项,鼓励患者及家属积极配合。

（6）术前准备：有手术指征者,在抗休克治疗的同时,应遵医嘱协助做好各项检查准备工作,及时完成急诊手术术前常规准备。

2.术后护理

（1）体位与活动：麻醉作用消失、血压平稳者,宜取半卧位。肾切除术后第 1 天就可下床活动,肾修补或肾部分切除术后应绝对卧床休息 3～4 天,以防止手术后出血。

（2）饮食：待肠蠕动恢复后可进流质饮食,再逐步过渡到普食。肾区手术后易出现腹胀,因此,注意早期少进易胀气的食物。

（3）预防感染：做好伤口及引流的护理,严格执行无菌操作,遵医嘱使用抗生素。

（4）病情观察：特别注意术后 24～48 小时的生命体征变化,警惕术后内出血的发生;注意伤口渗血、渗尿情况及有无感染;行肾周引流术者,注意引流液的颜色、量、性质;注意尿量及性质的变化;监测血、尿常规及肾功能;如有异常,及时报告医师,及时处理。

3.健康教育

（1）活动指导：告诉患者早期绝对卧床休息和床上适度活动调节的必要性和方法;恢复后 2～3 个月内不宜参加体力劳动或剧烈运动,以防继发性出血。

（2）保护健肾：对一侧肾切除者须注意保护健肾,防止外伤,忌用对肾功能有损害的药物,如氨基糖苷类抗生素。

（3）定期复查：以便及早发现和处理并发症。

（九）护理评价

通过治疗与护理,患者是否：①疼痛减轻或消失;②组织灌注量正常,生命体征平稳;③焦虑或恐惧减轻,情绪稳定;④未发生并发症,防治措施恰当及时,术后恢复顺利。

二、膀胱损伤

膀胱损伤是指膀胱在外力作用时发生膀胱壁层的破裂,引起膀胱腔完整性破坏,血尿外渗。膀胱空虚时位于骨盆深处,很少损伤,膀胱充盈时壁紧张而薄,易遭受损伤。

(一)病因与发病机制

1.病因

(1)开放性损伤:多由弹片、子弹或锐器贯通所致,常合并其他脏器损伤,如直肠、阴道损伤,形成腹壁尿瘘、膀胱直肠瘘或膀胱阴道瘘等。

(2)闭合性损伤:膀胱损伤处不与体表相通,常由直接或间接暴力引起。女性产程过长,膀胱壁被压在胎头与耻骨联合之间引起缺血性坏死,可导致膀胱阴道瘘。医源性损伤(如膀胱镜检查或治疗)、盆腔手术、腹股沟疝修补术、阴道手术等可伤及膀胱,多为闭合性。

2.病理

(1)挫伤:仅伤及膀胱黏膜或肌层,膀胱壁未穿破,局部出血或形成血肿,无尿外渗,可发生血尿。

(2)膀胱破裂:分为腹膜外型与腹膜内型两类。

1)腹膜内型。膀胱壁破裂伴腹膜破裂,常发生在有腹膜覆盖的膀胱顶部,膀胱与腹腔相通,尿液流入腹腔,形成尿性腹膜炎。

2)腹膜外型。膀胱壁破裂,但腹膜完整,如外伤性骨盆骨折刺破膀胱前壁或顶部,尿液外渗到盆腔内膀胱周围组织及耻骨后间隙。

(二)护理评估

1.健康史

了解患者的受伤史,受伤时膀胱是否充盈,是否有骨盆骨折,有无膀胱镜检查及既往史。

2.身体状况

(1)休克:骨盆骨折引起剧痛、大出血,膀胱破裂致尿外渗及腹膜炎,常发生休克。

(2)腹痛:腹膜外型膀胱破裂时,尿外渗及血液进入盆腔及腹膜后间隙引起下腹部疼痛,可有压痛及腹肌紧张,直肠指检有触痛,可触及肿物。腹膜内型,尿液流入腹腔而引起急性腹膜炎症状,并有移动性浊音。

(3)血尿和排尿困难:膀胱轻度损伤时仅有少量血尿;膀胱壁全层破裂时由于尿外渗到膀胱周围或腹腔内,患者可有尿意,但不能排尿或仅排出少量血尿。

(4)尿瘘:开放性损伤时,因体表伤口与膀胱相通而漏尿。若与直肠、阴道相通,则经肛门、阴道漏尿。闭合性损伤在尿外渗继发感染破溃后,可形成尿瘘。

3.心理—社会状况

因膀胱损伤多为重大伤害事故所致,加上损伤后的疼痛、大出血、合并骨盆骨折等,患者及家属多有恐惧心理。

4.辅助检查

(1)实验室检查:尿常规可见血尿,镜下红细胞满视野。

(2)影像学检查:X线摄片可显示骨盆骨折,膀胱造影可见造影剂漏至膀胱外。B超提示破裂口及腹腔有无液体。

(3)特殊检查:导尿及测漏试验,膀胱破裂时,试插导尿管可顺利插入膀胱,引流出少量血尿。经导尿管注入无菌生理盐水200mL至膀胱,引流出的液体量明显多于或少于注入量提示膀胱破裂。

5.治疗原则

(1)紧急处理:对严重损伤、出血导致休克者,积极行抗休克治疗,如输液、输血、镇痛及镇静。尽早使用广谱抗生素预防感染。

(2)保守治疗:膀胱挫伤或仅有少量尿外渗的膀胱破裂,症状轻。可留置导尿管持续引流尿液7～10天,并保持引流通畅,使用抗生素预防感染,即可痊愈。

(3)手术治疗:膀胱破裂伴有出血和尿外渗,应在休克纠正后尽早手术,清除并充分引流外渗尿液,修补膀胱缺损,做耻骨上膀胱造瘘,预防感染。

(三)护理诊断

1.组织灌注量改变

与损伤后尿外渗、出血有关。

2.疼痛

与损伤有关。

3.焦虑/恐惧

与损伤、休克等有关。

4.排尿异常

与膀胱破裂导致排尿功能受损有关。

5.有感染的危险

与膀胱破裂,尿液流入腹腔或外渗到膀胱周围组织有关。

(四)护理目标

(1)预防和纠正休克。

(2)减轻患者的疼痛与不适。

(3)减轻患者焦虑/恐惧。

(4)保持留置导尿管通畅。

(5)预防感染或感染得到控制。

(五)护理措施

1.非手术治疗及手术前患者的护理

(1)有休克等生命危险者,应先行抗休克等抢救措施。

(2)密切观察患者的生命体征和腹部症状与体征变化。

(3)留置导尿管并做好导尿管的护理。

(4)遵医嘱使用抗生素。

(5)积极做好术前准备。

2.手术后患者的护理

同一般腹部手术后患者的护理,但应特别注意如下几项。

(1)留置导尿管:定时观察,保持引流通畅,防止逆行感染;定时清洁、消毒尿道外口;鼓励患者多饮水;每周行尿常规化验及培养一次;遵医嘱8～10天后拔除导尿管。

(2)尿外渗切开引流的护理:对有尿外渗行多处切开引流的患者,应观察引流情况,若敷料浸湿或污染者应及时更换。

(3)膀胱造瘘管的护理:①妥善固定、定时观察、保持引流通畅,若有堵塞,可用无菌生理盐水冲洗;②保护造瘘口周围皮肤,保持敷料清洁、干燥,如每天用消毒棉球擦拭尿道外口及尿道外口处的导尿管 2 次;③遵医嘱定时用无菌生理盐水低压冲洗膀胱;④拔管时间一般为 10 天左右,但拔管前需先夹闭此管,待患者排尿情况良好后再拔除膀胱造瘘管,拔管后造瘘口适当堵塞纱布并覆盖。

(六)护理评价

(1)患者焦虑/恐惧是否减轻。

(2)患者组织灌注是否正常,生命体征是否平稳。

(3)患者伤口及膀胱破口愈合情况,尿外渗引流吸收情况。

(4)体温和白细胞计数是否正常,伤口有无感染。

(5)患者排尿异常状态是否得到纠正。

(七)健康教育

向患者说明如下情况。

(1)多饮水的目的。

(2)膀胱损伤的情况,注意与护理人员配合。

(3)留置导尿管、膀胱造瘘管,防止导管脱落及保持引流通畅的意义。

(4)拔除留置导尿管、膀胱造瘘管,前夹闭导管以训练排尿的意义。

三、尿道损伤

男性尿道以尿生殖膈为界,分为前、后两段,前尿道包括球部和阴茎部,后尿道包括前列腺部和膜部。前尿道损伤多发生在球部,后尿道损伤多见于膜部,若早期处理不当,常发生尿道狭窄、尿瘘等并发症。

(一)病因与发病机制

1.病因

(1)开放性损伤:多因弹片、锐器伤所致,常伴有阴茎、阴囊、会阴部贯通伤。

(2)闭合性损伤:常因外来暴力所致,多为挫伤或撕裂伤。会阴部骑跨伤,常引起尿道球部损伤;骨盆骨折可引起膜部尿道撕裂或撕断;经尿道器械操作不当也可引起球膜部交界处尿道损伤。

2.病理

(1)尿道挫伤:尿道内层损伤,阴茎筋膜完整,可引起水肿和出血,常自愈。

(2)尿道裂伤:尿道壁部分全层破裂,引起尿道周围血肿和尿外渗,愈合后在此处可引起瘢痕性尿道狭窄。

(3)尿道断裂:尿道完全离断,断端退缩、分离,血肿和尿外渗明显,可发生尿潴留。

(4)尿外渗:①尿道球部损伤时,尿液、血液渗入会阴部,使会阴、阴茎、阴囊、下腹部肿胀、淤血,若延误治疗,可发生广泛的皮肤及皮下组织坏死、感染及脓毒血症;②骨盆骨折致尿道膜部断裂时,骨折端和盆腔血管丛的损伤可引起大出血,尿液沿前列腺尖处而外渗至耻骨后间隙和膀胱周围,若同时有耻骨前列腺韧带撕裂,则前列腺向后上方移位。

(二)护理评估

1.健康史

了解患者的受伤史,是否有骨盆骨折和(或)会阴部骑跨伤的病史,有无器械检查等医源性损伤的病史。

2.身体状况

(1)疼痛:前尿道损伤,受伤处肿胀、疼痛,排尿时加重;后尿道损伤时有下腹痛、下腹肌肉紧张,并有压痛,伴骨盆骨折者,移动时疼痛加剧。

(2)尿道出血和血尿:前尿道破裂时可出现尿道滴血、流血,有时出血较严重;后尿道损伤排尿时,发现初血尿或终末滴血。

(3)排尿困难与尿潴留:尿道挫裂伤时因疼痛导致括约肌痉挛,出现排尿困难;尿道完全断裂时,伤后不能排尿,可发生急性尿潴留。

(4)尿外渗:尿道全层断裂后若用力排尿会引起尿外渗至会阴、阴囊、阴茎和下腹壁。如不及时引流易继发感染和组织坏死,严重的出现脓毒血症。尿道球部损伤时,尿渗入会阴浅袋,可致会阴、阴囊、阴茎和下腹壁肿胀、淤血。后尿道损伤,尿外渗至腹膜外膀胱周围。若发生尿生殖膈撕裂,也可出现会阴、阴囊部水肿和尿外渗。

(5)休克:后尿道损伤常伴有骨盆骨折,可导致失血性休克。

(6)血肿与瘀斑:前尿道球部损伤,常出现会阴部肿胀、瘀斑、皮下血肿。

3.心理—社会状况

尿道损伤后因排尿困难、尿道口滴血、尿道狭窄等,患者常出现焦虑、恐惧、忧虑等心理障碍。

4.辅助检查

(1)X线检查:X线摄片可了解有无骨盆骨折,X线造影检查可了解损伤部位、程度及有无尿外渗。

(2)直肠指检:可判断有无膀胱周围血肿及有无直肠损伤。

5.治疗要点

解除尿潴留;引流尿外渗;手术恢复尿道的连续性;防治休克和感染;定期扩张尿道以防治尿道狭窄。

(三)常见护理诊断

1.有感染的危险

与损伤后所致尿外渗、血肿有关。

2.疼痛

与损伤、尿外渗及排尿困难有关。

3.尿潴留

与尿道括约肌痉挛、水肿,尿道断裂有关。

（四）护理目标

（1）预防感染。

（2）缓解疼痛。

（3）保持留置导尿管或膀胱造瘘管引流通畅。

（五）护理措施

（1）密切观察：伤后及术后每1～2小时测量血压、脉搏、呼吸1次，并注意有无休克发生。

（2）保证输血、输液通畅，补充血容量。

（3）镇静、镇痛，减轻患者痛苦，保证其休息，以利于恢复。

（4）能经口进食者，鼓励多饮水，进食高热量、高蛋白质饮食。

（5）观察及预防感染发生：①观察体温及白细胞变化，及时发现感染征象；②带有留置导尿管者，应每天用生理盐水清洗尿道口及周围皮肤2次，无膀胱破裂及膀胱穿刺造瘘者，每天冲洗膀胱1～2次，以预防泌尿系感染；③尿外渗多处切开引流者应观察引流物的量、色、性状、气味，敷料渗湿情况，保持手术切口清洁干燥，及时发现异常，积极处理，预防感染发生。保持大便通畅，避免污染创面。

（6）做好引流管的护理，定期扩张尿道。

（六）护理评价

患者疼痛及不适感减轻或消失；尿道恢复正常；焦虑减轻，情绪稳定，能安静休息。

（七）健康教育

（1）说明术后卧床、进食、活动、骨盆骨折患者长时间卧床等的注意事项。

（2）介绍留置导尿管及膀胱造瘘的意义。

（3）说明后期尿道扩张的意义。

（刘菊新）

第二节　泌尿系统结石

泌尿系结石又称为尿路结石或尿石症，是泌尿外科最常见的疾病之一，男性多于女性，约3∶1。尿路结石包括肾结石、输尿管结石、膀胱结石、尿道结石，按结石所在位置不同分为上尿路结石和下尿路结石。上尿路结石是指肾结石和输尿管结石，下尿路结石包括膀胱结石和尿道结石。临床上以上尿路结石多见。近年来，随着体外冲击波碎石方法及内镜技术的应用，尿路结石的治疗方法有了很大的进展，90％左右的结石可不采用传统的开放手术治疗。

一、病因与发病机制

尿路结石的病因极为复杂，机制尚未完全阐明。有许多因素影响尿路结石的形成，尿中形成结石晶体的盐类呈超饱和状态、抑制晶体形成物质不足和核基质的存在是结石形成的主要因素。结石成分有草酸钙、磷酸钙、磷酸镁铵、尿酸、胱氨酸等。上尿路结石以草酸钙结石多见，膀胱结石及尿道结石以磷酸镁铵结石多见。

（一）尿路结石形成的原因

1.流行病学因素

流行病学因素包括年龄、性别、职业、饮食成分和结构、水分摄入量、气候、代谢和遗传性疾病等。尿路结石好发于 25～40 岁人群。男性发病年龄高峰为 35 岁。女性有 2 个发病年龄高峰,即 30 岁及 55 岁。某些人群发病率相对较高,如高温作业人员、飞行员、海员、外科医师等。饮食中动物蛋白过多、精制糖多、纤维少者,上尿路结石发病率高。原发性膀胱结石多见于男孩,与营养不良和低蛋白质饮食有关。热带、干燥地区或水质含钙高,尿路结石发病率高。

2.局部因素

（1）尿液淤滞:肾盂输尿管交界处狭窄、前列腺增生等可引起机械性梗阻,肾下垂可引起尿动力学改变,使尿液淤滞而产生结石。正常情况下,尿中不断有晶体甚至微结石形成,梗阻使尿液滞留于尿路,进一步发展成结石。

（2）尿路感染:泌尿系感染时,脓块、细菌、坏死组织可以形成结石的核心而逐渐形成结石。

（3）尿路异物:进入尿路的异物(如植物性、金属性、矿物性物质等)均可诱发结石。最常见的如长期留置导尿管、不吸收缝线等,可成为核心先被黏蛋白附着,然后结石盐沉积而逐渐形成结石。异物还能继发感染而诱发结石。

3.尿液因素

（1）尿液中形成结石的物质增多,尿液中钙、草酸、尿酸量增加。如长期卧床、特发性高钙尿症、甲状旁腺功能亢进症等均可使尿钙增加;痛风、使用抗结核药物或抗肿瘤药物、慢性腹泻可使尿酸排泄增加。

（2）尿 pH 值改变:尿酸结石或胱氨酸结石易在酸性尿中形成,而磷酸钙及磷酸镁铵结石易在碱性尿液中形成。

（3）尿液浓缩:尿量减少至尿液浓缩时,尿中盐类和有机物质的浓度增高。

（4）尿中抑制晶体形成的物质含量减少:尿液中枸橼酸、焦磷酸盐、酸性黏多糖、镁离子、蛋白多糖、微量元素等可抑制晶体形成和聚集,这类物质含量减少时可促进结石形成。

（二）尿路结石的成分及性质

草酸盐结石最常见,质硬,粗糙,不规则,多呈桑葚状,棕褐色,X 线摄片可显影。磷酸钙、磷酸镁铵结石易碎,粗糙,灰白色、黄色或棕色,X 线摄片上呈层影,多形成鹿角状结石。尿酸结石及胱氨酸结石表面光滑,质硬,X 线摄片不显影。

（三）病理生理

尿路结石多在肾和膀胱内形成,排出过程中可停留在输尿管和尿道,形成输尿管结石和尿道结石。肾结石在肾内逐渐增大,充满肾盂及部分或全部肾盏,形成鹿角形结石,可继发感染,亦可无任何症状。输尿管结石多停留在输尿管的 3 个生理性狭窄处,以输尿管下 1/3 处最多见。结石的病理改变主要表现为局部损伤、梗阻和感染,三者互为因果,加重泌尿系损伤。泌尿系各部位的结石都能造成梗阻,导致结石以上部位积水。结石引起的梗阻,大部分属于不全梗阻。较大的结石或表面粗糙的结石可损伤尿道黏膜,损伤后易并发感染。若持续时间长,可引起黏膜充血、水肿,息肉形成,加重梗阻,长期慢性刺激可发生癌变。

二、上尿路结石

上尿路结石包括肾和输尿管结石。

(一)临床表现

上尿路结石主要表现为与活动有关的疼痛和血尿。其程度与结石部位、大小、活动与否和有无损伤、梗阻、感染等有关。

1.疼痛

肾结石可引起肾区疼痛。肾盂内大结石和肾盏结石可无明显的临床症状,活动后可出现上腹或腰部钝痛。结石活动和刺激引起输尿管平滑肌痉挛或输尿管梗阻时可发生肾绞痛。典型肾绞痛表现为突发剧烈难忍的疼痛,阵发性发作,疼痛位于腰部或上腹部,可沿输尿管行径放射至同侧下腹部、会阴部、大腿内侧,患者常坐卧不安、面色苍白、出冷汗,可伴恶心、呕吐。疼痛持续数分钟至数小时不等。肾区可有叩击痛。

2.血尿

为结石损伤黏膜所致,患者常有肉眼或镜下血尿,以后者常见。有时活动后出现镜下血尿是患者唯一的临床表现。

3.其他

结石继发急性肾盂肾炎或肾积脓时,可有寒战、发热等全身症状;结石引起肾积水时,可在上腹部触到增大的肾脏;双侧上尿路完全性梗阻时可导致无尿,甚至出现尿毒症。

(二)辅助检查

1.实验室检查

①尿常规检查:尿液常见红细胞;感染时可见较多的白细胞;有时发现晶体尿。②肾功能测定:测定血肌酐、尿素氮水平。③怀疑尿路结石与代谢状态有关时,应测定血液、尿中的钙、磷、尿酸、草酸等水平。

2.影像学检查

①泌尿系统 X 线摄片:能发现 95% 以上的结石。但结石过小、钙化程度不高和纯尿酸结石常不显示。②B 超:可发现泌尿系统 X 线摄片不能显示的小结石和 X 线透光结石,还能显示肾积水和肾实质萎缩等情况。③排泄性尿路造影:可显示结石所致的尿路形态和肾功能改变,X 线透光的尿酸结石可显示充盈缺损。④逆行肾盂造影:通常用于其他方法不能确诊时。⑤CT 检查:能发现 X 线检查不能显示的或较小的输尿管中、下段结石。⑥肾图:可用于判断泌尿系统梗阻程度和双侧肾功能。

3.内镜检查

包括肾镜、输尿管镜和膀胱镜检查。适用于其他方法不能确诊或同时进行治疗时。

(三)治疗要点

1.病因治疗

少数患者能找到形成结石的病因,针对病因进行治疗,如切除甲状旁腺癌、解除尿路梗阻等。

2.非手术治疗

结石直径＜0.6cm,表面光滑,无尿路梗阻、无感染,纯尿酸结石和胱氨酸结石,可先采用非手术治疗。若直径＜0.4cm,光滑的结石,90％能自行排出。非手术治疗包括大量饮水、调节饮食、中西医治疗、控制感染以及解痉止痛等。

3.体外冲击波碎石术(ESWL)

原理是通过 X 线或 B 超对结石进行定位,将高能冲击波聚焦后在体表作用于结石部位,使结石粉碎后随尿液排出。此法适用于肾、输尿管上段结石的患者。肾、输尿管上段直径＜2.5cm的结石,患者肾功能正常,碎石成功率可达 90％左右,是一种无痛、安全有效的非侵入性治疗。必要时可重复治疗,但间隔时间必须不少于 7 天。伴有结石远端尿路梗阻、严重心脑血管疾病、急性尿路感染、出血性疾病、安置心脏起搏器、妊娠等不宜使用此法。

4.手术治疗

(1)内镜取石或碎石术:①经皮肾镜取石术(PCNL):在 X 线或超声定位下,经腰背部细针穿刺直达肾盏或肾盂,扩张并建立皮肤至肾的通道,插入肾镜,在直视下取石或碎石;②输尿管镜输尿管取石术:将输尿管镜经尿道和膀胱插入患侧输尿管,在直视下取石或碎石,适用于中、下段输尿管结石;③腹腔镜输尿管切开取石术:适用于输尿管结石直径＞2cm或经 ESWL、输尿管镜输尿管取石术治疗失败者。

(2)开放性手术治疗:手术方式包括肾盂切开取石术、输尿管切开取石术、肾实质切开取石术、肾部分切除术、肾切除术等。由于泌尿外科腔镜手术及 ESWL 技术的普遍开展,大多数上尿路结石已不再需用开放手术。

(四)护理评估

1.术前评估

(1)健康史:了解患者的年龄、性别、职业、生活环境、饮食饮水习惯;既往有无结石病史,有无代谢和遗传性疾病,有无泌尿系统感染、梗阻性疾病,有无长期卧床及用药史等。

(2)身体状况:①评估疼痛的部位、性质和程度,血尿的特点;肾绞痛的发作情况;患者的排尿情况及尿石的排出情况。②了解患者营养状态;有无发热等全身感染中毒症状。

(3)辅助检查:实验室检查结果有无提示代谢异常或肾功能受损;影像学检查有无异常发现。

(4)心理—社会支持状况:评估患者和家属是否了解疾病的治疗和预防方法;是否担心尿路结石的预后;对该疾病的认知程度和治疗费用的经济承受能力。

2.术后评估

了解麻醉与手术的方式,术中的情况;评估引流管是否通畅,引流液的颜色、量、性质;伤口愈合情况和肾功能恢复情况;有无术后感染、石街形成等并发症;患者及家属的心理状态,对术后护理配合和康复知识的认知程度。

(五)常见护理诊断

1.急性疼痛

与结石刺激引起损伤、炎症、平滑肌痉挛等有关。

2.焦虑/恐惧

与担心疾病预后、害怕手术等有关。

3.知识缺乏

缺乏防治尿路结石的知识。

4.潜在并发症

感染、石街形成。

(六)护理措施

1.非手术治疗患者的护理

(1)大量饮水、多活动:鼓励患者多饮水,这是防治各类结石最简单而有效的措施。其作用是增加尿量,稀释尿中形成结石物质的浓度,减少结晶,促进排石,防治感染。每天饮水量可达2500~4000mL,保持每天尿量在2000mL以上。在病情允许的情况下,指导患者适当做一些跳跃运动或经常改变体位,促进结石排出。

(2)调节饮食:根据患者的结石成分、代谢状态调节饮食。①含钙结石者:应合理控制摄入钙量,如奶制品、豆制品、巧克力、坚果等含钙丰富的食物。②草酸盐结石者:应限制富含草酸的食物,如菠菜、浓茶、番茄、芦笋、土豆等。③尿酸结石者:不宜食用高嘌呤食物,如动物内脏、豆制品、啤酒、花生、海鲜等。④胱氨酸结石者:限制富含蛋氨酸的食物,如蛋、奶、肉等。

(3)缓解疼痛:肾绞痛发作时,嘱患者卧床休息,痛区局部热敷;可遵医嘱使用解痉止痛剂,如注射阿托品、哌替啶等,并观察疼痛的缓解情况。

(4)病情观察:仔细观察结石排出情况,做结石成分分析,以指导结石的治疗与预防;观察体温及尿液的颜色、性状、尿液检查结果,及早发现感染征象。

(5)防治感染:遵医嘱使用抗生素防治感染。

(6)心理护理:向患者及家属解释疾病的治疗方法及目的,消除其焦虑、恐惧情绪。

2.体外冲击波碎石的护理

(1)碎石前护理。

1)术前准备。检查凝血功能;术前3天忌食易产气食物,术前1天口服缓泻剂或灌肠,术日晨禁食禁饮;术日晨行泌尿系统X线摄片复查了解结石位置,复查后用平车接送患者,以免结石移位。

2)心理护理。治疗前向患者说明ESWL的方法、碎石效果、配合的要求,解除患者的恐惧心理;告知患者治疗时不能随意移动体位,以免影响定位。

(2)碎石后护理。

1)休息和饮食。碎石后卧床休息6小时;如患者无不良反应,可正常进食。鼓励患者多饮水,每天3000mL以上,促进结石排出。

2)采取有效运动和恰当的体位。若患者无不适,鼓励患者多进行跳跃运动,经常变换体位,叩击腰背,促进排石。指导患者采取正确的排石体位。①头高脚低位:结石位于中肾盏、肾盂、输尿管上段者,碎石后取头高脚低位。②头低位:肾下盏结石可采用头低卧位,并叩击背部加速排石。③健侧卧位:肾结石碎石后,一般取健侧卧位,同时叩击患侧肾区,利于碎石由肾盏排入肾盂、输尿管。④患侧卧位:巨大肾结石碎石后,为预防大量碎石短时间内积聚于输尿管发生堵塞,引起石街和继发感染,应采用患侧卧位,以利结石随尿液缓慢排出。

3)病情观察。严密观察和记录碎石后排尿及排石情况;用纱布或过滤网过滤尿液,收集碎石做成分分析;定期做腹部平片或 B 超检查,以观察结石排出情况。

4)协助处理并发症。①血尿:碎石后大多数患者都会出现不同程度的血尿,一般可自行消失,无须特殊处理;嘱患者多饮水,必要时用止血药。②肾绞痛:结石排出引起肾绞痛时,可遵医嘱使用镇痛药物缓解症状。③发热:遵医嘱使用抗生素,高热者采用降温措施。④石街形成:ESWL 后过多碎石积聚于输尿管内,可引起石街,患者有腰痛不适,可继发感染和脏器受损等,需立即经输尿管镜取石或碎石。

3.内镜碎石术的护理

(1)术前护理。

1)心理护理。向患者及家属解释内镜碎石术的方法与优点,术中的配合要求及注意事项,解除患者的顾虑。

2)术前准备。①做好术前检查:术前检查重要脏器功能和凝血功能,如近期服用阿司匹林、华法林等抗凝药物者应停药,待凝血功能正常后再行碎石术。②体位训练:术中患者需取截石位或俯卧位。术前指导患者进行俯卧位练习,从俯卧 30 分钟开始,逐渐延长至 2 小时,以提高患者术中体位的耐受性。③术前 1 天备皮、配血,术前晚行肠道清洁。

(2)术后护理。

1)病情观察。密切观察患者的生命体征,尿液的颜色、量、性状等,及早发现出血、感染等并发症。

2)做好引流管的护理。①肾盂造瘘管护理:经皮肾镜取石术后常规放置肾盂造瘘管,目的是引流尿液和残余结石。妥善固定:肾盂造瘘管及集尿袋应妥善固定,避免翻身、活动时管道被压迫、扭折或脱落。保持引流通畅:肾盂造瘘管一般不必常规冲洗,以免引起感染。如造瘘管发生堵塞,挤捏无效时,可协助医师在无菌操作下行造瘘管冲洗,用注射器吸取 5～10mL 生理盐水,缓慢注入造瘘管内再缓慢吸出,反复冲洗,直至管道通畅。在操作过程中不可过度用力,以免压力过大造成肾损伤。观察并记录引流情况:如引流液的颜色、量、性状。防感染:引流管的位置不得高于造瘘口,以防引流液逆流引起感染;保持造瘘口周围皮肤清洁干燥。拔管:术后 3～5 天,引流尿液转清、体温正常,可考虑拔管。拔管前先夹闭造瘘管 24～48 小时,注意观察有无排尿困难、发热、腰腹痛等表现,并经造瘘管做肾盂造影,证实尿路通畅后再拔管。拔管后造瘘口加盖无菌敷料,患者取健侧卧位,防止漏尿,约 1 周瘘口可愈合。②双"J"管护理:碎石术后于输尿管内常规放置双"J"管,可起到内引流、内支架的作用,还可扩张输尿管、排出小结石以及防止输尿管内"石街"形成。体位:术后患者取半卧位。防尿液反流:指导患者多饮水、勤排尿,勿憋尿,以防膀胱过度充盈引起尿液反流。防止滑脱:鼓励患者早期下床活动,但应避免剧烈运动、过度弯腰、突然下蹲等引起双"J"管滑脱或移位。拔管时间:双"J"管一般留置 4～6 周,经 B 超或腹部 X 线摄片复查确定无结石残留后,在膀胱镜下取出双"J"管。

3)并发症的观察与护理。①出血:PCNL 术后早期,肾盂造瘘管引流液一般为血性,如1～3 天颜色转清,无须处理。如术后短时间内造瘘管引出大量鲜红色血性液体,可能为大出血,应立即报告医师处理,遵医嘱使用止血药、抗生素,夹闭造瘘管 1～3 小时,增加肾盂内压力,起到压迫止血的目的。出血停止,患者生命体征平稳后再重新开放肾盂造瘘管。②感染:观察患者的体温变化;遵医嘱使用抗生素;指导患者多饮水、勤排尿;留置导尿管者应每天2次清洁消毒尿道口与会阴部。

4.开放手术患者的护理

(1)肾实质切开取石及肾部分切除的患者应绝对卧床休息1~2周,以减轻肾的损伤,防止术后出血。

(2)术后肠蠕动功能恢复或肛门排气后可进食,由流质、半流质饮食逐渐过渡到正常饮食。输液并鼓励患者多饮水,每天3000~4000mL。血压稳定者,可应用利尿剂,以增加尿量,达到冲洗尿路和改善肾功能的目的。

(3)严密观察和记录尿液的颜色、量及患侧肾功能情况。

(4)做好伤口及引流管的护理,积极防治出血及感染。

5.健康教育

(1)预防指导:告知患者结石的发病率和复发率都较高,采取适宜的预防措施具有重要的意义。

1)大量饮水。可有效预防结石的发生,常规每天需饮水3000mL以上,可以减少尿中晶体形成。

2)调节饮食。根据患者的结石成分、代谢状态调节相应的饮食结构,减少结石的产生或复发。

3)药物预防。告知患者应用影响代谢的药物,碱化或酸化尿液可预防结石。①维生素B_6:有助于减少草酸盐排出。②氯化镁:增加尿中草酸溶解度。③别嘌呤醇:减少尿酸形成,从而抑制尿酸结石形成。④枸橼酸钾、碳酸氢钠:碱化尿液,可预防尿酸和胱氨酸结石。⑤氯化铵:使尿液酸化,有利于防止感染性结石生长。

4)特殊预防。告知患者伴有甲状旁腺功能亢进必须摘除腺瘤或增生组织;长期卧床者应多在床上活动,防止骨质脱钙,减少尿钙排出;尽早解除尿路梗阻、感染、异物等因素。

(2)复查指导:指导患者按时复诊,观察有无残余结石或结石复发;若出现腰痛、血尿、发热等症状,及时就诊;部分患者带双"J"管出院,嘱患者术后4周回院复查并拔除双"J"管。

(七)护理评价

通过治疗与护理,患者是否:①疼痛减轻或消失;②焦虑或恐惧减轻,情绪稳定;③能够说出预防尿路结石的措施,并采取预防结石形成的生活方式;④未发生并发症,防治措施恰当及时,术后恢复顺利。

三、膀胱结石

膀胱结石分原发性和继发性两种。原发性膀胱结石多见于儿童,营养不良、低蛋白质饮食是发病的主要原因,在我国经济欠发达地区仍可见到。继发性膀胱结石常见于膀胱出口堵塞、膀胱憩室、异物和肾结石排入膀胱,以50岁以上的男性老年人多见。结石可直接损伤膀胱黏膜,引起出血、感染,长期慢性刺激可导致癌变。

（一）护理评估

1.健康史

了解患者的生活环境、平时饮食和饮水情况；有无尿路梗阻、感染和异物史，有无上尿路结石、血尿史、排石史、肾绞痛史；有无前列腺增生、膀胱憩室、膀胱异物等。

2.身体状况

典型症状为排尿突然中断，疼痛常放射至阴茎头部和远端，伴排尿困难和尿频、尿急、尿痛等膀胱刺激症状，小孩常用手搓拉阴茎，改变体位后症状消失又能继续排尿。

3.辅助检查

X线摄片能显示绝大多数结石；B超检查能显示声影；膀胱镜检查用于上述方法不能确诊时，可直视结石。

4.治疗原则

多数结石可经碎石后排出。过大、过硬或有膀胱憩室时宜采用耻骨上膀胱切开取石。

（二）护理诊断

1.血尿

与结石损伤膀胱黏膜有关。

2.疼痛

与结石梗阻或感染有关。

3.有感染的危险

与结石刺激有关。

4.知识缺乏

缺乏有关病因和预防复发的知识。

（三）护理目标

（1）血尿减轻或消失。

（2）疼痛缓解。

（3）预防尿路感染。

（4）患者知道形成尿路结石的因素、预防结石复发的方法。

（四）护理措施

（1）碎石术后观察碎石并记录碎石后排尿和排石情况，必要时收集保存。

（2）膀胱、尿道机械操作后易出血，注意观察出血的量，尿的颜色、性状等。并观察下腹部情况，注意有无膀胱穿孔症状。

（3）耻骨上膀胱切开取石术后护理

1）切口护理。保持切口清洁干燥，敷料被浸湿时要及时更换。

2）预防感染。嘱患者多饮水，并遵医嘱适量应用抗生素以预防切口感染和尿路感染。

3）遵医嘱适当应用镇痛药物。

4）做好留置导尿管的护理。

（五）护理评价

（1）患者疼痛感是否消失或减轻，有无痛苦表情。

(2)患者排尿形态或功能是否正常。

(3)患者是否出现并发症,如出现是否及时发现和处理。

(六)健康教育

(1)向患者及家属说明大量饮水增加尿量的意义,尽早解除尿路梗阻、感染、异物等因素,可减少结石形成。

(2)告知患者调节饮食、增加蛋白质摄入、使营养均衡等预防结石的方法。

(3)对手术患者解释手术的目的、术式及放置引流管、卧床、活动等知识。

四、尿道结石

(一)护理评估

尿道结石绝大多数来自肾结石或膀胱结石,多见于男性,结石可直接损伤尿道引起出血,并引起梗阻和感染。尿道结石的典型症状是排尿困难,点滴状排尿伴尿痛,重者可发生排尿困难。前尿道结石可沿尿道扪及,后尿道结石经直肠指检可触及。经 B 超、X 线检查或膀胱镜检、尿道探子容易诊断。前尿道结石一般可采取非手术治疗。后尿道结石,在麻醉下用尿道探子将结石轻轻推入膀胱,再按膀胱结石处理。

(二)常见护理诊断

1.疼痛

与结石刺激引起的炎症、损伤及平滑肌痉挛有关。

2.有感染的危险

与结石直接损伤和侵入性诊疗有关。

(三)护理目标

(1)疼痛缓解。

(2)预防尿路感染。

(四)护理措施

嘱患者多饮水,并遵医嘱适量应用抗生素预防尿路感染,适当应用镇痛药物。后尿道结石,在将结石推入膀胱后。护理同膀胱结石。

(五)护理评价

(1)患者疼痛是否消失或减轻。

(2)患者排尿形态或功能是否正常。

(3)无感染等并发症。

(六)健康教育

调节饮食,多饮水,积极预防上尿道结石和膀胱结石,控制并发症。

(刘菊新)

第三节　泌尿系统梗阻

尿液在肾内形成,经过肾盏、肾盂、输尿管、膀胱和尿道排出体外。这些管道本身及其周围的许多疾病(如良性前列腺增生)均可引起尿液排出障碍,形成泌尿系统梗阻,也称为尿路梗阻。如梗阻不及时解除,会导致肾积水、肾功能损害甚至肾衰竭。

泌尿系统梗阻后,由于梗阻的部位和程度不同,尿路各器官的病理改变也不相同,但基本病理改变是梗阻部位以上的尿路扩张。初期输尿管管壁肌增厚,收缩力增强,尚能克服梗阻;后期失去代偿能力,管壁变薄、肌萎缩和张力减退。膀胱以上部位的梗阻,短时间即可发生肾积水。梗阻发生在膀胱以下,初期有膀胱做缓冲,对肾的影响较小,后期因输尿管膀胱连接部活瓣作用丧失,尿液自膀胱逆流至输尿管,即可发生双侧肾积水。

随着泌尿系统持续梗阻,肾盂内高压、肾组织缺氧,可引起肾乳头、肾实质萎缩。急性完全梗阻时,只引起轻度肾盂扩张,肾实质很快萎缩,因此肾增大不明显。慢性不完全性或间歇性梗阻引起的肾积水可致肾实质变薄,肾盂容积增大,最后全肾可成为一个无功能的巨大水囊。

尿路梗阻后肾功能的变化主要表现为肾小球滤过率降低,肾血流量减少、尿生成能力和尿的酸化能力受损。梗阻后最常见的并发症是继发性感染,有细菌的尿液可经肾盏穹窿部裂隙和高度膨胀变薄的尿路上皮进入血液,发展为菌血症,感染既难以控制,又加速肾功能的损害。尿路结石则是梗阻的另一个常见并发症,梗阻导致的尿流停滞和继发感染可促进结石形成。

一、良性前列腺增生

良性前列腺增生症(BPH)简称前列腺增生,亦称良性前列腺肥大,是老年男性的常见病。

(一)病因及发病机制

良性前列腺增生症的病因至今仍不完全清楚。目前一致认为老龄和有功能的睾丸是导致发病的两个重要因素,缺一不可。男性自35岁起前列腺可有不同程度的增生,多在50岁以后出现临床症状。随着年龄的增长,体内睾酮、双氢睾酮以及雌激素水平的改变和平衡失调是前列腺增生的重要病因。

(二)病理生理

前列腺增生主要发生于前列腺尿道周围移行带,增生的腺体压迫后尿道变窄、弯曲、伸长,尿道阻力增加,引起排尿困难。此外,前列腺内围绕膀胱颈部的含有丰富α肾上腺素能受体的平滑肌收缩也可增加前列腺尿道阻力。由于排尿受阻,膀胱逼尿肌代偿性增厚,加上长期膀胱内高压,膀胱壁黏膜面出现小梁小室或假性憩室。长期排尿困难导致膀胱不能排空而出现残余尿,病情加重可出现慢性尿潴留或充盈性尿失禁,尿液反流还可引起上尿路积水及肾功能损害。梗阻引起膀胱内尿液潴留,易继发感染和结石。

(三)临床表现

1.尿频

是前列腺增生患者最常见的早期症状,夜间更明显。

2.排尿困难

进行性排尿困难是前列腺增生最主要的症状,病情发展缓慢。典型表现是排尿迟缓、断续、尿线细而无力、射程缩短、终末滴沥、排尿时间延长、尿不尽感。

3.尿潴留

梗阻严重者可发生慢性尿潴留,并可出现充盈性尿失禁。在前列腺增生的任何阶段,可因气候变化、过度劳累、饮酒、便秘、久坐等因素使前列腺充血、水肿加重,患者突然不能排尿而发生急性尿潴留。

4.其他症状

可发生无痛性血尿。合并感染或结石时,可出现膀胱刺激征。少数患者晚期可出现肾积水和肾功能不全表现。长期排尿困难导致腹内压增高,部分患者可并发腹外疝、内痔与脱肛等。

(四)辅助检查

1.直肠指检

直肠指检是最简便而重要的检查,指检可触到增大的前列腺,表面光滑,质韧、有弹性,边缘清楚,中间沟变浅或消失。

2.B超检查

可测量前列腺体积大小,判断增生腺体是否突入膀胱,并可测定膀胱残余尿量。

3.尿流率检查评估

可评估尿路梗阻的程度。检查时要求排尿量在 $150\sim200mL$,如最大尿流率$<15mL/s$,说明排尿不畅;$<10mL/s$,说明梗阻较严重,常是手术指征之一。

4.前列腺特异性抗原(PSA)测定

前列腺有结节或质地较硬时,PSA 测定有助于排除前列腺癌。

(五)治疗要点

前列腺增生未引起明显梗阻者一般无须处理,但需密切随访。梗阻较轻或不能耐受手术者可采用药物治疗或姑息手术。前列腺增生梗阻严重、膀胱残余尿量超过 50mL、症状明显而药物治疗效果不佳、无手术禁忌证者应考虑手术治疗。

1.药物治疗

常用的药物有α肾上腺素受体阻滞药(如特拉唑嗪、坦索罗辛等)、5α-还原酶抑制剂(如非那雄胺、度他雄胺等)和植物类药等。

2.手术治疗

手术方式主要有经尿道前列腺剜除术、经尿道前列腺切除术(TURP)、经尿道前列腺汽化术(TUVP)、耻骨上经膀胱前列腺切除术、耻骨后前列腺切除术。

3.其他疗法

包括激光治疗、经尿道球囊高压扩张术、前列腺尿道网状支架、经尿道热疗、体外高强度聚焦超声等,有一定疗效,适用于不能耐受手术的患者。

(六)护理评估

1.术前评估

(1)健康史:了解患者的年龄、饮食生活习惯;本次发病情况和诱因;既往排尿困难情况及治疗经过;有无其他基础疾病,如糖尿病、心脑血管疾病、肺部疾病等。

(2)身体状况:①评估患者排尿困难的程度、夜尿次数,有无血尿、膀胱刺激征,有无肾功能不全的表现等;②了解重要脏器功能及营养状况,评估患者对手术的耐受力。

(3)辅助检查:评估前列腺增生的程度、残余尿量、尿路梗阻程度。

（4）心理—社会支持：状况评估患者和家属是否了解疾病的治疗和护理方法；是否担心疾病的预后；对该疾病的认知程度和治疗费用的经济承受能力。

2.术后评估

了解麻醉与手术的方式及术中的情况；评估引流管是否通畅，引流液的颜色、量、性质；伤口愈合情况；有无术后出血、感染、经尿道前列腺电切术（TURP）综合征等并发症；患者及家属的心理状态，对术后护理配合和康复知识的认知程度。

（七）护理诊断

1.排尿障碍

与膀胱出口梗阻、后尿道受压等有关。

2.焦虑/恐惧

与担心疾病预后、害怕手术等有关。

3.知识缺乏

与缺乏前列腺增生治疗和护理的知识有关。

4.潜在并发症

出血、感染、经尿道前列腺电切术（TURP）综合征、下肢静脉血栓、膀胱痉挛。

（八）护理措施

1.非手术治疗的护理/术前护理

（1）急性尿潴留患者的护理。

1）预防措施。指导患者避免因受凉、便秘、饮酒、过度劳累等诱因引起的急性尿潴留。鼓励患者多饮水、勤排尿、不憋尿；注意保暖，防止受凉；宜进食清淡易消化、高营养食物，增加粗纤维食物的摄入，忌辛辣食物和饮酒，防止便秘。

2）护理措施。发生急性尿潴留后，嘱其暂不宜多饮水，同时尽快解除尿潴留。导尿是最简便、常用的方法。若普通导尿管不易插入时，可选用尖端细而稍弯的前列腺导尿管。如导尿失败，可协助医师行耻骨上膀胱穿刺或造瘘以引流尿液。置管期间，指导患者多饮水，同时做好留置导尿管或膀胱造瘘管的护理。

（2）心理护理：护士应充分理解、体谅患者，多给予关心和安慰，解释疾病治疗的方法和注意事项，使患者增加对疾病的了解，鼓励患者树立战胜疾病的信心。

（3）用药护理：注意观察用药后患者排尿困难改善的情况和药物的不良反应。α受体阻滞剂的不良反应主要有头晕、直立性低血压等，应注意监测血压，体位预防；5α-还原酶抑制剂能降低前列腺内双氢睾酮的含量，使前列腺缩小，改善排尿功能，一般在服药 3 个月后才起效，需告知患者长期坚持服药。

（4）病情观察：观察非手术治疗的效果；术前全身情况是否稳定，伴随的其他疾病是否平稳或好转；发现排尿困难加重或其他异常情况及时报告医师，及时处理。

（5）安全护理：老年患者夜尿频繁者，应指导其白天多饮水，晚上少饮水，睡前在床旁准备便器。如需起床如厕，家属或护士应陪护，以防跌倒。

（6）术前准备：重点检查各重要脏器功能，评估其手术耐受力；合并尿路感染者遵医嘱使用抗生素；做好术前常规准备工作。

2.术后护理

(1)体位与饮食:手术后采取平卧位 6 小时,待生命体征平稳、无活动性出血时改为半卧位,卧床期间注意调节体位和肢体适当活动,以防压疮和静脉血栓形成。术后 6 小时无恶心、呕吐即可进流质饮食,1～2 天后如无腹胀可恢复正常饮食,鼓励患者多饮水、多排尿,以冲洗尿路。

(2)病情观察:术后密切观察患者的意识、生命体征、重要器官功能状况,有无出血、感染的征象,引流管的引流情况等,发现异常及时报告医师,及时处理。

(3)膀胱冲洗的护理:术后将三腔气囊导尿管连接于密闭式膀胱冲洗装置,用生理盐水持续冲洗膀胱 1～2 天,防止血凝块阻塞尿路和引起感染。具体护理措施如下。①保持膀胱冲洗及引流管通畅,若引流不畅,可采取挤捏导尿管或无菌注射器抽吸血块直至通畅。②冲洗速度依据尿管色而定,色深则加快,色浅则减慢。③血尿颜色会随冲洗时间延长逐渐变浅,若尿色深红或逐渐加深,则说明有活动性出血,应及时通知医师处理。④准确记录尿量、冲洗量和排出量,尿量=排出量-冲洗量。⑤术后 5～7 天尿液颜色清澈后,可拔除导尿管。

(4)膀胱痉挛的护理:术后由于逼尿肌不稳定、导管刺激、血块堵塞导尿管等原因可引起膀胱痉挛,患者表现为膀胱区疼痛难忍,有强烈尿意,膀胱冲洗速度减慢甚至逆流,冲洗液血色加深等。应及时安慰患者,缓解患者紧张焦虑情绪。

(5)防治并发症的护理。

1)出血。前列腺手术后应重点防治前列腺窝出血。具体措施如下。①术后利用三腔气囊导尿管的水囊压迫前列腺窝,可达到术后止血的目的。将导尿管稍加牵引固定在大腿的内侧,告知患者不可自行移开,直至解除牵引为止。②指导患者在术后第 1 天下午即可逐渐离床活动。③保持大便通畅,术后早期禁止灌肠或肛管排气,以免刺激造成前列腺窝出血。④遵医嘱使用止血剂。

2)TURP 综合征。经尿道前列腺电切除术的患者因术中大量的冲洗液被吸收可致血容量急剧增加,发生稀释性低钠血症,患者可在几小时内出现烦躁、恶心、呕吐、抽搐、昏迷,严重者出现肺水肿、脑水肿、心力衰竭等,称为 TURP 综合征。应加强观察,一旦出现,遵医嘱给予利尿脱水剂,减慢输液速度,静脉滴注 3%氯化钠纠正低钠血症、对症处理等。

3)感染。术后遵医嘱使用抗生素防治感染,做好各种引流管的护理,重视基础护理工作,预防肺部及泌尿道的感染。

3.健康教育

(1)避免诱因:非手术治疗者,注意在生活中避免可诱发急性尿潴留的因素,养成良好的生活习惯,如多饮水、勤排尿,保持大便通畅,戒烟酒,避免受凉等。

(2)活动指导:前列腺切除术后 3 个月内避免久坐、提重物,避免剧烈活动,如跑步、骑自行车、骑跨运动、性生活等,防止前列腺窝继发性出血。

(3)康复指导:术后前列腺窝的修复需要 3～6 个月,因此术后仍可能会有排尿异常的现象,如有尿失禁现象,应指导督促患者进行肛提肌锻炼,方法是吸气时缩肛,呼气时放松肛门括约肌,以尽快恢复尿道括约肌的功能。

(4)定期复查:定期复查 B 超、尿流率等。

(九)护理评价

通过治疗与护理,患者是否:①恢复正常排尿,排尿通畅;②焦虑或恐惧减轻,情绪稳定;③能够说出有关防治前列腺增生症的措施;④未发生并发症,防治措施恰当、及时,术后恢复顺利。

二、肾积水

尿液从肾脏排出受阻,使肾内压力增高、肾盏肾盂扩张、肾实质萎缩,造成尿液积聚在肾内,称为肾积水。成人肾积水超过1000mL,小儿超过24小时尿量,称为巨大肾积水。

(一)病因与发病机制

肾积水主要由先天性因素与后天性因素导致,泌尿系统外与下尿路病因也可造成肾积水。

先天性因素包括:输尿管狭窄、扭曲、粘连、束带,儿童与婴儿几乎占2/3;输尿管高位开口;节段性的无功能;异位血管压迫;先天性输尿管异位、囊肿、双输尿管等。

后天性因素包括:炎症后或缺血性瘢痕导致局部固定;膀胱输尿管回流造成输尿管扭曲,加上输尿管周围纤维化,最终形成肾盂输尿管交界处或输尿管的梗阻;肾盂与输尿管的肿瘤、息肉等新生物,可为原发性或转移性;异位肾脏(游走肾);结石和外伤及外伤后的瘢痕狭窄等。

正常情况下,肾盂内压约为$10cmH_2O$,当尿路梗阻时,肾盂内压可增至$50\sim70cmH_2O$,肾小球的滤过压降低直至停止,肾小管丧失原有的分泌及再吸收功能,尤其是肾小球的输出动脉受压后,肾组织发生营养障碍,肾乳头退化萎缩,最后萎缩成纤维组织囊状。

(二)护理评估

1.健康史

了解患者有无结石、炎症、结核、肿瘤等可能引起梗阻的原因;了解既往身体情况,尤其了解患者在幼儿时期有无腰背部肿块、排尿突然增多的现象。

2.身体状况

肾积水患者可因梗阻的原因、部位及发展快慢而出现不同的表现。先天性病变者可长期无症状,腹部肿块是患者就诊的最初原因。因结石、炎症、结核、肿瘤所引起的肾积水,多以原发病的症状和体征为主要表现,很少出现肾积水的征象。

间歇性肾积水患者多由输尿管梗阻引起,患侧腰腹部疼痛、尿量减少,发作间歇期可排出大量尿液。

并发感染或肾积脓时,可出现全身中毒症状。双侧肾或孤立肾患者完全梗阻时可表现为无尿甚至肾功能衰竭。

3.辅助检查

(1)实验室检查:尿常规和尿培养可判断有无感染和确定致病菌的类型。血常规和生化检查能了解肾功能,有无感染及其他并发症。

(2)影像学检查:①B超检查是判断和鉴别肾积水或肿块的首选方法;②X线检查可通过造影可了解肾积水的程度和两侧肾功能的情况;③CT、MRI检查可明确和区分增大的肾是积水还是肾实质肿块,也可发现压迫泌尿系统器官的病变;④肾图:对肾积水也有意义。

4.心理—社会状况

病程长,反复出现并发症或需要手术治疗时可见患者焦虑、恐惧甚至悲观、厌世等。

5.治疗原则

去除病因,保留患侧肾是最理想的处理方法。如有结石可行碎石或取石术,肾盂输尿管连接部狭窄可做肾盂成形术。病情危重时可先做肾引流术,严重肾积水、肾功能丧失或肾积脓时若对侧肾功能良好,可切除患侧肾。

(三)护理诊断

1.疼痛

与尿路梗阻有关。

2.潜在并发症

肾脓肿、肾衰竭。

(四)护理目标

(1)排尿通畅,疼痛解除。

(2)无感染,肾功能良好,无其他并发症。

(五)护理措施

1.缓解疼痛

注意患者疼痛的部位、程度、诱因等;出现疼痛时遵医嘱给予解痉止痛。

2.并发症的观察、预防和护理

(1)观察和预防感染:①注意患者的排尿情况、腹部肿块大小和体温变化;②保持各引流管通畅;③遵医嘱用药。

(2)观察和预防肾衰竭:①严格限制入水量,记录 24 小时液体出入量;②及时处理肾衰竭;③予以低盐、低蛋白质、高热量饮食。

(六)护理评价

(1)疼痛是否解除,排尿是否通畅。

(2)肾衰竭等并发症未发生或得到及时控制。

(七)健康教育

发现腰部肿块、排尿异常应仔细检查,积极治疗。

三、急性尿潴留

尿潴留是指尿液潴留在膀胱内不能排出,急性尿潴留是一种常见急症,需及时处理。

(一)病因与分类

急性尿潴留的病因分为机械性梗阻和动力性梗阻两类。

1.机械性梗阻

任何导致膀胱颈部及尿路梗阻的病变,如前列腺增生、尿道损伤、尿道狭窄、膀胱尿道结石、异物和肿瘤等均可引起急性尿潴留。

2.动力性梗阻

膀胱、尿道并无器质性病变,尿潴留是排尿功能障碍所致,如中枢或周围神经系统病变、脊髓麻醉和肛管手术后、应用松弛平滑肌的药物(如阿托品等),也可见于高热、昏迷、低血钾或不习惯卧床排尿者。

(二)护理评估

1.健康史

了解患者有无产生梗阻的原因,有无手术麻醉、低血钾、应用松弛平滑肌的药物,有无神经性排尿功能障碍等。

2.身体状况

发病突然,膀胱胀满但排不出尿,患者十分痛苦;耻骨上可触及膨胀的膀胱,用手按压有尿意。

3.心理—社会状况

患者常突然发病且症状明显,因担心预后、手术等,产生恐惧、焦虑等。

4.辅助检查

针对引起尿潴留病因的不同,进行相应的辅助治疗。

5.治疗原则

解除病因,恢复排尿。病因不明或一时难以解除者,需先做尿液引流。

(1)非手术治疗。

1)病因治疗。某些病因(如尿道口狭窄、尿道结石、药物、低血钾引起的尿潴留等)经对症处理后可很快解除,恢复排尿。

2)诱导、药物或导尿。对术后动力性尿潴留可采用诱导排尿的方法、针灸、穴位注射新斯的明或在病情允许时改变排尿姿势。若仍不能排尿,可在严格无菌操作下予以导尿。

(2)手术治疗:不能插入导尿管者,可采用耻骨上膀胱穿刺抽出尿液。对需要长期引流者应行耻骨上膀胱造瘘术。

(三)常见护理诊断

1.尿潴留

与尿路梗阻有关。

2.潜在并发症

膀胱出血、感染等。

(四)护理目标

(1)维持尿路通畅。

(2)并发症未发生或得到及时处理。

(五)护理措施

1.解除尿潴留

(1)解除原因:协助医师辨明尿潴留的原因,并解除病因。

(2)促进排尿:对于尿潴留患者给予诱导排尿,必要时在严格无菌操作下导尿,并做好导尿管和尿道口的护理。对耻骨上膀胱造瘘者,做好膀胱造瘘管的护理并保持通畅。

2.避免膀胱出血

注意一次放尿量不超过 1000mL,以免引起膀胱出血。

(六)护理评价

(1)排尿是否通畅。

(2)并发症未发生或得到及时处理。

(七)健康教育

介绍引起梗阻的原因,预防梗阻发生。

(刘菊新)

第四节 肾结核

肾结核在泌尿生殖系结核中占有重要地位。泌尿生殖系其他器官结核,大多继发于肾结核。因此,既要把泌尿生殖系结核作为全身结核病的一部分,也要把泌尿生殖系某一器官结核作为整个泌尿系统结核病的一部分。结核分枝杆菌侵入肾脏,首先在双肾毛细血管丛形成病灶,但不产生临床症状,多数病灶由于机体抵抗力增强而痊愈,此时称为病理性肾结核。

一、流行病学

结核病是一个重大的全球卫生问题。在发达国家,结核病通常发生于老年人和拥有高患病率国家的移民。人类免疫缺陷病毒(HIV)感染的患者结核的感染率为普通人的 100 倍,且结核是其最常见的机会性感染。在慢性肾脏病(CKD)患者中结核也很常见,尤其是当合并有解剖学异常或免疫抑制的情况时。有报道称,在一些流行地区,9%的血液透析患者、9%的肾移植接受者及 12%的肾病综合征儿童患有结核病。对于非 HIV 感染的活动性结核患者中,约 5%可发生泌尿生殖器结核。肾结核主要继发于有症状或无症状的基础的肺部病变。肾脏结核病的发生也可能是粟粒性肺结核(败血症型)并发症。

近年来,耐多药结核病(MDR-TB)和广泛耐药结核病(XDRTB)的发病率有所上升。这种现象给消灭结核病带来了困难。

二、病因

结核分枝杆菌为非孢子类严格需氧杆菌,它可在革兰染色中呈现弱阳性,并且能抗酸和抗乙醇脱色。分枝杆菌的脂质壳("血脂屏障")含有能够抗蛋白水解作用和吸收吞噬溶酶体作用的分枝菌酸。此外,分枝杆菌含有胞壁酸二肽,能够刺激 T 细胞反应,诱发特征性肉芽肿。其细胞壁糖脂类能够抑制巨噬细胞的功能。惰性脂质和表面蛋白的外周保护使得分枝杆菌能够生存于吞噬细胞内并且长期潜伏。

大多数结核包括生殖泌尿系结核是由结核分枝杆菌引起的,而其他非结核分枝杆菌(如鸟分枝杆菌、堪萨斯分枝杆菌、牛分枝杆菌、偶发分枝杆菌和斯氏分枝杆菌等)很少引起临床上的结核病。

三、发病机制

肺结核的临床及病理表现取决于病原体的毒性和宿主免疫反应的有效性。宿主反应可能导致感染完全被抑制或不同程度的疾病。应变差异也决定受感染者是否发展为原发性结核病、结核病再激活或保持慢性无症状感染。血清25羟维生素D水平较低可能会损害细胞免疫，并提高隐匿性结核病活化的风险。当1～5μM大小的感染液滴沉积在呼吸道、扁桃体窝或胃肠道，包含非特异的、无症状肉芽肿的病灶开始形成。结核分枝杆菌可从原发灶引流到区域淋巴结，引起扩散，导致原发综合征。原发综合征常无症状并且有自限性。

区域淋巴结的结核分枝杆菌可以通过胸导管进入血液，导致其扩散到机体各种地方，包括肾皮质。结核分枝杆菌引起的炎症反应可导致肉芽肿形成，这些肉芽肿可能修复形成瘢痕或多年保持休眠状态或破裂进入肾单位的近曲小管。在肾单位，结核分枝杆菌被困在亨利袢平面，并在此繁殖。肾髓质中相对较差的血流量、高渗性和高氨浓度可降低免疫反应，有助于髓质肉芽肿形成。这些含有巨噬细胞的肉芽肿（结核球），可能发生凝固性坏死，形成干酪样物质，并可偶尔破裂进入肾盂、肾盏。

肾髓质是临床肾结核的好发部位，通常累及单侧。当这种干酪病灶破裂进入集合系统，会形成空洞和溃疡，导致受累的肾乳头可能脱落、坏死。肾脏发生纤维化和瘢痕愈合时，导致肾脏狭窄和梗阻。由于核蛋白解体释放磷酸根离子及细胞膜损伤释放钙离子累积，细胞内出现钙化。这些病损可能含有活的分枝杆菌，这种营养不良性病变应考虑活动性疾病而不是一种愈合的表现。营养不良性结构损伤钙化可能导致无功能肾，也叫作"油灰肾"或"水泥肾"。结核病可能会蔓延到相邻的结构；输尿管炎较为常见，并可导致狭窄性和梗阻性尿路病。

生殖道的并发症也很常见。70%～80%的有泌尿道结核的男性伴有前列腺炎、附睾炎、精囊炎、睾丸炎或寒性脓肿。对于女性，生殖道并发症并不常见；但如果存在的话，通常表现为输卵管炎，常于诊断不孕症时确诊。肾移植也可以将结核病传播给受体。

四、临床表现

尿路结核可无症状或可表现为其他疾病。患者也可出现全身症状或与下尿路、腹部或生殖器有关的症状。大多数患者年龄在20～40岁，其中男性和女性比例为2：1。因为活动性泌尿生殖系结核常在原发感染后5～15年内出现，故在儿童中比较少见。结核病的危险因素包括密切与痰涂片阳性患者的个体接触、流浪者、免疫抑制、感染HIV或获得性免疫缺陷综合征（艾滋病）、糖尿病、慢性肾脏病、维生素D缺乏和其他消耗性疾病。

大致25%的患者没有临床或实验室异常的证据，而是在诊断其他疾病、手术过程中或在尸检的调查研究时发现结核。另外，25%有无症状者尿检异常，通常表现为持续性无症状的脓尿或血尿。对于持续性脓尿的患者，常规的尿培养细菌不增长，且尿液通常呈酸性，因此被称为无菌酸性脓尿。对于有症状的患者而言，超过75%的结核患者发生下尿路症状，如尿频、尿急、排尿困难、夜尿增多、脓尿和血尿。尿频是早期症状，常由膀胱炎症导致。而夜尿症则由尿浓缩机制的缺陷引起。

反复发作的无痛性肉眼血尿常提示泌尿系结核的可能。需要注意的是,肾小球疾病如IgA肾病也可出现该症状。泌尿系结核的肉眼血尿是由于溃疡病变出血、尿路上皮炎症或空腔附近的血管破裂而引起的。当泌尿系结核伴有结石、血块、乳头脱落或其他原因导致的急性梗阻时,可能出现绞痛。

在疾病晚期,会出现膀胱容量减少的相关症状如尿频、尿急,也可能伴有不完全排空、易感染和继发性膀胱输尿管反流(VUR)。在慢性输尿管梗阻中,肾肿大、肾周感染或肾紧缩都会导致腰部钝痛。严重的耻骨上疼痛、背痛及排尿困难提示急性结核性膀胱炎。由于纤维化和膀胱壁收缩是愈合过程的一部分,结核性膀胱炎患者在抗结核治疗后可出现尿频、尿急恶化,这并非治疗无效。脓尿发作也是肾结核的表现之一,它提示继发细菌感染或破溃的干酪病灶进入集合系统。适当抗结核治疗后仍存在持续性脓尿提示需要对泌尿系结核进行评估。高达50%的长期肾结核患者可出现轻度肾小管性蛋白尿(1g/24小时)。约15%的肾结核患者的蛋白尿>1g/24小时,一些患者可发展成由淀粉样变引起的肾病综合征。肾结核患者发生系膜增生性肾小球肾炎也有报道,但较为罕见。

贫血在非粟粒型结核的患者中低于20%,但在CKD患者的发生频率较高。少数患者有肾性尿崩症。肾小管性酸中毒也可能发生。继发于梗阻性尿路病的肾小管间质病变可引起低肾素醛固酮减少症。肾功能通常是正常的,但如果双肾被广泛破坏时可引起CKD持续进展。

一些有泌尿系结核的患者表现为肾小球过滤率降低、脓尿、镜下血尿和蛋白尿,但尿培养结核分枝杆菌多次为阴性。这些患者对抗结核化疗联合糖皮质激素的治疗很敏感。泌尿系结核患者的肾脏大小正常但表现出弥散性间质性肾炎,在75%的活检样本中含有带结核分枝杆菌的干酪性肉芽肿。高血压在肾结核中并不常见,但在炎性病灶附近的血管内膜增生可导致局部缺血和肾素释放。当患者有无功能肾时,肾切除可改善高血压。7%~18%泌尿系结核患者伴有肾结石,而20%~50%的患者中可有大肠杆菌继发感染。

男性泌尿系结核的生殖器受累较为常见。附睾炎可出现阴囊不适、出现包块或冷脓肿破溃,这些都会导致后阴囊窦不愈合。输精管的增厚可能造成"串珠"改变。前列腺结核可出现轻微的泌尿系症状和会阴部疼痛。患者的前列腺可能是硬的或宽松的。阴茎和尿道结核可出现狭窄、瘘管、溃疡或丘疹坏死性皮肤病变。血精、精液量减少和不孕等也是生殖系统受累的表现。结核分枝杆菌可对性伴侣直接传播。

女性中肾结核患者中只有5%有生殖器结核。在女性生殖器受累的主要表现是输卵管炎造成的不孕症。炎症也可能引起继发性闭经、阴道出血和盆腔疼痛。

不到20%的患者有全身症状,如发热、消瘦、盗汗、乏力和厌食,并提示在其他器官有活动性感染或泌尿系统的继发性细菌感染。在所有有症状的患者中,必须进行详细的检查,以确定肺、淋巴结或骨骼结核病。超过一半的病例中,胸X线摄片可显示是否有活动或治愈的结核病变。

五、病理学

泌尿系结核可能表现为粟粒性或溃疡性空洞状的病理过程。粟粒性结核病形式较为罕见,主要出现在免疫受抑制的个体中。肾脏的大体形态富有特征性,皮层布满黄白色针头大小的质硬结节,在显微镜显示为几个合并的肉芽肿,中央呈干酪样坏死。

在更为常见的溃疡性空洞样变中,肾脏最初外观正常或在肾表面出现黄色结节。在切面中,在肾锥体或髓腔中可以看到肉芽肿和溃疡。较大的空腔容器也可能充满干酪样物质,并与集合系统相通。其他检查结果包括肾盏漏斗区的多发溃疡、与肾盏扩张有关的肾积水、伴尿道溃疡或狭窄的肾积水和肾盂积脓和肾周脓肿。膀胱可出现溃疡、严重纤维化和挛缩。

在疾病早期,显微镜下可观察到吞噬细菌的中性粒细胞浸润。随后的组织学改变取决于病原体的毒性和细胞介导的免疫功能。通过有效的细胞介导反应,结核病灶可形成结核肉芽肿,它由上皮样细胞、朗格汉斯细胞包绕吞噬结核分枝杆菌的巨噬细胞组成。在有效性较差的免疫应答中,常可伴有干酪样坏死,其特点是无定形、由奶酪状嗜酸性物质取代正常的组织结构。干酪样坏死病灶常提示结核病灶是活动性的,随后干酪样坏死病灶可能钙化。营养不良性钙化提示活动性结核,而非愈合的一种表现。

肾脏也可因淀粉样变性或弥散性增生性肾小球肾炎导致扩大。在结核性间质性肾炎中,正常大小和尿培养阴性的肾脏间质也可伴有肉芽肿。

六、诊断

近期暴露于结核感染、老年人、免疫力低下个体和其他部位结核患者都是具有患泌尿系结核的高危因素。目前 50% 的泌尿系结核患者有无菌性白细胞尿,故有无菌性白细胞尿也应怀疑。结核菌素试验可用于证明是否结核菌感染或接种卡介苗后是否产生变态反应,但不一定为结核病。阳性反应仅提示事先接触抗原,而不表示活动性感染。在结核病流行国家,无免疫抑制状态下测试阴性有助于排除结核感染。CKD4 期或 CKD5 期的患者,尤其是在营养不良的状态下,可以表现为无反应性,出现假阴性结果。结核特异的酶联免疫斑点试验(ELISPOT)有助于快速确诊。

尿培养结核分枝杆菌是泌尿系结核的确诊实验。连续 3~5 天完全排空的晨尿样本在两个标准的固体分枝杆菌培养基[以鸡蛋为基础的改良罗氏(L-J)培养基和米氏 710 琼脂培养基]培养 6~12 周。这些透明的媒介使菌落在早期肉眼可见。药敏试验可用于选择最佳治疗药物,但其需要 6~12 周的时间。用抗酸染色尿抗酸杆菌直接的诊断是不可靠的,因为一种腐生生物——耻垢分枝杆菌,可能很容易被误认为是结核分枝杆菌。

结核病的快速诊断方法日渐增多。利用辐射培养基对抗酸杆菌进行分离,在 9 天内可获得阳性生长。可溶性抗原荧光抗体血清学试验和聚合酶链反应(PCR)可用于结核病的早期诊断。ELISPOT 检测可以作为体外诊断测试和测定 T 细胞特异的结核分枝杆菌抗原。测试结果不受结核菌素试验或低 CD4 细胞计数的影响。也使用全血,通过接触过结核分枝杆菌抗原的白细胞释放的干扰素测定来检测,其优势是可在 24 小时内获得结果。采用侧流测定尿中脂阿拉伯甘露聚糖(LAM)是一种简单、快速的测试,可用于晚期 HIV 感染且 CD 细胞计数少于 200 个细胞/μL 的结核病患者,该测试可在 30 分钟内取得结果。WTO 认可的一种基于卡盘的、快速、可靠的自动化测试可用于确定结核分枝杆菌基因组中的靶核酸序列。该检测可通过

PCR 识别结核分枝杆菌的特异性 DNA 序列和利福平抵抗性，其结果可在 2 小时内产生。超声引导针吸细胞学检查对于尿培养阳性的肉芽肿性病变患者可作为诊断工具。组织学诊断是通过干酪样坏死、上皮组织细胞松散的聚集体和朗汉斯巨细胞组成的病理三联征识别的。一旦做出泌尿生殖系结核的诊断，影像学检查评估疾病严重程度是必不可少的。中、晚期肾结核广泛的营养不良性钙化的可称为"积云钙化"。在 60%～70% 的患者中，胸部及脊柱 X 线摄片显示活动或治愈的结核病变。排泄性尿路造影异常可见于 70%～90% 的患者。肾盂顶端受累导致的痉挛、不完全充填、畸形、漏斗部狭窄、多发输尿管狭窄、肾积水，输尿管积水或不显影肾都可能存在。肾盂最初表现为扩张，最终可被消除，并导致畸形的外观表现：肾盂上提。不规则或多发狭窄导致串珠状或螺旋状的输尿管或肾盂积水外观。而后输尿管全程可增厚和变直，呈"腊肠状""串珠状"改变。膀胱可表现为不规则、发生纤维化及膀胱输尿管反流。顺行或逆行肾盂造影可确定输尿管狭窄的数量、长度和位置，并协助越过狭窄段输尿管行支架置入术。高分辨率超声可排除阻塞和进一步研究实质中的肉芽肿、小脓肿、增厚的膀胱黏膜和钙化。高分辨率超声最早发现是黏膜增厚和肾盏变形。

CT 是识别肾实质瘢痕、钙化和空洞性病变的最敏感的方法。皮质变薄是一种常见的 CT 表现，可能是局灶性的或广泛性的。在全身麻醉下膀胱镜检查有助于显示黏膜病变、高尔夫球洞输尿管口或膏状的干酪样物质病变。由于结核病传播的风险，在疾病的急性期应避免活检。

七、鉴别诊断

结核病的临床表现和许多疾病相似。慢性非特异性泌尿系感染可能与肾结核相混淆，由于 20% 的肾结核病例伴有继发的细菌感染，两者可能会进一步混淆。对普通抗生素治疗无效的尿路感染患者应怀疑是否存在泌尿系结核感染。在结核流行地区，导致反复无痛性血尿的疾病，如 IgA 肾病、血吸虫病及间质性膀胱炎可能被误诊为结核。对于间质性膀胱炎，类似于结核性膀胱炎的下尿路症状可能出现，但尿检不显示肉眼脓尿，且抗酸杆菌培养阴性。在放射学检查中，慢性肾盂肾炎、肾乳头坏死、髓质海绵肾、肾盏憩室、肾细胞癌、黄色肉芽肿肾盂肾炎和多个小的肾结石需要与泌尿系结核鉴别。在一些假结核性肾盂肾炎的报道中，在肾实质能发现类似结核病的干酪性肉芽肿，但在肾组织和尿培养没有检测到结核分枝杆菌和其他微生物。

八、治疗

泌尿生殖系结核通常可通过治疗控制。许多抗结核药物可在肾脏、输尿管、尿道和空洞病变时达到高浓度，所以与空洞型肺部病变相比，其结核菌量较少。针对结核分枝杆菌，有多种抗结核药物。

结核分枝杆菌存在三个亚群。第一组主要存在于空洞型病变的细胞外，对链霉素、异烟肼和利福平敏感。第二组存在于巨噬细胞内，复制较慢，对吡嗪酰胺、异烟肼和利福平较敏感。第三组生物存在于封闭的干酪样病变内，适于生存在中性环境中，复制较慢，对利福平的反应最敏感，通常推荐短疗程治疗。治疗开始时，每天清晨顿服利福平（600mg）、异烟肼（300mg）

和吡嗪酰胺(1500mg)。除非药敏培养显示其他结果,否则吡嗪酰胺应在2个月后停药,异烟肼和利福平则在停用吡嗪酰胺后持续使用4个月。如果患者病情较重,并有严重的膀胱刺激症状,可在治疗的前2个月增加1g/d剂量的链霉素。然而,如果患者年龄超过40岁,链霉素每天剂量应减少到0.75g,并定期监测耳毒性和前庭毒性。如果提示耐药性高,可在前2个月每天服用800～1200mg乙胺丁醇。对于不耐受吡嗪酰胺的患者、对标准方案反应不敏感的患者、有粟粒性或中枢神经系统疾病的患者或多部位受累的儿童,9个月至2年不等的长程抗结核治疗有一定疗效。

在治疗期间,纤维化愈合可能导致一侧或双侧输尿管梗阻、肾积水、实质损伤和肾衰竭。肾小管间质损害导致的肾小管功能改变可能会发生脱水或缺盐。肾上腺受累可能加剧盐缺失。在接受间断性利福平治疗的患者中,可能会出现由过敏性间质性肾炎引起急性少尿型肾损伤。

(一)外科治疗

泌尿系统结核外科治疗的作用是有限的。当输尿管狭窄发生时,在狭窄段适时采用支架可避免大型手术干预。重建手术包括肾盂成形术或输尿管吻合术去除输尿管梗阻,通过输尿管再植纠正输尿管反流,通过膀胱成形术增加膀胱容量。

消融手术可一同去除病变和含有休眠结核分枝杆菌的感染灶。对于单侧无功能肾切除尚有争议。因为18～24个月的长期抗结核治疗可杀灭结核性水泥肾中干酪和钙化物质中的结核分枝杆菌。仅在患者继发脓毒症、疼痛、出血、难以控制的高血压和持续尿培养阳性时才主张行肾切除术。结核性脓肿可在超声或CT引导穿刺抽脓,并可将抗结核药物直接注入空腔内。

(二)特殊情况下的治疗方案

1.妇女在妊娠和哺乳期间的治疗方案

在妊娠期间大多数抗结核药物可以安全地使用。然而,链霉素对于胎儿有耳毒性,因此必须避免使用。如果要行四药联合治疗,可用乙胺丁醇代替链霉素。在母乳喂养期间这些药物无使用禁忌,也不需要将婴儿和母亲隔离。婴儿应接种卡介苗疫苗和预防使用异烟肼。因为利福平与口服避孕药能相互作用,同时服用这些药物时,建议服用更高剂量的雌激素或使用其他避孕方法。

2.肝功能受损

如果患者为慢性肝病患者、肝炎病毒携带状态者、既往无急性肝炎或饮酒过度史,即使有肝功能紊乱,也可应用常规短期治疗方案。在慢性肝病中,异烟肼和两种非肝毒性药物(链霉素和乙胺丁醇)可使用8～12个月。如果使用利福平,则应密切监测肝功能。吡嗪酰胺是禁忌药。伴发急性肝炎的泌尿系结核患者,应在急性肝炎缓解之后行抗结核治疗。如果在及时治疗急性肝炎期间必须立即治疗结核,建议先使用链霉素及乙胺丁醇治疗3个月,此后再使用异烟肼和利福平6个月。

3.慢性肾脏病患者

异烟肼、利福平和吡嗪酰胺等药物经由胆汁途径消除,因此CKD患者可以按常规剂量治疗。异烟肼治疗的同时也应给予维生素B_6(50mg/d)以预防周围神经病变。因为链霉素和乙胺丁醇通过肾脏排泄,在肾衰竭的患者中,这些药物常需要进行剂量调整。为维持药物峰值在 $20\sim30\mu g/mL$ 的水平,GFR 是 $10\sim50mL/min$ 时,链霉素($15mg/kg$)给药为每 $24\sim72$ 小时 1 次;肾小球滤过率 $<10mL/min$ 时,每 $72\sim96$ 小时给药 1 次。服用链霉素的患者,如果有耳闷胀感或有耳鸣或年龄 >45 岁时,需早期检测听力敏度图以明确是否有耳毒性。乙胺丁醇的剂量给药为:肾小球滤过率 $10\sim50mL/min$ 时,每 $24\sim36$ 小时给药 1 次;肾小球滤过率 $<10mL/min$ 时,每 48 小时给药 1 次。每月及时至眼科,对视觉功能障碍症状(视觉领域、改变视力及蓝绿色的视觉)进行检查,可较早识别乙胺丁醇毒性,并具有潜在的可逆性。

4.肾移植患者

肾移植者可推荐一种改进的治疗方案,即服用调整剂量的异烟肼和乙胺丁醇 18 个月,联合前 9 个月的氧氟沙星($200mg$,每天 2 次)和前 3 个月的吡嗪酰胺($750mg$,每天 2 次)。当患者接受过钙调神经蛋白抑制剂(CNI)应避免使用利福平,因为酶诱导将使它更难维持足够的 CNI 血液水平。如果在接受非环孢素为基础免疫抑制治疗方案的患者中使用利福平,泼尼松维持剂量应加倍。

5.获得性免疫缺陷综合征

对于艾滋病患者,$9\sim12$ 个月疗程抗结核治疗是足够的。如果随访时培养仍为阳性,根据药敏试验结果可将治疗延长至 2 年。

九、护理

(一)术前护理

(1)按泌尿外科一般护理常规护理。

(2)完善术前各项检查,做好健康教育。

(3)术前常规准备。

(4)心理护理:由于肾结核诊治往往需多次就医,做多项检查、治疗且效果不明显,患者容易失去耐心和信心,产生消极、悲观情绪,一部分患者充满恐惧、自卑心理,担心会受歧视,应正确评估患者的心理状态,针对患者不同的心理反应,及时给予心理疏导与精神鼓励,使其树立治疗信心,并乐于接受健康教育。

(5)特殊用药指导:手术治疗的患者在手术前后均需配合药物治疗,术前至少应用抗结核药 $2\sim4$ 周。向患者讲解所用药物的名称、剂量、作用及用法,说明足量、早期、联合及正规给药的重要性。嘱患者在医师指导下用药,不擅自停药或加减剂量,防止病情扩散。告知患者抗结核药物的不良反应及用药的注意事项。

(6)加强呼吸道管理宣教:患者多伴有肺结核病史,嘱患者戒烟、酒。指导患者进行深呼吸及有效咳嗽训练,有效咳嗽可预防术后肺炎,肺不张等呼吸系统并发症。

(7)饮食指导:向患者讲解加强营养的重要性,应从食物选择、营养成分搭配、烹调方法等方面进行宣教。指导患者进高蛋白质、高热量、高维生素及高钙、低脂饮食,忌辛辣、刺激性食物,如厌食及体质较差者可给予半流质饮食。嘱患者注意饮食卫生,建立良好的饮食习惯,做到均衡营养膳食,提高身体素质及手术耐受力。

(二)术后护理

(1)按泌尿外科术后一般护理常规护理。

(2)病情观察:肾切除后应密切观察患者血压及尿量的变化,连续 3 天准确记录 24 小时尿量,且观察第 1 次排尿的时间、尿量及颜色。如手术后 6 小时仍没有排尿或 24 小时尿量较少,说明健肾功能可能有障碍或者因手术刺激,引起反应性肾功能不良,发现异常尽快通知医师处理。

(3)引流管的护理:引流管要妥善固定,引流袋位置不得高于引流管置管处,以防引流不畅或反流。保持引流管通畅,防止扭曲,翻身时避免滑脱。严密观察引流液的量、性质及颜色并及时记录。24 小时内引流液会逐渐减少,如肾窝引流管引流液每小时超过 100mL,提示可能出血,需及时报告医师处理;如 24 小时尿量不到 500mL 应警惕脱水或肾衰竭。

(4)密切观察有无憋气、呼吸困难,若出现呼吸异常,应及时通知医师行床旁 X 线检查,以鉴别有无气胸发生。

(5)饮食护理:术后禁食,胃肠功能恢复后开始给予流质、半流质饮食,逐渐过渡到普食。一般为高蛋白质、高热量及富含纤维素的食物。在术前饮食要求的基础上,增加促进伤口愈合的食物,即富含胶原、微量元素(铜、锌等)饮食,少进食易引起肠胀气的食物。

(6)活动指导:遵医嘱术后 6 小时给予半卧位,协助床上翻身。术后第 1 天可逐步下地活动,活动过程中注意安全。

(三)出院指导

(1)嘱患者 1 个月内勿剧烈运动、持重物等,防止继发出血。合理饮食,进食高热量、高蛋白质、富含纤维素、易消化的饮食,预防便秘。

(2)术后 1 个月来院复诊,如出现腹痛和伤口红、肿、热、痛等症状,应及时来院就诊。

(3)遵医嘱继续服用抗结核药 1～2 年。向患者反复强调规律用药的重要性,说明如不规律用药带来的危害,密切观察各种抗结核药的不良反应,并教会患者识别,一旦发现,及时停药就诊复查,禁用或慎用有肾毒性药物。

(刘菊新)

第五节　膀胱肿瘤

膀胱肿瘤是泌尿系肿瘤中最常见的疾病,发病年龄多在 40 岁以上,男性与女性发病率之比约为 4∶1。多数为移行上皮细胞癌,大部分膀胱癌患者确诊时处于分化良好或中等分化的非肌层浸润性膀胱癌,其中约 10% 的患者最终发展为肌层浸润性膀胱癌或转移性膀胱癌。

一、病因

(一)职业暴露

一些芳香胺类的化学物质经皮肤、呼吸道或消化道吸收后,自尿液排出。其代谢产物作用于尿路上皮而引起肿瘤,因尿液在膀胱内留置的时间最长,故膀胱发病率最高。这些致癌物质多见于染料工业、皮革业、油漆工、金属加工及有机化学等相关工作。

(二)吸烟

多年的研究发现吸烟与膀胱癌明显相关,吸烟者比不吸烟者发病率高2～4倍。据统计1/3以上的膀胱癌患者有吸烟史,香烟内含有许多致癌物质,包括芳香胺、联苯胺、2-萘胺等。

(三)其他

长期慢性感染、结石刺激、埃及血吸虫病等是膀胱癌的高危因素;应用非那西汀类镇痛药物与尿路上皮癌相关,有报道用药累积量高达2kg时有致癌危险。有报道,长期服用环磷酰胺其降解产物丙烯醛的累积可导致膀胱癌。子宫颈癌放射治疗后,患者发生膀胱移行细胞癌的危险性可增加2～4倍。此外,家族史也是膀胱癌的主要危险因素,有报道显示患者的直系亲属患膀胱癌的危险性约为无家族史者的2倍。

二、病理与分期

(一)膀胱解剖结构

正常膀胱壁分为三层,即上皮层、固有层和肌层。上皮层为膀胱黏膜表面被覆盖的3～7层尿路上皮,随着膀胱的充盈程度而厚度不同。上皮层最底部为一层基底细胞,其上为一层到多层的中间细胞,最表面的是大的扁平状细胞。上皮层下为固有层是较致密的结缔组织。膀胱壁肌层较厚,分为内纵、中环和外纵三层。

(二)病理类型

膀胱肿瘤在泌尿系统肿瘤中较为常见。根据其组织来源可分为上皮性肿瘤及非上皮性肿瘤两大类,其中上皮性肿瘤占大多数,尤以尿路上皮癌多见。

1.上皮组织发生的肿瘤

95%的膀胱肿瘤来自上皮组织,其中尿路上皮癌占90%。其次为鳞癌和腺癌,分别占3%～7%和2%。

2.非上皮性膀胱肿瘤

为来自间叶组织的肿瘤,占全部膀胱肿瘤的2%以下,包括血管瘤、淋巴管瘤、恶性淋巴瘤、平滑肌瘤或肉瘤、纤维瘤、纤维肉瘤、软骨瘤、组织细胞瘤、恶性畸胎瘤及皮样囊肿等。

(三)分期

膀胱肿瘤的病理分期是一个重要的预后指标,目前根据世界卫生组织(WHO)、美国癌症协会(AJCC)和国际抗癌协会(UICC)推荐使用的是TNM分期(T代表原发肿瘤,N代表淋巴结,M代表转移)。临床上习惯将T_{is}、T_a和T_1期肿瘤称为表浅性膀胱癌即非肌层浸润性膀胱癌,而T_2以上称为肌层浸润性膀胱癌。

膀胱肿瘤TNM分期见表9-1:

表 9-1 膀胱肿瘤 TNM 分期

分期	标准
原发肿瘤(T)	
T_X	原发肿瘤无法评估

分期	标准
T_0	无原发肿瘤证据
T_a	非浸润性乳头状癌
T_{is}	原位癌
T_1	肿瘤侵及上皮下结缔组织
T_2	肿瘤侵及肌层
T_{2a}	肿瘤侵及浅肌层
T_{2b}	肿瘤侵及深肌层
T_3	肿瘤侵及膀胱周围组织
T_{3a}	显微镜下发现肿瘤侵及膀胱周围组织
T_{3b}	肉眼可见肿瘤侵及膀胱周围组织(膀胱外肿块)
T_4	肿瘤侵及以下任一器官或组织,如前列腺、子宫、阴道、盆壁及腹壁
T_{4a}	肿瘤侵及前列腺、子宫或阴道
T_{4b}	肿瘤侵及盆壁或腹壁
区域淋巴结(N)	
N_X	区域淋巴结无法评估
N_0	无区域淋巴结转移
N_1	真盆骨区单个淋巴结转移(单个≤2cm)
N_2	真盆骨区多个淋巴结转移(单个直径在2~5cm的淋巴结或多个直径均<5cm的淋巴结)
N_3	髂总淋巴结转移(淋巴结直径>5cm)
远处转移(M)	
M_X	远处转移无法评估
M_0	无远处转移
M_1	远处转移

三、临床表现

(一)血尿

绝大多数膀胱癌患者首发症状是无痛性肉眼血尿。有>80%的患者可以出现,多为全程,间歇性发作,也可表现为初始血尿或终末血尿。血尿程度与肿瘤大小、数目、恶性程度可不完全一致,原位癌常表现为镜下血尿,非尿路上皮来源肿瘤的血尿情况一般不很明显。

(二)膀胱刺激症状

肿瘤坏死、溃疡、合并炎症以及形成感染时,患者可出现尿频、尿急、尿痛等膀胱刺激症状。长期不愈的"膀胱炎"应警惕膀胱癌的可能。

（三）其他

当肿瘤浸润肌层时,可出现疼痛;因肿瘤较大或肿瘤发生在膀胱颈部或血凝块形成时容易堵塞尿道形成尿潴留;膀胱肿瘤位于输尿管口附近时影响上尿路排空,可造成患侧肾积水。晚期膀胱癌患者有贫血、水肿、下腹部肿块等症状,盆腔淋巴结转移可引起腰骶部疼痛和下肢水肿。

四、诊断

（一）早期检测与症状

成年人特别是 40 岁以上成年人出现全程肉眼血尿应考虑膀胱癌,通过尿常规,尿脱落细胞学检查的筛查有助于诊断。

（二）体格检查

检查时能触及盆腔包块多半是局部进展性肿瘤的证据。体检还包括直肠、经阴道指诊等。

（三）影像学检查

（1）B 超在膀胱充盈的时候可清晰显示肿瘤的位置、数目、大小、形态及基底宽窄等情况。其检查迅速,患者无痛苦。但是当肿瘤直径＜0.5cm 时,超声难以发现。

（2）CT 检查能清晰地显示 1cm 以上的肿瘤,同时 CT 扫描还可以分辨出肌层、膀胱周围的浸润深度、范围及淋巴结的转移,用于膀胱癌的分期诊断。CT 对早期局限于膀胱壁累积的＜1cm 的肿块不易显示。

（3）MRI 诊断原则与 CT 相同,它对肿瘤的分期略优于 CT 和 B 超,准确率可达 85%,且对直径＜1cm 的肿瘤检出率＞70%,但不能区分膀胱壁各层的结构,且容易受出血的影响。

（4）临床怀疑膀胱肿瘤的患者,一般均应考虑行尿路 X 线摄片和静脉肾盂造影,它对早期膀胱肿瘤诊断的阳性率不高,但可以发现和排除上尿路异常情况,同时了解双侧肾脏的功能。

（5）荧光膀胱镜检查是向膀胱内注入光敏剂,产生的荧光物质能高选择地积累在膀胱癌组织中。目前认为荧光膀胱镜能发现较小的癌灶和原位癌,对减少肿瘤的遗漏有较大的临床意义。

（6）诊断性经尿道电切术已作为诊断膀胱癌的首选方法。在麻醉下直接行诊断性经尿道膀胱肿瘤切除既可以切除肿瘤,也可以对肿瘤标本进行组织学检查以明确病理诊断、肿瘤分级和分期,为进一步治疗以及判断预后提供依据。

五、治疗要点

膀胱肿瘤的治疗方法包括外科手术治疗、放疗、全身化疗、膀胱灌注化疗和介入治疗等,其中以外科手术治疗为主。

（一）非肌层浸润性膀胱肿瘤的治疗

1.经尿道膀胱肿瘤切除术（TUR-BT）

为首选术式。术后配合膀胱灌注化学治疗。膀胱肿瘤的确切病理分级、分期都需要根据首次经尿道膀胱肿瘤电切术后的病理结果确定。

2.经尿道激光手术

术前需进行肿瘤活检以便进行病理诊断。

3.光动力学治疗

肿瘤细胞摄取光敏剂后,在激光作用下,使肿瘤细胞变性坏死。

(二)肌层浸润性膀胱肿瘤的治疗

1.根治性膀胱切除术

适用于反复复发、多发或侵犯膀胱颈、三角区的膀胱肿瘤;对于复发的 TIG3 期膀胱肿瘤患者以及合并原位癌、卡介苗灌注失败的患者,也推荐早期行膀胱全切。

2.尿流改道术

常用的不可控尿流改道方式包括输尿管皮肤造口术、回肠膀胱术,其中回肠膀胱术目前仍是一种经典的可选择的术式。可控尿流改道方式包括经皮可控尿流改道术、利用肛门控尿术式及原位新膀胱术等,其中原位新膀胱术式能使患者主动控制排尿,有较好的生活质量,近年来受到重视。

(三)保留膀胱的综合治疗

对于不能行根治性膀胱切除术或不愿接受根治性膀胱切除术的肌层浸润性膀胱癌患者,在保留膀胱的同时辅助化学和放射治疗。术后需进行密切随访。

六、护理

(一)经尿道膀胱肿瘤电切术

1.术前护理

(1)按泌尿外科一般护理常规护理。

(2)心理护理:由于患者对疾病认识的程度不深,术前容易产生各种顾虑。同时,膀胱肿瘤容易复发,大多数患者经尿道电切术后需要长时间的进行膀胱灌注化学治疗。因此,术前应详细讲解疾病相关知识,告知治疗目的,以缓解患者的焦虑情绪。

(3)完善术前各项检查,做好健康教育。

2.术后护理

(1)按泌尿外科术后一般护理常规护理。

(2)病情观察:密切监测生命体征及意识变化。

(3)膀胱冲洗的护理:保持膀胱冲洗通畅,注意引流液的颜色变化,根据引流液颜色调节膀胱冲洗的速度。一般术后第 1 天停止膀胱冲洗。

(4)导尿管护理:妥善固定导尿管,防止脱落;保持引流管的通畅及会阴部清洁。

(5)膀胱灌注的护理:非肌层浸润性膀胱癌 TUR-BT 术后有很高的术后复发率,小部分患者甚至会进展为肌层浸润性膀胱癌。所有非肌层浸润性膀胱癌患者需进行术后辅助性膀胱灌注化学治疗,现改良为术后即刻膀胱灌注化学治疗。术后即刻膀胱灌注能够显著降低非肌层浸润性膀胱癌的复发率,其原理是术后即刻灌注能够杀灭术中播散的肿瘤细胞和创面残留的肿瘤细胞。为了预防肿瘤细胞复发,应在 TUR-BT 术后 24 小时内首次完成膀胱灌注化学治疗。

1)化疗药物防护。有条件的医院,在生物安全柜内配制化疗药物,可有效防止化疗药物的扩散和环境污染。没有特殊配制化疗药物室的医院,须在空气流通、人流少的环境内进行。配制化疗药物注意事项:①配制化疗药物之前,洗手,穿长袖的一次性防护服,佩戴一次性口罩、帽子、戴双层手套,先戴聚乙烯手套后加戴乳胶手套,戴护目镜;②室内保持通风,工作台应覆盖防护垫,防护垫一旦污染或操作完成,应及时更换;③为了防止粉末逸出,在打开安瓿前应轻弹其颈部,使附着在瓶口或瓶壁的粉末处于瓶底部,溶解药物的溶酶应慢慢地注入,并使其沿瓶壁流入药瓶底部,待到溶酶浸透药粉后再摇动药液。抽取药液后,在瓶内进行排气和排液后再拔除针头,不要让液体进入空气。配制中药物若溢出,应用纱布吸除液体;④化疗废弃物需要与其他废弃物分开,单独管理,必须使用有特殊标识的厚包装袋和防漏容器存储,使用中容器必须加盖封闭。护士处理化疗患者的分泌物时必须戴手套,以免沾染皮肤。灌注后的引流液倒入医院专用排污处;⑤医师进行膀胱灌注过程中,若有药液残留在患者的衣服、床单或尿垫时,应及时更换。

2)化疗药物灌注。嘱患者取舒适体位,将配制好的灌注液从导尿管缓慢注入膀胱内,再注入 10mL 左右的空气,以免药液残留在导尿管内,然后夹闭导尿管。灌注完毕后,嘱患者采取平卧位、左侧卧位、右侧卧位各 5~10 分钟,以利于药液与膀胱黏膜充分接触,使药效充分发挥,20~30 分钟打开夹闭的导尿管,排出灌注液。灌注期间,注意观察患者有无膀胱刺激症状,有无发热、腹痛、血压降低等不适,一旦患者出现药物过敏、强烈的刺激性憋尿感,并无法忍受时,应立即打开导尿管进行引流,并通知医师进行相应的处理。

(6)活动指导:术后 6 小时,协助患者取半卧位,指导患者床上活动,可进普食。一般情况下,术后第 1 天,患者可下床活动。

(7)并发症的观察。

1)出血。注意观察患者的膀胱冲洗引流液,是否持续为红色或鲜红色或者伴大量的血凝块,如有上述症状的发生及时通知医师并给予处理。

2)尿外渗或穿孔。观察患者有无出现明显的腹胀、腹痛、腹部异常饱满,一旦发生,应立即停止膀胱冲洗并通知医师。

3)TUR 综合征。注意观察患者的生命体征,有无胸痛、心动过缓、低血压、视物模糊、恶心、呕吐、意识淡漠、头痛等不适,以便及时发现 TUR 综合征的发生。

3.出院指导

(1)告知患者注意观察排尿情况,如出现血尿等异常,及时到门诊就诊。

(2)生活习惯与饮食指导嘱患者多饮水,每天饮水量要>1500mL;注意保持会阴部的清洁与干燥,勤换内衣裤;养成良好的排尿习惯,预防泌尿系感染;注意休息,适当运动;应多进食当季新鲜蔬菜水果以及含粗纤维多的食物,避免进食辛辣刺激性食物,保持大便通畅。

(3)出院时仍留置导尿管者,教会患者正确护理导尿管并将患者信息进行登记。出院后定期电话随访患者的排尿情况。

(4)根据术后的病理结果,遵医嘱定期到门诊行膀胱灌注化学治疗,告知患者膀胱灌注的有关事项。

1）膀胱灌注前需要排空膀胱。

2）膀胱灌注方法。插入导尿管后向膀胱注入药物,让患者采取不同姿势保留药物在膀胱内20～30分钟,然后任其自然排出。

3）灌注期间主要的不良反应是化学性膀胱炎,停止灌注后可自行改善。

4）常用药物。阿霉素、表柔比星、丝裂霉素、吡柔比星、羟喜树碱等。

5）疗程。建议每周1次,共4～8周;之后每月1次,共6～12个月。

(5)定期复查:每隔3个月复查膀胱镜。

(二)回肠膀胱术

1.术前护理

(1)按泌尿外科一般护理常规护理。

(2)心理护理:膀胱全切的患者由于正常生理结构及排尿方式的改变,多数患者不能勇敢面对,会产生焦虑、紧张、恐惧、不安、抑郁、消极、悲观等不良心理,尤其接近手术日期时患者的忧虑达到高峰,对施行手术非常不利。因此,术前应评估其紧张焦虑程度和原因,有无影响到饮食与睡眠,并针对性进行心理疏导,以解除其紧张焦虑的心理,使其以最佳状态接受手术,为保证手术顺利进行创造条件。另外,术前应进行详尽的健康教育,说明手术治疗的必要性和重要性,告知麻醉、手术过程以及手术后注意事项等,让患者完全了解手术的过程,了解造口护理的一般方法,接触造口用品,消除对造口护理的恐惧心理,有条件的可安排接受相同手术成功的患者与之认识,使其树立战胜疾病的信心。

(3)皮肤的准备:术前1天,患者沐浴。备皮范围上至双侧乳头,下至双侧大腿上外1/3处,包括会阴部,两侧至腋中线,并清洁脐部。

(4)肠道准备:术前3天,进食少渣半流质饮食;术前2天,进食流质饮食;术前1天,禁食,遵医嘱口服无渣营养液。患者于手术当天留置胃管。女性患者术前1天及术日晨需要行阴道冲洗。

(5)造口定位:根据患者实际情况,护士告知患者造口定位时的配合方式,以确定造口位置。帮助患者试佩戴造口装置。

1）理想造口位置应具备以下特点。①患者能自我看见,便于自己护理;②有足够平坦的位置粘贴造口袋;③不易渗漏;④不影响生活习惯及正常活动;⑤造口位于腹直肌内;⑥回肠造口应避开手术切口、陈旧的瘢痕、肚脐、皮肤皱褶、腰部、髂骨、腹直肌外、现有疝气的部位。术前1～2天,为患者进行造口定位。

2）定位方法。首先,嘱患者平躺,充分暴露患者腹部皮肤、找到体表标志(肚脐、左右髂前上棘、耻骨)、预计造口定位(右侧腹直肌内、髂前上棘连线中上1/3处,避开腰带和瘢痕)。其次,将造口底盘放于定好的造口处,嘱患者进行坐位、站位等动作,判断造口底盘位置是否影响患者活动(造口位置最好定在腹部脂肪最高点,这样便于患者今后自行更换)。然后,试佩戴造口袋,让患者尽快适应造口产品的佩戴。最后,标注造口标志(用记号笔在造口处做标记,用防水透明敷料保护),利于医师术中定位。

2.术后护理

(1)按泌尿外科术后一般护理常规护理。

（2）病情观察：监测生命体征的变化。

（3）管路护理：通常术后留置胃管、左右输尿管支架管、回肠膀胱引流管、伤口引流管。有序排放、妥善固定各种管路并标明名称及时间，将引流袋置于低于引流处，固定于床边，做好引流袋的标识。患者翻身、活动时，避免牵拉、打折，以免脱出和引流不畅。严格准确记录各引流管的引流量和引流液的颜色，并保持各个引流管的通畅。

1）双侧输尿管支架管护理。如果双侧输尿管支架管分别接引流袋，应妥善固定，防止脱出。观察引流液的性质和量，出现异常情况及时通知医师处理。当双侧输尿管支架管置于造口袋内，注意防止管路打折、盘曲，影响引流通畅，同时清理造口袋内的肠黏液，以防阻塞输尿管支架管出口的引流。

2）胃管护理。患者术后行持续胃肠减压，注意保持其通畅，同时向患者耐心讲解禁食禁饮的意义。定时用生理盐水冲洗胃管，防止牵拉打折。密切观察引流液的颜色、性质、量，并做好记录，如有异常及时通知医师。同时做好口腔护理。

（4）饮食护理：待胃肠功能恢复，遵医嘱停止胃肠减压，让患者少量饮水，每次饮水量不超过 50～100mL，每 2 小时饮水 1 次，然后逐步过渡到流质、半流质、普通饮食。

（5）活动指导：为患者讲解术后早期活动的意义，即防止肺部感染及深静脉血栓的发生。术后 6 小时可以取半卧位休息，双下肢做主动的屈伸活动。术后第 1 天，可以下床活动，以患者步行 50～100 米为宜，每次活动 30 分钟左右，每天 3 次左右。早上进行晨间护理时，协助患者下地活动（根据患者情况，先在床边坐起，无头晕等症状时，在病房活动 10m 左右）。晚间护理时，可再次协助患者进行活动。

（6）造口护理：造口护理是一个持续的过程，患者从手术到出院大概 1 周的时间，每天都需要密切观察造口周围的皮肤以及分泌物的情况，造口引流液的量、色、质情况以及造口的颜色、形态、血运情况，造口袋的周围有无渗尿等。耐心解答患者及家属的疑问。

1）造口观察。①造口的活力：肠造口的活力是根据颜色来判断的。正常造口的颜色为粉红色，表面平滑且湿润。如果造口颜色苍白，可能是由于患者的血红蛋白低引起的；造口黯红色或淡紫色可能是术后早期缺血的表现；若外观改变局限或完全变黑，表示肠管发生了缺血性坏死。造口水肿是术后的正常现象，一般会逐渐消退至正常。②造口的高度：回肠造口理想的高度为 1～2cm，高于皮肤的造口在粘贴造口用品时能较好地保护肠造口周围皮肤，防止排泄物对肠造口边缘皮肤的不良刺激。③造口的形状及大小：造口的形状可以为圆形、椭圆形或不规则形。④造口周围皮肤：正常的造口周围的皮肤是健康和完整的，与相邻的皮肤表面没有区别。⑤造口功能恢复的评估：泌尿造口术后即会有尿液流出，最初 2～3 天尿液呈淡红色，之后会恢复正常的淡黄色或黄色。造口同时会伴有黏液排出，这是由于肠道黏膜的杯状细胞分泌黏液所致。

2）造口袋的佩戴（两件式造口用品）步骤。①备齐所需物品（造口产品、剪刀、卡尺、温水、小毛巾）。②除去原有的底盘（撕离时要用另一只手按着皮肤，以免损伤皮肤）。③将小毛巾用温水浸湿，清洁造口及周围皮肤，然后擦干。④用造口卡尺测量造口的大小，一般开口要比造口本身大 2mm。⑤用剪刀将造口底盘中心孔剪至合适大小。⑥撕去造口底盘背面的纸，贴在造口的位置上，轻按底盘使其紧贴于皮肤之上。⑦关闭造口袋的活塞，将造口袋与造口底盘扣好。

3）造口常见问题的处理。①若造口底盘渗漏，及时更换造口底盘及床单位，保持床单位的整洁及干爽。同时，观察伤口敷料是否干燥，若被渗漏液浸湿，及时更换。②造口黏膜如果有破损、出血，可使用护肤粉处理，并通知医师。③及时清理造口袋内的黏液，保持引流通畅，便于观察。④观察造口周围皮肤情况，如有皮疹或过敏现象时，可更换造口产品，给予护肤粉、保护膜进行处理。

4）造口护理知识的健康宣教：术后第 1 天，若患者已经佩戴造口袋，需要让患者及家属对造口及造口袋有直观的认识，耐心讲解回肠造口正常的颜色和周围皮肤情况等知识；若患者术后返回时，未佩戴造口袋，仍需要为患者及家属耐心讲解造口方面的知识。术后第 3 天，为患者及家属深入讲解如何更换造口袋、清理分泌物及观察造口状况、周围皮肤情况的知识。如发现造口黏膜色泽黯红，说明血运不佳，应及时通知医师。术后第 4 天，为造口患者更换造口袋并耐心讲解更换流程，指导家属如何清理分泌物和更换造口袋。同时，指导患者及家属注意观察造口周围皮肤有无出现不同程度的潮红、破损、红疹，必要时给予相应的处理。术后第 5 天，为患者清理造口周围的分泌物，并再次指导患者如何清理分泌物和更换造口袋。患者出院前至少指导家属或患者本人自行更换一次造口袋，要求其基本掌握造口袋的佩戴方法。

（7）心理护理。

1）术后心理反应及干预。①防御性退缩阶段：退缩是对出现的危机采取的回避态度。虽然术前已经有了一定的心理准备，但患者在最初面对造口时，对于自己身体上所出现的外翻红色黏膜往往仍会产生一种厌恶、抵触情绪，并试图躲避现实，自暴自弃。不少患者认为要检查及注视自己的造口是一件惊恐的事，常常表现出对治疗及护理不理不睬，对造口极度排斥。大部分患者可能会拒绝承担处理造口的责任而变得依赖，自己能动手却让护士或家属去做，不听别人的劝说。如果鼓励患者自己护理，便认为是被嫌弃，感情上表现出极度脆弱和敏感，同时也会有哭泣、言辞激烈等反应。有些患者在接受自己前，会长期地否认和不肯接受现实。这个时期是患者术后最艰难，也是最需要帮助的时期，对以后的康复和自我护理非常关键。护士应采取积极的态度，帮助患者克服消极情绪。可采取强化的办法，如鼓励患者多看造口，告诉其困难只是暂时的，所有人都会给他提供帮助，重新唤起患者的自信和自尊。另外，要及时评价患者的心理状态，采取鼓励的方法，与之进行沟通，同时试图创造宣泄的机会，鼓励患者把内心的痛苦、疑虑讲出来。通过对有关知识的宣教进行积极干预，让患者正视现实，当患者逐渐熟悉自我护理方法时，防御性退缩会被积极应对的态度所代替。②认知阶段：当患者逐步接受现实，开始对护理造口感兴趣、有参与的愿望、主动寻求医务人员帮助时，说明已到了认知阶段。此阶段患者心理状况趋于稳定、理智，能主动谈论自己的造口，并主动配合护理。此时是护理人员进行干预的最好时机，也是患者接受最快的时期。护理人员要详细向患者讲解造口护理知识，给予示范和协助，根据患者自理程度最大限度发挥其主动性，使患者在自我护理中恢复自信。在其遇到困难（如造口泄漏、个人处理不当）时，不能表现出鄙视和回避，要积极地协助解决，避免人为的打击。另外，要鼓励家属逐步介入，做好家属工作，使其给予患者必要的宽容、忍耐和关心，不让患者有负疚感，使患者在亲情和关爱中重拾自信。③适应阶段：当患者能成功护理造口时，便已逐步进入适应阶段。患者能熟练护理造口，并能不断摸索适合自己的一些护理方法。如饮食、运动、娱乐能自行安排,并已能形成自己的规律,能主动帮助其他造口患者。此时,造口对患者生活质量的影响已达到最小程度。患者可以参与社会活动,互相交流经验,寻求更高的生活质量。

2)家庭及社会支持:由于造口的存在,患者会产生很大的心理压力,在自我护理的过程中,患者会面对许多困难,仅有医务人员的关心指导尚不够,家属、亲友的支持、鼓励、关心至关重要。患者一部分压力来自于担心被亲友冷落、被社会遗弃,所以,家庭及社会的支持系统对患者的术后心理康复至关重要。医护人员不应忽视患者家庭及社会支持系统的作用,应向患者积极了解支持系统的成员,适时做好宣教工作,使患者家属共同参与康复计划的实施,学会对患者提供支持。有的患者家属为了表示对患者无微不至的照顾,不让患者做任何事情,实际上反而会增加患者依赖性,使其丧失自信心,认为自己无用,成了家庭的拖累。应培养患者自理能力,使患者在自我护理过程中,体会到个人生存的价值,在心理上达到相应的平衡状态。造口患者在心理和日常生活方面的困惑与问题,更需要来自与自己有相似经历、已在各方面调整较好的患者的现身说法,并得到他们的理解、支持、帮助,他们的帮助对造口患者重建自信、努力克服康复中的一些困难,是十分有益的。

3.出院指导

(1)饮食及活动指导:鼓励患者多进食高营养、多粗纤维、易消化的饮食,多吃水果和蔬菜,禁烟,保持大便通畅;多饮水,每天>2000mL;注意休息,适当运动,避免重体力劳动。嘱患者对康复建立信心,保持精神愉快,生活有规律,减少不良刺激。

(2)日常生活指导:伤口愈合后,造口者就能沐浴,避免盆浴,沐浴时用防水膜覆盖造口袋,也可在要更换造口袋时,除去造口袋洗澡,最好使用中性沐浴液,洗净后擦干,尤其是造口周围的皮肤,然后换上新造口袋。术后半年逐步恢复正常生活和工作。旅行时随身行李中带足造口用品,不要托运,造口用品应提前裁剪好,以便随时更换。

(3)养成随身携带一瓶矿泉水的习惯,既可以清理造口,也可以饮用。夜间必须接床旁引流袋。

(4)建立造口患者登记本,登记患者病情诊断、手术名称、手术时间、出入院时间、出院时带管情况、随访资料、随访结果和患者特殊情况等。在患者出院后第2周及1个月时,让其反馈更换造口袋有无困难、造口周围皮肤情况,及时给予造口知识的相关指导,持续到患者完全回归社会。了解患者及家属对造口护理知识的掌握情况以及造口产品的购买方式,并进行登记。推荐患者参加社会组织的造口患者交流会,介绍医院造口门诊相关情况,便于患者术后复诊。

(5)叮嘱患者注意双侧输尿管支架管的护理:一般情况下,如病情允许,患者需术后1个月或遵医嘱到门诊拔除双侧输尿管支架管,若是1个月之内脱落则需立即到门诊、急诊根据医嘱重新置管。

(6)如有不适门诊随诊,定期复查。

(三)原位新膀胱术

1.术前护理

(1)按泌尿外科一般护理常规护理。

(2)心理护理:原位新膀胱术对患者术后的生活影响很大,术前需向患者说明手术的重要性、手术方式以及术后会发生的变化,以减少患者的焦虑情绪,使其增强信心,从而提高其依从性。

(3)皮肤准备:同回肠膀胱术。

(4)肠道准备:同回肠膀胱术。

2.术后护理

(1)按泌尿外科术后一般护理常规护理。

(2)病情观察:严密监测生命体征,注意保持伤口敷料清洁干燥,如伤口有渗液及时通知医师更换。

(3)引流管的护理:同回肠膀胱术。

(4)胃管护理:同回肠膀胱术。

(5)冲洗原位新膀胱的护理:由于新膀胱分泌大量肠黏液致使尿液黏稠,可使尿液引流不畅,甚至引起堵塞,导致漏尿以及新膀胱破裂的发生。因此,要遵医嘱指导患者早期定时冲洗膀胱。每次冲洗时压力不可过大,冲洗量也不能过多,以防止吻合口裂开。冲洗时通过三腔导尿管或新膀胱造瘘管向新膀胱内灌注(或滴注)生理盐水,每天 2～4 次(每隔 6～12 小时),每次60～120mL。如果尿量较少或者可疑有黏液栓时,可增加冲洗频率。

1)具体方法。①清洗双手或者戴一次性手套;②应用 50mL 注射器,抽取 40～60mL 生理盐水。也可以将注射器与导尿管主通道头端直接连接,向新膀胱内注入 60～120mL 生理盐水,进行较快速的冲洗,然后用注射器抽出,有助于去除黏液栓。

2)注意事项。①用注射器从导尿管内抽出液体时,注意观察抽出液的性质和量。重复数次冲洗与抽吸,直到抽不出来黏液;②患者每天液体入量(饮水)要超过 2000mL,冲洗时或冲洗结束后可能会有出血,临床意义不大,护士应注意观察。

(6)饮食护理:同回肠膀胱术。

(7)活动指导:同回肠膀胱术。

(8)新膀胱功能训练。

1)定时排尿。拔除导尿管后,因新膀胱没有原来膀胱的感觉功能,需要养成定时排尿的习惯。值得注意的是,长时间不排尿是原位新膀胱术后严重并发症产生的原因。患者需要记录排尿日记,根据排尿日记的情况,确定定期排尿的间隔。早期白天 2 小时排尿 1 次,若血气分析结果显示机体代偿功能良好,可逐渐延长排尿间隔,例如每次延长 1 小时,由 2 小时逐渐延长至3～4 小时,但通常白天不超过 3 小时,夜间最长不超过 4 小时。夜间排尿,需要设定闹钟提醒。患者必须锻炼延长排尿间隔,从而使膀胱容积逐渐增加到 400～500mL 的理想容量,即使出现尿失禁也应该坚持。若出现代谢问题,需要缩短排尿时间,以减少新膀胱对尿中毒素的吸收并降低感染的风险。

2)排尿姿势。患者自行排尿的早期可以采取增加腹压的方法(如蹲位或坐位或用手按压下腹部)来排尿,如果排尿通畅,可以试行站立排尿。告知患者排尿时一定要先放松盆底肌,然后稍微增加腹压,可以通过手压下腹和向前弯腰协助排尿。无论哪种排尿方式,一定要排空膀胱。因此,需要定期监测残余尿量。

3.出院指导

（1）饮食及活动指导：鼓励患者多进食高营养、多粗纤维、易消化的饮食，多吃水果和蔬菜；多饮水，每天＞2000mL，由于新膀胱会引起盐丢失综合征，程度较重时会引起低血容量、脱水和体重下降，因此术后要有足够的液体入量（包括饮水、饮料、汤等流质饮食），同时还要增加盐的摄取。建议经常监测体重，注意休息，适当运动，避免重体力劳动。

（2）指导患者每天坚持进行盆底肌的训练，直到获得较为满意的控尿能力。

（3）双侧输尿管内支架管的护理：根据患者的情况鼓励其多饮水，注意排尿间隔和尿量，多变换体位，防止新膀胱分泌的黏液阻塞输尿管支架管出口以及输尿管支架管与输尿管内壁粘连。避免剧烈运动，不要做四肢及腰部同时伸展的活动，以免引起支架管移位和滑脱。多吃水果，预防便秘、咳嗽等增加腹压的因素，避免因腹压升高而导致尿液反流。

（4）定期复查：早期发现不良反应，是保证膀胱功能和避免严重并发症的关键。

1）静脉血气分析。新膀胱患者术后有出现代谢性酸中毒的风险，出现酸中毒时，可表现为嗜睡、疲劳、恶心、呕吐、厌食和腹部烧灼感等症状。通过静脉血气分析监测碱剩余，可以了解酸中毒情况。

2）超声检查。监测残余尿量、肾脏形态。

3）膀胱尿道造影、逆行造影。了解新膀胱形态、容量，有无尿道狭窄，有无尿液反流。

4）静脉尿路造影。了解有无肾积水。

5）尿动力学检查。了解新膀胱压力、容量、顺应性。

6）膀胱尿道镜。了解有无尿道肿瘤复发。

（5）建立新膀胱患者登记本，登记患者病情诊断、手术名称、手术时间、出入院时间、出院时带管情况、随访资料、随访结果和患者特殊情况等。在患者出院后第2周及1个月时应回访了解患者的管路情况，有无定时冲洗膀胱，排尿情况如何，有无不适主诉等。在病情允许的情况下，告知患者术后大约1个月或遵医嘱到门诊拔除导尿管及输尿管支架管，最后再拔除新膀胱造瘘管。

（6）不适随诊：如果出现尿线细、排尿困难、下腹膨隆、腰痛、发热等症状要及时就诊。

（刘菊新）

第六节　前列腺癌

前列腺癌是男性生殖系统中重要的一个肿瘤。其发病率有明显的地区差异，加勒比海及斯堪的纳维亚地区最高，中国、日本等国家最低。以往我国发病率较低，但随着我国人民平均寿命的增长和医疗保健措施的改善，生活和环境的变迁以及影像检诊的广泛应用，对手术标本病理检查的重视，前列腺癌的发病率有明显的增长。

一、病因

（一）遗传因素
家族史是前列腺癌的高危因素，一级亲属患有前列腺癌的男性的发病危险是普通人的2

倍,当患病亲属人数增加或患病年龄降低时,本人发病危险增加。同卵双生子的前列腺癌发病率明显高于异卵双生子。

(二)饮食与环境因素

重要的危险因素包括富含动物脂肪、肉类、奶类饮食、与机体内维生素 E、维生素 D、胡萝卜素、硒等水平的低下、过多摄入腌制品、吸烟等有关。

(三)激素水平

雄激素在前列腺癌的发育和进展过程中起关键作用。

(四)泌尿系感染

与细菌、病毒以及衣原体感染有关。

二、病理与分期

根据 WHO 的组织学分类,前列腺原发性恶性肿瘤可分为:上皮性肿瘤、神经内分泌肿瘤、前列腺间质肿瘤、间叶性肿瘤、血管淋巴系肿瘤和其他类型。超过 95% 的前列腺恶性肿瘤是来源于腺泡和近端导管上皮的腺癌。

前列腺原发性恶性肿瘤中非常见类型有:上皮来源的导管腺癌、尿路上皮癌、鳞状细胞癌、神经内分泌分化的腺癌、小细胞癌、间叶组织来源的平滑肌肉瘤和横纹肌肉瘤及淋巴瘤。

(一)病理分级

前列腺癌病理分级方面,推荐使用 Gleason 评分系统,其分级方法是根据腺体分化的程度以及肿瘤在间质中的生长方式作为分级标准,以此来评价肿瘤的恶性程度。它分为主要分级区和次要分级区,每区的 Gleason 分值为 1~5,Gleason 评分就是把主要分级区和次要分级区的 Gleason 分值相加,形成癌组织分级常数。

(二)TNM 分期

前列腺癌分期可以指导选择疗法和评价预后。推荐 AJCC 的 TNM 分期系统见表 9-2。

表 9-2 前列腺癌 TNM 分期

分期	标准
原发肿瘤(T)	
T_X	原发肿瘤无法评估
T_0	无原发肿瘤证据
T_1	不能被扪及和影像发现的临床隐匿肿瘤
T_{1a}	偶发肿瘤体积<所切除组织体积的 5%
T_{1b}	偶发肿瘤体积>所切除组织体积的 5%
T_{1c}	穿刺活检发现的肿瘤
T_2	局限于前列腺内胆肿瘤
T_{2a}	肿瘤限于单叶的 1/2($\leq 1/2$)

分期	标准
T_{2b}	肿瘤超过单叶的1/2但限于该单叶(1/2)
T_{2c}	肿瘤侵犯两叶
T_3	肿瘤突破前列腺包膜
T_{3a}	肿瘤侵犯包膜外(单侧或双侧)
T_{3b}	肿瘤侵犯精囊
T_4	肿瘤固定或侵犯精囊外的其他邻近组织结构,如膀胱颈、直肠、尿道外括约肌、肛提肌或(和)盆壁
区域淋巴结(N)	
N_X	区域淋巴结无法评估
N_0	无区域淋巴结转移
N_1	区域淋巴结转移
远处转移(M)	
M_X	远处转移无法评估
M_0	无远处转移
M_{1a}	有区域淋巴结以外的淋巴结远处转移
M_{1b}	骨转移
M_{1c}	其他器官组织转移

三、临床表现

早期前列腺癌多无症状,出现相应症状多为转移病变或局部晚期引起。

(一)排尿障碍

肿瘤侵犯或阻塞尿道、膀胱颈时,会出现尿路梗阻或刺激症状。一般呈渐进性或短时期内迅速加重,表现为尿频、排尿费力、尿线变细、夜尿增多、充盈性尿失禁,甚至反复尿潴留。

(二)出血

前列腺癌患者的血尿发生率虽然仅有15%,但有时可引起严重的血尿。多数是因为肿瘤侵犯了尿道和膀胱颈引起,出现血精可能是肿瘤侵犯至输精管或精囊所致。

(三)疼痛

前列腺癌引起疼痛较少,癌灶突破包膜侵犯盆腔神经丛的分支时,可出现会阴部疼痛,前列腺癌转移至中轴骨和四肢骨骼会导致骨痛。

四、诊断

(一)病史

大多数前列腺癌患者早期无任何症状,当接受直肠指检或前列腺特异性抗原(PSA)检查时才被发现。了解前列腺癌患者的家庭史非常重要,对于前列腺癌家族史阳性的男性人群,应该从 40 岁开始定期检查、随访。

(二)直肠指检

大多数前列腺癌起源于前列腺的外周带,直肠指检对前列腺癌的早期诊断和分期都有重要价值。典型前列腺癌直肠指检征象是前列腺坚硬如石头、边界不清、不规则结节、无压痛、活动度差,但是差异大,浸润广、高度恶性的癌灶可能相对软。但是直肠指检对于直径<0.5cm 的癌灶难以触及且主观性强,对比差。所以现在不推荐直肠指检作为前列腺癌的唯一筛查方法。

(三)前列腺特异性抗原检查

血清 PSA 检查是目前诊断前列腺癌、评估各种治疗效果预后的一个重要且可靠的肿瘤标志物。健康男性血清 PSA 值一般为 0～4ng/mL,就同一个正常个体而言,血清 PSA 水平是相当稳定的,年变化率在 0.5ng/mL 以下。

(四)经直肠超声检查

超声检查前列腺癌是影像学检查的首选方法。前列腺超声检查有经腹、经直肠、经尿道三种途径,其中以直肠超声检查最常用。

(五)前列腺穿刺活检

前列腺穿刺活检是检查前列腺癌最可靠的方法。建议在 B 超引导下行前列腺的穿刺。

(六)前列腺其他影像学检查

CT 对早期前列腺癌诊断的敏感性低于磁共振,其主要目的是协助临床医师进行肿瘤的临床分期。磁共振检查可以显示前列腺包膜的完整性、是否侵犯到前列腺周围的组织及器官,还可以显示盆腔淋巴结受侵犯的情况及骨转移的病灶。全身核素骨显像检查,可以比 X 线检查提前 3～6 个月发现骨转移,敏感性高但特异性较差。

五、治疗要点

根据血清 PSA、Gleason 评分和临床分期将前列腺癌分为低、中、高危三个等级,以便指导治疗和判断预后。

(一)观察、等待

1.观察

适用于不愿意或体弱不适合接受主动治疗的前列腺癌患者,通过密切观察、随诊,直到出现局部或系统症状(下尿路梗阻、疼痛等),才对其采取一些姑息性治疗(如下尿路梗阻的微创手术、内分泌治疗、放疗)来缓解转移病灶症状的保守治疗方法。

2.主动监测

对已明确但又不愿即刻进行主动治疗的前列腺癌患者,选择严密随访,积极监测疾病发展,在达到预先设定的疾病进展阈值时再给予治疗。

(二)前列腺癌根治性手术治疗

根治性前列腺切除术是治愈局限性前列腺癌最有效的方法。主要术式有传统的开放性经会阴、经耻骨后前列腺癌根治术及近年发展的腹腔镜前列腺癌根治术和机器人辅助前列腺癌根治术。

（三）前列腺癌的外放射治疗

外放射治疗可以应用于局限期和局部进展期的前列腺癌患者，也可用于术后辅助治疗。对于转移性前列腺癌的患者，可以延长生存时间，提高生活质量。与手术治疗相比，外放射治疗的不良反应如性功能障碍、尿路狭窄、尿失禁的发生率较低，但放射线有二次致癌的风险，可增加患直肠癌和膀胱癌的风险。

（四）前列腺癌近距离照射治疗

即放射性粒子的组织间种植治疗。它是通过三维治疗计划系统的准确定位，将放射性粒子植入到前列腺内，提高前列腺的局部剂量，而减少直肠和膀胱的放射剂量。

（五）试验性前列腺癌局部治疗

(1)前列腺癌冷冻治疗。

(2)前列腺癌高能聚焦超声治疗。

(3)组织内肿瘤射频消融。

（六）前列腺内分泌治疗

任何去除雄激素和抑制雄激素活性的治疗均可称为内分泌治疗。内分泌治疗途径如下。

1.去势

通过手术或药物去除产生睾酮的器官或抑制产生睾酮功能的器官。

2.阻断雄激素与受体结合

①应用药物与雄激素竞争，阻断雄激素与前列腺细胞上雄激素受体的结合。②应用药物抑制来源于肾上腺的雄激素和抑制睾酮转化为双氢睾酮。③应用药物抑制雄激素合成（如醋酸阿比特龙）。

（七）前列腺癌的化疗

转移性前列腺癌往往在内分泌治疗中位缓解时间 18 个月后逐渐对激素产生非依赖性，而发展为去势抵抗性前列腺癌（CRPC）。化疗是去势抵抗性前列腺癌的重要治疗手段，通过化疗可以延长 CRPC 患者的生存时间，控制疼痛，减轻乏力，提高生活质量。常用的化疗药物有紫杉类、米托蒽醌、环磷酰胺等。

六、护理

（一）腹腔镜根治性前列腺切除术

1.术前护理

(1)按泌尿外科一般护理常规护理。

(2)心理护理：患者因为担心手术的安全性，惧怕手术疼痛、出血或出现意外，顾虑疾病预后以及术后可能会出现性功能障碍、尿失禁等并发症影响日常生活质量，因此而产生恐惧、焦虑等情绪。我们要在护理工作中，做好心理疏导，鼓励患者向家人和医护人员说出自己的忧虑和对于疾病治疗效果的顾虑，耐心倾听患者的倾诉，给予理解、同情和安慰。做好耐心解释工作,指导减轻术后尿失禁的训练方法,讲解手术的大致过程,告知患者腹腔镜的优势,鼓励患者积极配合治疗,提高战胜疾病的信心。

(3)了解患者的排尿形态,对于留置膀胱造瘘管或保留导尿管的患者,术前应嘱患者每天饮水 2000mL 以上。

(4)肠道的准备:术前 3 天开始肠道准备。

(5)盆底肌训练:术前指导患者进行盆底肌锻炼,告知患者进行盆底肌训练的意义。

2.术后护理

(1)按泌尿外科术后一般护理常规护理。

(2)病情观察:严密监测生命体征的变化。

(3)管路的护理。

1)导尿管。手术后由于尿道重建,创面渗血,术后早期需要牵拉固定导尿管以压迫止血,注意观察固定部位的皮肤,预防发生皮肤损伤。保持导尿管通畅,妥善固定防止脱落,避免打折、弯曲受压。观察尿液颜色、性质和量的变化,并做好记录,如尿中出现粪渣有可能是术中损伤了直肠导致的,应立即通知医师并协助处理。术后导尿管保留时间较长,约 3 周,以利于尿道连续性的恢复,防止吻合口狭窄。注意会阴部及尿道口的清洁,预防泌尿系感染。

2)伤口引流管。注意保持引流管的通畅,并妥善固定,避免打折。观察引流液的颜色、性质和量的变化,并做好记录。若引流管在较短时间内流出大量鲜红色引流液,患者伴有腹胀、腹痛、腹膜刺激征等症状,则考虑有出血发生,应及时报告医师妥善处置。若引流管引流量大且引流液颜色清亮,则多提示尿瘘或淋巴瘘。同时要注意在无菌操作下,定时更换引流袋。

(4)饮食及活动指导:术后 6 小时可取半卧位并指导患者床上活动。术后 24～36 小时遵医嘱协助患者下床活动。待患者排气后鼓励患者多饮水,每天 2000mL 以上,之后从流食开始逐渐过渡到普食。

(5)疼痛的护理:评估患者疼痛的原因,给予排除,必要时遵医嘱给予解痉镇痛药。

(6)盆底肌锻炼:遵医嘱指导患者于术后 1～3 周开始进行盆底肌训练,持续 4～8 周,老年人可能需更长时间,叮嘱患者不可随意停止盆底肌训练,切记坚持训练才能有效果。及时反馈患者锻炼感受及效果。

(7)并发症的观察。

1)术后出血。监测生命体征,观察伤口引流液的颜色、性质和量的变化,并做好记录。如患者出现血压持续降低、面色苍白、脉搏细速等症状,可能有活动性出血,应立即通知医师给予处理。

2)尿瘘。早期发生多与膀胱尿道吻合欠佳或导尿管引流不畅有关,晚期多与吻合口感染、愈合不良有关。因此,保持各引流管通畅性及对引流液的观察,可早发现、早治疗。

3)直肠损伤。术前做好肠道准备,术后注意引流液及尿液的颜色和性质是否有异常,一旦发生直肠损伤多需要结肠造口,之后再行二期修补。

4)尿失禁。是前列腺癌术后的最常见并发症,将会影响患者的生活质量。尿失禁主要是因为尿道外括约肌的损伤或牵拉而出现的永久性尿失禁或暂时性尿失禁,临床上以暂时性尿失禁居多,一般术后1年内尿失禁可自愈。要注意观察患者的排尿情况,并正确指导患者进行盆底肌训练。一旦发生尿失禁,应告知患者注意个人卫生,保持会阴部及床单位的干燥。必要时可在阴茎部佩戴尿套或者使用成人纸尿裤,也可在夜间使用尿垫等方法,并指导患者继续进行盆底肌的训练,还可采取生物反馈治疗等措施进行改善。

5)勃起功能障碍。也是术后常见的并发症,术中保留勃起神经可以降低患者术后性功能障碍的发生率。对于已发生勃起功能障碍的患者,遵医嘱使用西地那非治疗,期间注意观察有无心血管并发症。

3.出院指导

(1)嘱患者注意观察排尿情况,如出现异常及时到门诊就诊。

(2)生活习惯与饮食指导:多饮水,每天饮水2000mL以上,以起到内冲洗的作用;注意休息,适当运动;应多进食当季新鲜蔬菜水果、大豆及豆制品。保持大便通畅,切忌用力排便,必要时可遵医嘱服用缓泻剂。术后3个月内避免剧烈活动,禁止骑车,防止出血。术后2个月内禁止性生活,避免久坐、久站,以免腹内压增高引起出血。尿失禁的患者出院后继续进行盆底肌的锻炼。

(3)门诊随诊:告知患者定期复查PSA的意义。2年之内每1~3个月复查1次,2年以后每3~6个月复查1次,5年以后每年复查1次,并需要定期复查B超,如出现排尿困难、骨痛等不适症状及时就诊。

(4)建立留置导尿管患者登记本,出院1~2周对患者进行访问,了解患者有无漏尿、憋尿等现象,并给予相关指导。提醒患者导尿管拔除及复查时间,嘱患者拔除导尿管时可携带成人纸尿裤,以消除导尿管拔除后发生尿失禁带来的不适。

(二)放射性粒子植入术

1.术前护理

(1)按泌尿外科一般护理常规护理。

(2)心理护理:前列腺癌多为老年患者,应向其耐心讲解植入的放射性粒子与全身放射性治疗的不同,使其消除放射性物质会对身体造成很大损伤的错误认识,树立战胜疾病的信心。

2.术后护理

(1)按泌尿外科术后一般护理常规护理。

(2)病情观察:定时监测意识状态及生命体征,如有异常及时通知医师。

(3)饮食及活动指导:术后6小时可行床上活动,术后2天内不要剧烈活动。术后6小时进少量流质饮食,多食粗纤维、易消化的食物,忌饮酒及辛辣刺激性食物。

(4)环境的准备:术后患者佩戴铅制防护围裙;粒子治疗后1~2个月,孕妇、儿童和小动物与患者保持1m以上的距离。

(5)并发症的观察与护理:尿道刺激症状、放射性直肠炎、尿失禁为主要并发症,可给予相应护理。

(6)尿液的观察:确保导尿管引流通畅,并观察引流管尿液颜色的变化,有无血凝块等。在拔除导尿管后第一次排尿时,嘱患者将尿排到固定的容器中,以防止粒子丢失,如发现粒子,及时用镊子夹起,放入备用的铅罐中,送医院放疗科处理。

（7）医护人员的防护：操作前应穿好防护设备，操作过程中动作熟练、准确、敏捷；近距离治疗、护理时，患者也应佩戴铅制防护围裙；在不影响治疗的情况下，尽量避开粒子植入部位，以减少与放射线接触的时间。

（8）术后进行盆腔 X 线检查，观察粒子数目、分布情况，有无粒子移位、丢失等。

3.出院指导

（1）性生活指导：术后 1 个月可恢复性生活，但建议使用安全套。

（2）生育指导：粒子植入治疗可能损伤生育能力，最好在手术之前储存精子。

（3）家庭护理指导：在粒子植入后 4 个月内，与患者接触时需采取一定的防护措施，儿童、孕妇避免与患者同住一个房间。患者在术后半年内死亡应与医院取得联系，及时收回粒子，避免造成周围环境污染。

（4）病情观察指导：出院时继续让患者观察排尿和大便情况，观察远期并发症。如有不适症状及时就诊。

（5）术后随访：患者应终身随诊。定期进行胸部 X 线检查，以排除放射性粒子是否通过前列腺外周静脉丛进入肺内；定期进行前列腺 CT 扫描，以检查每个粒子在前列腺的精确位置；检查还包括普通的数字型直肠检查和复查 PSA，以观察疗效。

（刘菊新）

第十章　骨科疾病护理

第一节　上肢骨折

一、手创伤

手创伤多为综合伤,常同时伴有皮肤、骨、关节、肌腱、神经和血管损伤,完全或不完全性断指、断掌和断腕等也有发生。据统计,手创伤占外科急诊总数 20%,占骨科急诊总数 40%。损伤原因有刺伤、锐器伤、钝器伤、挤压伤和火器伤。不同损伤原因和损伤程度的预后也不同。

(一)病因及发病机制

损伤原因有刺伤、锐器伤、钝器伤、挤压伤和火器伤。根据损伤原因和损伤程度的不同,预后也不同。

(二)临床表现

运动及功能障碍。

(三)辅助检查

X 线检查可明确骨折的类型和程度。

(四)治疗

手创伤的处理因其手部解剖和功能比较特殊,因此要求也较高,除遵守一般创伤处理原则外,还有特殊的处理原则。

(五)观察要点

1.术前病情观察

包括生命体征及患肢局部情况,尤其应警惕失血性休克,正确使用止血带。

2.术后病情观察

(1)全身情况:伤员经受创伤和手术后,失血较多而致低血压。而低血压容易使吻合的血管栓塞,直接影响肢体的成活。因此,术后要及时补充血容量,纠正贫血。

(2)局部情况:手部皮肤颜色、温度、毛细血管回流反应、有无肿胀等。损伤后的肿胀程度与损伤部位的结缔组织特征和血管分布有关,即结缔组织、血管丰富的部位肿胀明显。疼痛与损伤的程度和局部活动度有关,损伤越严重,局部活动度越大,疼痛越剧烈。疼痛一般在伤后 2~3 天开始缓解,1 周左右可适应。此时,若疼痛未减轻且有加重趋势,应考虑感染的可能。

(六)护理要点

1.术前护理

(1)心理护理:意外致伤,顾虑手术效果,易产生焦虑心理。应给予耐心开导,介绍治疗方法及预后情况,并给予悉心护理,同时争取家属的理解与支持,减轻或消除心理问题,积极配合治疗。

(2)体位:平卧位,患手高于心脏,有利于血液回流,减轻水肿和疼痛。

(3)症状护理:手部创伤常伴有明显疼痛,与手部神经末梢丰富、感觉神经末端的位置表浅(特别是在桡侧与尺侧)、腕管内容相对拥挤有关。剧烈的疼痛会引起血管痉挛,还可引起情绪、凝血机制等一系列的变化,因此,应及时遵医嘱使用镇痛药。

2.术后护理

(1)体位:平卧位,抬高患肢,以利静脉回流,防止和减轻肿胀。手部尽快消肿,可减少新生纤维组织的形成,防止关节活动受限。

(2)饮食:宜高能量、高蛋白质、富含维生素、高铁、粗纤维饮食。

(3)局部保温:应用 60～100W 照明灯,距离 30～40cm 照射局部,保持室温在 22～25℃(当室温接近 30℃时可免用烤灯),使局部血管扩张,改善末梢血液循环。术后 3～4 天内进行持续照射,以后可以在早晨、夜间室温较低时照射,术后 1 周即可停用。

(4)用药护理:及时、准确地执行医嘱,正确使用解痉、抗凝药物,如罂粟碱、妥拉苏林、右旋糖酐-40,以降低红细胞之间的凝集作用和对血管壁的附着作用,并可增加血容量,减低血液的黏稠度,利于血液的流通及伤口愈合;用药过程中,需注意观察药物不良反应(如出血倾向等)。

(5)潜在并发症的预防。

1)感染。患者入院后,注意保护患手,避免或防止污染程度增加;妥善固定患肢,防止加重损伤;术前认真细致地备皮;及时应用破伤风抗毒素和广谱抗生素。

2)关节活动障碍。手指尽量制动在功能位;尽量缩小固定范围和缩短固定时间,如血管吻合后固定 2 周,肌腱缝合后固定 3～4 周,神经修复后固定 4～6 周;一旦拆除固定,及时进行患肢功能练习,以免造成关节僵直。

3)肌肉失用性萎缩。患肢充分进行肌力练习;新近修复的肌腱肌肉,在静息约 2 周后应随着缝合处抗扩张强度的恢复而逐渐开始由轻而重的主动收缩;肌力为Ⅰ～Ⅱ级时进行感应电刺激;肌力达Ⅲ级以上时必须进行抗阻练习,如揉转石球、捏皮球或海绵卷及挑皮筋网。

3.功能锻炼

(1)主动练习法:一般可在术后 3～4 周开始。主动充分的屈曲和伸直手的各关节,以减少肌腱粘连。对于肌腱移位术后的患者,在主动锻炼其移位的肌腱功能时,应结合被移植肌腱的原有功能进行锻炼。

(2)被动活动法:被动活动开始的时间及力量大小,要依手术缝合方法、愈合是否牢固而定。如编织法缝合可在术后 5～6 周开始被动活动,力量由小到大,缓慢进行,不可用力过猛;在开始锻炼之前先做物理疗法,如理疗、按摩等。术后 5 周内不做与缝合肌腱活动方向相反的被动活动及牵拉肌腱活动,可做被动牵拉肌腱活动,使轻度的粘连被动拉开,但不可用力过猛,以防肌腱断裂。

(3)作业疗法:为患者提供有助于改善关节活动度、肌力及手部协调运动的练习,如包装、木工、装配、编织、镶嵌、制陶、园艺、弹奏乐器、玩纸牌、球类活动等。

4.健康指导

(1)讲究卫生,及时修剪指甲,保持伤口周围皮肤清洁。

(2)注意营养,有利神经、血管的修复。

(3)坚持康复训练,改善手部功能:用两手相对练习腕背伸,两手背相对练掌屈,手掌平放桌上练腕背伸,腕放桌边练腕掌屈,拇指外展练习虎口,手部关节按压练习等。避免过度用力,以防神经损伤、肌腱断裂。

(4)复诊:神经损伤的患者,第3周时进行肌电图检查,此后每隔3个月复查1次,观察神经功能恢复情况;同时测试患指的感觉和运动情况。肌腱损伤患者出院后3周复查。此后可在1.5个月、3个月、6个月复查。

二、锁骨骨折

锁骨骨折多发生于锁骨外、中1/3交界处,是常见的骨折之一,约占全身骨折的6%。患者多为儿童和青壮年。锁骨为1个"S"形的长骨,横形位于胸部前上方,有2个弯曲,内侧2/3呈三棱棒形,向前凸起,外侧1/3扁平,凸向后方。其内侧端与胸骨柄构成胸锁关节,外侧端与肩峰形成肩锁关节,从而成为上肢与躯干之间联系的桥梁。

(一)病因及发病机制

锁骨骨折多由间接暴力引起,如跌倒时手掌着地或肘、肩着地,暴力均可传达至锁骨引起骨折。骨折线多位于中段。儿童骨质柔软,多表现为青枝骨折,无移位,仅向上成角状或使前弓加大;成年人多发生横形骨折,偶为斜形或粉碎骨折,常有移位。骨折端除重叠移位外,近折段受胸锁乳突肌的牵拉向上向后移位,远折端受三角肌、胸大肌和肢体重量的牵拉向前向后下移位。粉碎骨折的小碎片,可呈垂直变位,尖端刺入皮内或刺向锁骨下的血管、神经。直接暴力打击所致的锁骨骨折,折线多位于外1/3处,移位情况同前,仅程度稍轻而已。

(二)临床表现

局部肿胀、疼痛,锁骨中外1/3畸形。肩关节活动受限,患肩下垂,患者常以健手扶托患肘以减轻因牵拉造成的疼痛。局部压痛,可摸到移位的骨折端,可触及异常活动与骨擦感。

(三)辅助检查

(1)疑有锁骨骨折时需拍X线摄片确定诊断。一般中1/3锁骨骨折拍摄前后位及向头倾斜45°斜位像。拍摄范围应包括锁骨全长、肱骨上1/3、肩胛带及上肺野,必要时需另拍摄胸部X线摄片。前后位相可显示锁骨骨折的上下移位,45°斜位像可观察骨折的前后移位。

(2)婴幼儿的锁骨无移位骨折或青枝骨折,有时在原始X线摄片上难以明确诊断,可于伤后5~10天再复查X线检查,常可呈现骨痂形成。

(3)锁骨内1/3前后位X线摄片与纵隔及椎体相重叠,不易显示出骨折。拍摄向头倾斜40°~45° X线摄片,有助于发现骨折线。有时需行CT检查。

(四)治疗

根据患者年龄、移位情况、并发症有无决定治疗方案。

（五）观察要点

观察上肢皮肤颜色是否发白或发绀,温度是否降低,感觉是否麻木,如有上述现象,可能是"8"字绷带包扎过紧所致。应指导患者双手叉腰,尽量使双肩外展后伸,如症状仍不缓解,应报告医师适当调整绷带,直至症状消失。"8"字绷带包扎时禁忌做肩关节前屈、内收动作,以免腋部血管神经受压。

（六）护理要点

1.常规护理

（1）心理护理:青少年及儿童锁骨骨折后,因担心肩部、胸部畸形,影响发育和美观,常会产生焦虑、烦躁心理。应告知其锁骨骨折只要不伴有锁骨下神经、血管损伤,即使是再叠位愈合,也不会影响患侧上肢的功能,局部畸形会随着时间的推移而减轻甚至消失,治疗效果较好,以消除患者心理障碍。

（2）饮食:给予高蛋白质、富含维生素、高钙及粗纤维饮食。

2.非手术治疗及术前护理

（1）体位:局部固定后,宜睡硬板床,取半卧位或平卧位,避免侧卧位,以防外固定松动。平卧时不用枕头,可在两肩胛间垫上一个窄枕,使两肩后伸外展;在患侧胸壁侧方垫枕,以免悬吊的患肢肘部及上臂下坠。患者初期对去枕不习惯,有时甚至自行改变卧位,应向其讲清治疗卧位的意义,使其接受并积极配合。告诉患者日间活动不要过多,尽量卧床休息,离床活动时用三角巾或前臂吊带将患肢悬吊于胸前,双手叉腰,保持挺胸、提肩姿势,可缓解对腋下神经、血管的压迫。

（2）功能锻炼。

1）早期、中期。骨折急性损伤经处理后2～3天,损伤反应开始消退,肿胀和疼痛减轻,在无其他不宜活动的前提下,即可开始功能锻炼。

准备:仰卧于床上,两肩之间垫高,保持肩外展后伸位。

第1周:做伤肢近端与远端未被固定的关节所有轴位上的运动,如握拳、伸指、分指、屈伸、腕绕环、肘屈伸、前臂旋前、旋后等主动练习,幅度尽量大,逐渐增大力度。

第2周:增加肌肉的收缩练习,如捏小球、抗阻腕屈伸运动。

第3周:增加抗阻的肘屈伸与前臂旋前、旋后运动。

2）晚期。骨折基本愈合,外固定物去除后进入此期。此期锻炼的目的是恢复肩关节活动度,常用的方法有主动运动、被动运动、助力运动和关节主动牵伸运动。

第1～第2天:患肢用三角巾或前臂吊带悬挂胸前站立位,身体向患侧侧屈,做肩前后摆动;身体向患侧侧屈并略向前倾,做肩内外摆动。应努力增大外展与后伸的运动幅度。

第3～第7天:开始做肩关节各方向和各轴位的主动运动、助力运动和肩带肌的抗阻练习,如双手握体操棒或小哑铃,左右上肢互助做肩的前上举、侧后举和体后上举,每个动作5～20次。

第2周:增加肩外展和后伸主动牵伸,双手持棒上举,将棍棒放颈后,使肩外展、外旋,避免做大幅度和用大力的肩内收与前屈练习。

第3周:增加肩前屈主动牵伸,肩内外旋牵伸,双手持棒体后下垂将棍棒向上提,使肩内旋。

以上练习的幅度和运动量以不引起疼痛为宜。

3.术后护理

(1)体位：患侧上肢用前臂吊带或三角巾悬吊于胸前,卧位时去枕,在肩胛区垫枕使两肩后伸,同时在患侧胸壁侧方垫枕,防止患侧上肢下坠,保持上臂及肘部与胸部处于平行位。

(2)症状护理。

1)疼痛。疼痛影响睡眠时,适当给予镇痛、镇静剂。

2)伤口。观察伤口有无渗血、渗液情况。

(3)一般护理。协助患者洗漱、进食及排泄等,指导并鼓励患者做些力所能及的自理活动。

(4)功能锻炼。在术后固定期间,应主动进行手指握拳、腕关节的屈伸、肘关节屈伸及肩关节外展、外旋和后伸运动,不宜做肩前屈、内收的动作。

4.健康指导

(1)休息：早期卧床休息为主,可间断下床活动。

(2)饮食：多食高蛋白质、富含维生素、含钙丰富、刺激性小的食物。

(3)固定：保持患侧肩部及上肢于有效固定位,并维持3周。

(4)功能锻炼：外固定的患者需保持正确的体位,以维持有效固定,进行早、中期的锻炼,避免肩前屈、内收动作。解除外固定后则加强锻炼,着重练习肩的前屈、肩旋转活动,如两臂做划船动作。值得注意的是应防止两种倾向：①放任自流,不进行锻炼；②过于急躁,活动幅度过大,力量过猛,造成软组织损伤。

(5)复查时间及指征：术后1个月、3个月、6个月需进行X线摄片复查,了解骨折愈合情况。有内固定者,于骨折完全愈合后取出。对于手法复位外固定患者,如出现下列情况应随时复查：骨折处疼痛加剧,患肢麻木,手指颜色改变,温度低于或高于正常等。

三、肱骨近端骨折

肱骨近端包括肱骨大结节、小结节和肱骨外科颈三个重要的解剖部位。肱骨近端骨折可发生于任何年龄,但以中、老年人为多。其发生率占全身骨折的2.34%。

(一)病因及发病机制

高能量交通事故或运动损伤是肱骨近端骨折的主要原因。最常见的是上肢在伸展位摔伤,手掌着地或上肢外展及过度旋转位摔伤,肱骨上端与肩峰撞击而发生骨折。肩部侧方遭受直接暴力可致外科颈及大结节骨折。中老年人骨质疏松致骨质量下降,在遭受中小暴力作用时,易引起肱骨近端骨折。

(二)临床表现

局部疼痛、肿胀、瘀斑、畸形、上肢活动障碍。检查可发现局部明显压痛及轴向叩击痛。

(三)辅助检查

X线检查和CT检查(包括CT三维重建),可作出明确诊断。X线检查除了正位(或后前位)外,应进行腋位X线摄片。

（四）治疗

1.非手术治疗

对于 Neer 一型肱骨近端骨折,包括大结节,肱骨外科颈骨折以及有轻度移位的 Neer 二型骨折,患者功能要求不高者,可用上肢三角巾悬吊 3～4 周,复查 X 线摄片后,可逐步行肩部功能锻炼。

2.手术治疗

多数移位的肱骨近端骨折涉及二部分以上的骨折,应及时行切开复位内固定,大部分患者可获得良好的功能恢复。对于 Neer 三型、四型骨折,也可行切开复位钢板内固定术,但对于特别复杂的老年人四部分骨折也可行人工肱骨头置换术。

（五）护理要点

1.术前护理

（1）加强营养:给予高蛋白质、高热量、高钙、高铁、高维生素饮食,以供给足够营养。合并糖尿病、高血压、心脏病的患者,给予糖尿病饮食、低盐饮食、低脂饮食等。根据病情可适当增加膳食纤维的摄入,多饮水,防止便秘。

（2）生活护理:给予患者生活上的照顾,满足患者基本的生活需求,协助其起居、饮食、卫生等,保持个人卫生和室内环境清洁,以增加患者的舒适感。

（3）患肢护理:使用前臂吊带或三角巾抬高患肢,促进静脉及淋巴回流,减轻疼痛,并观察患侧上肢的感觉活动及血液循环情况。

（4）疼痛护理:护士做好疼痛的观察,主动倾听患者主诉,鼓励患者表达,指导并教会患者使用数字评分法,表达疼痛程度,遵医嘱给予镇痛药物,观察用药后的效果及不良反应。

（5）皮肤护理:入院后,护士首先评估患侧肢体的皮肤情况,创伤患者应评估全身皮肤情况,有无擦伤、挫伤等皮肤破损。开放性骨折应评估并记录伤口皮肤情况,通知医师对创面做好消毒、清创、保护等处理,并遵医嘱注射人破伤风免疫球蛋白。对肥胖患者,要特别做好腋窝处皮肤的护理,避免因患侧肢体活动障碍,腋窝出汗过多,导致皮肤淹红破溃,可使用棉垫等薄软的物品垫于腋下,保持局部皮肤干燥。使用绷带固定的患者,应做好绷带周围皮肤的护理,防止因长时间压迫造成皮肤损害。

（6）完善术前准备。

1）完善各项实验室检查和心电图、X 线检查。

2）胃肠道准备。全身麻醉手术术前禁食禁水 12 小时。

3）皮肤准备。根据手术部位及麻醉方式进行皮肤准备;清洁皮肤(洗澡或擦浴);如局部皮肤有炎症等,应及时告知医师进行相应处理。

4）其他。术前摘除各类饰品、义齿,进入手术室前排空膀胱。

（7）心理护理:骨折多为突发事件,患者及家属缺乏心理准备,加之疼痛和肢体活动受限,容易使患者产生焦虑情绪,护士应耐心讲述骨折相关知识,介绍成功病例,消除患者及家属的紧张情绪,正确认识骨折及手术,增强信心,积极配合治疗。

（8）安全护理:由于骨折多为中、老年患者,部分患者有骨质疏松,所以安全尤为重要。护士应在患者入院时,做好患者及家属的安全宣教,床前悬挂"防范患者跌倒安全"提示牌,提示此患者存在跌倒风险,填写"防范患者跌倒(坠床)观察记录表"并定时填写观察记录。保持病室整洁,物品摆放规范,保持地面清洁干燥。加强巡视。

2.术后护理

(1)病情观察:密切观察患者的意识、生命体征。观察患者有无因麻醉药物造成的恶心、呕吐等胃肠道反应,如有发生协助健侧卧位,避免误吸,并通知医师,必要时遵医嘱给予药物治疗。

(2)管路护理:留置伤口引流管、导尿管的患者,护士应做好引流液、尿液的观察,包括颜色、性状、量并做好记录,在管路上贴好相应的标识并注明留置管路的名称和时间。保持管路通畅,妥善固定,如有异常立即告知医师。做好患者及家属宣教,避免因患者人为因素造成活动时管路滑脱。护士在倾倒引流液时,应夹闭引流管,防止引流液倒流,逆行感染。

(3)伤口护理:护士每班巡视,观察伤口敷料有无渗血、渗液,伤口局部皮肤有无红肿热痛;术后3天内每天测量体温至少4次,如有异常及时通知医师。

(4)疼痛护理:责任护士常规进行疼痛评分,如分值≥4分,通过调整体位等不能缓解时应通知医师,遵医嘱给予镇痛药物。执行护理操作时,动作要轻柔、准确,避免粗暴操作。需患者移动或变换体位时,应取得患者配合,做好患肢的扶托保护,以免加重患者疼痛。

(5)体位护理:适当予以患肢抬高,以促进静脉及淋巴回流,减轻水肿;侧卧时,使患侧与躯干平行。坐起时要给予协助,避免患侧肢体用力不当。

(6)其他:人工肱骨头置换术的患者,在协助变换体位或搬运患者时,护士动作要轻柔,做好患肢的扶托保护,避免人为因素加重患肢疼痛或造成肱骨头脱位。

(7)功能锻炼。

1)第一阶段。保持正确体位,使用外展支具,使肩关节维持在外展前屈的功能位,以保护肩关节功能。

2)第二阶段。术后1～2周,增加肌肉锻炼,开始练习握拳,以防止肌肉萎缩和促进血液循环。锻炼强度以患者不感到疼痛及疲劳为宜;逐渐可做腕、肘关节的各种活动。肘关节以主动活动为主,但不能做强力的被动活动或推拿、按摩,以免造成骨化性肌炎。这一时期以静止性的肌肉收缩为主,其作用是在制动阶段能有效地保持肌力,改善肢体的血液循环,加速骨痂形成。

3)第三阶段。术后3～4周开始练习肩部前屈后伸,逐步增加肩关节活动范围。

4)第四阶段。术后5周后如无不良反应,全面练习肩关节活动。活动范围循序渐进,每次锻炼时以患者有轻度疲劳感为妥,幅度由小到大,次数由少到多。

四、桡骨远端骨折

桡骨远端骨折是指距桡骨远端关节面3cm以内的骨折。这个部位是骨松质和骨皮质的交界处,为解剖薄弱处,一旦遭受外力,容易骨折。多见于中老年骨质疏松的患者。

(一)病因及发病机制

多因间接暴力引起。跌倒时,手部着地,暴力向上传导,发生桡骨远端骨折。直接暴力发生骨折的机会较少。伸直型多为腕关节处于背伸位、手掌着地、前臂旋前时受伤引起。屈曲型常由于跌倒时,腕关节屈曲、手背着地受伤引起。也可由腕部受到直接暴力打击发生。桡骨远端关节面骨折是桡骨远端骨折的一种特殊类型。在腕背伸、前臂旋前位跌倒时,手掌着地受伤引起。

(二)临床表现

伸直型伤后局部疼痛、肿胀,可出现典型畸形姿势,即侧面看呈"银叉"畸形,正面看呈"枪刺样"畸形。检查局部压痛明显,腕关节活动障碍。屈曲型受伤后腕部下垂,局部肿胀,腕背侧皮下瘀斑,腕部活动受限。

(三)辅助检查

X线摄片可明确骨折的部位,移位情况。

(四)治疗

1.手法复位,夹板或石膏固定

新鲜骨折要立即行手法复位,等待肿胀消退才手法复位的做法是错误的。复位后,固定时间为3～4周。

2.切开复位内固定

有以下情况可行切开复位内固定术:①严重粉碎骨折移位明显,桡骨远端关节面破坏;②手法复位失败或复位成功,外固定不能维持复位。

3.外固定架固定

外固定架可以维持骨端轴向的牵引,克服桡骨背侧皮质粉碎骨折端重叠移位,甚至嵌插以及桡骨短缩等不利于稳定的因素而持续维持复位。所以,严重的桡骨粉碎性骨折若桡骨短缩明显,外固定架是首选方法。

(五)护理要点

1.术前护理

(1)加强营养:给予高蛋白质、高热量、高钙、高铁、高维生素饮食,以供给足够营养。合并糖尿病、高血压、心脏病的患者,给予糖尿病饮食、低盐饮食、低脂饮食等。根据病情可适当增加膳食纤维的摄入,多饮水,防止便秘。

(2)生活护理:给予患者生活上的照顾,满足患者基本的生活需求,协助其起居、饮食、卫生等,保持个人卫生和室内环境清洁,以增加患者的舒适感。

(3)患肢护理:使用前臂吊带或三角巾抬高患肢,促进静脉及淋巴回流,减轻疼痛,并观察患侧上肢的感觉活动及血液循环情况。

(4)疼痛护理:护士做好疼痛的观察,主动倾听患者主诉,鼓励患者表达,指导并教会患者使用数字评分法,表达疼痛程度,遵医嘱给予镇痛药物,观察用药后的效果及不良反应。

(5)皮肤护理:入院后,护士首先评估患侧肢体的皮肤情况,创伤患者应评估全身皮肤情况,有无擦伤、挫伤等皮肤破损。开放性骨折应评估并记录伤口皮肤情况,通知医师对创面做好消毒、清创、保护等处理,并遵医嘱注射人破伤风免疫球蛋白。对肥胖患者,要特别做好腋窝处皮肤的护理,避免因患侧肢体活动障碍,腋窝出汗过多,导致皮肤淹红破溃,可使用棉垫等薄软的物品垫于腋下,保持局部皮肤干燥。使用绷带固定的患者,应做好绷带周围皮肤的护理,防止因长时间压迫造成皮肤损害。

(6)完善术前准备。

1)完善各项实验室检查和心电图、X线检查。

2)胃肠道准备。全身麻醉手术术前禁食禁水12小时。

3)皮肤准备。根据手术部位及麻醉方式进行皮肤准备;清洁皮肤(洗澡或擦浴);如局部皮肤有炎症等,应及时告知医师进行相应处理。

4)其他。术前摘除各类饰品、义齿,进入手术室前排空膀胱。

(7)心理护理:骨折多为突发事件,患者及家属缺乏心理准备,加之疼痛和肢体活动受限,容易使患者产生焦虑情绪,护士应耐心讲述骨折相关知识,介绍成功病例,消除患者及家属的紧张情绪,正确认识骨折及手术,增强信心,积极配合治疗。

(8)安全护理:由于桡骨远端骨折骨质疏松者多见,患者安全尤为重要。护士应在患者入院时,做好患者及家属的安全宣教,床前悬挂"防范患者跌倒安全"提示牌,提示此患者存在跌倒风险,并填写"防范患者跌倒(坠床)观察记录表"并定时填写观察记录。保持病室整洁,物品摆放规范,保持地面清洁干燥。加强巡视。

2.术后护理

(1)病情观察:密切观察患者的意识、生命体征。观察患者有无因麻醉药物造成的恶心、呕吐等胃肠道反应,如有发生协助健侧卧位,避免误吸,并通知医师,必要时遵医嘱给予药物治疗。

(2)管路护理:留置伤口引流管、导尿管的患者,护士应做好引流液、尿液的观察,包括颜色、性状、量并做好记录,在管路上贴好相应的标识并注明留置管路的名称和时间。保持管路通畅,妥善固定,如有异常立即告知医师。做好患者及家属宣教,避免因患者人为因素造成活动时管路滑脱。护士在倾倒引流液时,应夹闭引流管,防止引流液倒流,逆行感染。

(3)伤口护理:护士每班巡视,观察伤口敷料有无渗血、渗液,伤口局部皮肤有无红肿热痛;术后3天内每天测量体温至少4次,如有异常及时通知医师。

(4)疼痛护理:责任护士常规进行疼痛评分,如分值≥4分,通过调整体位等不能缓解时应通知医师,遵医嘱给予镇痛药物。执行护理操作时,动作要轻柔、准确,避免粗暴操作。需患者移动或变换体位时,应取得患者配合,做好患肢的扶托保护,以免加重患者疼痛。

(5)患肢护理:术后严密观察患肢血液循环及感觉、运动功能。患肢适当抬高,可在前臂下垫软枕,以促进静脉及淋巴回流,减轻患肢肿胀。早期进行手指屈伸活动,也有利于减轻水肿。必要时,继续遵医嘱予以脱水剂静脉输注。

(6)石膏护理:观察石膏固定是否有效,石膏边缘皮肤有无受压或刺激现象,防止因石膏过紧造成皮肤压疮及影响患肢血液循环情况,石膏边缘须使用棉衬保护。随着患肢肿胀减轻,石膏会随之变松,如发生应通知医师立即调整。

保持石膏的清洁干燥,避免污染。如患者出现发热,石膏内发出腐臭气味,肢体邻近淋巴结有压痛等,要警惕感染的可能,要及时处理。

(7)外固定架护理:护士定时巡视,观察外固定架是否牢固,有无松动、针移位等现象;做好针道护理,予以75%乙醇消毒针孔,每天2次。若出现针道处渗血、渗液应立即告知医师。

（8）功能锻炼：术后应早期进行手指屈伸、对指、对掌主动练习，逐日增加动作幅度及用力程度。4～6周后可去除外固定，逐渐开始腕关节活动。

五、肱骨干骨折

肱骨干骨折好发于骨干的中部，其次为下部，上部最少。中下 1/3 骨折易合并桡神经损伤，下 1/3 骨折易发生骨不连。

（一）肱骨干骨折分类

肱骨干上 1/3 骨折、肱骨干中 1/3 骨折、肱骨干中下 1/3 骨折、肱骨干下 1/3 骨折。

（二）护理评估

1.收集资料

（1）直接暴力：如打击伤、挤压伤或火器伤等，多发生于中 1/3 处，多为横形骨折、粉碎骨折或开放性骨折，有时可发生多段骨折。

（2）传导暴力：如跌倒时手或肘着地，发生斜形骨折或螺旋形骨折，多见于肱骨中下1/3处。

（3）旋转暴力：如投掷手榴弹、标枪或翻腕动作扭转前臂时，可引起肱骨中下 1/3 交界处骨折，为典型螺旋形骨折。

2.护理查体与判断

（1）局部疼痛、伤肢肢体有环形压痛，肿胀明显。

（2）上臂成角畸形，触摸有异常活动和骨擦感。

（3）骨折合并桡神经损伤，出现典型垂腕、伸拇及伸掌功能丧失；第 1～第 2 掌骨间背侧皮肤感觉丧失。

（三）救治护理

1.手法复位外固定

在止痛、持续牵引和肌肉充分放松情况下，行手法复位。

（1）复位后用悬臂石膏、小夹板或支具固定。

（2）嵌插骨折通常采取吊带固定。

（3）为防止肱骨关节盂的活动可用肩部固定器。

2.切开复位内固定

骨折端间嵌入软组织、开放性骨折、肱骨多处骨折、骨折合并血管或桡神经损伤者，可行钢板螺丝钉、加压钢板及髓内针内固定。

六、肱骨髁上骨折

肱骨髁上骨折是指肱骨远端内外髁上方的骨折。占肘部骨折的 30％～40％，其中伸直型占 90％左右。骨折处理不当时容易引起前臂缺血性肌挛缩或肘内翻畸形。

（一）肱骨髁上骨折分类

1.伸展型

跌倒时，肘关节呈半屈状手掌着地，发生骨折。移位严重者，骨折近端易损伤肱前肌及肱动脉,并可能造成正中神经、桡神经损伤。

2.伸展尺偏型

外力作用于肱骨髁部前外侧,肱骨髁受力。骨折远端向尺侧和后侧移位。骨折移位时必须加以整复,避免肘内翻畸形。

3.伸展桡偏型

外力作用于肱骨髁部前内侧,骨折远端向桡侧和后侧移位,但不易发生肘内翻畸形。

4.屈曲型

肘关节屈曲位,肘后着地。尺骨鹰嘴直接撞击肱骨髁部,造成骨折。骨折远端向前移位,近端向后移位。

(二)护理评估

1.收集资料

(1)跌倒时肘关节在半屈曲或伸直位,手掌着地,暴力作用于肱骨下端,形成与重力相反的作用力,造成肱骨髁上骨折。

(2)肘关节在屈曲位跌倒,暴力作用撞击尺骨鹰嘴,造成髁上骨折并向前移位。

2.护理查体与判断

(1)肘关节肿胀,压痛明显。

(2)功能障碍。

(3)可触及骨摩擦感和异常活动。

(三)救治护理

1.手法复位

(1)受伤时间短,局部肿胀轻,没有血液循环障碍者行手法复位外固定。

(2)伸展型复位后用石膏托在屈肘位外固定4～5周。

(3)屈曲型的手法复位与伸展型方向相反,在肘关节屈曲40°左右行外固定。

(4)伤后时间较长,骨折部出现严重肿胀者,抬高患肢,行牵引。待肿胀消退后行手术复位。

2.手术治疗

(1)血管损伤探查术:合并血管损伤应早期探查,因肌肉缺血超过6小时,可造成永久性损伤。

(2)切开复位内固定:经手法复位失败、有血管神经损伤者,行切开复位内固定。

七、尺桡骨骨折

尺桡骨骨折是较常见的骨折,约占骨折的7.5%。本病多发生于青少年,儿童患者多为青枝骨折。

(一)病情评估

1.病史

(1)评估患者受伤的原因、时间;受伤的姿势;外力的方式、性质;骨折的轻重程度。

（2）评估患者受伤时的身体状况及病情发展情况。

（3）了解伤后急救处理措施。

2.身体状况评估

（1）评估患者全身情况：评估意识、体温、脉搏、呼吸、血压等情况。观察有无休克和其他损伤。

（2）评估患者局部情况。

（3）评估牵引、石膏固定或夹板固定是否有效，观察有无胶布过敏反应、针眼感染、压疮、石膏变形或断裂，夹板或石膏固定的松紧度是否适宜等情况。

（4）评估患者自理能力、患肢活动范围及功能锻炼情况。

（5）评估开放性骨折或手术伤口有无出血、感染征象。

3.心理—社会评估

由于损伤发生突然，给患者造成的痛苦大，而且患病时间长，并发症多，就需要患者及家属积极配合治疗。因此应评估患者的心理状况，了解家属对疾病、治疗及预后的认知程度，家庭的经济承受能力，对患者的支持态度及其他社会支持系统情况。

4.临床特点

局部肿胀、畸形及压痛，可有骨摩擦音及异常活动，前臂活动受限。儿童常为青枝骨折，有成角畸形，而无骨端移位。有时合并正中神经或尺神经、桡神经损伤，要注意检查。

5.辅助检查

尺桡骨骨折的诊断多可依靠以上的临床检查而确定，但骨折的详细特点应依靠 X 线检查，X 线摄片应拍摄正、侧两个位置，并必须包括肘关节及腕关节，既能避免遗漏上下尺桡关节的合并损伤，又能借此判断桡骨近折段的旋转位置，以利之后的手法整复。

（二）护理诊断

（1）有体液不足的危险：与创伤后出血有关。

（2）疼痛：与损伤、牵引有关。

（3）有周围组织灌注异常的危险：与神经血管损伤有关。

（4）有感染的危险：与损伤有关。

（5）躯体移动障碍：与骨折脱位、制动、固定有关。

（6）潜在并发症：脂肪栓塞综合征、骨筋膜室综合征、关节僵硬等。

（7）知识缺乏：康复锻炼知识。

（8）焦虑：与担忧骨折预后有关。

（三）护理目标

（1）患者生命体征稳定。

（2）患者疼痛缓解或减轻，舒适感增加。

（3）能维持有效的组织灌注。

（4）未发生感染或感染得到控制。

（5）保证骨折固定效果，患者在允许的限度内保持最大的活动量。

（6）预防并发症的发生或及早发现及时处理。

(7)患者了解功能锻炼知识。

(8)患者焦虑程度减轻。

(四)护理措施

1.非手术治疗及术前护理

(1)心理护理:由于前臂具有旋转功能,骨折后患肢手的协调性及灵活性丧失,给生活带来极大不便,患者易产生焦虑和烦躁情绪。应向患者做好安抚工作,并协助生活料理。

(2)饮食:给予高蛋白质、高维生素、高钙饮食,促进生长发育及骨质愈合。

(3)体位:患肢维持在肘关节屈曲90°、前臂中立位。适当抬高患肢,以促进静脉回流,减轻肿胀。

(4)并发症的观察及护理:由于前臂高度肿胀或外固定包扎过紧或组织肿胀加剧以后造成相对过紧导致骨筋膜室综合征。如果患者出现5P征,应立即拆除一切外固定,以免出现更严重的并发症,如前臂缺血性肌挛缩。

2.术后护理

(1)保持有效固定:钢板固定后,用长臂石膏托将患肢固定于肘关节屈曲90°、前臂中立位3～4周。髓内钉固定者,则用管型石膏固定4～6周。

(2)功能锻炼

早、中期:从复位固定后开始,2周内可进行前臂和上臂肌肉收缩活动。①第1天:用力握拳,充分屈伸拇指、对指、对掌。站立位前臂用三角巾悬吊胸前,做肩前、后、左、右摆动及水平方向的绕圈运动。②第4天:开始用健肢帮助患肢做肩前上举、侧上举及后伸动作。③第7天:增加患肢肩部主动屈、伸、内收、外展运动。手指的抗阻练习,可以捏橡皮泥、拉橡皮筋或弹簧等。④第15天:增加肱二头肌等长收缩练习。用橡皮筋带做抗阻及肩前屈、后伸、外展、内收运动。3周内,禁忌做前臂旋转活动,以免干扰骨折的固定,影响骨折的愈合。⑤第30天:增加肱三头肌等长收缩练习,做用手推墙的动作,使两骨折端之间产生纵轴向挤压力。

晚期:从骨折基本愈合,外固定除去后开始。①第1天:做肩、肘、腕与指关节的主动运动。用橡皮筋做阻力的肩屈、伸、外展、内收运动,阻力置于肘以上部位。手指的抗阻练习有捏握力器、挑橡皮筋等。②第4天:增加肱二头肌抗阻肌力及等长、等张、等速收缩练习。③第8天:增加前臂旋前、旋后的主动练习,助力练习,肱三头肌与腕屈伸肌群的抗阻肌力练习。有肩关节功能障碍时,做肩关节外旋与内旋的牵引,腕关节屈与伸的牵引。④第12天:增加前臂旋前、旋后的肌力练习,可用等长、等张、等速收缩练习等方法。增加前臂旋前、旋后的牵引。⑤还可增加作业练习,如玩橡皮泥、玩积木、洗漱、进餐、穿脱衣服、上厕所、沐浴等,以训练手的灵活性和协调性。

(五)康复与健康指导

1.饮食

宜高蛋白质、高热量,含钙丰富且易消化的饮食,多食蔬菜及水果。

2.休息

与体位行长臂石膏托固定后,卧床时患肢垫枕与躯干平行,头肩部抬高;离床活动时,用三角巾或前臂悬吊于胸前。

3.功能锻炼

按计划进行功能锻炼,最大限度地恢复患肢功能。4 周后可进行各关节的全面运动。

4.复诊的指征及时间

石膏固定后,如患肢出现 5P 征,应立即就诊。在骨折后 1 个月、3 个月、6 个月复查 X 线摄片,了解骨折的愈合情况以便及时调整固定,防止畸形愈合。

（杨慧芳）

第二节　下肢骨折

一、股骨颈骨折的护理

股骨颈骨折特别是头下型骨折一直被认为是最难处理的骨折之一。这是由于:①多发生于老年人,原来已存在着骨质疏松,骨折后不愈合率很高,长期卧床容易并发肺炎、心力衰竭、泌尿系感染、压疮等严重并发症;②骨折的近端多为软骨组织,血液供应差,很难愈合;即使初步愈合后,以后也常出现股骨头的缺血性坏死;③内收型的股骨颈骨折,从生物力学的角度研究,剪切力大,不利于愈合。

（一）病因及发病机制

股骨颈骨折多发生于老年人,女性发生率高于男性。由于老年人多有不同程度的骨质疏松,而女性活动相对较男性少,由于生理代谢的原因骨质疏松发生较早,故即便受伤不重,也会发生骨折。骨质疏松是引起股骨颈骨折的重要因素,甚至有些学者认为,可以将老年人股骨颈骨折看作为病理骨折。骨质疏松的程度对于骨折的粉碎情况(特别是股骨颈后外侧粉碎)及内固定后的牢固与否有直接影响。

大多数老年人股骨颈骨折创伤较轻微,年轻人股骨颈骨折则多为严重创伤所致。有学者认为损伤机制可分为两种:①跌倒时大粗隆受到直接撞击;②肢体外旋。在第二种机制中,股骨头由于前关节囊及髂股韧带牵拉而相对固定,股骨头向后旋转,后侧皮质撞击髋臼而造成颈部骨折。此种情况下,常发生后外侧骨皮质粉碎。年轻人中造成股骨颈骨折的暴力较大,暴力沿股骨干直接向上传导,常伴软组织损伤,骨折也常发生粉碎。

1.根据骨折发生机制分

(1)外展型骨折:股骨颈外展型骨折是在股骨干急骤外展及内收肌的牵引下发生的。骨折线自内下斜向外上。股骨头多在外展位。骨折多是无移位的线状骨折或移位很少的嵌插骨折,比较稳定。关节囊血运破坏较少,愈合率较高,预后较好。

(2)内收型骨折:股骨颈内收型骨折是在股骨干急骤内收及外展肌群(臀中肌、臀小肌)牵引下发生的。骨折线自内上斜向外下。股骨头呈内收或先内收,以后因远骨折端向上移位时牵拉而外展。骨折断端极少嵌插。因此,骨折远段因外展肌群收缩牵引多向上移位,又因下肢重量而外旋,故关节囊血运破坏较大。因而愈合率比外展型骨折低,股骨头坏死率较高。

2.按骨折线的走行方向分

一型:骨折线与股骨干纵轴的垂线所构成的角＜30°。骨折最稳定。

二型:骨折线与股骨干纵轴的垂线所构成的角在 30°~50°。骨折稳定性次之。

三型:骨折线与股骨干纵轴的垂线所构成的角＞50°。骨折最不稳定。

3.按骨折移位程度分

(1)不完全骨折:骨折线没有穿过整个股骨颈,股骨颈有部分骨质连续,骨折无移位,近骨折端血供好,骨折容易愈合。

(2)无移位完全骨折:股骨颈虽完全断裂,但对位良好,近骨折端血供较好,骨折仍易愈合。

(3)部分移位骨折:近骨折端血供破坏较严重,骨折愈合较困难。

(4)完全移位骨折:近骨折端血供严重破坏,容易发生迟延愈合、不愈合或股骨头缺血性坏死。

(二)临床表现

股骨颈骨折有 80% 发生于 60 岁以上的老年人。由于女性绝经期后,内分泌失调,更容易出现骨质疏松,故女性患者约 4 倍于男性患者。对老年患者,轻微的外力或损伤即能导致股骨颈骨折。受伤骨折后,有时局部疼痛可以很轻微。骨折有移位时,可以发现患肢呈外旋畸形,患肢较健肢缩短,患髋有压痛或冲击痛。

(三)辅助检查

最后确诊需要髋正侧位 X 线检查,尤其对线状骨折或嵌插骨折更为重要。X 线检查作为骨折的分类和治疗上的参考也不可缺少。应引起注意的是有些无移位的骨折在伤后立即拍摄的 X 线摄片上可以看不见骨折线。等 2~3 周后,因骨折处部分骨质发生吸收现象,骨折线才清楚地显示出来。因此,凡在临床上怀疑股骨颈骨折的,虽 X 线摄片暂时未见骨折线,仍应按嵌插骨折处理,3 周后再拍片复查。

(四)治疗

1.非手术治疗

非手术治疗通常仅限于无法行走且手术风险太高或活动时有轻微疼痛的老年患者。对于这些患者,治疗目标应该是尽快从卧床状态转换至轮椅活动,以减少长期卧床的并发症,如肺不张、血栓栓塞性疾病、尿路感染和压疮。

2.手术治疗

(1)手术时机:只要患者病情稳定,应尽快接受手术治疗。对于老年患者,手术应延期至患者的体液和电解质紊乱得到纠正后。最近研究表明,骨科和老年医学科联合治疗这一模式对于减少发生像谵妄这样的并发症和提高生存率有优势。对于年轻患者,移位性股骨颈骨折需要进行急诊手术,为了降低骨坏死的风险,应进行切开复位内固定术。

(2)麻醉注意事项:对于无法接受早期手术的患者,可考虑放置股神经阻滞导管以辅助控制疼痛并减少老年患者麻醉药品的使用。对于全身麻醉和局部麻醉,围手术期病死率的差异性在研究上并没有得出一致的结论。

3.非移位性股骨颈骨折

非移位性股骨颈骨折的推荐治疗包括多个拉力螺钉平行的内固定。建议使用 3 枚或 4 枚螺钉。如果使用 3 枚拉力螺钉,可呈倒三角形排列。倒三角形排列下方的螺钉应紧贴股骨颈下部。后上的 2 枚螺钉应紧贴股骨颈后方。

关节囊切开:有学者建议治疗非移位性股骨颈骨折时切开关节囊。他们的理论是切开关节囊可以降低囊内血肿所形成的压力,进而降低骨坏死的风险。对于关节囊切开是否能真正降低骨坏死的风险确实存在争议,然而这一技术仍有它的支持者,特别是针对年轻患者时。手术前,保持患肢处于屈曲、外展、外旋位已被证实可以减少关节囊内的压力。

4.移位性股骨颈骨折

移位性股骨颈骨折的治疗方式大部分取决于患者的年龄及活动能力。对于年轻患者,可进行闭合复位或切开复位内固定术。手术目标是解剖复位,手术入路可以采取 Smith-Petersen 入路或 Watson-Jones 入路以达到恰当的复位。对于年龄较大、活动较少的患者,大部分学者建议行人工股骨头置换术。临床研究表明,对于老年人中接受切开复位内固定术和股骨头置换的两组患者,股骨头置换组在提高预后和降低手术翻修率方面有显著优势。

(1)内固定:当选择进行内固定时,为了尽量降低骨不连和骨坏死并发症的风险,解剖复位是必要的。如果尝试进行闭合复位不能达到解剖复位,则应行切开复位,通常使用多枚平行的拉力螺钉实现固定。对于股骨颈基底部骨折,也可以使用动力髋螺钉。

(2)人工股骨头置换:人工置换要么选择股骨头置换的方式,使用双极假体或单极假体,要么选择全髋置换术。双极假体相对于单极假体有一个理论上的优势,双极假体的第2个关节可以减少髋臼磨损。然而在临床上,双极假体的第2个关节经常失去功能,最终双极假体变为单极假体。另外,不像单极假体,双极假体通常有一个金属聚乙烯关节,如果这个关节容易导致髋臼磨损和骨质溶解。对于大部分要求不高的老年患者来说,假体材料推荐使用单极假体。

(3)全髋关节置换:既往患有髋关节退行性疾病(如类风湿关节炎、骨关节炎)的患者发生股骨颈骨折时,应考虑行全髋关节置换术。一些研究表明,即使在那些无关节炎的老年患者中,在疼痛控制和功能改善方面,全髋关节置换术也优于股骨头置换术。另外,在不能遵从髋关节脱位预防措施警示的痴呆患者中,全髋关节置换术有着更高的脱位概率。如帕金森或瘫痪等神经系统疾病的患者脱位的概率更高,通常采取股骨头置换术治疗。

5.术后管理

股骨颈内固定术后的负重范围是由完全无负重到患者可以承受的负重。生物力学研究表明,即使患者无负重,由于肌肉收缩,髋关节和膝关节之间实际上仍存在肌肉收缩的反作用力。许多老年患者无法耐受关节不负重。基于此,老年患者为避免长期卧床的并发症,可以承受一定的负重,以辅助行动。对于年轻患者,只有在骨折内固定存在问题时,才考虑限制负重。

(五)护理评估

1.病史

(1)评估患者受伤的原因、时间;受伤的姿势;外力的方式、性质;骨折的轻重程度。

(2)评估患者受伤时的身体状况及病情发展情况。

(3)了解伤后急救处理措施。

2.身体状况评估

(1)评估患者全身情况:评估意识、体温、脉搏、呼吸、血压等情况。观察有无休克和其他损伤。

(2)评估患者局部情况。

(3)评估牵引、石膏固定或夹板固定是否有效,观察有无胶布过敏反应、针眼感染、压疮、石膏变形或断裂,夹板或石膏固定的松紧度是否适宜等情况。

(4)评估患者自理能力、患肢活动范围及功能锻炼情况。

(5)评估开放性骨折或手术伤口有无出血、感染征象。

3.心理—社会评估

由于损伤发生突然,给患者造成的痛苦大,而且病程时间长,并发症多,就需要患者及家属积极配合治疗。因此应评估患者的心理状况,了解患者及家属对疾病、治疗及预后的认知程度,家庭的经济承受能力,对患者的支持态度及其他的社会支持系统情况。

(六)护理诊断

1.有体液不足的危险

与外伤后出血有关。

2.疼痛

与损伤、牵引有关。

3.有周围组织灌注异常的危险

与神经血管损伤有关。

4.有感染的危险

与损伤有关。

5.躯体移动障碍

与骨折脱位、制动、固定有关。

6.潜在并发症

脂肪栓塞综合征、骨筋膜室综合征、关节僵硬等。

7.知识缺乏

缺乏康复锻炼知识。

8.焦虑

与担忧骨折预后有关。

(七)护理目标

(1)患者生命体征稳定。

(2)患者疼痛缓解或减轻,舒适感增加。

(3)能维持有效的组织灌注。

(4)未发生感染或感染得到控制。

(5)保证骨折固定效果,患者在允许的限度内保持最大的活动量。

(6)预防并发症的发生或及早发现及时处理。

(7)患者了解功能锻炼知识。

(8)患者焦虑程度减轻。

(八)护理措施

1.非手术治疗及术前护理

(1)心理护理:老年人意外致伤,常常自责,顾虑手术效果,担忧骨折预后,易产生焦虑、恐惧心理。应给予耐心的开导,介绍骨折的特殊性及治疗方法,并给予悉心的照顾,以减轻或消除心理问题。

(2)饮食护理:宜给予高蛋白质、高维生素、高钙、粗纤维及果胶成分丰富的食物。品种多样,色、香、味俱全,且易消化,以适合于老年骨折患者。

(3)体位护理。

1)必须向患者及其家属说明保持正确体位是治疗骨折的重要措施之一,以取得配合。

2)指导与协助维持患肢于外展中立位。患肢置于软枕或布朗架上,行牵引维持;并穿防旋鞋,忌外旋、内收,以免重复受伤机制而加重骨折移位;不侧卧;尽量避免搬动髋部,如若搬动,需平托髋部与肢体。

3)在调整牵引、松开皮套检查足跟及内外踝等部位有无压疮时或去手术室的途中,均应妥善牵拉以固定肢体;复查 X 线摄片尽量在床旁,以防骨折或移位加重。

维持有效牵引效能,不能随意增减牵引重量,若牵引量过小,不能达到复位与固定的目的;若牵引量过大,可发生移位。

(4)并发症的观察与处理。

1)心、脑血管意外及应激性溃疡。老年创伤患者生理功能退化,常合并有内脏疾病,一旦骨折后刺激,可诱发或加重原发病导致脑血管意外、心肌梗死、应激性溃疡等意外情况的发生。应多巡视,尤其在夜间。若患者出现头痛、头晕、四肢麻木、表情异常(如口角偏斜)、健肢活动障碍;心前区不适和疼痛、脉搏速细、血压下降;腹部不适、呕血、便血等症状,应及时报告医师紧急处理。

2)便秘、压疮、下肢静脉血栓形成、肺部、泌尿道感染。

(5)功能锻炼:骨折复位后,即可进行股四头肌收缩和足趾及踝关节屈伸等功能锻炼。3~4 周骨折稳定后可在床上逐渐练习髋关节、膝关节屈伸活动。解除固定后扶拐不负重下床活动直至骨折愈合。

2.术后护理

(1)体位肢体仍为外展中立位,不盘腿,不侧卧,仰卧时在两大腿之间置软枕或三角形厚垫。各类手术的特殊要求有以下方面。

1)三翼钉内固定术。术后 2 天可坐起,2 周后坐轮椅下床活动。3~4 周可扶双拐下地,患肢不负重,防跌倒(开始下床活动时,须有人在旁扶持)。6 个月后去拐,患肢负重。

2)移植骨瓣和血管束术。术后 4 周内保持平卧位,禁止坐起,以防髋关节活动度过大,造成移植的骨瓣和血管束脱落。4~6 周后,帮助患者坐起并扶拐下床做不负重活动。3 个月后复查 X 线摄片,酌情由轻到重负重行走。

3)转子间或转子下截骨术。带石膏下地扶双拐,并用 1 根长布带兜住石膏腿挂在颈部,以免石膏下坠引起不适。

4)人工股骨头、髋关节置换术。向患者说明正确的卧姿与搬运是减少潜在并发症脱位的重要措施,帮助其提高认识,并予以详细的指导,以避免置换的关节外旋和内收而致脱位。①置患者于智能按摩床垫上,以减少翻身。②使用简易接尿器以免移动髋关节。③放置便盆时从健侧置盆,以保护患侧。④侧卧时,卧向健侧,并在两腿之间置三角形厚垫或大枕头,也可使用辅助侧卧位的抱枕,使髋关节术后的患者能够在自己随意变换体位时而不发生脱位(若患肢髋关节内旋内收,屈曲>90°就有发生脱位的危险)。⑤坐姿:双下肢不交叉,坐凳时让术肢自然下垂;不坐低椅。⑥不屈身向前及向前拾起物件。一旦发生脱位,立即制动,以减轻疼痛和防止发生血管、神经损伤;然后进行牵引、手法复位乃至再次手术。

(2)潜在并发症的观察与护理。

1)出血。行截骨、植骨、人工假体转换术后,由于手术创面大,且需切除部分骨质,老年人血管脆性增加、凝血功能低下,易致切口渗血,应严密观察局部和全身情况。①了解术中情况,尤其是出血量。②术后 24 小时内患肢局部制动,以免加重出血;严密观察切口出血量(尤其是术后 6 小时内),注意切口敷料有无渗血迹象及引流液的颜色和量,确保引流管不受压、不扭曲,以防积血残留在关节内。③监测意识、瞳孔、脉搏、呼吸、血压、尿量的变化,每小时 1 次,有条件者使用床旁监护仪,警惕失血性休克。

2)切口感染。多发生于术后近期,少数于术后数年发生深部感染,后果严重,甚至需取出置换的假体,因此要高度重视。①术前:严格备皮,切口局部皮肤有炎症、破损需治愈后再手术;加强营养;配合医师对患者进行全身检查并积极治疗糖尿病及牙龈炎、气管炎等感染灶;遵医嘱预防性地应用抗生素。②术中严格遵守无菌技术操作。③术后充分引流,常用负压吸引,其目的在于引流关节内残留的渗血、渗液,以免局部血液游滞,引起感染。④识别感染迹象:关节置换术后患者体温变化的曲线可呈"双峰"特征,即在术后 1~3 天为第 1 高峰,平均 38.0℃;此后体温逐渐下降,术后 5 天达最低,平均 37.0℃;此后体温又逐渐升高,术后 8~10 天为第 2 高峰,平均 37.5℃。初步认为造成此现象的原因是吸收热(手术伤口的组织分解产物,如血液、组织液、渗出液等被吸收而引起的发热)和异物热(金属假体、骨水泥、聚乙烯等磨损碎屑等异物引起的发热)。当体温出现"双峰"特征时,给予解释,避免患者焦虑和滥用抗生素。

3)血栓形成。有肺栓塞、静脉栓塞、动脉栓塞。肺栓塞可能发生于人工髋关节术中或术后 24 小时内,虽然少见,但来势凶猛,是由于手术中髓内压骤升,导致脂肪滴进入静脉所致;静脉栓塞,尤其是深静脉栓塞,人工关节置换术后的发生率较高;动脉栓塞的可能性较小。血栓重在预防:①穿高弹袜(长度从足部到大腿根部);②妥善固定、制动术肢;③遵医嘱预防性使用低分子肝素钙、右旋糖酐-40;④严密观察生命体征、意识状态和皮肤黏膜情况,警惕肺栓塞形成;⑤经常观察术肢血液循环状况。当肢体疼痛,进行性加重,被动牵拉指(趾)可引起疼痛,严重时肢体坏死,为动脉栓塞;肢体明显肿胀,严重时肢端坏死则为静脉栓塞。

(3)功能锻炼:一般手术患者的功能锻炼在前面内容已提到,在此着重介绍髋关节置换术后的功能锻炼。

1)术后 1 天可做深呼吸,并开始做小腿及踝关节活动。

2)术后 2~3 天进行健肢和上肢练习,做患肢肌肉收缩,进行股四头肌等长收缩和踝关节屈伸,收缩与放松的时间均为 5 秒,每组 20~30 次,每天 2~3 组。拔除伤口引流管后,协助患者在床上坐起,摇起床头 30°~60°,每天 2 次。

3)术后 3 天继续做患肢肌力训练,在医师的允许下增加髋部屈曲练习。患者仰卧伸腿位,收缩股四头肌,缓缓将患肢足跟向臀部滑动,使髋屈曲,足尖保持向前,注意防止髋内收、内旋,屈曲角度不宜大(<90°),以免引起髋部疼痛和脱位。保持髋部屈曲 5 秒后回到原位,放松

5秒,每组20次,每天2~3组。

4)术后4天继续患肢肌力训练。患者用双手支撑床坐起,屈曲健肢,伸直患肢,移动躯体至床边。护士在患侧协助,一手托住患肢的足跟部,另一手托起患侧的用腘窝部,随着患者移动而移动,使患肢保持轻度外展中立位。协助患者站立时,嘱患者患肢向前伸直,用健肢着地,双手用力撑住助行器挺髋站起。患者坐下前,腿部应接触床边。

5)术后5天继续患肢肌力训练和器械练习。护士要督促患者在助行器协助下做站立位练习,包括外展和屈曲髋关节。患者健肢直立,缓慢将患肢向身体侧方抬起,然后放松,使患肢回到身体中线。做此动作时要保持下肢完全伸直,膝关节及足趾向外。屈曲髋关节时,从身体前方慢慢抬起膝关节,注意勿使膝关节高过髋关节,小腿垂直于地面,胸部勿向前弯曲。指导患者在助行器的协助下练习行走:患者双手撑住助行器,先迈健肢,身体稍向前倾,将助行器推向前方,用手撑住助行器,将患肢移至健肢旁;重复该动作,使患者向前行走,逐步增加步行距离。在进行步行锻炼时,根据患者关节假体的固定方式决定患肢负重程度。骨水泥固定的假体可以完全负重;生物型固定方式则根据手术情况而定,可部分负重;而行翻修手术的患者则完全不能负重。在练习过程中,患者双手扶好助行器,以防摔倒。

6)术后6天到出院继续患肢肌力、器械和步行训练。在患者可以耐受的情况下,加强髋部活动度的练习,如在做髋关节外展的同时做屈曲和伸展活动、增加练习强度和活动时间,逐步恢复髋关节功能。

二、股骨干骨折的护理

股骨干骨折是指转子下2~5cm的股骨折。青壮年和儿童常见,约占全身骨折的6%。多由强大的直接暴力或间接暴力造成,直接暴力包括车辆撞击、机器挤压、重物击伤及火器伤等,引起股骨横断或粉碎骨折;间接暴力多是高处跌下、产伤等所产生的杠杆作用及扭曲作用所致,常引起股骨的斜形或螺旋骨折。

(一)病因及发病机制

股骨干是全身最粗管状骨,强度最高。多由于高能量直接暴力造成骨折,以粉碎型及横型骨折常见。交通事故是主要致伤原因,工农业创伤、生活创伤和运动创伤次之。坠落伤骨折多为间接暴力所致,斜骨折或螺旋骨折常见,少年儿童可发生嵌插骨折或不全骨折。直接暴力打击或火器伤所致骨折周围软组织损伤重,出血多,闭合骨折的内出血量即可达到500~1000mL,可并发休克。如有头、胸、腹部复合伤和(或)多发骨折则更易发生休克。

1.股骨干上1/3骨折

近位骨折片因髂腰肌、臀中肌及外旋肌牵拉而屈曲、外展、外旋。远位骨折片因内收肌群,股四头肌群后侧肌群作用而内收并向后上方移位。

2.股骨干中1/3骨折

近位骨折片由于同时受部分内收肌群作用,除前屈外旋外无其他方向特殊移位,远位骨折片由于内外及后侧肌群牵拉而往往有较明显重叠移位,并易向外成角。

3.股骨干中下1/3骨折

远位骨折片受腓肠肌牵拉向后倾斜移位,可损伤腘窝部血管和神经。非手术治疗难以复位固定。上述移位并非固定不变,骨折片因受各种外力的作用、肌群收缩和肢体重量及搬运等因素影响可发生各种不同方向的移位。但其固有的变位机制对手法复位和持续牵引治疗均有参考价值。

(二)临床表现

成人股骨干骨折多由强大暴力引起,内出血可达 $500\sim1000mL$,出血多时,可引起休克,应注意及时诊治。患肢剧烈疼痛、肿胀、成角、短缩、旋转畸形,髋及膝关节活动障碍,可出现假关节活动和骨擦音。股骨干下 1/3 骨折时,骨折远端因受到腓肠肌的牵拉而向后移位,有压迫或损伤腘动脉、腘静脉和腓神经、腓总神经的危险。

(三)辅助检查

1.X 线检查

包括髋关节、膝关节、股骨全长的正、侧位 X 线摄片,可明确诊断并排除股骨颈骨折。

2.血管造影

如末梢循环障碍,应考虑血管损伤的可能,必要时做血管造影。

(四)治疗

在急诊处理时患肢可暂时用夹板固定。这样既利于减轻疼痛,又可防止软组织进一步损伤。治疗应尽可能达到较好的对位和对线,防止旋转和成角。

(五)护理评估

1.病史

(1)评估患者受伤的原因、时间;受伤的姿势;外力的方式、性质;骨折的轻重程度。

(2)评估患者受伤时的身体状况及病情发展情况。

(3)了解伤后急救处理措施。

2.身体状况评估

(1)评估患者全身情况:评估意识、体温、脉搏、呼吸、血压等情况。观察有无休克和其他损伤。

(2)评估患者局部情况。

(3)评估牵引、石膏固定或夹板固定是否有效,观察有无胶布过敏反应、针眼感染、压疮、石膏变形或断裂,夹板或石膏固定的松紧度是否适宜等情况。

(4)评估患者自理能力、患肢活动范围及功能锻炼情况。

(5)评估开放性骨折或手术伤口有无出血、感染征象。

3.心理—社会评估

由于损伤发生突然,给患者造成的痛苦大,而且病程时间长,并发症多,就需要患者及家属积极配合治疗。因此应评估患者的心理状况,了解患者及家属对疾病、治疗及预后的认知程度,家庭的经济承受能力,对患者的支持态度及其他的社会支持系统情况。

(六)护理诊断

1.有体液不足的危险

与外伤后出血有关。

2.疼痛

与损伤、牵引有关。

3.有周围组织灌注异常的危险

与神经血管损伤有关。

4.有感染的危险

与损伤有关。

5.躯体移动障碍

与骨折脱位、制动、固定有关。

6.潜在并发症

脂肪栓塞综合征、骨筋膜室综合征、关节僵硬等。

7.知识缺乏

缺乏康复锻炼知识。

8.焦虑

与担忧骨折预后有关。

（七）护理目标

（1）患者生命体征稳定。

（2）患者疼痛缓解或减轻，舒适感增加。

（3）能维持有效的组织灌注。

（4）未发生感染或感染得到控制。

（5）保证骨折固定效果，患者在允许的限度内保持最大的活动量。

（6）预防并发症的发生或及早发现及时处理。

（7）患者了解功能锻炼知识。

（8）患者焦虑程度减轻。

（八）护理措施

1.非手术治疗及术前护理

（1）心理护理：由于股骨干骨折多由强大的暴力所致，骨折时常伴有严重软组织损伤，大量出血、内脏损伤、颅脑损伤等可危及生命安全，患者多恐惧不安，应稳定患者的情绪，配合医师采取有效的抢救措施。

（2）饮食：高蛋白质、高钙、富含维生素饮食，需急症手术者则禁食。

（3）体位：抬高患肢。

（4）保持牵引的效能：不能随意增、减牵引重量，以免导致过度牵引或达不到牵引效果。小儿悬吊牵引时，牵引重量以能使臀部稍悬离床面为宜，且应适当约束躯干，防止牵引装置滑脱至膝下而压迫腓总神经。在牵引过程中，要定时测量肢体长度和进行床旁 X 线检查，了解牵引重量是否合适。

（5）指导、督促患者进行功能锻炼。

1）伤后1～2周内应练习患肢股四头肌等长收缩；同时被动活动髌骨（左右推动髌骨）；还应练习踝关节和足部其他小关节，乃至全身其他关节活动。

2)第3周健足踩床,双手撑床或吊架抬臀练习髋、膝关节活动,防止股间肌和膝关节粘连。

2.术后护理

(1)饮食:鼓励进食促进骨折愈合的饮食,如排骨汤、牛奶、鸡蛋等。

(2)体位:抬高患肢。

(3)功能锻炼:方法见术前护理。

3.健康指导

(1)体位:股骨中段以上骨折患者下床活动时,应始终保持患肢的外展位,以免因负重和内收肌的作用而发生继发性向外成角突起畸形。

(2)扶拐锻炼:由于股骨干骨折后的愈合及重塑时间延长,因此需较长时间扶拐锻炼。扶拐方法的正确与否与发生继发性畸形、再损伤,甚至臂丛神经损伤等有密切关系。因此,应教会患者正确使用双拐。

(3)拐杖是辅助步行的一种工具,常用的有前臂拐和腋拐。前臂拐轻便,使用方便,拐的把手位置可依患者上肢长短调节;腋拐靠腋下支撑,应用普遍。用拐注意事项包括以下方面。

1)拐杖下端必须安装橡皮头,以免拐杖压在地上滑动而致不稳;拐杖上端的横梁上须垫软垫,以免使用时压迫腋下软组织。

2)腋拐高度:以患者直立时,拐从腋窝到地面并向身体两侧分开,橡皮头距足 20cm 为宜。过高,行走时拐杖将撑至腋下,引起疼痛不适,甚至难以行走;过低,则可发生驼背,感到疲劳。

3)单拐与双拐的选择与使用:腋拐可用单拐也可用双拐。单拐适用于因手术后恢复期患肢不能完全负重,而需借助单拐来增加健侧对整个身体重量的支撑,大部分置于健侧。当一侧下肢完全不能负重时,必须使用双拐,这样可增加行走时的平衡,且省力。双腋拐使用方法:先将两拐同时稳放在两腿前方,然后提起健肢移到两拐的前方,再将两拐同时向前方移到健肢前方,如此反复,保持两拐及一健肢形成一个等边三角形。

4)防跌倒:患者初次下地时,应有护理人员在旁扶助,并及时给予帮助与鼓励,指导用拐,防止患者因不习惯而失去重心跌倒及出现情绪低落。初次下地时间不可过长,以后逐渐延长下地时间。

(4)2～3个月后行 X 线摄片复查:若骨折已骨性愈合,可酌情使用单拐而后弃拐行走。

三、髌骨骨折的护理

髌骨骨折约占成人全部骨骼损伤的 1%,髌骨骨折造成的最重要影响为伸膝肌的连续性丧失及潜在的髌股关节不协调。因此,髌骨骨折后应尽可能恢复其完整性。

(一)病因

髌骨骨折可由直接暴力和间接暴力所致。根据骨折形状及部位,可分为横形骨折、纵形骨折、斜形骨折、边缘性骨折、下极或上极骨折、粉碎性骨折及骨软骨骨折。常见的髌骨骨折为横形骨折,一般累及髌骨中 1/3,也可累及上极或下极。另一种常见的骨折为粉碎性骨折,一般伴有不同程度的移位。

(二)临床表现

髌骨骨折后,常常合并有膝关节积血,患肢肿胀,疼痛明显,患肢不能主动伸直。髌骨前方有压痛,受伤早期可扪及由于骨折分离出现的凹陷。在陈旧性骨折伴移位者,常因失去股四头肌的作用力,导致伸膝无力,走路缓慢,可伴有关节活动障碍。

(三)治疗方法

急性髌骨骨折早期的治疗应包括患肢伸膝位或轻度屈膝位夹板固定、局部冰敷。冰袋不可直接接触皮肤,以防造成软组织损害。

1.保守治疗

(1)部分骨折或无移位的完全骨折 X 线检查显示髌骨形态完整,髌骨关节面平整无移位。早期进行冰敷以及给予支具外固定保持膝关节伸直位等对症处理。若关节内血肿张力大,可在严格无菌条件下抽取积血,加压包扎。

(2)骨折端分离移位<0.5cm,断端关节面台阶<0.2cm,此型骨折采用外固定的保守治疗方法,也能取得满意疗效。在治疗过程中应严密观察骨折端移位情况。若外固定不当或过多、过早地进行股四头肌锻炼,可加重移位程度。

2.手术治疗

对于骨折断端分离移位≥0.5cm,合并伸肌支持带撕裂的骨折,开放性骨折或关节面不平的骨折,常需要手术治疗,以恢复关节面的外形,修复并固定伸膝装置,以便尽早地恢复膝关节的正常生理功能。

髌骨骨折的手术方法包括各种钢丝技术、克氏针、螺钉固定、部分髌骨切除术及全髌骨切除术。钢丝固定技术最常用于横形骨折。对骨折块足够大的粉碎性骨折,可用拉力螺钉固定,也可用钢丝环扎髌周固定。对于严重粉碎性骨折,由于髌骨呈多平面骨折,骨折块较小,以往多采用髌骨部分或全部切除。

总体原则为尽量保留髌骨,保留髌骨关节面的平整性。术后应早期锻炼股四头肌,在条件允许的情况下早期练习膝关节伸屈运动,使髌股关节恢复吻合,提高患者的生活质量。

(四)护理评估

1.病史

(1)评估患者受伤的原因、时间;受伤的姿势;外力的方式、性质;骨折的轻重程度。

(2)评估患者受伤时的身体状况及病情发展情况。

(3)了解伤后急救处理措施。

2.身体状况评估

(1)评估患者全身情况:评估意识、体温、脉搏、呼吸、血压等情况。观察有无休克和其他损伤。

(2)评估患者局部情况。

(3)评估牵引、石膏固定或夹板固定是否有效,观察有无胶布过敏反应、针眼感染、压疮、石膏变形或断裂,夹板或石膏固定的松紧度是否适宜等情况。

(4)评估患者自理能力、患肢活动范围及功能锻炼情况。

(5)评估开放性骨折或手术伤口有无出血、感染征象。

3.心理—社会评估

由于损伤发生突然,给患者造成的痛苦大,而且病程时间长,并发症多,需要患者及家属积极配合治疗。因此应评估患者的心理状况,了解患者及家属对疾病、治疗及预后的认知程度,家庭的经济承受能力,对患者的支持态度及其他的社会支持系统情况。

(五)护理诊断

1.有体液不足的危险

与外伤后出血有关。

2.疼痛

与损伤、牵引有关。

3.有周围组织灌注异常的危险

与神经血管损伤有关。

4.有感染的危险

与损伤有关。

5.躯体移动障碍

与骨折脱位、制动、固定有关。

6.潜在并发症

脂肪栓塞综合征、骨筋膜室综合征、关节僵硬等。

7.知识缺乏

缺乏康复锻炼知识。

8.焦虑

与担忧骨折预后有关。

(六)护理目标

(1)患者生命体征稳定。

(2)患者疼痛缓解或减轻,舒适感增加。

(3)能维持有效的组织灌注。

(4)未发生感染或感染得到控制。

(5)保证骨折固定效果,患者在允许的限度内保持最大的活动量。

(6)预防并发症的发生或及早发现及时处理。

(7)患者了解功能锻炼知识。

(8)患者焦虑程度减轻。

(七)护理措施

1.心理护理

给予患者生活上的照顾,及时解决患者的困难,给患者以精神安慰,减轻其焦虑心理。

2.观察病情

(1)注意观察局部的情况。

(2)手术后应观察伤口的渗出情况。

3.疾病护理

(1)抬高患肢,保持功能位置,以利静脉回流,减轻肿胀。

(2)疼痛时遵医嘱给予镇痛药物。

（3）手术者按骨科手术前、后护理常规护理。

（4）石膏固定者按石膏固定护理常规。

（5）石膏固定3～4周开始功能锻炼。

四、胫腓骨骨折的护理

胫腓骨骨折是指自胫骨平台以下至踝以上的部位发生骨折。占全身骨折的13％～17％，以青壮年和儿童居多。多由直接暴力引起。

（一）病因及发病机制

导致胫腓骨骨折的损伤形式有3种：超越骨自身能力的损伤即疲劳骨折（应力骨折）；低能量暴力导致的较稳定的小移位骨折；高能量暴力造成的严重软组织破坏、神经血管损伤、粉碎骨折、骨缺损，这种高能量暴力常导致肢体多种组织严重创伤，肢体存活困难。

当暴力以旋转形式作用于胫骨时，常形成螺旋形骨折，并由于外力的大小不同，而造成不同的粉碎程度，例如滑雪时足固定而身体强力扭转时，造成的螺旋形胫腓双骨折。3或4支点弯曲外力作用于小腿将造成短斜或横形骨折，如外力较大使支点范围增大时，导致粉碎性骨折。当外力大并且集中作用于较小范围时，常形成骨和周围软组织严重创伤，例如重物直接砸于小腿上而形成的损伤。

对于开放骨折，有学者提出了开放骨折分类法。

Ⅰ型：伤口不到1cm长，一般为比较干净的穿刺伤，骨尖自皮肤内穿出，软组织损伤轻微，无碾挫伤，骨折较简单，为横断或短斜形者，无粉碎。

Ⅱ型：伤口超过1cm，软组织损伤较广泛，但无撕脱伤也未形成组织瓣，软组织有轻度或中度碾挫伤，伤口有中度污染，中等程度粉碎骨折。

Ⅲ型：软组织损伤广泛，包括肌肉、皮肤及血管、神经，有严重污染。

ⅢA型：尽管有广泛的撕裂伤及组织瓣形成或为高能量损伤，不管伤口大小，骨折处有适当的软组织覆盖。

ⅢB型：广泛的软组织损伤或缺失，伴有骨膜剥脱和骨暴露，这种类型的开放性骨折常伴有严重污染。

ⅢC型：伴有需要修复的动脉损伤。

（二）临床表现

小腿疼痛、肿胀、活动受限，有骨擦音，肢体成角、旋转畸形。

（1）对于儿童的青枝骨折、成人的单纯腓骨骨折，主要表现为局部的肿胀、压痛，活动受限不明显，甚至可以行走。如骨折有明显的移位，可表现为小腿的畸形、反常活动，有骨擦音、骨擦感。

（2）由于胫腓骨骨折经常合并血管、神经损伤，故临床应常规检查足背动脉和胫后动脉搏动及足背、足趾的感觉和运动状况。对于软组织损伤严重者，要认真判断其存活的可能性；对于潜行性剥离的皮肤要判断其剥离范围；对于小腿肿胀严重者，应警惕有无骨筋膜室综合征。

（三）辅助检查

1.X 线检查

X 线摄片见胫腓骨上有断裂,骨皮质不连续并有切迹者,骨密度增高和骨膜增厚硬化基本在所有患者中都可以出现,骨小梁粗乱、排列不整齐,并可见模糊不完全性骨折线,严重病例骨骼变形及周围软组织的损伤。

2.超声检查

对于怀疑可能有动脉损伤的患者要及时行血管彩色多普勒超声检查。

（四）治疗

1.闭合胫骨骨折的治疗

①闭合复位以石膏、支具等制动。②外固定架固定。③切开复位内固定。④闭合复位髓内针内固定。

2.开放骨折

选用上述 4 种方法之一固定骨折。开放伤口则遵循下面原则:彻底反复清创,合理应用抗生素,早期关闭伤口(包括使用肌瓣及游离皮瓣),早期植骨治疗。

（五）护理评估

1.病史

(1)评估患者受伤的原因、时间;受伤的姿势;外力的方式、性质;骨折的轻重程度。

(2)评估患者受伤时的身体状况及病情发展情况。

(3)了解伤后急救处理措施。

2.身体状况评估

(1)评估患者全身情况:评估意识、体温、脉搏、呼吸、血压等情况。观察有无休克和其他损伤。

(2)评估患者局部情况。

(3)评估牵引、石膏固定或夹板固定是否有效,观察有无胶布过敏反应、针眼感染、压疮、石膏变形或断裂,夹板或石膏固定的松紧度是否适宜等情况。

(4)评估患者自理能力、患肢活动范围及功能锻炼情况。

(5)评估开放性骨折或手术伤口有无出血、感染征象。

3.心理—社会评估

由于损伤发生突然,给患者造成的痛苦大,而且患病时间长,并发症多,就需要患者及家属积极配合治疗。因此应评估患者的心理状况,了解患者及家属对疾病、治疗及预后的认知程度,家庭的经济承受能力,对患者的支持态度及其他的社会支持系统情况。

（六）护理诊断

1.有体液不足的危险

与创伤后出血有关。

2.疼痛

与损伤、牵引有关。

3.有周围组织灌注异常的危险

与神经血管损伤有关。

4.有感染的危险

与损伤有关。

5.躯体移动障碍

与骨折脱位、制动、固定有关。

6.潜在并发症

脂肪栓塞综合征、骨筋膜室综合征、关节僵硬等。

7.知识缺乏

缺乏康复锻炼知识。

8.焦虑

与担忧骨折预后有关。

（七）护理目标

（1）患者生命体征稳定。

（2）患者疼痛缓解或减轻，舒适感增加。

（3）能维持有效的组织灌注。

（4）未发生感染或感染得到控制。

（5）保证骨折固定效果，患者在允许的限度内保持最大的活动量。

（6）预防并发症的发生或及早发现及时处理。

（7）患者了解功能锻炼知识。

（8）患者焦虑程度减轻。

（八）护理措施

1.常规护理

（1）心理护理：多与患者沟通，了解患者的思想情况，使患者树立战胜疾病的信心。

（2）活动指导：固定期间做静止位肌肉收缩锻炼，外固定解除后逐步开始功能锻炼。

（3）有效固定随时调整外固定的松紧，避免由于伤肢肿胀后外固定过紧，造成压迫。

2.疾病的护理

（1）保持环境安静、舒适。

（2）抬高患肢减轻肿胀。

（3）查明疼痛原因后可遵医嘱给予镇痛药物。

（4）告知患者如有感觉麻木、患肢憋胀等应及时告知医师、护士。

（5）指导患者配合医师进行功能锻炼。

3.病情观察

（1）密切观察生命体征，如发生异常应及时通知医师处理，严密观察患肢末梢血液循环情况。

（2）骨牵引针眼处每天换药，保持床单位清洁。

（3）及时给予生活上的照顾，解决患者的困难。

(4)有较大张力性水疱形成时,应穿刺抽出液体以促进吸收。

五、胫骨平台骨折的护理

胫骨平台骨折是指胫骨上端与股骨下端接触面发生的骨折。可由间接暴力或直接暴力引起。高处坠落时,足先着地,再向侧方倒下,力的传导由足沿胫骨向上,坠落的加速度使体重的力向下传导,共同作用于膝部,由于侧方倒地产生的扭转力,导致胫骨内侧或外侧平台塌陷骨折。当暴力直接打击膝内侧或外侧时,使膝关节发生外翻或内翻,导致外侧或内侧平台骨折或韧带损伤。其发病率为 0.5%,多发于成年人。胫骨平台骨折的特点是属于关节内骨折,易引起膝关节功能障碍。

(一)病因及发病机制

胫骨平台骨折是强大的内翻或外翻应力合并轴向载荷的结果。受伤过程中,股骨髁对下面的胫骨平台施加了剪切和压缩应力,可导致劈裂骨折、塌陷骨折或两者并存。实际上,单纯劈裂骨折只发生于骨松质致密的年轻人,只有此关节面才能够只承受压缩力。随着年龄的增加,胫骨近端致密的骨松质变得稀疏,不再只承受压缩应力,当存在轴向压缩载荷时发生塌陷或劈裂塌陷骨折。一侧的侧副韧带完整,对于产生对侧的平台骨折是必不可少的条件,在外翻应力自股骨外髁向胫骨外侧平台传导造成骨折时,内侧副韧带的作用类似于铰链;而在内翻应力自股骨内髁向内侧平台传导造成骨折时,外侧副韧带的作用也类似于铰链。但是,随着MRI检查应用的增多,发现胫骨平台骨折患者合并的韧带损伤发生率,比以前认为的要高。暴力大小不仅决定骨折粉碎程度,也决定骨折移位的程度。另外,常合并软组织损伤,根据骨折的病理改变和骨折发生的部位,胫骨平台骨折分为以下几型。

1.根据骨折的病理改变

(1)劈裂骨折:骨折线呈纵向,自平台向外下或内下到干骺端皮质骨。骨折块含部分或全部平台关节面,常向内外、向下或旋转移位。

(2)塌陷骨折:骨折块含有部分或全部平台关节面,常向下或旋转移位,并与远折端嵌插,部分塌陷骨折发生于平台关节面中部,呈向下移位与骨折远端嵌插,骨折块与平台周转部分完全分离。

(3)粉碎骨折。

(4)混合型骨折。

2.根据骨折发生的部位

(1)外侧平台骨折:较多见。

(2)内侧平台骨折:较少见。

(3)内外两侧平台骨折。

(4)胫骨平台前缘骨折。

(5)胫骨平台后缘骨折。

(6)胫骨平台外缘骨折。

(7)胫骨平台内缘骨折。

（二）临床表现

（1）伤口膝关节肿胀疼痛,压痛,活动障碍,关节内积血。

（2）为关节内骨干骨折,严重者还可合并半月板及关节韧带损伤,易造成膝关节功能障碍。

（三）辅助检查

常规拍摄膝关节正侧位 X 线摄片,可行膝关节 CT 检查及三维重建;疑伴有韧带损伤者,可酌情选用 MRI 检查。

（四）治疗

1.Ⅰ型骨折

无移位者,首先抽出关节积血,加压包扎后长腿石膏管形外固定,4 周后解除石膏,不负重锻炼膝关节,待骨性愈合后才能负重行走。关节面塌陷 2mm 以内、劈裂骨折移位 5mm 以内者,可试行手法复位后石膏外固定。6 周后解除外固定,不负重锻炼膝关节,待骨性愈合后才能负重行走。

2.Ⅱ型骨折

多为单侧骨折,关节面塌陷超过 3mm,劈裂骨折移位 5mm 以上者,应切开复位内固定。手术需将塌陷的关节面撬起,然后用复位钳将劈裂骨折复位,用松质骨螺钉或螺栓固定。如撬起关节面后,其下方出现骨质缺损,可填充髂骨块。

3.Ⅲ型骨折

多为双侧平台骨折,关节面塌陷在 10mm 以上,骨折移位、劈裂及粉碎,膝关节严重不稳定,常合并胫骨干骨折。手术将塌陷的关节面撬起后用复位钳将劈裂骨折复位,可临时用克氏针固定,合并胫骨干骨折复位时应注意避免膝关节内、外翻畸形,将"L"形胫骨平台支持钢板塑形后其近端以松质骨螺钉固定,远端以皮质骨螺钉固定。也可用高尔夫形解剖钢板固定,如平台下有骨质缺损,可取髂骨植骨。术中应探查韧带和半月板的损伤情况。

（五）护理评估

1.病史

（1）评估患者受伤的原因、时间;受伤的姿势;外力的方式、性质;骨折的轻重程度。

（2）评估患者受伤时的身体状况及病情发展情况。

（3）了解伤后急救处理措施。

2.身体状况评估

（1）评估患者全身情况:评估意识、体温、脉搏、呼吸、血压等情况。观察有无休克和其他损伤。

（2）评估患者局部情况。

（3）评估牵引、石膏固定或夹板固定是否有效,观察有无胶布过敏反应、针眼感染、压疮、石膏变形或断裂,夹板或石膏固定的松紧度是否适宜等情况。

（4）评估患者自理能力、患肢活动范围及功能锻炼情况。

（5）评估开放性骨折或手术伤口有无出血、感染征象。

3.心理—社会评估

由于损伤发生突然,给患者造成的痛苦大,而且患病时间长,并发症多,就需要患者及家属积极配合治疗。因此应评估患者的心理状况,了解患者及家属对疾病、治疗及预后的认知程度,家庭的经济承受能力,对患者的支持态度及其他的社会支持系统情况。

(六)护理诊断

1.自理缺陷

与受伤后活动受限有关。

2.焦虑

与担心疾病的愈合有关。

3.有废用性综合征的危险

与患肢制动有关。

4.潜在并发症

有腓总神经损伤、膝关节僵直和创伤性关节炎的可能。

(七)护理目标

(1)复位后保持有效固定。

(2)让患者及家属掌握功能锻炼的方法。

(八)护理措施

1.非手术治疗及术前护理

(1)心理护理:老年人意外致伤,常常自责,顾虑手术效果,担忧骨折预后,易产生焦虑、恐惧心理。应给予耐心的开导,介绍骨折的特殊性及治疗方法,并给予悉心的照顾,以减轻或消除心理问题。

(2)饮食:宜给予高蛋白质、高维生素、高钙、粗纤维及果胶成分丰富的食物。品种多样,色、香、味俱全,且易消化,以适合于老年骨折患者。

(3)体位:抬高患肢,预防肢体外旋,以免损伤腓总神经。

(4)病情观察:密切观察患肢末梢血液循环情况,警惕并发腘动脉损伤。一旦出现肢体苍白、皮温降低、足背动脉扪不到时,应立即报告医师,必要时紧急探查。

2.术后护理

(1)体位抬高患肢,严禁肢体外旋。如为内侧平台骨折,尽量使膝关节轻度外翻;外侧平台骨折,尽量使膝关节轻度内翻。腘动脉损伤血管吻合术后给予屈膝位,以防血管再破裂。

(2)功能锻炼原则是早锻炼、晚负重以免因重力压迫使骨折再移位。术后 2 天开始做股四头肌收缩和踝关节屈伸的锻炼,4～6 周后逐步做膝关节屈伸锻炼,骨折愈合后才开始负重行走。

六、踝部骨折的护理

踝部骨折是指构成踝关节的胫骨远端、腓骨远端和距骨所发生的骨折,包括内踝、外踝、后踝、前踝骨折。是最常见的关节内骨折,占全身骨折的 5%,青壮年多见。多由间接暴力引起,大多数是在踝跖屈扭伤,力传导引起骨折,常合并韧带损伤。

(一)病因及发病机制

此种骨折多由间接暴力造成,如足于内翻或外翻位时负重,由高处坠落足在内翻、外翻或跖屈位着地。直接暴力引起的少见。

根据受伤时足的姿势和致伤方向及骨折部位可分为3型。

1.Ⅰ型

内翻内收型。受伤时,踝部极度内翻(即旋后)。首先外侧副韧带牵拉外踝,使腓骨下端在韧带联合水平以下撕脱。若暴力持续下去,距骨向内踝撞击,致使内踝发生骨折。

2.Ⅱ型

①外翻外展型:受伤时,踝关节极度外翻(即旋前)或被重物压于外踝,先是内侧副韧带牵拉内踝致撕脱骨折,暴力持续会使腓骨下端骨折,同时出现胫骨后唇(即后踝)骨折,造成三踝骨折。②内翻外旋型:伤力先造成外踝斜骨折,在韧带联合水平位,向上延伸,使胫骨后唇骨折,最后撕脱内踝,形成三踝骨折。

3.Ⅲ型

外翻外旋型。受伤使内踝撕脱骨折,接着造成下胫腓关节分离,腓骨发生斜骨折或粉碎骨折。

(二)临床表现

踝部疼痛,有肿胀、皮下出血斑和功能障碍。

(三)辅助检查

X线检查应拍摄踝关节正位、侧位和踝穴位片。

(四)治疗

踝关节既支持全身重量,又有较为灵活的活动。因此,踝部骨折的治疗既要保证踝关节的稳定性,又要保证踝关节活动的灵活性。这就要求踝部骨折后应尽量达到解剖对位,并较早地进行功能锻炼,使骨折愈合后能符合关节活动的力学要求。在治疗方法上,当闭合复位失败时,应及时考虑切开复位与内固定,从而恢复踝关节的稳定,并使踝穴结构能适应距骨活动的要求,避免术后发生关节疼痛。

(五)护理评估

1.病史

(1)评估患者受伤的原因、时间;受伤的姿势;外力的方式、性质;骨折的轻重程度。

(2)评估患者受伤时的身体状况及病情发展情况。

(3)了解伤后急救处理措施。

2.身体状况评估

(1)评估患者全身情况:评估意识、体温、脉搏、呼吸、血压等情况。观察有无休克和其他损伤。

(2)评估患者局部情况。

(3)评估牵引、石膏固定或夹板固定是否有效,观察有无胶布过敏反应、针眼感染、压疮、石膏变形或断裂,夹板或石膏固定的松紧度是否适宜等情况。

(4)评估患者自理能力、患肢活动范围及功能锻炼情况。

(5)评估开放性骨折或手术伤口有无出血、感染征象。

3.心理—社会评估

由于损伤发生突然,给患者造成的痛苦大,而且患病时间长,并发症多,就需要患者及家属积极配合治疗。因此应评估患者的心理状况,了解患者及家属对疾病、治疗及预后的认知程度,家庭的经济承受能力,对患者的支持态度及其他的社会支持系统情况。

(六)护理诊断

1.压疮

踝部有发生压疮的可能。

2.潜在并发症

踝关节僵硬。

(七)护理目标

(1)患者未发生皮肤损伤,家属及患者熟知造成皮肤损伤的危险因素,掌握皮肤的自护方法。

(2)患者能正确使用康复训练器具,能主动进行康复训练。

(八)护理措施

1.术前护理

(1)患肢肿胀的护理:患肢抬高,观察患肢的肿胀程度、血运、皮温、感觉及运动情况,持续冰敷,遵医嘱给予消肿药物治疗,指导患者进行下肢肌肉的等长收缩、足趾和膝关节的主动屈伸锻炼,减轻肿胀和疼痛,同时注意观察有无压力性损伤。

(2)张力性水疱的护理:使用石膏固定后,应严格掌握固定的松紧度,尤其肢体肿胀明显时期。在水疱发生初期,可给予松解外固定,解除束缚,抬高患肢。肿胀减轻后水疱可自行吸收。水疱直径>2cm时,在严格无菌技术操作下,用无菌注射器抽出底部液体,然后用无菌棉签轻轻按压,让疱壁贴于皮肤,注意保护皮肤,避免疱壁大面积的破坏,防止感染。

(3)疼痛及心理护理:关心并安慰患者,耐心解释手术等待时间较长的原因,使患者了解和认识病情,消除不良情绪,积极配合治疗。准确应用疼痛评分进行疼痛状态评估,必要时可遵医嘱给予消肿镇痛药物治疗。另外,手术当日和术后3天内可采用放松训练、联合患肢抚触缓解踝关节骨折患者术后疼痛,加强护患沟通,提高患者满意度。

2.术后护理

(1)病情观察:抬高患肢,观察患者麻醉作用消失后足趾的感觉活动是否正常,石膏固定部位感觉是否正常;观察伤口有无渗血、发红或肿胀;观察患者有无疼痛,是由于伤口还是其他原因;观察患者的生命体征变化,如出现异常情况,及时告知医师。

(2)行为指导和限制负重:踝关节骨折的最佳预后是获得恢复正常运动和保持或减少负重,这样患者就能恢复到伤前活动水平。因损伤性质、患者因素以及手术医师的理解不同,术后康复计划和预后各不相同。对牢固固定和骨质较好的患者可早期进行(大约2周)活动和功能治疗或采用管型石膏固定6周。对双踝骨折行切开复位内固定者,4~6周内限制负重,6周后可完全负重。对下胫腓联合损伤的患者,一般限制负重为6~8周,然后可完全负重。糖尿病患者发生并发症的风险较高,因此限制负重时间为 8 周,较长的禁止负重时间为 12 周。

（3）预防术后并发症。

1）骨折不愈合。内踝骨折不愈合较常见,主要原因是三角韧带的牵拉导致断端分离。如明确诊断,需行手术治疗,切开复位,清理断端纤维组织和硬化骨,必要时可植骨。

2）骨折畸形愈合。最常见的是腓骨短缩和旋转,最终导致创伤性关节炎的发生。如果症状严重,应早期行骨与关节的解剖复位,恢复关节面的平整。

3）创伤性关节炎。踝关节骨折发生创伤性关节炎的影响因素主要包括原始损伤的严重程度、骨折复位的质量和患者的年龄等。对症治疗方法包括减少活动,给予抗感染,关节腔内注射药物,穿矫正鞋或佩戴外支架。如保守治疗无效,考虑踝关节融合或人工踝关节置换术。

七、跟骨骨折的护理

跟骨骨折以足跟部剧烈疼痛、肿胀和瘀斑明显,足跟不能着地行走,跟骨压痛为主要表现。本病成年人较多发生,常由高处坠下或挤压致伤。经常伴有脊椎骨折,骨盆骨折,头、胸、腹伤。跟骨为松质骨,血液循环供应比较丰富,骨不连者少见。但如骨折线进入关节面或复位不良,后遗创伤性关节炎及跟骨负重时疼痛者很常见。

（一）病因

跟骨骨折多发生于成年人。损伤机制多种多样,其中以坠落伤最为常见,约占全部跟骨骨折的 75%,由足跟着地后跟骨与距骨撞击所致。其他原因包括运动伤、挤压伤和交通伤等。跟骨骨折的损伤机制比较复杂。不同的损伤机制会导致不同的损伤类型,治疗要求也有所不同。导致跟骨骨折的损伤主要有直接暴力、压力、剪切力和牵拉力等。这些损伤往往是合并存在。低能量损伤导致的跟骨骨折往往移位不明显,而在高能量损伤,由于跟骨的特殊解剖结构,骨折常为粉碎性。

（二）分型

Sanders 分型主要反映了跟骨后关节面的损伤程度,已证明其对治疗方法的选择和判断预后有重要的意义。

（1）Sanders 分型Ⅰ型:无移位的关节内骨折,不考虑后关节面骨折线的数量。

（2）Sanders 分型Ⅱ型:跟骨后关节面为两部分骨折,移位≥2mm,根据原发骨折线的位置又分为ⅡA、ⅡB 和ⅡC 型。

（3）Sanders 分型Ⅲ型:跟骨后关节面有两条骨折线,为三部分移位骨折,又分ⅢAB、ⅢBC 及ⅢAC 三个亚型。各亚型均有一个中央塌陷骨折块。

（4）Sanders 分型Ⅳ型:跟骨后关节面为四部分及以上的移位骨折,包括严重的粉碎性骨折。

（三）临床表现

跟骨骨折的主要表现为足跟部剧烈疼痛、瘀斑和肿胀明显,足跟不能着地行走,跟骨压痛。经常伴有脊椎骨折、骨盆骨折以及头、胸、腹部联合损伤。跟骨为松质骨,血液供应比较丰富,骨折后发生骨不愈合者较少。但如骨折线累及关节面或复位不良,易发生创伤性关节炎及跟骨负重时疼痛。

(四)治疗方法

1.保守治疗

(1)无移位的跟骨骨折包括骨折线通向关节面,可用小腿石膏托制动 4～6 周。待临床愈合后即拆除石膏,用弹性绷带包扎,以促进患肢肿胀消退,同时开始功能锻炼。但下地行走不宜过早,一般在伤后 12 周以后下地行走。

(2)对有移位的骨折,如跟骨纵行裂开、跟骨结节撕脱骨折和跟骨载距突骨折等,可在麻醉下行手法复位,然后用小腿石膏固定于功能位 4～6 周。对跟骨结节骨折需固定于跖屈位。

2.手术治疗

(1)跟骨舌状骨折、跟骨体横形骨折波及关节并有移位者,可在麻醉下用克氏针撬拨复位,再用小腿石膏固定于轻度跖屈位 4～6 周。

(2)对有移位的跟骨横形骨折、舌状骨折以及跟骨后结节骨折,应行切开复位,加压螺丝钉内固定。术后用石膏固定于功能位 4～6 周。

(3)对青壮年的跟骨压缩骨折甚至粉碎性骨折,主张早期即行切开复位并植骨,以恢复跟骨的形态及足纵弓。视情况用或不用内固定,术后用小腿石膏固定 6～8 周。

(4)对跟骨严重粉碎性骨折,主张早期行关节融合术,包括距跟关节及跟骰关节。但多数学者主张先行功能锻炼,以促进水肿消退,预防肌腱和关节粘连。待后期出现并发症时,再行足三关节融合术。

(5)手术方式包括:①骨圆针撬拨复位及固定;②切开复位加压螺丝钉内固定;③切开复位和植骨术;④关节融合术;⑤跟骨截骨术。

(五)护理评估

1.病史

(1)评估患者受伤的原因、时间,受伤的姿势,外力的方式、性质,骨折的轻重程度。

(2)评估患者受伤时的身体状况及病情发展情况。

(3)了解伤后急救处理措施。

2.身体状况评估

(1)评估患者全身情况:评估意识、体温、脉搏、呼吸、血压等情况。观察有无休克和其他损伤。

(2)评估患者局部情况。

(3)评估牵引、石膏固定或夹板固定是否有效,观察有无胶布过敏反应、针眼感染、压疮、石膏变形或断裂,夹板或石膏固定的松紧度是否适宜等情况。

(4)评估患者自理能力、患肢活动范围及功能锻炼情况。

(5)评估开放性骨折或手术伤口有无出血、感染征象。

3.心理—社会评估

由于损伤发生突然,给患者造成的痛苦大,而且患病时间长,并发症多,就需要患者及家属积极配合治疗。因此应评估患者的心理状况,了解患者及家属对疾病、治疗及预后的认知程度,家庭的经济承受能力,对患者的支持态度及其他的社会支持系统情况。

（六）护理诊断

(1)有合并颅底骨折的可能。

(2)有合并脊柱骨折与脊髓损伤的可能。

(3)潜在并发症:创伤性关节炎。

（七）护理目标

患者无并发症发生。

（八）护理措施

1.术前护理

(1)观察患者患肢的肿胀程度及血液循环情况。注意观察足部末梢皮肤的颜色、温度和足背动脉搏动情况,足趾的屈伸活动及感觉情况。

(2)协助患者患肢下垫软枕,以抬高患肢高于心脏 15～20cm,以便消肿。

(3)遵医嘱给予下肢支具外固定,同时辅以软毛巾衬垫,保证患者皮肤的完整性及舒适性。

2.术后护理

术后跟骨骨折容易发生切口不愈合和软组织坏死,因此,最重要的是对伤口及患肢护理,可采取如下措施。

(1)术后密切观察足趾的感觉、运动以及毛细血管充盈反应,预防包扎过紧所致的血液循环障碍,引起皮缘坏死。密切观察伤口敷料渗血情况,用记号笔标明渗血范围,术后 24 小时内每 2 小时查看一次,24～48 小时每 4 小时查看,48 小时以后每班次查看一次。比较渗血范围的变化并记录直至出院。如发现敷料渗出较多,及时汇报给医师。对于有出血倾向、糖尿病及免疫抑制性类基础病的患者,更应密切观察伤口敷料的渗出情况。术后 1～2 天合理使用抗生素,并定期更换敷料。若发现患肢肿胀明显,远端皮肤温度较低,颜色苍白,足背动脉搏动减弱甚至消失,应及时通知医师给予处理,防止骨筋膜室综合征的发生。

(2)术后抬高患肢(以高于心脏水平 20cm 为宜),佩戴支具以固定踝关节,使踝关节呈轻度跖屈位(以减少切口张力),足跟处于悬空状态。同时指导患者练习足趾屈伸运动,促进局部的血液循环,使患肢肿胀消退。

(3)注意保持伤口引流管的通畅,充分引流,减轻局部张力,以利于伤口愈合及降低感染概率,术后 48 小时根据引流量拔除引流管。

(4)术后患者一般需要用踝关节支具固定 4～6 周,以防止跟腱挛缩。使用前指导患者正确地使用支具,协助将患肢固定于功能位(中立位)。固定期间应松紧度适宜,观察肢体有无受压。一旦出现渗血,应做好标记,并通知医师给予及时换药处理。

(5)患者宜进食消化清淡、富含蛋白质的食物。术后摄入富含蛋白质类食物,以提高体内的蛋白质水平,降低水肿的发生率,还有助于提高患者的免疫力,促进骨折愈合。

(杨慧芳)

第三节 关节脱位

一、肩锁关节脱位

肩锁关节脱位十分常见,多见于年轻人。由直接暴力与间接暴力所致,以直接暴力多见。如肩关节处于外展内旋位时,暴力冲击于肩的顶部或跌倒时肩部着地而致脱位。肩锁关节脱位预后较好。

(一)病因及发病机制

肩锁关节脱位可因直接暴力由上部向下冲击肩峰而发生脱位或间接暴力过度牵引肩关节向下而引起脱位或上肢贴于胸壁跌倒,肩端或前面或后面撞击地面,其力作用于肩峰端,使肩胛骨向前、向下或向后错动,而引起脱位。损伤轻者,仅有关节头撕裂、无畸形移位。重者,肩锁韧带、喙锁韧带等断裂,锁骨外端因斜方肌的作用而向下向内错位,因此肩锁关节部出现畸形移位。

(二)临床表现

本病患者有明显创伤史,伤后局部肿胀、疼痛,肩关节功能障碍,压痛明显,外部畸形不明显,摸之肩锁关节高低不平,为半脱位;外部畸形,肩峰低陷,锁骨外端隆起,为全脱位。

肩锁关节脱位可分为三种类型。

1. I 型

肩锁关节脱位主要是由肩部外伤引起的,此时肩锁关节囊、韧带挫伤,尚未断裂。患者可以选择保守治疗,在医师的操作下,使用三角巾悬吊患肢,2~3 周可以开始肩关节活动。

2. II 型

关节囊破裂、部分韧带的断裂、关节半脱位。这种情况比较严重,需要配合医师先进行手法的复位,局部加压固定,能够避免陈旧性脱位的风险。

3. III 型

关节囊破裂、韧带完全断裂、关节脱位。此时可能非常严重,需要在医师的操作下进行手术,通过切开的方法恢复肩关节的解剖关系,修复断裂的韧带。通过内固定的方式,比如张力带钢丝、韧带重建等方式,能够帮助韧带修复。

(三)辅助检查

行 X 线检查可明确诊断。肩关节的正侧位片和患侧上肢负重下肩关节正位片,以明确脱位的部位、类型、移位情况。

(四)治疗

1. 保守疗法

I 型肩锁关节脱位者,休息并用三角巾悬吊 1~2 周即可;II 型脱位者,可采用背带固定,方法为患者立位,两上肢高举,先上石膏围腰,上缘齐乳头平面,下缘至髂前上棘稍下部,围腰前后各装一铁扣,待石膏干透后,用厚毡一块置锁骨外端隆起部,勿放肩峰上,另用宽 3~5cm

皮带式帆布带,越过患肩放置的厚毡,将带的两端系于石膏围腰前后的铁扣上,适当用力拴紧,使分离之锁骨外侧端压迫复位。X线摄片证实复位,用三角巾兜起伤肢,固定4~6周。也可在局部麻醉下复位,从锁骨远端经肩锁关节与肩峰做克氏针交叉固定。术后悬吊患肢,6周后拔出钢针,行肩关节功能锻炼。

2.手术疗法

对肩锁关节全脱位,即Ⅲ型损伤患者,因其关节囊及肩锁韧带、喙锁韧带均已断裂,使肩锁关节完全失去稳定,上述外固定效果不满意,对年龄<45岁者,应手术修复。

(五)观察要点

观察患肢的血液循环、感觉、运动情况。

(六)护理要点

1.非手术治疗及术前护理

(1)心理护理:患者因脱位后关节活动受限可感到不安。及时给患者以精神安慰,减轻紧张心理。同时应向患者及家属说明,关节脱位可伴软组织损伤,以引起他们对后期治疗的重视。

(2)饮食:进食易消化食物,补充维生素。

(3)体位:保持肩关节中立位。移动患者时需托扶患肢,动作要轻柔,避免引起疼痛。

(4)肿胀的护理:①早期冷敷,减轻损伤部位的出血和水肿;②24小时后热敷,以减轻肌肉的痉挛;③后期理疗,改善血液循环,促进渗出液的吸收。

(5)外固定护理:①经常查看固定位置有无移动,有无局部压迫症状;②让患者了解固定时限,一般为4周,如合并骨折可适当延长时间。若固定时间过长易发生关节僵硬、过短,损伤的关节囊、韧带得不到充分修复,易发生再脱位。

2.术后护理

(1)心理、体位、饮食护理参见术前护理相关内容。

(2)用三角巾或前臂吊带固定患肩,避免前臂下垂。进行患手抓握练习,以促进血液循环,减轻水肿。

3.健康指导

(1)休息、饮食:保持患肩制动4周,注意补充维生素,易消化饮食。

(2)功能锻炼:固定期间进行前臂屈伸、手指抓捏练习;4周后去除外固定,逐步活动肩关节。

(3)随诊:术后4周行X线摄片复查。

二、肩关节脱位

肩关节指肩肱关节,由肱骨头、肩胛盂、关节囊组成,周围的肩袖、肌肉将肱骨悬挂于肩胛骨上。肩关节脱位由直接和间接暴力所致,占全身关节脱位的40%以上,且多发生于青壮年,男性多于女性。分为前脱位、后脱位,以前者较多见。肩关节前脱位以间接暴力引起者最多见,有传导暴力和杠杆暴力两种。因脱位后肱骨头所在的位置不同,又分为肩胛盂下脱位、喙突下脱位和锁骨下脱位。

（一）病因及发病机制

肩关节脱位按肱骨头的位置分为前脱位和后脱位。肩关节前脱位者很多见，常因间接暴力所致，如跌倒时上肢外展外旋，手掌或肘部着地，外力沿肱骨纵轴向上冲击，肱骨头自肩胛下肌和大圆肌之间薄弱部撕脱关节囊，向前下脱出，形成前脱位。肱骨头被推至肩胛骨喙突下，形成喙突下脱位，如暴力较大，肱骨头再向前移至锁骨下，形成锁骨下脱位。后脱位很少见，多由于肩关节受到由前向后的暴力作用或在肩关节内收内旋位跌倒时手部着地引起。后脱位可分为肩胛冈下和肩峰下脱位，肩关节脱位如果在初期治疗不当，可发生习惯性脱位。

（二）临床表现

1.症状

患肩疼痛、肿胀、活动障碍，肩部失去原有圆隆曲线，呈方肩畸形。肩胛盂处有空虚感，有时伴有血管神经损伤。

2.搭肩试验阳性

将患侧肘部紧贴胸壁时，手掌不能搭到健侧肩部；将手掌搭在健侧肩部时，肘部无法贴近胸壁，称搭肩试验阳性。

（三）辅助检查

X线检查根据肱骨头分离的程度和方向，分为以下3型。

1.肩关节半脱位

关节间隙上宽下窄。肱骨头下移，尚有一半的肱骨头对向肩盂。

2.肩关节前脱位

最多见。其中以喙突下脱位尤为常见。正位片可见肱骨头与肩盂和肩胛颈重叠，位于喙突下0.5～1.0cm处。肱骨头呈外旋位，肱骨干轻度外展。肱骨头锁骨下脱位和盂下脱位较少见。

3.肩关节后脱位

少见。值得注意的是正位片肱骨头与肩盂的对位关系尚好，关节间隙存在，极易漏诊。只有在侧位片或腋位片才能显示肱骨头向后脱出，位于肩盂后方。

（四）治疗

1.手法复位

脱位后应尽快复位，选择适当麻醉（臂丛阻滞麻醉或全身麻醉），使肌肉松弛并使复位在无痛下进行。老年人或肌力弱者也可在镇痛药物下（例如，哌替啶75～100mg）进行。习惯性脱位可不用麻醉。复位手法要轻柔，禁用粗暴手法以免发生骨折或损伤神经等附加损伤。

2.手术复位

有少数肩关节脱位需要手术复位，其适应证为肩关节前脱位并发肱二头肌长头肌腱向后滑脱阻碍手法复位者，肱骨大结节撕脱骨折，骨折片卡在肱骨头与关节盂之间影响复位者，合并肱骨外科颈骨折，手法不能整复者，合并喙突、肩峰或肩关节盂骨折，移位明显者，合并腋部大血管损伤者。

（五）观察要点

（1）石膏固定者，观察末梢血液循环情况，肢端出现肿胀、麻木、皮肤发绀、皮温降低及疼痛，说明有血液循环障碍，应报告医师及时处理。

（2）牵引患者应观察是否为有效牵引，有无压迫神经的症状，保持患肢的功能位。

（六）护理要点

1.常规护理

（1）心理护理：给予患者生活上的照顾，及时解决患者的困难，给患者精神安慰，减轻紧张心理。

（2）活动指导。

1）抬高患肢，以利于静脉回流，减轻肿胀。

2）指导患者进行正确的功能锻炼。

3）协助医师及时复位，并向患者讲述复位后固定的重要性，防止习惯性脱位。

（3）疼痛的护理。

1）疼痛时给镇痛药物，局部早期可冷敷，超过 24 小时局部热敷以减轻肌肉痉挛引起的疼痛。

2）抬高患肢，保持功能位，以利消除肿胀。

3）指导患者早期进行功能锻炼。

（4）手术护理：准备手术的患者，做好术前准备及术后护理。

2.健康指导

为了促进关节功能的早日恢复，防止关节功能锻炼，避免发生再脱位，在关节脱位数日后，就要开始适当的关节周围肌肉的收缩活动和其他关节的主动运动。

三、肘关节脱位

肘关节脱位是肘部常见损伤，由于肘关节脱位类型较复杂，常合并肘部其他结构损伤。

（一）肘关节脱位类型

1.肘关节后脱位

跌倒时，手掌着地，肘关节完全伸展，前臂旋后位，造成尺骨鹰嘴向后移位，肱骨下端向前移位形成肘关节后脱位。

2.肘关节前脱位

直接暴力作用于肘后部或肘部在屈曲位撞击地面时，导致尺骨鹰嘴骨折和尺骨近端向前脱位。

3.肘关节侧方脱位

肘部遭受到传导暴力时，肘关节处于内翻或外翻位，致肘关节的侧副韧带和关节囊撕裂，肱骨的下端向桡侧或尺侧移位。

4.肘关节分裂脱位

上下传导暴力集中于肘关节，前臂呈过度旋前位，环状韧带和尺桡骨近侧骨间膜撕裂，致桡骨小头向前脱位,尺骨近端向后脱位,肱骨下端嵌插在二骨端之间。

(二)肘关节脱位护理评估

1.收集资料

(1)跌倒时用手撑地,肘关节完全伸展,前臂旋后位或肘关节半伸直位。

(2)肘后部或肘部在屈曲位撞击坚硬物体或地面、墙面。

(3)肘关节处于内翻或外翻位或前臂呈过度旋前位时,承受直接暴力或间接暴力。

2.护理查体与判断

(1)肘关节肿痛,关节置于半屈曲状,伸屈活动受限。

(2)肘后脱位时,肘后方空虚,鹰嘴部向后明显突出。

(3)侧方脱位时,造成肘内翻或外翻畸形。

(4)肘窝部充盈饱满。

(5)肱骨内髁、外髁及鹰嘴构成的倒等腰三角形关系改变。

(三)救治护理

1.手法复位

肘关节脱位、合并骨折的脱位行手法复位。复位后,用石膏、夹板或支具将肘关节呈屈曲90°固定。

2.手术治疗

(1)适应证:①闭合复位失败、不适于闭合复位、合并肘部严重损伤如尺骨鹰嘴骨折并有分离移位者;②肘关节脱位合并肱骨内上髁撕脱骨折,未能复位时。

(2)方法:①切开复位,为防止再脱位可采用克氏针自鹰嘴至肱骨下端固定,1～2周后拔除;②关节成形术,术后用上肢石膏托将肘关节固定于90°,前臂固定于旋前旋后中间位。

四、髋关节脱位

髋关节脱位多由强大暴力所致,患者多为青壮年。根据脱位后股骨头的位置可分为3种类型:前脱位、后脱位和中心脱位,以后脱位最常见。由于髋关节周围有强大的肌肉,因此,只有强大的暴力才会引起髋关节脱位。髋关节后脱位多由间接暴力引起;髋关节前脱位则以外力杠杆作用为主,前脱位偶尔能引起股动脉、静脉循环障碍或伤及股神经;中心型脱位则由外侧暴力作用于大粗隆或下肢呈外展屈曲姿势作用于膝部而致脱位。患者的预后与伤情、是否及时处理密切相关。

(一)病情评估

1.病史

(1)评估患者受伤的原因、时间;受伤的姿势;外力的方式、性质;脱位的轻重程度。

(2)评估患者受伤时的身体状况及病情发展情况。

(3)了解伤后急救处理措施。

2.身体状况评估

(1)评估患者全身情况:评估意识、体温、脉搏、呼吸、血压等情况。观察有无休克和其他损伤。

(2)评估患者局部情况:患肢有无短缩、屈曲、内收内旋或外展外旋畸形.髋部有无血肿。局部有无压痛,关节活动、患肢肌力、感觉有无异常,腹部有无压痛及反跳痛。

(3)评估牵引、石膏固定或夹板固定是否有效,观察有无胶布过敏反应、压疮、石膏变形或断裂,夹板或石膏固定的松紧度是否适宜等情况。

(4)评估患者自理能力、患肢活动范围及功能锻炼情况。

(5)分析 X 线摄片结果。

3.心理—社会评估

由于伤害发生突然,给患者造成的痛苦大,而且患病时间长,并发症多,需要患者及家属积极配合治疗。应评估患者的心理状况,了解患者及家属对疾病、治疗及预后的认知程度等情况。

4.临床特点

(1)后脱位:①髋关节在屈曲内收位受伤史;②髋关节疼痛,活动障碍等;③脱位的特有体征,髋关节弹性固定于屈曲、内收、内旋位,足尖触及健侧足背,患肢外观变短。腹沟部关节空虚,髂骨后可摸到隆起的股骨头。大转子上移,高出髂坐线;④有时并发坐骨神经损伤,髋臼后上缘骨折。晚期可并发股骨头坏死。

(2)前脱位时,髋关节呈屈曲、外展、外旋畸形,患肢很少短缩,大粗隆也突出,但不如后脱位时明显,可位于髂坐线之下,在闭孔前可摸到股骨头。

(3)中心脱位畸形不明显,脱位严重者可出现患肢缩短,下肢内旋内收,大转子隐而不现,髋关节活动障碍。临床上往往需经 X 线检查后,方能确定诊断。常合并髋臼骨折,可有坐骨神经及盆腔内脏器损伤,晚期可并发创伤性关节炎。

5.辅助检查

X 线检查可确定脱位类型及骨折情况,并与股骨颈骨折鉴别。

(二)护理问题

(1)疼痛:与肿胀、牵引有关。

(2)躯体移动障碍:与骨折脱位、制动、固定有关。

(3)知识缺乏:缺乏外固定与康复锻炼知识。

(4)焦虑:与担忧预后有关。

(三)护理目标

(1)患者生命体征稳定。

(2)患者疼痛缓解或减轻,舒适感增加。

(3)保证固定效果,患者在允许的限度内保持最大的活动量。

(4)患者了解功能锻炼知识。

(5)患者焦虑程度减轻。

(四)护理措施

1.非手术治疗及术前护理

(1)心理护理:患者意外致伤,常常自责,顾虑预后,易产生焦虑。应给予耐心开导,介绍治疗方法,并给予悉心照顾,以减轻或消除心理问题。

(2)牵引护理。

1)单纯髋关节前、后脱位:手法复位后,可用皮肤牵引固定 3～4 周,其中后脱位于轻度外展,前脱位于内收、内旋、伸直位。

2)髋关节中心型脱位:股骨头突入盆腔明显者,在大粗隆侧方和股骨髁上纵向骨牵引同时进行,将患肢外展,做大牵引量,争取 3 天内达到满意复位。髋臼粉碎骨折但股骨头未突入盆腔者,则在牵引下早期活动,以期用股骨头模造出适宜的髋臼,牵引持续 10～12 周。

(3)功能康复。

1)复位后在皮牵引固定下行双上肢及患肢踝关节的活动。

2)3 天后进行抬臀练习。

3)单纯髋关节前、后脱位,去除皮牵引后,用双拐练习步行。但 2～3 个月内患肢不负重,以免缺血的股骨头因受压而塌陷;中心型脱位,肢体完全负重宜在 4～6 个月后。

2.预防并发症

便秘、压疮、下肢深静脉血栓形成、坠积性肺炎、泌尿道感染等。

(1)便秘。

1)重建正常排便形态。定时排便,注意便意、食用促进排泄的食物,摄取充足水分,进行力所能及的活动等。①可于早餐前适当饮用较敏感的刺激物(如咖啡、茶、开水或柠檬汁等热饮料),以促进排便。②在早餐后协助患者排便。因在饭后,尤其是早餐后,由于肠蠕动刺激而产生多次的胃结肠反射。③给患者创造合适的环境(如用屏风或布帘遮挡)、充足的时间排便。④利用腹部环状按摩协助排便。在左腹部按摩,可促进降结肠上端的粪便往下移动。⑤轻压肛门部位促进排便。⑥使用甘油栓塞肛、刺激肠壁引起排便反应并起局部润滑作用,以协助和养成定时排便的习惯。⑦使用轻泻剂,如口服大黄碳酸氢钠(每次 3g,每 6 小时 1 次,连服 3 次)以软化大便而排出秘结成团的"粪石"。该药还有一定的降温作用。因此,使用大黄碳酸氢钠治疗低热伴有粪石者有一举两得的疗效。在此,也提醒护理人员,对于发热患者应首先询问有无便秘,并给予相应处理。⑧告诉患者在排便时适当用力,以促进排便。协助进行增强腹部肌肉力量的锻炼。⑨合理饮食:多食植物油,起润肠作用;选用富含植物纤维的食物,如粗粮、蔬菜、水果、豆类及其他粗糙食物。这些不易被消化的植物纤维可增加食物残渣,刺激肠壁促进肠管蠕动,使粪便及时排出;多食果汁、新鲜水果及果酱等食物,蜂蜜、凉拌黄瓜、萝卜、白薯等食物也有助于排便;多饮水和多喝饮料,每天饮水量＞3000mL,可防止粪便干燥;少食多餐,以利于消化吸收;多食酸奶,以促进肠蠕动;避免食用刺激性食物,如辣椒、生姜等。⑩协助医师积极为患者消除引起便秘的直接因素,如妥善处理骨盆骨折、痔疮局部用药等。

2)解除不适症状。①肛门注入甘油灌肠剂 10～20mL,临床证明对直肠型便秘效果尤佳。②对便秘伴有肠胀气时,用肛管排气。③在软化大便的前提下,油类保留灌肠。④戴手套用手指挖出粪便,但应防止损伤直肠黏膜或导致痔疮出血。

3)维持身体清洁和舒适:大便后清洁肛门周围并洗手,更换污染床单,倾倒大便并开窗排除异味等。

（2）压疮。

1）预防压疮。原则是防止组织长时间受压，立足整体治疗；改善营养及血液循环状况；重视局部护理；加强观察，对发生压疮危险度高的患者不但要查看受压皮肤的颜色，而且要触摸质地。

具体措施为：①采用布雷登（Braden）评分法来评估发生压疮的危险程度。评分值越小，说明器官功能越差，发生压疮的危险性越高；②间歇性解除压迫。这是预防压疮的关键。卧床患者每2～3小时翻身1次，有条件的可使用特制的翻身床、气垫床垫、智能按摩床垫等专用器具；对长期卧床或坐轮椅的患者，在骨隆突处使用衬垫、棉垫、气圈，有条件者可使用减压贴等，以减轻局部组织长期受压；对使用夹板的患者需经常调整夹板位置、松紧度、衬垫等。若患者在夹板固定后出现与骨折疼痛性质不一样的持续疼痛，则有可能形成了压疮，应立即报告医师给予松解、调整固定以解除局部受压；对使用石膏的患者，要勤翻身，预防压疮，减少摩擦力和剪切力。半坐卧位时，可在足底部放一坚实的木垫，并屈髋30°，臀下衬垫软枕，防止身体下滑移动而产生摩擦，损害皮肤角质层；搬动患者时避免拖、拉、推等；平卧位抬高床头一般不高于30°，以防剪力；③保持皮肤清洁和完整：每天用温水擦浴2次，以保持皮肤清洁；擦干皮肤后外敷肤疾散或痱子粉以润滑皮肤；对瘫痪肢体与部位勿用刺激性强的清洁剂且勿用力擦拭，防止损伤皮肤；对易出汗部位（腋窝、腘窝、腹股沟部）随时擦拭，出汗多的部位不宜用肤疾散等粉剂，以免堵塞毛孔；及时用温水擦拭被大小便、伤口渗出液污染的皮肤。当大便失禁时，每次擦拭后涂鞣酸软膏，以防肛门周围皮肤糜烂；小便失禁时，女患者用吸水性能良好的"尿不湿"，男患者用男性接尿器外接引流管引流尿液，阴囊处可用肤疾散或痱子粉保持干爽，避免会阴部皮肤长期被尿液浸渍而溃烂；④正确实施按摩：变换患者体位后，对受压部位辅以按摩，尤其是骶尾部、肩胛区、髂嵴、股骨大转子、内踝、外踝、足跟及肘部；对病情极严重、骨折极不稳定（如严重的颈椎骨折合并脱位）、大手术后当日的患者，翻身可能促使病情恶化、加重损伤，需对骨突受压处按摩，以改善局部血液循环；按摩手法，用大、小鱼际肌，力量由轻一重一轻，每个部位按摩5～10分钟，每2～3小时按摩1次；按摩时可使用药物，如10%樟脑乙醇或50%红花乙醇，以促进局部血液循环；若受压软组织变红，不宜进行按摩。因软组织受压变红是正常的保护性反应，解除压力后一般30～40分钟褪色；若持续发红，则提示软组织已损伤，按摩必将加重损伤；⑤加强营养：补充丰富蛋白质、足够热量、维生素C、维生素A及矿物质等。

2）压疮的处理。①红斑期：局部淤血、组织轻度硬结。应立即解除压迫，并用红外线照射，冷光紫外线照射，避免局部摩擦而致皮肤破溃。②水疱期：表皮水疱形成或脱落，皮下组织肿胀、硬结明显。应在无菌条件下，用注射器抽出疱液后，涂2%碘酊或0.5%碘伏。破溃处也可用红外线、烤灯配合理疗。一般不主张涂以甲紫溶液，因甲紫溶液仅是一种弱的涂料型抑菌剂，收敛性强，局部使用后形成一层厚的痂膜，大大降低局部透气、透水性，使痂下潮湿、缺氧，有利于细菌繁殖，反使感染向深部发展。③溃疡期：溃疡可局限于皮肤全层或深入筋膜、肌肉，甚至侵犯滑膜、关节、骨组织。必须进行创面换药，范围大者需采用外科手术（如肌瓣移植术）进行治疗。换药可清除坏死组织，取分泌物做培养和药敏试验，局部使用抗生素和营养药。过去普遍认为创面干爽、清洁有利于愈合。目前则提出湿润疗法，认为在无菌条件下，湿润有利于创面上皮细胞形成，促进肉芽组织生长和创面的愈合。也有主张采用封闭性敷料，认为缺氧可以刺激上皮的毛细血管生长和再生,有利于形成健康的肉芽组织,促进上皮的再形成。总之,各种处理方法有优点也有局限性,须权衡利弊,根据实际情况酌用,尤其是深部溃疡时,应慎重对待。

(3)下肢深静脉栓塞。

1)评估危险因素,以便有的放矢地采取预防措施。①手术:与手术种类、创伤程度、手术时间及术后卧床时间密切相关。其中下肢骨关节较大手术属高危因素。②年龄:随着年龄的增加,发病率明显升高。80岁较30岁的发病率可增加30倍。③制动:长时间卧床、固定姿势状态下发病机会增加。卧床2周的发病率明显高于卧床3天的患者。④既往史:既往有静脉血栓形成史者的发病率为无既往史者的5倍。⑤恶性肿瘤。⑥其他:肥胖、血管内插管等。

2)预防。①活动:卧床患者至少每2~3小时翻身1次,被动锻炼每4小时1次。手术患者术后抬高双腿6°,可使股动脉平均最高血流增加33%,利于静脉回流。同时鼓励早期下床活动。②穿弹力长袜:加压弹力长袜可减少静脉淤滞和增加回流,降低末端腓肠静脉血栓。③间歇外部加压:使用间歇外部加压装置能迅速挤压足部静脉,增加血流速度。④静脉穿刺时注意:尽量避开下肢尤其是左下肢的血管,保证一次性穿刺成功,减少不必要的股静脉穿刺。⑤遵医嘱使用药物:小剂量低分子肝素、血小板抑制剂(阿司匹林、右旋糖酐)等。

3)深静脉血栓出现后的处理。①绝对卧床休息:抬高患肢20°~30°,膝关节屈曲15°,注意保暖;床上活动时避免动作过大,禁止患肢按摩,避免用力排便,以防血栓脱落而致肺栓塞;观察患肢肿胀程度、末梢循环等变化;用10cm厚的枕芯垫于患肢下,以免患肢血液循环差而致压疮。②遵医嘱使用抗凝、溶栓药物;观察有无出血倾向,监测凝血功能。溶栓后患者不宜过早下床活动,患肢不能过冷、过热,以免栓塞部分溶解后血栓脱落而致肺栓塞。③配合医师对患者进行手术治疗:术后患肢用弹力绷带包扎并抬高,注意观察患肢远端的动脉搏动、皮肤温度及肿胀消退等情况,术后3天内给予抗凝、溶栓治疗。④警惕肺栓塞的形成:临床无症状性肺栓塞多见,一般在血栓形成1~2周内发生,且多发生在久卧开始活动时,必须予以警惕。当深静脉血栓患者出现气促、咳嗽、呼吸困难、咯血样泡沫痰等症状时应及时处理。

(4)坠积性肺炎。①鼓励患者有效咳嗽及咯痰,积极协助深吸气,在呼气约2/3时咳嗽,反复进行,以解除呼吸道阻塞,使不张的肺重新膨胀。如患者无力咯出时,可用右手示指和中指按压气管,以刺激气管引起咳嗽或用双手自患者上腹部压到下腹部,以加强膈肌反弹的能力,协助咳嗽咯痰。②翻身按摩叩击背每2小时1次,痰液黏稠不易咯出时行雾化吸入,每天2次,以稀释痰液,利于引流。③深呼吸训练:有吹气球和吹气泡的训练,吹气泡训练方法是用一输液空瓶,内盛半瓶清水,嘱患者用塑料吸管向瓶内水中吹气泡,以增大肺活量,减少呼吸道阻力和无效腔。

(5)泌尿道感染和结石。①早期留置导尿,持续引流尿液;2~3周后,改为定时(每3~4小时)开放,以预防膀胱挛缩,训练膀胱反射或自主性收缩功能。②多饮水,每天达3000mL,可使血钙及尿钙浓度下降,同时使尿量增加,起到冲洗尿路作用,是防治尿路结石及感染的重要措施。③用0.5%碘伏擦洗会阴,每天2次。

3.术后护理

(1)若伤口渗血过多,应及时更换敷料,保持干燥。

(2)伴有骨折的患者,维持股骨髁上牵引,外展中立位6~8周。

（3）伴有神经、血管损伤的患者，要经常观察血运、感觉、运动恢复情况。

（五）康复与健康指导

1.休息、饮食

保持患肩制动4周，注意补充维生素。

2.功能锻炼

固定期间进行前臂屈伸、手指抓捏练习；4周后去除外固定，逐步活动肩关节。

3.随诊

术后4周拍X线摄片复查。每半年复查X线摄片，至少观察5年以上，预防创伤后股骨头坏死。

（杨慧芳）

第四节 脊柱疾病

一、颈椎病

颈椎病是指由于颈椎间盘的退变及其继发性椎间关节退行性改变，从而引起颈部脊髓、神经、血管损害而表现出相应症状及体征的一类疾病。常见于30岁以上低头工作者，男性多于女性。引起颈椎病常见的原因是颈椎退行性改变，严重的退变可引起周围的神经、血管等组织的受压。另外，先天性颈椎管狭窄也可引起颈椎病。颈椎病分为神经根型、脊髓型、椎动脉型、交感型及混合型。

（一）病情评估

1.病史

由于颈椎病多见于中老年患者，所以术前需要详细了解患者的健康史，如有无冠心病、高血压、糖尿病和肝肾功能不全等；了解患者的起病年龄和病情的进展情况；了解患者起病初期有无诱发因素，如睡觉时头、颈部位置不当；受寒或体力活动时颈部突然扭转、颈部外伤等；了解患者既往的治疗经过及治疗效果。

2.身体状况

了解患者颈部疼痛的性质、部位及范围；了解患者有无椎动脉和神经受压的相关伴发症状，如头痛、眩晕、视觉障碍、嗜睡和精神改变、吞咽困难、肢体萎缩等；如合并脊髓损伤，需了解其程度。

3.心理—社会状况

颈椎病起病的病程长，明显的颈、肩、臂部疼痛，感觉障碍和活动受限不仅可影响患者的工作和学习，还可因久治不愈而使患者出现焦虑和不安。入院后，由于陌生的医院环境、对手术治疗程序的不了解以及担心手术失败等，患者常常感到极度恐惧不安，表现为精神极度紧张，睡眠紊乱，食欲不振。对自身疾病的相关知识反复询问、核实。所以，术前须对患者的此类心理活动加以认真的评估，并做好相应的护理工作。

4.临床特点

(1)神经根型:临床上最常见,主要因椎间盘向后外侧突出,钩椎关节或关节突增生、肥大,压迫或刺激神经根,引起颈部疼痛及僵硬。表现有颈肩痛、颈项僵直,不能做点头运动、仰头及转头活动,疼痛沿神经根支配区放射至上臂、前臂、手及手指,伴有上肢麻木、活动不灵活;X线检查可显示椎间隙狭窄,椎间孔变窄,后缘骨质增生,钩椎关节骨赘形成。压头试验,患者端坐,头后仰并偏向患侧,检查者用手掌在其头顶加压,可诱发颈痛及上肢放射痛。

(2)脊髓型:其致病原因为后突的髓核、椎体后缘骨赘、增生肥厚的黄韧带及钙化的后纵韧带压迫或刺激所致,多发生于40～60岁的中年人,早期表现为单侧或双侧下肢发紫发麻,步态不稳,有踩棉花样感觉。继而一侧或双侧上肢发麻,持物不稳,所持物容易坠落,严重时可发生四肢瘫痪,小便潴留,卧床不起,自下而上的上运动神经元性瘫痪。X线检查可显示颈椎间盘狭窄和骨赘形成。

(3)椎动脉型:因上行的椎动脉被压迫、扭曲,造成颅内一过性缺血所致。表现为头痛、头晕、颈后伸或侧弯时眩晕加重,视觉障碍,并可有恶心、耳鸣、耳聋,甚至突然摔倒等症状,X线检查可见正位片钩椎关节模糊,骨质硬化并有骨赘形成。

(4)交感型:由颈椎旁的交感神经节后纤维被压迫或刺激所致。表现有头痛、头晕、耳鸣、枕部痛、视物模糊、流泪、眼窝胀痛、鼻塞、心律失常、血压升高或降低、皮肤瘙痒、麻木感、多汗或少汗。

(5)混合型:临床上共存两型以上症状,则称为混合型。

5.辅助检查

主要的辅助检查包括X线检查(颈椎正位片、侧位片、双斜位片、过伸与过屈侧位片)、脊髓造影、CT、MRI等。

(1)X线检查:分正位、侧位、斜位进行。正位片主要观察有无枢环关节脱位、齿状突骨折或缺失,第7颈椎横突有无过长,有无颈肋,钩椎关节及椎间隙有无增宽或变窄。侧位片主要观察颈椎曲度有无改变,活动度有无异常,有无骨赘,椎间隙是否变窄,椎体是否半脱位,项韧带是否钙化等。斜位片主要观察椎间孔的大小及钩椎关节骨质增生的情况。

(2)肌电图检查:颈椎发生病变后,可使神经根长期受压而变性,从而失去对所支配肌肉的抑制作用。这样,失去神经支配的肌纤维可产生自发性收缩。处于病变晚期或病程较长的患者进行肌电图检查时,自主收缩的肌纤维可出现波数减少和波幅降低的现象。

(3)CT检查:可用于诊断椎弓闭合不全、骨质增生、椎体爆破性骨折、后纵韧带骨化、椎管狭窄等,对于颈椎病的诊断及鉴别诊断有一定的价值。

(二)护理诊断

1.焦虑、恐惧

与这些因素有关:预感到个体健康受到威胁,形象将受到破坏,如肢体神经功能受损等;不理解手术的程序,担心手术后的效果;不适应住院的环境等。

2.舒适的改变

与神经根受压、脊髓受压、交感神经受刺激、椎动脉痉挛、颈肩痛及活动受限有关。

3.有受伤的危险

与椎动脉供血不足引起的眩晕、神经功能受损、头痛等因素有关。

4.知识缺乏

缺乏功能锻炼及疾病预防的有关知识。

5.自理能力缺陷

与颈肩痛及活动受限有关。

6.潜在并发症

术后出血、呼吸困难。

（三）护理目标

（1）焦虑、恐惧感缓解或消失。

（2）患者疼痛减轻或消失，舒适感增加。

（3）患者组织灌注量良好，无眩晕和意外发生。

（4）患者能复述功能锻炼及疾病预防的知识并掌握其方法。

（5）患者日常活动能达到最大程度的自理。

（6）术后出血、呼吸困难等并发症得到预防或及时发现和处理。

（四）护理措施

1.非手术治疗的护理

（1）病情观察。

1）询问患者主诉，观察颈部及肢体活动情况，是否有麻木感及活动受限，触压时是否有压痛。

2）在牵引过程中，观察患者是否有头晕、恶心、心悸，发现上述症状，要停止牵引，让患者卧床休息。

3）注意观察牵引的姿势、位置及牵引的重量是否合适。

4）观察患者的心理变化，是否有焦虑、恐惧、悲观等情绪变化。

5）患者卧床时间较长时，应注意观察受压部位皮肤是否受损，要进行预防。

（2）心理护理：向患者解释病情，让其了解颈椎病的发病是一个缓慢的过程，治疗也不可能立竿见影。鼓励患者消除其悲观的心理，增强对治疗的信心。

1）耐心倾听患者的诉说，理解和同情患者的感受，与患者一起分析焦虑产生的原因及不适，尽可能消除引起焦虑的因素。

2）对患者提出的问题，如治疗效果、疾病预后等给予明确、有效和积极的信息，建立良好的护患关系，使其能积极配合治疗。

3）为患者创造安静、无刺激的环境，限制患者与具有焦虑情绪的患者及亲友接触。

4）向患者婉言说明焦虑对身体健康可能产生的不良影响。对患者的合作与进步及时给予肯定和鼓励，并利用护理手段给予患者身心方面良好的照顾，从而使焦虑程度减轻。

（3）康复护理。

1）做颈椎牵引时，要让患者有正确舒适的牵引姿势，采取坐位卧位，保持患者舒适。牵引的目的是解除颈部肌肉痉挛和增大椎间隙，以减轻椎间盘对神经根的压迫作用，减轻神经根的水肿,增加舒适。牵引重量为 3～6kg,每天 1 次,2 周为 1 疗程。牵引期间,必须做好观察,以防止过度牵引造成的颈髓损伤。

2)睡眠时要注意枕头的高低及位置,平卧时枕头不可过高。

3)鼓励患者主动加强各关节活动,维持肢体功能。指导患者做捏橡皮球或毛巾的训练以及手指的各种动作。

4)天气寒冷,注意保暖,特别是枕部、颈部、肩部,防止着凉。

5)帮助患者挑选合适型号的围领,并示范正确的佩带方法告知患者应用围领的目的是限制颈椎的活动,防止颈部脊髓或神经的进一步损伤,尤其适用于颈椎不稳定患者。起床活动时需要戴上围领,卧床时可以不用。

(4)生活护理。

1)备呼叫器,常用物品放置患者床旁易取到的地方。及时提供便器,协助大、小便,并做好便后的清洁卫生。

2)提供合适的就餐体位与床上餐桌板。保证食物温度在 38℃ 左右、软硬适中,便于患者咀嚼和吞咽。

3)为患者提供良好的住院环境,保持病室清洁及床单位的干燥、整洁,调节室温在 22～26℃,地板干燥无水。

4)热敷等理疗可促进局部血液循环,减轻肌肉痉挛,也可缓解疼痛。疼痛明显的患者可口服非甾体类抗炎药。

5)防止意外性伤害。症状发作期,患者应卧床休息,病室内应有防摔倒设施,防止由于行走不稳、眩晕而导致的摔倒。

(5)保持大小便通畅。

1)了解患者便秘的程度、排尿的次数,以判断其排泄形态;了解其正常的排便习惯,以便重建排便形态。

2)鼓励患者摄入果汁等液体及富有纤维素的食物,以预防便秘。必要时遵医嘱适当应用轻泻剂、缓泻剂,以解除便秘。

3)训练反射性排便,养成定时排便的习惯,训练膀胱的反射性动作。

4)嘱患者以最理想的排尿姿势排尿,并利用各种诱导排尿法,如听流水声、热敷等。

(6)给药护理。

1)严格按医嘱给药,掌握给药途径。

2)要按时送药,协助患者服下,交代注意事项,观察药物反应。

3)给中药时,应严格掌握服药时间。颈椎病的中药治疗,以通经活络的中药为主,宜饭后服药,温度34～36℃。

2.手术治疗的护理

(1)心理护理。

1)向患者做好病情解释,特别是手术前应向患者解释手术的目的,介绍手术室完整的抢救设备、手术医师及麻醉师的技术水平,介绍本院的治愈病例,列举同类治愈患者是如何调整情绪,配合医师手术等,帮助其消除恐惧心理,增强战胜疾病的信心。

2)讲述不良情绪对疾病的影响及其内在联系。恐惧和焦虑可引起全身各系统产生不良的反应。例如：焦虑可使睡眠欠佳，以致加重颈椎病的症状即头晕、头痛；还可引起食欲不振，导致营养供应不足，使机体抵抗力下降，不良情绪可使机体产生恶性循环等。促使患者保持最佳精神状况，以利疾病的康复。

（2）术前准备。

除按骨科手术的常规术前准备外，尚需特别注意以下问题。

1)完善各种术前检查。对于存在心、肺、肝、肾功能不良的患者，应给予相应的有效治疗，以改善患者的手术耐受力。按常规进行手术区和供区的皮肤准备。

2)术前特殊训练。无论是颈前路手术还是颈后路手术，由于术中和术后对患者体位的特殊要求，必须在术前进行认真的加强训练，以使其适应，避免因此影响手术的正常进行与术后康复，内容主要包括以下4点。①床上肢体功能锻炼：主要为上肢、下肢的屈伸，持重上举与手、足部活动，这既有利于手术后患者的功能恢复，又可增加心输出量，从而提高术中患者对失血的耐受能力。②床上大、小便训练：应于手术前在护士的督促下进行适应性训练，以减少术后因不能卧床排便而需要进行插管的机会。③俯卧位卧床训练：由于颈后路手术患者的术中需保持较长时间的俯卧位，且易引起呼吸道梗阻，所以术前必须加以训练使其适应。开始时可每次10～30分钟，每天2～3次，逐渐增加至每次2～4小时。对涉及高位颈部脊髓手术者，为防止术中呼吸骤停，训练尤为重要。④气管、食管推移训练：主要用于颈前路手术。因颈前路手术的入路经内脏鞘（包绕在甲状腺、气管与食管三者的外面）与血管神经鞘间隙抵达椎体前方，故术中需将内脏鞘牵向对侧，以显露椎体前方（或侧前方）。术前应嘱患者用自己的2～4指在皮外插入切口侧的内脏鞘与血管神经鞘间隙处，持续地向非手术侧推移或是用另一手进行牵拉，必须将气管推过中线。开始时，每次持续10～20分钟，逐渐增加至30～60分钟，每天2～3次，持续3～5天。体胖颈短者应适当延长时间。患者自己不能完成时，可由护士或家属协助完成。这种操作易刺激气管引起反射性干咳等症状，因此，必须向患者及家属反复交代其重要性，如牵拉不符合要求，不仅术中损伤大和出血多，还可因无法牵开气管或食管而发生损伤，甚至破裂。

（3）术后护理。

颈椎手术后的常规护理措施主要包括以下几个方面。

1)体位护理。由于颈椎手术的解剖特殊性，在接手术患者时应特别注意保持颈部适当的体位，稍有不慎，即可发生意外，尤其是上颈椎减压术后以及内固定不稳定者。

颈椎手术患者应注意：①搬运患者时必须注意保持颈部的自然中立位，切忌扭转、过伸或过屈，特别是放置植骨块以及人工关节者。有颅骨牵引者，搬运时仍应维持牵引；②头颈部制动，尤其是手术后24小时内，头颈部应尽可能减少活动的次数以及幅度，颈部两侧各放置一个沙袋，24小时后可改用颈围加以固定和制动；③患者下床活动前，需根据病情以及手术情况，颈部要戴石膏颈围或塑料颈围。

2)病情观察。①术后使用心电监护仪：监测血压、脉搏、呼吸、血氧饱和度。②观察伤口局部的渗血和渗液情况：术后2小时内须特别注意伤口部位的出血情况，短时间内出血量多并且伴有生命体征改变者，应及时报告医师进行处理。颈后路手术患者还应注意伤口的渗液情况。

有引流管者注意保持引流通畅并记录引流量。③观察患者吞咽与进食情况:颈前路手术 24～48 小时后,咽喉部水肿反应逐渐消退,疼痛减轻,患者吞咽与进食情况逐渐改善。如果疼痛反而加重,则有植骨块滑脱的可能,应及时进行检查和采取相应的处理措施。

3)预防并发症。术中确实固定;术后用颈托;进行翻身时注意颈部的制动,将颈部的活动量降到最低程度;术后勿过早进食固体食物,以免吞咽动作过大;防止颈部过屈;高位颈椎术后,必须加强对生命体征的监护,保持呼吸通畅,若发现异常变化,应及时报告医师进行处理。

出血:多见于手术后当日,尤以 12 小时内多见。颈前路术后的颈深部血肿危险性大,严重者可因压迫气管引起窒息而死亡。因此,颈前路术后患者必须加强护理与观察,必要时术后 24 小时应用沙袋压迫伤口。血肿患者常常表现为颈部增粗,发音改变,严重时可出现呼吸困难、口唇鼻翼扇动等窒息症状。在紧急情况下,必须在床边立即拆除缝线,取出血块(或积血),待呼吸情况稍有改善后再送往手术室做进一步的处理。对颈后路的深部血肿,如果没有神经压迫症状,一般不宜做切口开放。除非血肿较大,多数可自行吸收。

植骨块滑脱:实施颈椎植骨融合术的患者,可因术中固定不确实、术后护理不当等原因引起植骨块滑脱,若骨块压迫食管、气管可引起吞咽或呼吸困难,须及时进行手术取出;若滑脱的骨块压迫脊髓,则可引起瘫痪或死亡(高位者),应特别注意预防。

声音嘶哑与吞咽困难:颈前路手术患者,由于术中对咽、喉、食管和气管的牵拉,术中几乎所有的患者都伴有短暂的声音嘶哑与吞咽困难,一般可在手术后 3～5 天自行消失。严重的喉头水肿与痉挛虽不多见,但一旦发生,即可引起窒息甚至死亡,必须提高警惕,尤其是术后早期(24 小时以内)。

伤口感染:颈后路较颈前路易发生伤口感染,主要原因为术后长时间仰卧、局部潮湿不透气、伤口渗血多或血肿等为细菌繁殖提供了有利条件。术后应加强伤口周围的护理,及时更换敷料,保持局部清洁、干燥。注意观察患者体温的变化、局部疼痛的性质。如发生感染,应加大抗生素的用量,可拆除数针缝线以利于引流;必要时,视具体情况做进一步的处理。

4)饮食护理。颈前路术后 24～48 小时内以流质饮食为宜,可嘱患者多食冰冷食物,如冰砖、雪糕等,以减少咽喉部的水肿与渗血,饮食从流质、半流质饮食逐步过渡到普食。可给予高蛋白质、高维生素、低脂饮食,食物种类应多样化,如鱼类、肉类、骨汤、蔬菜、水果等。长期卧床的患者,应多饮水,多吃蔬菜、水果,预防便秘。手术后期,可给予适当的药膳,以增加食欲。

5)压疮、肺部及泌尿系感染的预防及护理。实施颈后路手术者,尤应注意防止切口部位的皮肤发生压迫性坏死,可定时将颈部轻轻托起按摩,并保持局部的清洁、干燥。睡石膏床的患者,石膏床内的骨突出部位都应衬以棉花,定时检查、按摩。

(五)康复与健康指导

(1)向患者解释颈椎病的恢复过程是长期和慢性的,并且在恢复过程中病情可能会有反复,应做好心理准备,不必过分担忧。

(2)教会患者日常保护颈部的方法。

1)告诉患者不要使颈部固定在任何一种姿势的时间过长,避免猛力转头动作。应保持正确的姿势,如伏案工作时间长,要每隔一段时间进行颈部多方向运动。

2)保持正确睡眠姿势,枕头不可过高或过低,避免头偏向一侧。

3）避免寒冷刺激。

4）日常生活中注意加强体育锻炼，增强颈部及四肢肌力。颈部肌肉的锻炼方法：先慢慢向一侧转头至最大屈伸、旋转度，停留数秒钟，然后缓慢转至中立位，再转向对侧。每天重复数十次。

5）对颈部每天早、晚进行自我按摩，采用指腹压揉法和捏揉法，增进血液循环，增强颈部肌力，防止肌肉萎缩。

（3）按医嘱服用药物，每1～2月来院复查1次。

二、腰椎间盘突出症

腰椎间盘突出症是由于腰椎间盘突出，压迫相应神经根引起的以腰腿痛为主要症状的疾病。腰椎间盘突出症是骨科的常见病和多发病，是腰腿痛的常见病因。好发于20～50岁，男女比例为(4～6)：1。主要发生于 $L_4 \sim L_5$ 和 $L_5 \sim S_1$，占腰椎间盘突出症的90％～96％。

（一）病因及发病机制

1.椎间盘退变

椎间盘病变是最基本的因素，主要表现为纤维环和髓核含水量减少，透明质酸和角化硫酸盐减少，导致髓核张力下降，弹性减小，尤其以纤维环后外侧最明显。

2.损伤

积累伤力，特别是反复弯腰、扭转动作，是椎间盘变性的主要原因，也往往是急性发作的诱因。

3.遗传因素

本病有一定家族好发倾向，20岁以下的青年患者中有32％的阳性家族史。

此外，还与腰部过度负荷、妊娠、脊椎畸形、急性损伤等因素有关。

（二）临床表现

（1）腰痛伴下肢放射痛，下肢放射痛的特点为疼痛沿神经根分布区放射；疼痛与腹压有关；疼痛与体位和活动有明显关系，一般于活动或劳累后疼痛加重，卧床休息后好转。

（2）下肢运动、感觉异常，受累神经根所支配的区域产生肌力和感觉异常。早期感觉过敏，晚期感觉减退、消失。

（3）马尾神经受压，产生大小便功能障碍，马鞍区感觉异常。

（4）脊柱侧弯、腰部活动受限和骶棘肌痉挛。

（三）辅助检查

影像学检查系诊断腰椎间盘突出症的重要手段。

（1）X线能直接反映腰部有无侧突、椎间隙有无狭窄等。

（2）CT可显示黄韧带是否增厚及椎间盘突出的大小、方向等。

（3）MRI显示椎管形态，全面反映出各椎体、椎间盘有无病变及神经根和脊髓受压情况，对本病有较大诊断价值。

（四）治疗

依据临床症状的严重程度，采用非手术或手术方法治疗。

1.非手术治疗

适用于初次发作、病程较短且经休息后症状明显缓解,影像学检查无严重突出者。80%～90%的患者可经非手术治愈。

2.手术治疗

有 10%～20%的患者需要手术治疗。

(五)观察要点

(1)观察伤口引流同脊柱侧弯术后护理。

(2)观察双下肢的感觉、活动,与术前进行对比。

(3)注意观察患者是否有过敏反应,如皮疹、皮肤发痒等,预防过敏性休克。

(4)观察是否有神经根刺激征,术后口服地塞米松 3 天及抗过敏药物。如患者出现腰臀部疼痛,应考虑为腰肌血肿,通知医师及时处理。

(六)护理要点

1.术前护理

(1)腰椎间盘突出患者早期应采用保守治疗。可以卧硬板床,局部热敷、理疗。急性椎间盘突出的患者严格卧床 3 周,禁坐起和下床活动。

(2)可采用骨盆牵引治疗,重量为 7～10kg,利于髓核的回纳。牵引 3 周,每天 1～2 次,每次 1～2 小时。

(3)保守治疗无效,伴有神经根功能障碍者需手术治疗。

2.术后护理

(1)术后平卧 6 小时,压迫伤口止血,轴型翻身,防止脊柱扭转。

(2)术后 1 周卧床期间进行直腿抬高锻炼,预防神经根粘连。

(3)指导患者做腰背肌锻炼。

1)挺胸。患者仰卧,以双肘支起胸部,使背部悬空。

2)五点支撑法(1 周后开始)。患者仰卧,下肢屈膝屈髋,双足放置在床上,双肘支撑体侧,用头、双肘、双足撑起全身,使背部尽力腾空离床。

3)三点支撑法(2～3 周开始)。让患者双臂置于胸前,用头及足部撑在床上,全身腾空后伸。

4)背伸法(5～6 周开始)。患者俯卧,抬起头,胸部离开床面,双上肢向背后伸,双膝伸直,从床上抬起双腿。即身体的两头翘起,双肩后伸,腹部为支点,形如小燕子。

5)锻炼的方法应根据患者的病情决定。锻炼的强度及次数应逐渐增加,在不疲劳无痛苦的情况下进行。

(4)单纯椎间盘切除的患者,术后 3 天即可佩戴支具下地行走。

(5)经皮穿刺腰椎间盘化学溶解术:将木瓜蛋白酶注射到椎间盘内,用药物的方法使髓核水解,适用于单纯一个或两个椎间隙的椎间盘突出、直腿抬高试验及加强直腿抬高试验阳性、无神经源性损害的患者。此手术创伤小,恢复快。术后平卧 24 小时。如无异常,患者 3 天即可出院。

3.健康指导

(1)卧硬板床休息,减少腰部疲劳。

(2)行走时要佩戴支具,以防发生意外,如腰扭伤。

(3)继续腰背肌锻炼。

(4)佩戴支具3个月。

(5)术后1个月门诊复查。

(6)半年内不可提重物,不可急弯腰。

三、腰椎管狭窄症

腰椎管狭窄症是指因原发或继发因素造成椎管结构异常,椎管腔内变窄,出现以间歇性跛行为主要特征的腰腿痛。

按国际分类法分为以下几类。

(1)脊椎退变所致的狭窄:由于年老及劳损等因素,椎板增厚,椎体骨赘增生,使椎管产生容积上的缩小,而致狭窄、小关节肥大以及黄韧带肥厚等。

(2)复合因素所致的狭窄:先天、后天畸形同时存在的狭窄,椎间盘突出使椎管容积变小或椎间盘突出与椎管的轻度狭窄等复合原因导致的狭窄。

(3)脊椎滑脱症(退化性)与骨溶解病所致狭窄。

(4)医源性狭窄:有术后的骨质增生与髓核溶解素注射所造成的瘢痕增生粘连等。

(5)损伤性狭窄:如压缩骨折与骨折脱位。

(6)其他:畸形性骨炎(Pagets病)有脊椎变形,椎管可缩小;氟中毒也可使腰椎增生畸形,造成狭窄。

(一)病因及发病机制

(1)按病因将腰椎管狭窄分为先天性(或称发育性)和继发性椎管狭窄两种。

1)先天性椎管狭窄。椎管前后径的狭窄比横径改变明显,椎弓根缩短,狭窄累及节段较多。

2)继发性椎管狭窄。常由脊椎退行性改变、手术、创伤、脊椎滑脱引起,其他一些病变如畸形性骨炎、氟中毒、脊柱后突畸形、脊柱侧弯畸形、后纵韧带肥厚或后纵韧带及黄韧带骨化也可引起椎管狭窄。

(2)脊柱退行性改变是引起椎管狭窄最常见的原因,狭窄程度大致与脊椎关节退行性改变的程度成正比,呈对称性,以 $L_4 \sim L_5$ 平面最常见,其次为 $L_3 \sim L_4$ 平面。椎间盘突出及脊椎滑移进一步加重了狭窄。此种狭窄一般较局限,常位于关节突和椎间盘平面,可分为中央部及周围部狭窄。

1)中央部狭窄。常由于椎板和黄韧带增生肥厚及椎间盘退变或伴有椎间盘突出所致。腰椎管前后径小于11mm应考虑为腰椎管中央部狭窄。

2)周围部狭窄。由于关节突增生、黄韧带肥厚或合并椎间盘突出所致。周围部狭窄又可分为侧隐窝狭窄及椎间孔狭窄。

①侧隐窝狭窄:侧隐窝的外侧为椎弓根,后面为上关节突,前面为椎体后外侧壁及邻近的椎间盘。侧隐窝最狭窄的部位是在该节段椎弓根的上缘。侧隐窝狭窄在普通 X 线摄片及脊髓造影片上均不能确切显示。CT 扫描测定正常人侧隐窝前后宽一般 5mm 以上,如果小于 3mm,临床有症状者可肯定诊断。另外 CT 扫描尚可见到上关节突增生、骨赘形成、椎管呈三叶形等改变。②椎间孔狭窄:椎间孔的上下界为椎弓根,后面为关节突,前面为椎体和椎间盘。椎间孔狭窄在脊髓造影时不能看到。标准的 CT 扫描横切面上可提示椎间孔狭窄。

(3)多数退行性腰椎管狭窄患者,椎管径减小的发生十分缓慢,神经组织能逐渐适应这种改变,因此多数腰椎退行性狭窄患者仅有轻微神经症状。椎管进行性狭窄,导致狭窄的椎管内压力增加,椎管内炎性组织、马尾神经缺血及摩擦性神经炎是产生临床症状的重要因素。

(二)临床表现

1.症状

腰椎管狭窄症常发生在中老年人,平均年龄为 47 岁。男性多于女性。开始疼痛症状不明显,只是行走时下肢有麻痛不适,当坐、卧时疼痛明显消失。临床症状大致分为腰痛、下肢痛、间歇性跛行及括约肌功能障碍等。

(1)腰痛:这类患者常伴有不同程度腰椎骨关节病,加上腰椎不稳,常可引起下腰痛,症状较轻,卧床时消失或明显减轻。腰椎前屈不受限,后伸时尤其是过伸受限,有时出现腰痛。

(2)下肢痛:常表现为臀部,下肢后外侧或大腿前内侧,小腿后外侧痛,类似坐骨神经痛,但不典型,有时有痛麻、发凉感。咳嗽、打喷嚏时症状并不加重,约半数患者为双侧腿痛,有时伴有行走无力。仰卧时腰前凸增加,使症状很快加重,屈髋屈膝侧卧,使椎管容积变大,神经根松弛,症状减轻或消失。一般情况下,单纯侧隐窝狭窄,症状类似腰椎间盘突出症,而椎管中央狭窄,双侧下肢痛麻症状,直腿抬高阴性居多,少数有括约肌症状。

(3)间歇性跛行:大多数患者久站或行走时,下肢发生疼痛与麻木,逐渐加重,并有沉重与无力感,以致不得不改变站立姿势或停止行走,蹲下片刻后症状消失或减轻,可继续行走,不久又出现症状,这种现象称为间歇性跛行,是腰椎管狭窄的典型症状。因神经受压引起,故又称神经性间歇性跛行。骑自行车时不出现症状,因此患者常以车代步。这是因为骑车时腰呈屈曲位,椎管容积增大,行走时腰变直、轻度后仰,椎管腔容积变小,加重神经受压。行走活动增加神经根对血液供应的需要量,因而神经根缺血,引起缺血性神经炎的症状。这种情况常表现为感觉的症状与体征重于运动的症状与体征。

(4)括约肌功能障碍:严重中央型椎管狭窄可引起排尿不畅,尿频,会阴部麻木感。男性有性功能障碍,但要排除前列腺肥大引起的症状。

2.体征

腰椎管狭窄的骨科体征与神经体征均不多。约半数患者直腿抬高试验阳性(<70°),跟腱反射低下或消失,小腿与足外侧痛觉稍差。跟腱反射在老年人中较常见减弱与消失,这与老年人常有糖尿病周围神经病变或伴有周围血流灌注受损有关。这要求临床医师检查足背或胫后动脉搏动。

负荷试验,当为患者做第 1 次下肢神经系统检查未发现明显阳性体征,让患者行走 300～500m 后又出现症状,请患者继续再走 900m,即刻让患者躺下做第 2 次神经系统检查,有时可获得腱反射、肌力与痛觉等异常体征。

(三)辅助检查

1.X 线检查

显示椎管矢状径变小,小关节增生,椎板间隙狭窄。

2.CT 检查

能清晰显示腰椎各横断面的骨性和软组织结构。

3.MRI 检查

可判断椎间盘退变或突出,硬膜囊和神经根之间的关系等。

(四)治疗

1.非手术治疗

症状轻者可行非手术治疗。

2.手术治疗

常行椎管减压术,以解除对硬脊膜及神经根的压迫,适用于症状严重,经非手术治疗无效者;神经功能障碍明显,特别是马尾神经功能障碍者;腰骶部疼痛加重、有明显的间歇性跛行以及影像学检查椎管狭窄严重者。若伴有椎间盘突出,可一并切除,必要时行脊柱融合内固定术。

(五)观察要点

1.生命体征的观察

一般手术后均有 3～5 天的吸收热,体温不超过 39℃。由于部分患者手术时间长,为防止脊髓神经水肿可做小剂量激素治疗。激素治疗患者的体温一般不超过 38℃,术后第 3 天即可降至正常。注意观察血压、脉搏、呼吸的变化,进行心电监护,防止意外的发生。

2.观察出血情况

密切观察伤口敷料渗血情况,引流液的量及性状。如发现伤口大量渗血,应立即报告医师,及时处理。

3.术后观察神经功能恢复情况

观察下肢痛或麻木症状区域,按受压神经而定。男性多出现在大腿前内方或小腿外侧,女性常达踝部。因为男性腰椎椎管最窄部位在 L_3～L_5,而女性在 L_5～S_1。中央部椎管狭窄症的症状,主要感觉腰骶部疼痛或臀部痛,很少有下肢放射痛。

4.排尿的观察

由于麻醉因素、疼痛刺激、姿势和习惯改变均可引起排尿困难。因此,强调术前训练床上大小便特别重要,强调术后不要过早使用镇痛剂,以免影响排尿反射的恢复。发生尿潴留后,可行诱导排尿,无效时可采取导尿。

(六)护理要点

1.术前护理

(1)疼痛护理:绝对卧床休息,卧位时椎间盘承受的压力比站立时下降 50%,因此卧床休息可减轻负重和体重对椎间盘的压力,缓解疼痛。卧床 3 周后,可考虑戴腰围下床活动,腰围可加强腰椎的稳定性,对腰椎起保护及制动作用。

（2）体位护理：抬高床头 20°，膝关节屈曲，放松背部肌肉，增加舒适感。不习惯长期侧卧者也可在膝部垫高后屈髋屈膝仰卧，每天除必要起床外，应尽量卧床，直至症状基本缓解。指导患者及家属帮助患者进行床上翻身，同时做张口呼吸，以使肌肉放松。

（3）骨盆牵引的护理：保持有效骨盆牵引。牵引期间注意观察患者体位、牵引力线及重量是否正确，不可随意加减，以保证达到牵引的效果。加强基础护理，观察皮肤有无疼痛、发红、破损、压疮等。

（4）心理护理：患者因长期病痛而丧失不同程度的劳动能力，由于职业、年龄、经济条件不同而产生心理障碍，情绪低落，顾虑重重。主要担心手术效果及能否恢复正常劳动，这些将影响治疗工作的顺利进行。应关心安慰患者，做耐心的解释。配合医师共同做好思想工作，说明手术的安全性，并请手术成功的患者现身说法，以解除顾虑，使其树立战胜疾病的信心。以最佳的心理状态接受治疗，配合治疗，取得最佳疗效。

2.术后护理

（1）手术后体位及翻身：术后患者睡硬板床，取左、右侧位，双膝间置软枕，肩背及臀部放置枕头以保持体位平稳，使患者感到舒适安全。其优点是便于观察伤口出血，保持脊柱过伸位，有利于脊柱术后稳定及防止扭曲。翻身时护士一手扶住患者肩膀，一手托住臀部与患者同时慢慢用力，用"圆木"滚动法翻至对侧，然后再用枕头固定肩、背、臀部。

（2）功能锻炼：为预防肌肉萎缩，术后第 3 天指导患者进行直腿抬高锻炼及膝、踝关节活动，神经水肿严重者待疼痛减轻后开始。拆线后指导患者俯卧做"飞燕式"腰背肌锻炼。早期锻炼能有效预防腰肌肌肉萎缩。一般卧床时间为脊椎融合术卧床 3～4 个月；全椎板切除术卧床 2～3 个月；半椎板切除术卧床 1.5～2 个月方可下床活动。下床后应坚持每天做直腿抬高锻炼，高度从板凳—床—窗台逐渐加高为宜。因为当腿抬高 40°～70°时，可将腰、骶神经根牵拉进椎间孔 2～8mm，并能牵动对侧神经根，能有效预防神经根粘连。

（3）饮食护理。

1）对使用激素治疗的患者要给予低盐、高蛋白质饮食，注意补钾。

2）供给多品种食物，注意食物调配和烹调技术，饭菜色香味俱全，使患者增进食欲，以满足机体对营养素的全面需求。

3）避免食用太凉的食物，以减少对胃肠道的刺激，防止肠蠕动过多及胃肠道炎症引起腹泻。

4）多进食水果、蔬菜等纤维素含量高的食物，避免发生便秘。

3.健康指导

（1）指导患者保持正确的姿势：应用人体力学的原理指导患者的坐、立、行、卧及持重的姿势。指出患者不正确的姿势及活动方法，协助并监督患者改正。用通俗易懂的言语讲解有关知识，使患者认识到保持正确姿势的原理、重要性及对疾病的影响。

（2）指导患者经常变换体位，避免长时间用同一姿势站立或坐位。站立一段时间后，将一只脚放在脚踏上，双手放在身前，身体稍前倾。长时间伏案工作者，应积极参加工间操活动，以免慢性肌肉劳损。不要长时间穿高跟鞋站立或行走。

（3）保护腰部：腰部劳动强度大的工人，应佩戴有保护作用的宽腰带。参加剧烈运动时，应注意患者运动前的准备活动和运动中的保护措施。

（4）积极参加适当体育锻炼，尤其是注意腰背肌功能锻炼，以增加脊柱的稳定性，同时加强营养，减缓机体组织和器官的退行性变。术后1周开始腰背肌锻炼，增强腰背肌力和脊柱稳定性。3个月内不弯腰，半年内不负重，促进机体康复。

四、脊柱侧凸

脊柱侧凸是指脊柱在额状面上出现了偏离脊柱中轴线的凹凸弧度，严重者可干扰内脏功能。脊柱侧凸的种类很多，按发病原因可分为3类。①先天性脊柱侧凸：与遗传因素、高龄产妇及难产有关。②继发性脊柱侧凸：姿态性脊柱侧凸，多由于学龄期儿童坐、卧和背书包等习惯性姿势不正确所致，是一种功能性脊柱侧凸。病理性脊柱侧凸，如脊柱肿瘤，强直性脊柱炎和脊柱骨折等，均为脊柱本身病变所致。其他，如挛缩性脊柱侧凸、代偿性脊柱侧凸、神经性脊柱侧凸等。③特发性脊柱侧凸：发病原因不太明确，但发病率高，约占全部脊柱侧凸的80%，女性多于男性。

虽然各种脊柱侧凸的病因不同，但脊柱的病理变化相似，侧凸多发生在脊柱的胸段和胸腰段，大多凸向右侧。除先天性脊柱侧凸外，早期都为功能性，X线摄片无改变；结构性脊柱侧凸则X线摄片上可见骨楔形变，已为不可逆性。脊柱侧凸的预后与发病年龄、病因及侧凸程度有关。发病年龄小，侧凸较轻的功能性脊柱侧凸，可通过支具或石膏矫形，预后较好；而年龄较大，脊柱结构发生改变者，应尽早手术，且预后较差。

（一）病情评估

1.病史

（1）对于脊柱侧凸患者，术前需详细询问起病年龄。一般来讲，先天性脊柱侧凸，如楔形椎体，发现较早，小孩能直立行走时，甚至出生后几个月内，即可发现。脓胸引起的脊柱侧凸，患者的年龄均在15岁以下，而成人患者则很少有发生侧凸者。营养性（佝偻病）及神经瘫痪性（小儿麻痹）侧凸，多数为幼年。特发性脊柱侧凸，多在学龄前开始。

（2）了解患者有无内脏压迫症状：如循环系统和呼吸系统压迫所致的活动无耐力，心跳加速和全身长期慢性缺氧表现。消化系统器官受压而产生的消化不良、食欲不振。神经系统受压所致的神经根疼痛及脊髓压迫症等。

（3）脊柱侧凸相当严重的患者，因主要内脏发生障碍，全身发育不良，躯干瘦小，体力较弱，心肺功能极差，术前应结合病史对其手术耐受力作出客观的评估。

2.心理状况

身体的缺陷容易影响儿童正常心理发育，患者发现自己确实存在与众不同，并证实自己确实存在明显脊柱畸形时，从而出现长期自我贬低，表现为自我否定、害羞或犯罪感，认为自己无法应对一些事情，找理由排斥或拒绝对于自我的正反馈，并夸大对于自我的负反馈，对于尝试新事物以及新环境犹豫不决，因此要评估患者心理反应及对疾病的认知程度。

3.临床特点

本病以女性为多，在儿童期身体增长慢，畸形并不明显，即使轻微畸形也无结构变化，容易矫正,但此时期不易被发现。患者至 10 岁以后,椎体第二骨骺开始加速发育,侧凸畸形的发展即由缓慢转为迅速,1～2 年内可以产生较明显的外观畸形。多数侧凸发生在胸椎上部,凸向右侧;其次好发于胸腰段。凸向左侧者较多。脊柱侧凸所造成的继发性胸廓畸形,如畸形严重,可引起胸腔和腹腔容量减缩,导致内脏功能障碍,如心脏有不同程度的移位,心搏加速,肺活量减小,消化不良,食欲不振等;神经根在凸侧可以发生牵拉性症状,凹侧可以发生压迫性症状,神经根的刺激,可以引起胸和腹部的放射性疼痛;也有引起脊髓功能障碍者,由于内脏功能障碍,患者全身往往发育不佳,躯干矮小,体力较弱,心肺储备力差。明显的脊柱侧凸,一般体格检查即可确定诊断,但是对于侧凸的角度,仍需要经 X 线摄片方能最后确定。同时脊椎肿瘤、结核、类风湿关节炎等均可引起脊柱侧凸,应做细致检查。在找不到任何原因时,可诊断为原因不明性脊柱侧凸。

4.辅助检查

(1)X 线检查:对确定脊柱侧凸的诊断和明确其性质、程度是不可缺少的,应常规进行站立位的脊柱前后位和侧位 X 线检查以及仰卧位的脊柱向左、向右侧屈肘的正位 X 线检查。

(2)心肺功能检查:严重脊柱侧凸的患者,有脊椎明显旋转、一侧背部肋骨隆起,对侧前胸塌陷,使胸廓变形,胸腔容量减少,呼吸时肋骨的活动受限,将严重影响患者的呼吸功能。呼吸功能的损害以限制性为主,特点如下。

1)肺活量明显减少。肺活量较预计值超过 70％,多能耐受侧弯矫正手术;若＜40％,少数会发生心肺功能衰竭;若＜30％,术中和术后都需应用呼吸机进行机械呼吸。

2)肺的总容量低下,肺顺应性减低,最大通气量减少,重患者残气量存在异常。

3)肺泡,动脉的氧分压差增加,说明肺内存在分流。右 Cobb 角＞65％,患者往往存在动脉血氧分压值低下,表明肺通气/血流比值的异常。

(二)护理诊断

1.清理呼吸道低效

与肺功能低下、全身麻醉插管后喉头水肿、伤口疼痛、身体虚弱有关。

2.舒适度的改变

与伤口疼痛、石膏固定等有关。

3.有皮肤完整性受损的危险

与局部持续受压、体液刺激、床单摩擦、皮肤营养不良、水肿、保暖措施不当等有关。

4.自理能力缺陷

与医疗限制如牵引或石膏固定、卧床治疗、体力及耐受力下降、神经损伤有关。

5.潜在并发症

出血。

6.知识缺乏

缺乏手术、功能锻炼及疾病预防的有关知识。

(三)护理目标

(1)患者呼吸道通畅,分泌物能及时排出。

(2)患者能说出导致不舒适的原因,并能主动采取一些改变舒适度的简单措施,自述舒适感增加。

（3）患者皮肤的完整性维持良好。

（4）患者卧床期间的基本生活需要能够得到满足。

（5）经过良好的医护治疗措施，患者术后未发生并发症或并发症被早期发现和处理。

（6）患者了解疾病、手术有关知识和功能锻炼的方法。

（四）护理措施

1.非手术治疗及术前护理

（1）心理护理：无论是非手术治疗还是手术治疗，都应得到患者及家属较长时间的支持和配合。应将疾病治疗的特点告诉患者及家属，使他们了解治疗、护理的方法以及术后可能出现的并发症，以使其配合治疗。

（2）饮食：由于手术创伤特别大，一定要鼓励患者多进食，补充足够的热量、蛋白质、维生素、钙等营养物质，增强机体抵抗力，增加对手术的耐受性。

（3）卧位：睡眠时采用侧卧位。

（4）矫形。

1）肌肉训练。包括体操和姿势性训练，以加强腰背肌的主动锻炼，增强肌力，有助于矫正早期和较轻的功能性侧凸，矫正不正确姿势。

2）支具。应根据生长发育情况调节矫形支具，以免影响身体。预防在支具着力点产生压疮。

（5）术前训练。

1）肺功能训练。脊柱侧凸畸形严重者，常有不同程度的肺功能降低，术前可进行肺功能训练以求获得改善。训练方法有深呼吸、吹气球或吹气泡，每天 2～6 次，每次 15 分钟。

2）生活方式训练。术前 3 天训练床上进食及大、小便，以适应术后较长时间的卧床。

2.术后护理

（1）心理护理：应得到患者及家属较长时间的支持和配合。应将疾病治疗的特点告诉患者及家属，使他们了解治疗、护理的方法以及术后可能出现的并发症，以配合治疗。

（2）体位：①全身麻醉未醒时，平卧位，头偏向一侧，防呕吐物误入气管；②应定时翻身，预防皮肤损伤，翻身时应保持头颈胸一致；③1 周内严禁坐起，7 天后开始 45°～75°靠坐，禁忌腰部折屈，四肢可做相应的活动；④2 周后可适当活动，但禁止脊柱弯曲、扭转。

（3）饮食：术后 24 小时禁食，以免引起腹胀，以后根据情况从流质饮食开始，逐渐过渡到普食。给予高蛋白质、高热量、高维生素、适当脂肪及粗纤维饮食，同时多饮水，一方面能提高患者机体抵抗力，促进伤口及骨的愈合，另一方面能预防便秘。

（4）并发症的观察与处理。

1）脊髓神经功能障碍。由于手术中牵拉挫伤脊髓或破坏脊髓血供或硬膜外血肿直接压迫，均有可能造成脊髓损伤，引起患者双下肢感觉、运动及括约肌功能障碍。术后 72 小时内应密切观察上述情况，如有患者诉伤口疼痛厉害，甚至无法忍受等异常时，立即报告医师采取紧急脱水、高压氧或手术探查等处理。

2）肺功能衰竭。因患者术前可能存在不同程度的肺功能降低，加上手术创伤、气管插管等刺激,可出现急性肺功能衰竭,导致生命危险。因此,术后应行床旁心电图、血压、脉搏血氧饱和度监测,以动态观察患者的呼吸循环情况。

3)伤口出血及脑脊液漏出。脊柱手术创面大、剥离深,术后渗血较多,常规放置引流管进行负压引流,负压以 0.67~1.33kPa 为宜,以保持引流通畅。引流量过少时,提示为血凝块堵塞或引流管扭曲;引流量多而快时,超过 500mL/24 小时,提示为负压过大或伤口渗血过多,应及时调节负压或行止血处理;引流量多且颜色较淡红时,提示为脑脊液漏出,给予去枕平卧等处理。

4)肠系膜上动脉综合征。术后因全身麻醉或术中牵拉或维持过度矫正位置,均可引起不同程度的胃肠道反应,出现恶心、呕吐、腹胀、腹痛现象,一般在 24~48 小时肠蠕动恢复后即可消失。若 72 小时后仍有恶心,呕吐频繁剧烈,呕吐物内混有胆汁,应警惕肠系膜上动脉综合征,需及时进行对症处理,如禁食、胃肠减压、补液等。

(五)康复与健康指导

1.活动与休息

随着病情恢复,患者可逐渐进行穿衣、进食、沐浴等日常生活的料理。术后 3 个月视病情决定能否复课。两年内应限制对脊柱不协调的剧烈运动和脊柱的极度弯曲活动。

2.饮食

补充含铁丰富的食物,如菠菜、猪血等,以纠正由于手术出血所致的贫血。

3.功能锻炼

指导患者进行腰背肌锻炼。腰背肌是保证骨折发生后脊柱稳定性重建的主要因素,如腰背肌力量较差,伤后极易发生椎体的不稳和滑脱。一般患者在伤后 1 周内可进行腰背肌的锻炼,但在脊柱骨折伴腰背肌有较为严重的挫伤或撕裂伤时,其锻炼应推迟到伤后 3~4 周。锻炼方法有仰卧及俯卧锻炼法。

(六)预防宣教

(1)向社会宣教:脊柱侧凸关键在于早期预防,应教育儿童保持正确的站、坐、卧姿势;学龄儿童使用保健书包;以端坐为宜,并随身高调整座椅和书桌高度,引导、督促儿童经常体育锻炼,做广播操,多游泳。

(2)向医务人员宣教:对新生儿进行体格检查,提高先天性畸形的检出率,及早发现、及早治疗,避免畸形的发展。

(杨慧芳)

第五节　骨盆损伤

骨盆是一个完整的闭合环,由髋骨、骶骨、尾骨及耻骨联合构成。骨盆具有将躯干的重力传递至下肢,还将下肢的震荡向上传递的作用。在直立位时,重力线经骶髂关节、髂骨体至两侧髋关节,为骶股弓;坐立位时,重力线经骶髂关节髂骨体、坐骨支至两侧坐骨结节,为骶坐弓。

骨盆环有两个主弓和两个联结副弓。两个联结副弓起增强主弓的作用。当骨盆损伤时,副弓往往先折断,主弓折断时,副弓已折断。

骨盆边缘具有许多肌肉和韧带附着,对盆腔内脏器官、血管和神经起保护作用。当骨盆损伤时,这些器官也容易受损。特别是位于前方的膀胱、尿道和位于后方的直肠最易受损。骨盆是血供丰富的松质骨,同时,盆腔内血管也很丰富,因此,骨盆损伤时,往往出血很严重。

一、病因分类

骨盆损伤多由强大的直接暴力所致,也可通过骨盆环传导暴力而发生。少数由骨盆上的肌肉强力收缩而引起撕脱性骨折。

二、诊断要点

(一)临床表现

(1)骨盆分离试验和骨盆挤压试验阳性:检查者双手交叉撑开两髂嵴,此时两骶髂关节的关节面凑合得更紧,而骨折的骨盆前环产生分离,此时出现疼痛则为骨盆分离试验阳性。检查者双手挤压患者的两髂嵴,伤处出现疼痛则为骨盆挤压试验阳性。

(2)双下肢长度不对称:有移位的骨盆骨折患者,向上移位的一侧长度较短。

(3)会阴部瘀斑是耻骨及坐骨骨折的特有体征。

(二)辅助检查

X 检查可以显示骨折类型及骨折移位情况,CT 检查则更为清晰。

三、并发症

(一)腹膜后血肿

容易引起休克,应特别注意。

(二)膀胱或后尿道损伤

尿道的损伤比膀胱损伤较多见。

(三)神经损伤

主要是腰骶神经丛和坐骨神经损伤。

四、治疗

(一)急性期治疗

(1)对所有骨盆骨折病人,均应按照高级创伤生命支持(ATLS)进行处理,分为初期检查和二期检查。在初期检查阶段,按照 ABCDE 顺序进行。具体措施为:A 通畅气道,保护颈椎;B 维持呼吸,处理胸部急性情况,必要时机械通气;C 维持循环,控制出血;D 神经系统检查;E 病人全面暴露。

(2)对于存在大出血的患者,医师会采用骨盆带、外固定架、骨盆 C 钳等来稳定骨盆环,并进行快速输血等措施来稳定患者的生命体征。如上述方法作用较小,医师还会进行填塞止血或血管造影栓塞止血等措施。

（二）一般治疗

监测血压和脉搏、建立静脉通道往往都是比较重要的措施。同时，应注意卧床休息。

（三）药物治疗

(1)陈旧性尾骨骨折疼痛严重者，可在尾骨周围局部注射糖皮质激素。

(2)对发生失血性休克的患者，可能会使用去甲肾上腺素、血管加压素等药物进行治疗。

（四）相关药品

去甲肾上腺素。

（五）手术治疗

1.外固定

外固定架是治疗骨盆骨折的常用方法，手术创伤小，技术相对简单。但是，可能会发生针道感染、周围皮肤刺激及给病人带来不便。

2.内固定

内固定为不稳定骨盆骨折的主要选择。

(1)优点：可以达到骨盆骨折的解剖复位并能维持复位；在生物力学上比外固定更稳定；随着影像学技术和导航技术的发展，内固定及微创手术固定越来越安全；允许患者早期活动。

(2)风险：包括手术时间长、出血多、感染、神经血管损伤以及内固定失效等。

3.微创手术

骨盆骨折脱位微创手术是骨盆损伤治疗的发展趋势，能明显减少手术并发症的发生，并降低死亡率。导航技术的应用提高了微创手术的成功率。

五、护理诊断

(1)有效血容量不足的可能。

(2)躯体移动障碍。

(3)舒适度的改变。

(4)自理缺陷。

(5)皮肤完整性受损的危险。

(6)相关知识缺乏。

(7)焦虑。

(8)各种并发症发生的可能：如肺部感染、泌尿系感染或结石、下肢深静脉血栓形成、废用综合征等。

六、护理目标

(1)患者未发生休克。

(2)患者在卧床期间生活需要能够得到满足。

(3)患者在帮助下可以进行躯体活动。

(4)患者舒适度得到提高。

（5）患者自理能力部分或完全得到恢复。

（6）患者及家属能掌握自护知识，无压疮发生。

（7）患者焦虑情绪减轻或消失。

（8）无各种并发症发生。

七、护 理 措 施

（一）急救处理

骨盆骨折最常见、最紧急、最严重的并发症是失血性休克，也是造成骨盆骨折患者早期死亡的主要原因。外伤出血患者每延迟抢救 10 分钟，生存率下降 10％，医护人员应以最快的速度让患者在出现生理极限即体温不升、酸中毒、凝血障碍前得到最合理的治疗。因此，护理必须做到：①快速建立有效的静脉通道，给予抗休克治疗，包括输液、输血等液体复苏。但在活动性出血未得到有效控制前，不必充分进行液体复苏，将血容量维持在重要器官的缺血阈值之上即可。补液时应遵循"先盐后糖，先晶后胶，见尿补钾"的补液原则。在抢救过程中，尽量减少患者的搬运，以免加重损伤和出血；②注意保暖，保持呼吸道通畅，予以氧气吸入，以提高血氧浓度。密切观察患者意识、皮肤色泽、肢体温度、血压、脉搏以及凝血酶原消耗时间、凝血酶原时间（PT）、活化部分凝血激酶时间（APTT）等凝血项目，警惕弥散性血管内凝血；③常规留置导尿，记录每小时尿量，观察尿液的性质、颜色，注意有无急性肾衰竭迹象。同时早期留置导尿管也有助于膀胱尿道损伤的诊断和损伤尿道的修复。

（二）术前护理措施

1.病情观察及护理

（1）患者入院后应观察意识、生命体征、皮肤黏膜情况、尿量以及有无合并颅脑损伤等。进行吸氧及心电监护，必要时监测中心静脉压，有休克者按休克进行抢救。

（2）观察患者有无腹胀、腹痛、反跳痛等腹膜刺激症状，必要时可行腹腔穿刺以明确诊断。有腹腔脏器损伤者应积极手术。

（3）观察患者的排尿情况：有无血尿、尿道口滴血或排尿困难，有无会阴部血肿，以判断有无膀胱和尿道损伤。

（4）观察患者有无肛门疼痛、出血、有无压痛等。确定有无直肠损伤。

（5）观察有无腰部疼痛、肿胀等，有无腹膜后血肿。

（6）必要时建立静脉通道输液、输血、止血。给予休克体位，尽量减少搬动。

（7）进行导尿，必要时行耻骨上膀胱造瘘。要保持导尿管引流通畅，做好导尿管和造瘘口周围皮肤的护理。

2.牵引护理

患者应卧硬板床，在牵引期间，观察患者体位、牵引重量、肢体外展角度，以保证牵引效果。嘱患者躯干放直，骨盆摆正，脊柱与骨盆垂直。同时观察患者肢端血液循环，包括皮肤颜色、皮温、足背动脉搏动情况、足趾活动情况，耐心倾听其主诉，如牵引针眼疼痛、牵引肢体麻木、足部背伸无力等，警惕因循环障碍而导致的缺血性痉挛或因腓总神经受压而导致的足下垂发生。

使用外固定器牵引者,钉眼周围用无菌敷料覆盖,并定期换药,保持无菌状态。定期检查拧紧螺钉,防止外固定架松动;活动髋部时应注意保护,严格按医嘱进行,防止骨折端移位及螺钉松动。

3.心理护理

骨盆骨折是一种意外损伤,且康复期较长,加之活动不便,因此患者易产生负性情绪,护士应多巡视病房,了解患者的心理状况,与患者沟通,了解其心理变化,采用鼓励、对比、开导、安慰、解释等方法,对患者进行心理疏导,消除其不良情绪,改善其心理状态,提高其心理应激能力,增强患者战胜疾病的信心,同时可以介绍医师的医术及同种病例的治疗及恢复情况,缓解患者的焦虑情绪。

4.生活护理

(1)满足患者的基本生活需要。

(2)卧床期间协助患者洗漱、进食、大小便及个人卫生等活动。

(3)为患者提供舒适的卧位。

(4)鼓励患者逐步完成各项生活自理活动。

(5)术前常规准备,禁食水,备皮,准备病历、影像学资料及术中用药。

(三)术后护理措施

1.病情观察

(1)观察患者的生命体征,给予心电监护及氧气吸入。

(2)观察伤口敷料渗血情况,注意下腹有无腹胀、阴囊有无肿胀等。

(3)观察下肢者肌力和感觉情况。

(4)观察患者的小便情况。

2.体位的护理

(1)手术后平卧6小时,麻醉清醒后可睡枕头。根据手术情况可以适当翻身,注意压疮的预防。

(2)双下肢适当抬高。

3.管道的护理

(1)保持氧气管的通畅、有效。

(2)保持引流管的通畅,避免折叠、扭曲,定时挤捏管道。

(3)有留置导尿管者按导尿管常规护理。

(4)避免各种管道的脱落。

4.功能锻炼

责任护士在术后与主管医师沟通,了解患者的手术情况,按时评估患者的疼痛评分,给予有针对性的康复指导。骨盆骨折术后功能锻炼分为稳定型骨盆骨折功能锻炼和不稳定型骨盆骨折功能锻炼。

(1)稳定型骨盆骨折术后功能锻炼:骨盆环连续性未遭到破坏或连续性虽有破坏,但负重部位未破坏,对骨盆的稳定性无明显影响。

1)第一阶段。术后0~6周。

术后1周内：麻醉消失后,将双下肢保持适度屈髋位,以减轻术后疼痛。

踝部运动(足趾跖屈背伸运动)：手术当日麻醉消退后即开始进行踝部训练,促使静脉和淋巴回流,减少患肢肿胀,预防深静脉血栓形成。具体方法为患者平卧或坐于床上,放松大腿肌肉群,缓慢地以最大角度做踝关节背伸动作。即向上勾起脚尖,维持5秒左右,再向下做踝关节跖屈动作,脚尖向下,维持5秒左右。此动作可以让小腿肌肉持续收缩。每组30次,每天3组。

股四头肌等长收缩锻炼：麻醉消退后,在患者疼痛能耐受的情况下即可进行股四头肌等长收缩锻炼。患者取仰卧位,下肢伸直不离床,将股四头肌主动向近端收缩并牵拉髌骨,缓慢运动,每次持续5～10秒,再放松。每组30次,每天3组。此锻炼可尽量避免肌肉萎缩,同时促进下肢血液循环。

臀肌收缩运动：患者取仰卧位并伸直腿,收缩臀部肌肉,保持5～10秒,再放松。每组30次,每天3组。

髋关节和膝关节的被动运动：拔除引流管,复查X线摄片后,在康复师的协助下帮助患者进行髋关节和膝关节的被动运动。从0°～30°开始,每天2次,每次30分钟,每天增加5°～10°,以患者疼痛耐受为宜,避免主动屈髋。

逐渐抬高床头：坐骨支无骨折的患者可逐渐过渡到90°坐起,坐骨支有骨折的患者根据患者的疼痛耐受程度决定坐起角度。患者坐起90°后进行卧位到床边转移训练。

卧位到床边转移训练：医护人员将床头摇起30°,患者将患肢置于外展伸直位,健侧肢体屈曲。医护人员站在患者的患侧,扶住患肢及患侧肩部。患者用双手及健侧下肢同时用力撑床,以臀部为旋转轴坐起。将助行器置于患者前方,患者双手扶助行器,双小腿悬于床外坐起。第一次坐起时间不超过15分钟,逐渐延长坐起时间。

术后2～4周：如全身情况尚好,可进行膝关节主动屈伸运动、股四头肌肌力练习及站立训练,同时进行上肢肌力练习。如骨折愈合正常,可逐渐进行步行练习。

直腿抬高练习：患者取仰卧位,先将患肢腿伸直,逐渐将腿抬起,使脚后跟离床面约20cm,维持10秒,然后轻轻放下,换另一条腿进行此动作。每组30次,每天3组。

负重伸膝练习：患者取坐位时,足踝部放沙袋和皮筋等作为负荷,踢腿至膝伸直位,缓慢落下。每组20～30次,每天2～3组。

膝关节主动屈伸运动：在股骨不旋转、不内收的情况下,做髋与膝关节主动屈伸运动。每组20～30次,每天2～3组。

髋关节旋转练习：患者取仰卧位,屈曲健侧膝关节,患肢伸直,踝关节背伸,使足趾向上,顺时针旋转下肢10秒,然后回复中立位,再逆时针旋转下肢10秒,然后回复中立位。每组20次,每天2～3组。

站立练习：患者坐起后,双手扶助行器,使健侧肢体足部先着地,患侧肢体足部后着地,扶住助行器站起。患侧肢体根据骨折的稳定性及内固定的强度决定是否部分负重。患者第一次使用助行器下床时,必须有护理人员在旁协助。第一次站立时间不超过15分钟,应逐渐延长站立时间。

平地行走练习：患者双手扶助行器站起后,将助行器置于患者前方,先迈患肢,再迈健肢,患肢不负重。第一次行走时间不超过 15 分钟,逐渐延长行走时间。

术后 5～6 周门诊复查,根据 X 线摄片显示的愈合迹象决定负重重量,进行负重练习,从负重体重的 20％开始锻炼。可在平板健康秤上让患侧负重,以明确部分体重负重的感觉。

2)第二阶段。术后 7～12 周。

逐渐增加负重重量,负重由开始的 20％体重、40％体重、60％体重、80％体重至 100％体重逐渐过渡,并进行髋关节的外展和后伸练习,增加髋关节的活动度。

髋关节站立外展:使髋、膝、足位于同一直线,躯干保持直立。在向外侧抬腿的同时保持膝关节充分伸展。坚持 3～5 秒,然后缓慢下落足部回落至原地。每组 20～30 次,每天 2～3 组。

髋关节后伸锻炼:缓慢向后抬高患肢,后背保持直立。坚持 3～5 秒,然后足部回落至原地。每组 20～30 次,每天 3 组。

股内收肌训练:患者仰卧在床上,将双手自然放置于躯干两侧。康复师站在患侧,并将手放在患者大腿的内侧,给予腿部向外的力量,同时让患者用力抵抗保持 5 秒。

股外展肌训练:患者取仰卧位,康复师将手放在患者大腿的外侧,给予腿部向内的力量,同时让患者用力抵抗保持 5 秒,注意练习时髋、膝和足位于同一直线上。

3)第三阶段。术后 13 周至 1 年。采用加强髋部各肌群的抗阻力练习。将弹力带的一端绕过患肢的踝关节,另一端固定于静止的物体上。患者应紧握椅子或一个固定物体以保持平衡和稳定,下肢进行后伸和外展练习。每组 20～30 次,每天 2～3 组。

(2)不稳定型骨盆骨折术后功能锻炼:骨盆环的完整性和稳定性遭到破坏时,应进行手术固定以重建骨盆环的稳定性。术后康复根据骨盆骨折和手术方式的不同情况,卧床时间也有所不同。无论哪一阶段,康复治疗都应考虑下列因素,即维持骨盆环的稳定性,保持体能以及维持肌肉力量和关节活动度。

1)应用外固定架固定者,在固定期间进行双下肢肌肉等长收缩练习及双下肢关节的主动、被动运动,以锻炼关节的活动度和下肢肌力。根据患者骨折愈合情况,拆除外固定架后,渐行坐位训练,从 30°、60°至 90°,过渡到床边坐位及下床站立练习。一般单环骨折术后 6～8 周可使用助行器下地行走,并逐渐负重。双环骨折术后 12 周行站立训练并逐渐负重。完全负重后进行抗阻力练习,全面恢复下肢关节度及下肢肌力。

2)应用内固定者,根据骨折的复杂程度、手术方式及骨折愈合程度不同,患者的卧床时间、行走时间和负重时间也有所不同。患者的卧床时间可能短至 1～2 周,也可能长达数月以上。患者下床行走时间和负重时间变化也较大,应根据具体情况选择。

骨盆环完整性得到满意恢复的患者可进行以下锻炼。

第一阶段:术后 0～4 周。术后 1 周内可进行踝泵练习、股四头肌等长收缩练习、臀肌收缩练习以及髋关节和膝关节的被动运动等。术后 2～4 周根据骨折愈合情况和内固定情况,可渐行坐位练习,从 30°、60°至 90°,过渡到床边坐位,双腿下垂以及下床站立练习。卧床时进行膝关节主动屈伸练习,同时进行上肢肌力练习。

第二阶段:术后 5～12 周。此期根据骨折愈合情况,可进行髋关节旋转练习和直腿抬高练习。术后 8 周复查 X 线摄片,并根据骨折内固定的稳定程度采用体重秤进行部分负重练习,从 20％体重、40％体重、60％体重、80％体重至 100％体重,逐渐过渡。

第三阶段：术后 13 周至 1 年。此期患者从部分负重过渡到完全负重，在进行负重练习的同时进行对抗阻力练习，全面恢复下肢关节度及下肢肌力。锻炼方法见稳定型骨盆骨折术后功能锻炼。

术后骨折愈合差或骨盆完整性恢复不满意的患者，根据情况延长卧床时间和负重时间。

（四）并发症的护理

骨盆骨折常伴有严重并发症，如腹膜后血肿、盆腔内脏损伤和神经损伤等。这些并发症常较骨折本身更为严重，因此应进行重点观察和护理。

1.腹膜后血肿

骨盆各骨主要为松质骨，邻近又有许多动脉和静脉丛，血液循环丰富。骨折后巨大血肿可沿腹膜后疏松结缔组织间隙蔓延至肾区或膈下，患者可有腹痛、反跳痛等腹膜刺激症状。大出血可造成失血性休克，甚至造成患者迅速死亡。护士应严密观察患者生命体征和意识变化，立即建立静脉输液通路，遵医嘱输血输液，纠正血容量不足。若经抗休克治疗仍不能维持血压，应配合医师及时做好手术准备。

2.盆腔内脏损伤

1)膀胱或后尿道损伤。尿道的损伤远比膀胱损伤多见。注意观察有无血尿、无尿或急性腹膜炎等表现。膀胱和尿道损伤时均需行修补术。

2)直肠损伤。较少见。直肠破裂如发生在腹膜返折以上可引起弥漫性腹膜炎；如在返折以下，则可发生直肠周围感染。应要求患者禁食，遵医嘱静脉补液，合理应用抗生素。由于行直肠修补术时还需做临时的结肠造瘘，以利于直肠恢复，因此应做好造瘘口护理。

3.神经损伤

主要是腰骶神经丛与坐骨神经损伤。观察患者是否有括约肌功能障碍，下肢某些部位感觉减退或消失，肌肉萎缩无力或瘫痪等表现，发现异常及时报告医师。

4.脂肪栓塞与静脉栓塞

发生率可高达 35%～50%，有症状性肺栓塞发生率为 2%～10%，是患者死亡的主要原因之一。由于下肢长时间制动，静脉血液回流缓慢以及创伤导致的血液高凝状态等，易导致下肢深静脉血栓形成。骨盆内静脉丛破裂以及骨髓腔被破坏，骨髓脂肪溢出随破裂的静脉窦进入血液循环，引起肺、脑、肾等部位的脂肪栓塞。如患者突然出现胸痛、胸闷、呼吸困难、咳嗽、咯血、烦躁不安甚至晕厥时，应警惕肺栓塞的发生。接受手术前后常规采取预防栓塞的措施，鼓励患者勤翻身，抬高患肢，按摩下肢；早期功能锻炼、下床活动；适度补液、多饮水以避免脱水；改善生活方式，如戒烟、戒酒、控制血糖和血脂等；避免下肢静脉尤其是股静脉穿刺输液，必要时遵医嘱使用抗凝药物。一旦出现脂肪栓塞或静脉栓塞，嘱患者绝对卧床，予以高流量氧气吸入、抗凝、溶栓等处理，同时监测生命体征、意识、血氧饱和度、血气分析和凝血时间等。

八、出院指导

（一）伤口护理

伤口按时换药，保持干燥清洁，如有不适则随诊。带外固定架出院的患者，按外固定架术后护理原则进行宣教。如钉道出现红肿热痛或异常分泌物,应及时就诊。每天检查外固定架的活动度,如有异常,及时到院就诊。

(二)功能锻炼

嘱患者坚持功能锻炼,并根据具体情况按计划进行,循序渐进,避免操之过急。

(三)生活指导

合理安排饮食和休息,进食高热量、高蛋白质及富含维生素易消化饮食,禁辛辣,禁烟酒,保证充足的睡眠。保持心情愉悦,提高免疫力,促进骨折愈合。

(四)复诊

护士要告知患者在术后的 1、3、6 和 12 个月到门诊复查,定期拍 X 线摄片检查骨折愈合的情况及内固定有无移位。

(刘菊新)

第六节　骨、关节感染

一、急性血源性骨髓炎

化脓性骨髓炎是指骨膜、骨密质、骨松质与骨髓组织的化脓性细菌感染,按病程长短分为急性和慢性两种。急性骨髓炎以骨质吸收、破坏为主,慢性骨髓炎以死骨形成和新生骨形成为主。根据感染途径不同分为以下 3 类。

(1)血源性:化脓性细菌通过循环在局部骨质发生病变,即为血源性骨髓炎。感染病灶常为扁桃腺炎、中耳炎、疖、痈等。

(2)创伤性:系直接感染,由外伤引起的开放性骨折、伤口污染、未经及时彻底清创而发生感染。

(3)外源性:如脓性指头炎,若不及时治疗,可以引起指骨骨髓炎。

急性血源性骨髓炎是身体其他部位的化脓感染灶中的细菌经血液播散到骨膜、骨质和骨髓的急性炎症。多见于小儿,好发于长形管状骨干骺端,如股骨下端、胫骨上端,其次为肱骨下端和桡骨上端。

(一)病因

多由身体其他部位感染灶引发,主要致病菌为金黄色葡萄球菌,其次为乙型溶血性链球菌、白色葡萄球菌、大肠杆菌等。

(二)病理生理

早期以骨质破坏为主,晚期以修复形成新生骨为主。基本病理变化是骨质破坏、骨吸收和死骨形成,同时出现反应性骨质增生。

(1)大量的菌栓停滞在长骨的干骺端,阻塞小血管,迅速发生骨坏死,并有充血、渗出、白细胞浸润,形成局限性骨脓肿。脓肿不断扩大并与周围的脓肿合并成更大的脓肿。

(2)髓腔内脓液增多后,脓液突破干骺端的坚质骨,沿哈弗斯管蔓延进入骨膜下间隙将骨膜掀起成为骨膜下脓肿,致外层骨密质缺血坏死形成死骨。

(3)脓液穿破骨膜流向软组织筋膜间隙而成为深部脓肿;穿破皮肤排出体外,形成窦道;进入骨髓腔,破坏骨髓组织、骨松质及内层骨密质的血液供应,形成大片死骨。穿入关节,引起化脓性关节炎。小儿骨骺板具有屏障作用,脓液一般不易进入邻近关节,但成人骺板已经闭合,脓肿可直接进入关节腔形成化脓性关节炎。

(4)骨组织失去血供后,部分骨组织因缺血而坏死。在周围形成炎性肉芽组织,死骨的边缘逐渐被吸收,使死骨与主骨完全分离。在死骨形成的过程中,病灶周围的骨膜因炎性充血和脓液的刺激而产生新骨,包围在骨干的外层,形成"骨性包壳",包壳上有数个小孔与皮肤窦道相通。包壳内有死骨、脓液和炎性肉芽组织,往往引流不畅,成为骨性无效腔。

(5)小片死骨可以被肉芽组织吸收或为吞噬细胞所清除,也可经皮肤窦道排出。大块死骨难以吸收或排出,长期存留在体内,使窦道经久不愈合,疾病进入慢性阶段。

(三)临床表现

1.全身症状

起病急骤,全身中毒症状重,可出现寒战,高热至 39℃ 以上,有明显的脓毒血症症状。严重患肢可出现意识障碍,感染性休克。

2.局部症状

早期患处剧痛,局部皮温增高,有局限性压痛,肿胀并不明显。后期局部水肿,压痛更为明显,说明此处已形成骨膜下脓肿。往后疼痛减轻,为脓肿穿破后成为软组织深部脓肿,但局部红、肿、热、压痛则更加明显。各关节可有反应性积液。如向髓腔播散,症状更重,整个骨干都有骨破坏后,可导致病理性骨折。

(四)辅助检查

1.实验室检查

白细胞计数增高,可在 10×10^9/L 以上,中性粒细胞超过 90%,血培养阳性。

2.脓肿分层穿刺

脓肿部位穿刺,逐层深入,抽出脓液可涂片确诊,同时可做细菌培养和药敏试验。

3.影像学检查

X 线摄片早期不明显,一般发病 2 周后可见骨质破坏征象及骨膜反应。CT 检查可较早发现骨膜下脓肿。

(五)治疗原则

早诊断、早治疗,尽早控制感染。预防炎症扩散,应及时切开引流脓液,防止死骨。

1.非手术治疗

(1)加强支持疗法,提高机体的抵抗力。

(2)早期使用大剂量有效抗生素。

(3)患肢制动。

2.手术治疗

尽早行开窗引流术,即在病灶处骨密质开窗减压,于窗洞内放置两根导管做持续冲洗及引流,近端导管滴入抗生素冲洗液,远端导管用负压吸引引流。引流管一般留置 3 周,当患者体温下降,引流液连续 3 次细菌培养均为阴性时即可拔管。

(六)护理评估

1.术前评估

(1)健康史:通过收集资料,评估以下内容。①基本资料;②原发性感染灶;③手术史、过敏史。

(2)身体状况。①急性骨髓炎局部症状。②急性骨髓炎全身表现。

(3)辅助检查。

1)白细胞计数、分类。

2)分层穿刺抽液的量和性状。

3)涂片检查是否发现脓细胞等。

(4)心理—社会支持状况。

1)患者对疾病的认知程度,对手术及手术治疗的恐惧、焦虑程度和心理承受能力。

2)亲属对患者的关心程度、支持力度,家庭对手术的经济承受能力。

2.术后评估

(1)手术伤口及引流情况。

1)局部引流管是否通畅。

2)引流液的颜色、性状、量等。

3)患肢制动固定效果。

(2)患肢感觉运动功能:有无改变。

(七)护理诊断

1.疼痛

与化脓性感染及手术治疗有关。

2.体温过高

与化脓性感染有关。

3.皮肤完整性受损

与化脓感染、溃疡、窦道有关。

4.自理能力缺陷

肢体肿胀、疼痛及功能障碍有关。

5.焦虑

担心疾病的疗效,疼痛导致。

6.知识缺乏

缺乏疾病相关预防、康复方面的知识。

(八)护理措施

1.术前护理

(1)缓解疼痛。

1)抬高制动。患肢制动、局部用石膏托或皮牵引固定,缓解患肢疼痛,预防病理性骨质。抬高患肢维持功能位,减轻患肢水肿。

2)分散注意力。各项护理操作动作轻柔,避免牵拉患肢,多和患者沟通,分散其注意力,缓解疼痛。

3)遵医嘱用药。疼痛剧烈者,可遵医嘱适当止痛。

(2)降温:高热期间可采取物理降温,必要时可遵医嘱使用降温药,密切观察患肢体温变化。

(3)控制感染:根据细菌培养和药敏试验结果,及时调整抗生素用药,并观察用药后的不良反应。

(4)观察病情:密切关注患者生命体征及意识变化,观察伤口引流管及周围组织的变化情况。

(5)支持疗法:多卧床休息,鼓励患者多喝水,给予高热量、高蛋白质、高维生素易消化食物,增强抵抗力。

(6)术前护理:按骨科术前常规准备,保持窦道口及周围皮肤清洁,增强抵抗力,必要时可输血。

2.术后护理

(1)保持有效引流。

1)正确连接。引流管连接一次性负压引流袋,引流袋低于床面(创口)50cm。

2)引流液量和速度。每天滴入抗生素溶液 1500~2000mL,24 小时持续冲洗引流,术后 12~24 小时内应快速滴入,随后逐渐减慢至 50~60 滴/分。

3)保持通畅。避免管道受压、扭曲、折叠。

4)观察引流液。密切关注引出液体的颜色、性状、量。一旦管道梗阻,应调整引流管位置,加大负压或在严格无菌条件下进行加压冲洗。

5)拔管指征。体温恢复正常,引流液透明清亮,连续 3 次细菌培养阴性,即可拔管。先拔滴入管,1~2 天后无异常后再拔引流管。

(2)切口护理:及时更换敷料,保持创口清洁、干燥,促进创面愈合。

(3)功能锻炼:急性炎症控制后,指导患肢早期进行功能锻炼,防止失用性肌萎缩和关节僵硬,但需注意锻炼强度,防止发生病理性骨折。X 线检查局部骨性包壳坚固后患肢可负重运动。

3.健康教育

(1)向患者及家属解释长期彻底治疗的重要性,出院后仍需坚持服用抗生素,不可自行停药。

(2)指导患者按计划循序渐进地功能锻炼,避免出现病理性骨折。

(3)调整饮食,增强抵抗力,促进伤口愈合。

(4)按时复查。

(九)护理评价

(1)疼痛得到缓解或消失。

(2)体温恢复正常。

(3)瘘口逐渐愈合。

(4)可在协助下进行日常生活自理。

(5)焦虑的情绪得到缓解或消除。

(6)了解该疾病的康复知识,积极配合治疗。

二、慢性血源性骨髓炎

慢性血源性骨髓炎是急性化脓性骨髓炎的延续,是急性骨髓炎不能彻底治愈,反复发作形成的。一般症状限于局部,往往顽固难治,甚至数年或十数年仍不能痊愈。

(一)病因

继发于急性血源性骨髓炎。急性感染期未能彻底控制,反复发作演变成慢性骨髓炎。

(二)病理生理

慢性骨髓炎的基本病理变化是病灶内遗留无效腔、死骨、窦道。因骨质破坏、坏死和吸收,局部形成无效腔。无效腔内有脓液、坏死组织、死骨和炎性肉芽组织,外层骨膜也不断形成新骨而成为"骨性包壳",使感染呈慢性过程。小块死骨经窦道排出后,窦道闭合,但无效腔仍然存在,炎症不能被彻底治愈。当患者抵抗力下降时,无效腔内致病菌重新繁殖,炎症又再次发作。如此反复,加上瘘口分泌物的刺激,窦道周围软组织受损,出现大量瘢痕,皮肤色素沉着,经久不愈的窦道可导致周围皮肤组织恶变。

(三)临床表现

1.全身症状

迁延不愈,呈慢性消耗性疾病,患肢持续或间断低热,消瘦,贫血。急性发作时患者可出现发热、畏寒等症状。

2.局部症状

局部红、肿、热、痛、窦道流脓、皮肤色素沉着,患肢变粗变形,邻近关节畸形。

(四)辅助检查

X线摄片可见骨质增生、硬化,骨腔不规则,髓腔变窄甚至消失。CT检查可显示脓腔及小型死骨。

(五)治疗原则

以手术治疗为主,剔除死骨,去除瘢痕窦道和炎性肉芽组织,消灭无效腔,覆盖创面,改善血液循环,促进愈合。

(六)护理评估

1.术前评估

(1)健康史:①基本资料;②有无感染病史,病程长短,疾病有无反复发作,治疗措施及疗效;③手术史、过敏史。

(2)身体状况:①慢性骨髓炎局部症状;②慢性骨髓炎全身表现。

(3)辅助检查:各项检查结果,特别是白细胞计数、X线摄片有无异常。

(4)心理—社会支持状况:①患者对疾病的认知程度,对手术及手术治疗的恐惧、焦虑程度和心理承受能力;②亲属对患者的关心程度、支持力度,家庭对手术的经济承受能力。

2.术后评估

(1)手术伤口及引流情况:①局部引流管是否通畅;②引流液的颜色、性状、量等;③患肢制动固定效果。

(2)患肢感觉运动功能:有无改变。

(七)护理诊断

1.体温过高

与化脓性感染有关。

2.疼痛

与化脓性感染及手术治疗有关。

3.皮肤完整性受损

与化脓感染、溃疡、窦道有关。

4.焦虑

担心疾病的疗效,疼痛导致。

(八)护理措施

1.术前护理

(1)心理护理:关心患者,稳定患者及其家属情绪,多沟通,帮助患者树立康复的信心。

(2)加强营养:给予高热量、高蛋白质、高维生素饮食,必要时可遵医嘱补液或输入新鲜血,增强患者抵抗力。

(3)对症处理:高热患者给予物理降温。

(4)病情观察:密切观察患者生命体征的变化。

2.术后护理

(1)疼痛护理:患肢抬高制动;通过给患者听音乐和交谈来转移患肢注意力;保持伤口清洁干燥;遵医嘱给予镇痛药物。

(2)维持体温:高热期间多休息,降低机体消耗;给予物理降温;控制感染避免发热;遵医嘱给予退热药者须密切观察体温变化并及时记录。

(3)引流护理:术后进行药物灌洗、冲洗、负压引流,保持有效引流。①观察引流液的颜色、性状、量,保持引流管通畅,防止逆流。②保持引流管连接紧密,引流袋或引流瓶低于创口50cm。③创口冲洗量为每天3000～5000mL,根据引流液的颜色、清亮程度调节冲洗速度。

(4)用药护理:根据细菌培养和药敏试验合理选用抗生素,并观察用药的不良反应。

3.健康教育

(1)调整饮食,增强抵抗力,防止反复发作,促进伤口愈合。

(2)告知患者每天进行肌肉的等长收缩运动和关节被动运动或主动运动,避免患肢功能障碍。

(3)教会患者使用辅助器材,如助行器、拐杖等,减轻患肢负重,防止发生病理性骨折。

(4)按时复查,预防复发。

(九)护理评价

(1)体温恢复正常。

(2)疼痛得到缓解或消失。

(3)焦虑的情绪得到缓解或消除。

(4)感染得到了控制,瘘口逐渐愈合。

三、骨与关节结核

骨与关节结核常继发于肺结核或消化道结核,好发部位依次为脊柱、膝关节、髋关节及肘关节。病变初为单纯滑膜结核或骨结核,逐渐发展为全关节结核(图10-1),严重时致关节毁损。

(一)护理评估

1.健康史

评估年龄、性别、发育、营养状况,有无结核病史,有无外伤史。

2.身体状况

(1)全身症状:起病缓慢,有低热、乏力、消瘦、盗汗等结核中毒症状。

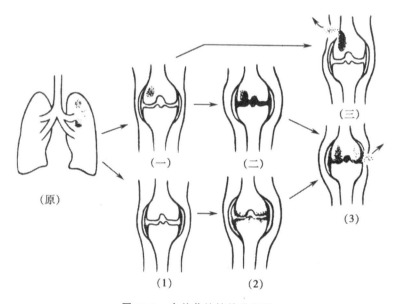

图 10-1　全关节结核的进程图

(2)局部表现。

1)疼痛。随病情进展加剧,活动后尤甚,儿童常因痛而"夜啼"。

2)肿胀。浅表关节结核可有肿胀、积液,压痛,后期肌肉萎缩、关节呈梭形肿胀。

3)结核性脓肿。病灶局部结核性脓肿形成,但无红热等急性炎症反应,故称为"冷脓肿";脓肿破溃将形成窦道,有干酪样的坏死组织反复流出,周围皮肤色素沉着,瘢痕形成;脊柱结核冷脓肿可压迫脊髓而导致肢体瘫痪,也可流注到腰背部、腹股沟区(图10-2)。

4)后遗症。病变静止后,主要后遗症有病变关节屈曲挛缩畸形、脊柱结核致后凸畸形、关节功能障碍、患肢缩短等。

5)试验。膝关节结核可有浮髌试验阳性;髋关节结核可有托马斯征阳性、"4"字试验阳性;脊柱结核有拾物征阳性(图10-3)。

3.心理—社会状况

结核病程缓慢,治疗时间较长,需要长时间的连续服药,治疗效果多不理想,严重者留有后遗症,患者常有不同程度的焦虑、恐惧、悲观等不良情绪。

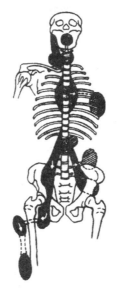

图 10-2　脊柱结核冷脓肿流注途径

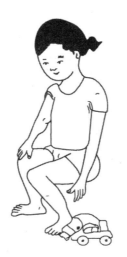

图 10-3　拾物征阳性

4.辅助检查

(1)实验室检查。

1)血液检查。血红蛋白和红细胞计数下降,白细胞计数一般正常,红细胞沉降率在病变活动期明显增快。

2)结核分枝杆菌培养。单纯冷脓肿穿刺液结核分枝杆菌培养阳性率约为70%。

(2)影像学检查:MRI检查具有早期诊断价值,起病2个月后X线检查才可发现改变,CT检查能显示冷脓肿及骨关节病灶。

5.治疗要点与反应

(1)支持疗法:包括休息和加强营养。

(2)抗结核治疗:目前以异烟肼、利福平和乙胺丁醇为第一线药物。联合用药可提高疗效和防止耐药性,常用组合为异烟肼＋利福平或异烟肼＋乙胺丁醇,严重病例可三药合用。利福平对肝功能有一定损害,异烟肼可引起末梢神经炎,乙胺丁醇偶见视神经损害。

(3)局部制动:包括石膏固定与皮肤牵引制动。

(4)局部注射:主要用于早期单纯性滑膜结核,常用药物有链霉素 0.25～0.5g 或异烟肼 0.1～0.2g,每周注射 1～2 次。

(5)手术治疗。

1)脓肿切开引流术。适用于冷脓肿有混合感染者。

2)病灶清除术。适用于骨与关节结核,有死骨和较大脓肿形成或窦道流脓经久不愈,脊柱结核引起脊髓受压以及滑膜结核药物治疗效果不佳者。

3)其他手术。包括关节融合术、关节置换术、截骨术、脊柱融合固定术、脊柱畸形矫正术等。

(二)护理诊断

1.疼痛

与炎症反应有关。

2.营养失调:低于机体需要量

与长期慢性消耗有关。

3.活动无耐力

与营养失调、疼痛、关节功能障碍有关。

4.皮肤完整性受损

与脓肿破溃、窦道经久不愈等有关。

5.潜在并发症

关节功能障碍、畸形、病理性骨折等。

(三)护理目标

患者的疼痛减轻或消失;营养状态得到改善;体力得到恢复;局部皮肤愈合。

(四)护理措施

1.非手术治疗及手术前护理

(1)一般护理。

1)休息与制动。脊柱结核需卧床休息,必要时用颈托、腰围或石膏背心保护。髋、膝关节结核应卧床制动,行皮肤牵引或石膏固定,固定期 1～3 个月。

2)加强营养。充足的营养是促进康复的重要措施之一,要指导和鼓励进食高蛋白质、高能量、富含维生素的食物。肝功能和消化功能不良者,给予低脂、优质蛋白质、清淡的膳食,以减轻胃肠及肝脏的负担。有贫血者可考虑输新鲜血,保持血红蛋白在 100g/L 以上。

3)皮肤护理。骨与关节结核患者,由于长期卧床、营养低下等原因,极易出现皮肤破损。应保持患者床单位的整洁,常擦浴、更衣,鼓励床上活动肢体,做好预防压疮的护理。

（2）病情观察：观察生命体征，特别是体温的变化；注意局部脓液的变化，重点是脓液色泽、性状、气味、量的改变，局部疼痛、肿胀的变化，以观察治疗效果。并发症的观察，如肌肉的萎缩、关节的僵直、病理性骨折等。注意观察抗生素、抗结核药物的不良反应，例如定期复查肝功能，防止利福平对肝功能的损害；观察末梢感觉，警惕异烟肼引起的末梢神经炎，乙胺丁醇引起视神经损害，也应予以注意。

（3）治疗配合。

1）遵医嘱使用抗结核药物。骨与关节结核手术前，常规联合应用抗结核药物至少2～4周，以改善全身症状，避免术后病变复发或扩散，应督促患者按时服药。

2）缓解疼痛。保持病房清洁、舒适、空气流通，有充足的阳光；卧床休息，减少活动，减轻肢体负荷，缓解疼痛；局部制动，防止病理性骨折和截瘫，以减轻疼痛；多参加娱乐活动，室内放音乐和看电视，以分散患者的注意力。

（4）心理护理：骨与关节结核病程长，患者体能消耗大，生活自理能力下降，易产生焦虑。用药可长达2年左右，且药物可出现不良反应，对患者的心理均有一定影响，护理工作应耐心细致，解除患者的顾虑，树立其战胜疾病的信心，积极配合治疗。

2.术后护理

（1）一般护理。

1）体位。根据麻醉及手术方式选择体位。颈椎结核术后需用颈托或沙袋固定颈部，髋、膝关节结核者，术后保持功能位或制动体位。

2）饮食。给予高蛋白质、高能量、高维生素、易消化吸收的食物。

3）其他。加强生活护理、皮肤的护理、大小便的护理等。长期卧床患者，应做好压疮护理和呼吸道护理。

（2）病情观察。

1）严格监测生命体征。如有脉率增快、血压下降等情况，可能有出血或血容量不足，应适当加快输液并报告医师；如胸椎结核病灶清除术后出现呼吸困难，可能为气胸所致，也应及时通知医师并协助处理。

2）局部观察。髋、膝关节术后应注意观察肢端的温度、色泽改变，及时发现并处理患肢缺血性或淤血性改变。

（3）治疗配合。

1）抗结核药物应用。继续按疗程使用抗结核药物。

2）并发症护理。防止肌肉萎缩及关节僵直，长期卧床的患者，在不影响病情的情况下及早进行肢体的被动、主动活动，主动练习翻身、坐起、下床活动。对脊柱不稳定者，切忌随意搬动。瘫痪患者实施相应护理。

（4）健康教育。

1）指导出院后的功能锻炼。

2）出院需继续抗结核治疗，要向患者及家属讲解抗结核药物的剂量、用法、不良反应及药物的保存方法。

（五）护理评价

患者疼痛是否消失；营养状态是否得到改善；体力是否恢复；局部皮肤有无破溃。

（刘菊新）

第七节　良性骨肿瘤

一、骨软骨瘤

骨软骨瘤是一种比较常见的良性肿瘤，是骨与软骨的一种发育异常，该肿瘤可随人体发育而增大。骨软骨瘤多见于青少年，好发于长骨的干骺端，如股骨下端、胫骨上端和肱骨上端。

（一）临床表现

在良性骨肿瘤中最为多见，有单发性及多发性两种，常见于青少年男性。好发于长管骨干骺端，尤以股骨下端及胫骨上端最为常见；其次为胫骨远端、股骨近端、尺骨远端，仅有 1% 单纯骨软骨瘤可恶性变，而多发性骨软骨瘤及广基底的骨软骨瘤有明显恶性变倾向。

常合并肢体短缩和弯曲畸形。局部肿块生长缓慢，突出于皮肤表面，骨样硬度，无明显疼痛和压痛。

（二）辅助检查

X线检查表现为长管状骨干骺端骨表面的骨性隆起，由骨皮质及骨松质所组成，可为有蒂或无蒂。也可发生于解剖复杂的部位，如肩胛骨、骨盆、脊柱等，CT 检查对其诊断有较大的帮助。

（三）治疗

无症状者嘱患者需定期检查。肿瘤较大者，忌拿重物和跑跳。生长年龄结束时，骨软骨瘤停止生长，少数可自行吸收。手术后一般不再复发，单发性 1% 可恶性变，多发性的恶性变率为 5%。

（四）观察要点

(1)观察疼痛性质，遵医嘱使用镇痛药物，并观察其不良反应。

(2)当患者行大块切除术后，应观察伤口渗血情况及肢体末梢血运。

（五）护理要点

1.常规护理

(1)心理护理：针对患者及其家属对肿瘤性质、治疗方案及预后的疑虑，给予解释。对于肿瘤较小，不影响肢体发育和功能，无周围重要血管、神经组织压迫症状者，只需观察并定期复查；而对于肿瘤生长较快，并影响肢体功能或压迫重要神经、血管者，行肿瘤切除术，力求彻底，避免复发；只有当肿瘤突然迅速增大，并出现疼痛，疑有恶性变可能时，才行大块切除术。

(2)饮食：宜给予高蛋白质、高能量、丰富维生素类的食物。

2.专科护理

(1)缓解疼痛：为患者提供安全舒适的环境，并与其讨论疼痛的原因和缓解方法。指导患者应用非药物方法缓解疼痛,如放松训练、催眠、暗示、想象等。若疼痛不能控制,可遵医嘱应用镇痛药物。

(2)预防:病理性骨折提供无障碍环境,教会患者正确使用拐杖、轮椅等助行器,避免肢体负重,预防病理性骨折。

3.健康指导

(1)避免剧烈运动,防止病理性骨折。

(2)定时复查,不适就诊。

二、软骨瘤

软骨瘤是以透明软骨为主要病变的良性肿瘤,多见于手和足的管状骨。

(一)病情评估

1.病变局部情况

(1)望诊:手指是否肿大或伴有畸形或多个手指肿大畸形,手指关节活动是否受限,是否合并生长发育畸形(下肢多为过度生长,上肢多为肘和腕的弓状畸形)。

(2)触诊:肿块的范围、质地,表面是否光滑,是否有压痛。

(3)叩诊:肿块处及手指纵向是否有叩击痛。

(4)量诊:肿块的手指周径与对侧比较,是否增粗。

2.病史

发病时间,主要症状,疾病发展过程,治疗情况,有无病理性骨折;既往健康状况。

3.心理—社会支持

患者及家属对治疗效果的担心程度,特别是多发性手指有明显畸形者。

4.临床特点

(1)一般无症状,少数有酸痛感。

(2)浅表的软骨瘤,如掌、指部位者,可有局部肿块,表面光滑,质地坚硬,有轻度压痛,很少影响关节功能。

(3)可合并病理性骨折。

(4)发生于长骨内生软骨瘤,可恶变成软骨肉瘤,此时瘤体突然增大,疼痛剧烈。

5.辅助检查

(1)X线检查:中心型的溶骨性破坏,骨皮质膨胀变薄,溶骨区内可见斑片状钙化影。边缘型的在皮质骨一侧形成凹陷缺损,也可有钙化影。

(2)CT检查:用CT软组织窗可以判断软骨帽的厚度,软骨帽的CT值比其他的骨质明显低,但比周围软组织高,这在诊断恶变时非常有用。

(二)护理问题

1.恐惧、忧虑

与肢体功能丧失或对预后的担心有关。

2.疼痛

与肿瘤压迫神经、手术创伤有关。

3.自我形象紊乱

与肿瘤引起肢体畸形有关。

4.有皮肤完整性受损的危险

与长期卧床有关。

5.躯体移动障碍

与疼痛或肢体功能受损有关。

6.知识缺乏

缺乏疾病的诊断、治疗措施、预后及术后患肢功能锻炼知识。

7.睡眠障碍

与疼痛及焦虑有关。

8.有受伤的危险

与病理性骨折、脱位有关。

9.潜在并发症

病理性骨折、血容量不足、肢体废用综合征、压疮、坠积性肺炎、泌尿系感染或结石、便秘等。

（三）护理目标

(1)患者调整心态,顺应身体的改变。

(2)患者疼痛得到及时缓解。

(3)患者乐观开朗,对自己充满信心。

(4)无压疮。

(5)患者活动量增加。

(6)患者对本病相关知识有一定了解。

(7)患者睡眠良好。

(8)无意外损害发生。

(9)患者无并发症发生。

（四）护理措施

1.非手术治疗及术前护理

(1)心理护理:针对患者及其家属对肿瘤性质、治疗方案及疾病预后的疑虑,给予解释。当肿瘤范围小,诊断明确,无症状者予以观察,定期复查;当病变范围较大,继续发展可能导致病理性骨折时,采用刮除植骨术,预后良好;成人病变静止,术后复发率极低。

(2)饮食:宜高蛋白质、高能量、丰富维生素类的食物。

(3)疼痛:观察疼痛性质,遵医嘱使用镇痛药物。

2.术后护理

(1)体位:行骨肿瘤切除术后,患肢置于合适的位置。对骨缺损大者应避免过早负重,以防发生病理性骨折。

（2）伤口护理：观察伤口有无渗血，包扎有无过紧、松散和污染等，记录引流液的量和性状。

（3）用药护理：对局部广泛切除、异体骨移植者给予抗凝药物，注意观察用药后有无出血倾向。

（4）病情观察：观察患肢的血液循环情况，有无肿胀、动脉搏动，皮肤色泽与温度是否改变。

（5）功能锻炼：根据病变部位及手术方式进行功能锻炼。

（五）康复与健康指导

（1）加强营养，促进植骨成活。

（2）继续进行功能锻炼，以防止关节僵直、肌肉失用性萎缩。

（3）避免剧烈运动，防止病理性骨折。

（4）定时复查，若有不适及时就诊。

三、骨样骨瘤

骨样骨瘤是一个孤立性、小圆形的痛性病变，临床上较少见。好发于 15～25 岁青年，部位以下肢长骨多见。

（一）病因及发病机制

目前对于骨样骨瘤的病因仍不清楚，其发生机制可能是由于成骨细胞形成较多的骨样组织而没有足够的碱性磷酸酶产生，不能进行正常的骨化所致。

（二）临床表现

患者多为青少年和成年人。肿瘤发展极慢，为单发性，多见于四肢长骨的松质或皮质骨内。胫骨和股骨干为其最好发部位。症状不显，以局部隐痛为主。肿瘤在 X 线摄片上呈一圆形透明缺损，缺损周围常有骨质致密反应。如果肿瘤发生于皮质骨中，可引起局限性骨膜新骨增生，应与局限性硬化性骨髓炎或骨膜下血肿骨化鉴别。当肿瘤出现于干骺端或骨骺的松质骨中时，其直径可达 4～5cm，其溶骨变化与骨巨细胞瘤或成软骨细胞瘤颇相似，但其扩张倾向则不显著。

（三）辅助检查

本病最常见于股骨颈和胫骨上端，但可累及任何骨骼。典型的 X 线表现是由致密骨包绕的小病灶，大多数直径<1cm，中央呈致密度较小的透射线区，可有不同程度的钙化。少数患者有 1 个以上的病灶，但是许多病灶可以不同于上述描述，也无证据表明与起病部位及病期有关。通过动脉造影可使其与慢性骨脓肿、急性或慢性骨髓炎、孤立性内生骨疣、无菌性坏死、骨软骨炎作出鉴别。骨髓炎虽表现充血，但血管形态正常或稍有扩张，也没有骨样骨瘤的红晕现象。骨脓肿和无菌性坏死的坏死中心则表现为无血管区。

（四）治疗

属 $G_0T_0M_0$。一旦明确诊断为该病，应手术治疗，将瘤巢及其外围的骨组织彻底清除，可防止复发。术后疼痛很快消失。

有自限性，未发现恶性变和转移。手术效果良好，偶有复发。

（五）观察要点

观察患肢的血液循环情况，有无肿胀、动脉搏动，皮肤色泽与温度是否改变。

（六）护理要点

1.术前护理

（1）心理护理：针对患者及其家属对肿块性质、治疗方案及疾病预后的疑虑，给予解释以便心中有数，配合治疗与观察。对症状较轻者，尤其是手术困难或术后可能发生严重并发症者，可口服水杨酸制剂治疗。一般症状持续时间为3年，病灶逐渐变为静止，随着瘤巢的骨化，瘤巢与反应骨之间的透亮带逐渐消失，但其高密度阴影将持续多年；当瘤巢位置明确时行病灶刮除术，复发率小于5％；当瘤巢位置不明确时行刮除术复发率可高达30％，则应行边缘大块骨切除、瘤巢切除和反应骨切除术。

（2）饮食：宜高蛋白质、高能量、丰富维生素之类的食物。

（3）疼痛：遵医嘱使用阿司匹林等水杨酸制剂治疗，以解除疼痛，改善睡眠；观察有无不良反应，如出血倾向、胃肠道不适等。

2.术后护理

（1）饮食：宜高蛋白质、高能量、丰富维生素类的食物。

（2）当患者行大块切除术后，应观察伤口渗血情况及肢体末梢血运。

3.健康指导

（1）非手术治疗患者要坚持服药，出现不良反应时及时就诊，并定期复查。

（2）行大块骨切除术后，避免剧烈运动，防止病理性骨折。

（刘菊新）

第八节　恶性骨肿瘤

一、骨肉瘤

骨肉瘤是一种最常见的恶性骨肿瘤。多见于青少年，好发于四肢长骨干骺端，如股骨远端、胫骨近端和肱骨近端的干骺端。

（一）病因及发病机制

目前仍不清楚。有学者在骨肉瘤内找到病毒颗粒，而该病损可以在动物中传染，但进一步证实还有待做更全面的研究。至于创伤与骨肉瘤有无关系，仍未能完全确认。

（二）临床表现

疼痛为早期症状，可发生在肿瘤出现以前，起初为间断性疼痛，渐转为持续性剧烈疼痛，尤以夜间为甚。恶性大的肿瘤疼痛发生较早且较剧烈，常有局部创伤史。骨端近关节处肿瘤大，硬度不一，有压痛，局部温度高，静脉扩张，有时可摸出搏动，可有病理骨折。全身健康逐渐下降至衰竭，多数患者在一年内有肺部转移。

（三）辅助检查

X线摄片表现为骨质致密度不一。有不规则的破坏，表面模糊，界限不清，病变多起于干骺端，因肿瘤生长及骨膜反应高起形成考德曼三角，有与骨干垂直方向的放射形骨针。

（四）治疗

属 $G_2T_{1\sim2}M_0$ 者,采取综合治疗。术前大剂量化疗,然后根据肿瘤浸润范围做根治性切除瘤段、植入假体的保肢手术或截肢术,术后继续大剂量化疗。骨肉瘤肺转移的发生率极高,属 $G_2T_{1\sim2}M_1$ 者,除上述治疗外,还可行手术切除转移灶。

（五）观察要点

由于骨肉瘤手术创面大,尤其是骶骨切除术、半骨盆切除术、髋关节离断术等,易致切口处出血,有可能发生低血容量性休克。术后应观察血压、脉搏、呼吸、尿量每小时 1 次,及时补充血容量,预防和控制休克。

（六）护理要点

1.非手术治疗及术前护理

（1）心理措施:当患者得知患上恶性肿瘤时,就背上了不治之症的思想包袱。护士应为患者创造整洁舒适的环境,提供一切便利条件,满足患者基本需求;要耐心、细致地做好解释工作,消除患者的焦虑、恐惧、悲观、绝望等负性情绪,增强其自信心;需要截肢的患者应向患者及家属说明截肢治疗的必要性,假肢的安装与功能重建,使患者克服预感性悲哀心理,配合治疗。

（2）饮食:由于手术、化疗都需要足够的营养支持,因此,保证充足的营养供给尤为重要。鼓励患者定时进餐,多食高蛋白质、高热量、富含维生素、易消化的食物,增加纤维素的摄入,多饮水,预防便秘。

（3）体位:由于肿瘤对骨质破坏大,易发生病理性骨折,故应卧硬板床,避免下地负重;脊柱肿瘤患者翻身时,应保持头、肩、腰、臀在一直线上,防止脊柱扭曲和屈曲造成或加重截瘫。

（4）症状护理。

1）疼痛护理。患者常伴有疼痛,尤以夜间为甚。为了减轻疼痛,应保持病房安静,护理操作时动作要轻;制订适宜止痛计划;按医嘱给予镇痛药物。

2）肿瘤局部护理。肿瘤局部不能用力按摩挤压,不能热敷和理疗,不能涂药油和刺激性药膏,不能随便使用中药外敷,以免刺激肿瘤过度生长或导致破溃。

（5）化疗护理。

1）向患者解释化疗的目的、化疗时和化疗后可能出现的反应及预防措施,取得患者配合。

2）测量体重。由于化疗药物大多是按体重计算的,应严格准确地测量体重。患者必须在清晨、空腹、排空大小便后,只穿贴身衣裤,不穿鞋称量。

3）准备化疗药物要做到 3 个严格:严格执行三查七对,严格按医嘱剂量给药,严格执行无菌操作技术。

（6）放疗护理。

1）向患者及家属介绍有关放疗的目的、治疗中可能出现的不良反应及需要配合的事项。尽管骨肉瘤对放疗不敏感,但在某些情况下,放疗可以用来扩大不充分的外科边界,对骨肉瘤的肺转移可发挥一定的治疗作用。

2）对有切口的患者,必须待其愈合后方可进行放疗;若全身或局部有感染时,也需控制感染后再行放疗。

2.术后护理

(1)伤口护理:观察伤口引流液的量、性状以及伤口敷料渗血情况。骶骨肿瘤切除术后的患者,俯卧、侧卧交替,避免压迫伤口;禁食 3 天,留置导尿管 7 天,以避免大、小便污染伤口。

(2)截肢护理:幻觉痛是指截肢患者在术后相当一段时间内对已经切除部分的肢体存在着一种虚幻的疼痛感觉,其特点多为持续性疼痛,且以夜间为甚,但少有剧烈疼痛。可采取心理诱导和心理治疗,一方面在生活上给予帮助和照顾,通过交往、暗示、说服、诱导等方法,使患者学会放松转移自己的注意力,消除不良心理因素;另一方面,可轻轻叩击神经残端,配合理疗,如热敷、离子导入;早期装配义肢,一般 1～3 个月戴正规义肢后,幻觉痛可逐渐消失。防止患者形成对药物的依赖,幻觉痛多不主张用镇痛药物,对顽固性幻觉痛除心理治疗外,可行普鲁卡因局部封闭、交感神经阻滞或切除术。

(3)瘤段骨灭活再植术后护理。

1)抬高患肢,促进静脉回流,减轻肿胀。

2)保持负压引流的通畅,每 3～4 小时抽吸 1 次。应避免负压过大,使管腔粘连而不利于引流。观察引流液的颜色、量,并准确记录。

3)石膏固定后,密切观察患肢末端血运、感觉及运动情况。术后 6～8 周摄 X 线摄片,无异常者可拆除石膏,活动关节及下床活动,但要避免过早负重;拆除石膏后用弹力绷带包扎植骨固定部位,防止肢体发生水肿,待功能适应后逐渐去除弹力绷带。

3.健康指导

(1)饮食:保证足够的营养,并多饮水。

(2)活动:指导患者制订活动计划,逐步达到生活自理,提高生活质量。

(3)特殊治疗:对需要继续放疗的,不要轻易中止疗程。

(4)复诊:了解肿瘤切除部位骨修复情况,严防过早负重导致病理性骨折。

二、软骨肉瘤

软骨肉瘤是发生于软骨细胞的恶性骨肉瘤,由肿瘤性软骨细胞及软骨基质组成。软骨肉瘤是颇为常见的恶性骨肿瘤,其发病率仅次于骨肉瘤,其发病年龄多在中年以后,多见于 40～70 岁,根据发病部位不同,可分为中央型及周围型两种。中央型从骨髓腔发生,肿瘤为骨皮质所包绕或穿破骨皮质,多见于长管状骨,特别是股骨和胫骨;周围型从骨肿瘤表层出发,向周围软组织及骨皮质侵犯,多见于骨盆、肩胛骨及肋骨等。少数软骨肉瘤来自软骨瘤和骨软骨瘤的恶性变。

(一)临床表现

局部疼痛及肿块往往是软骨肉瘤的主要症状。近关节的肿瘤常影响关节活动。盆骨的巨大软骨肉瘤可压迫邻近器官,引起相应症状。软骨肉瘤的分化程度对临床经过有一定影响,分化较好的软骨肉瘤往往生长较慢,预后较好。软骨肉瘤一般比骨肉瘤生长慢,转移也较晚。血道转移可至肺、肝、肾及脑等处,淋巴结转移极罕见。软骨肉瘤术后常易复发,多次复发常使恶性程度增加。

（二）辅助检查

X 线检查及病理检查可确诊。

（三）治疗

1.手术治疗

以早期彻底切除病灶为原则。对位于四肢的原发性软骨肉瘤病例,方法与骨肉瘤相同。根据具体情况可行截肢、关节离断、肩胛胸壁间离断或半侧骨盆截肢术等。

继发软骨肉瘤的恶性程度较低,转移较迟,对早期发现者,根据情况可以考虑采用广泛的局部肿瘤切除术和植骨,以保留肢体。

2.放射治疗

对于不能手术的患者,可考虑用放疗抑制肿瘤生长,减轻疼痛。

3.化学治疗

可选用大量甲氨蝶呤联合亚叶酸钙(HD-MTX-CFR)为主方案,适当加入阿霉素和(或)顺铂,配合手术,除去显微病灶,对肿瘤复发或转移有一定疗效。

（四）观察要点

由于骨肉瘤手术创面大,尤其是骶骨切除术、半骨盆切除术、髋关节离断术等,易致切口处出血,有可能发生低血容量性休克。术后应观察血压、脉搏、呼吸、尿量每小时 1 次,及时补充血容量,预防和控制休克。

（五）护理要点

1.非手术治疗及术前护理

(1)心理措施:护士应为患者创造整洁舒适的环境,提供便利条件,满足患者基本需求;要耐心、细致地做好解释工作,消除患者的焦虑、恐惧、悲观、绝望等负性情绪,增强自信心;需要截肢的患者应向患者及家属说明截肢治疗的必要性,假肢的安装与功能重建,使患者克服预感性悲哀心理,配合治疗。

(2)饮食:由于手术、化疗都需要足够的营养支持,因此,保证充足的营养供给尤为重要。鼓励患者定时进餐,多食高蛋白质、高热量、富含维生素、易消化的食物,增加纤维素的摄入,多饮水,预防便秘。

(3)体位:由于肿瘤对骨质破坏大,易发生病理性骨折,故应卧硬板床,避免下地负重;脊柱肿瘤患者翻身时,应保持头、肩、腰、臀在一直线上,防止脊柱扭曲和屈曲造成或加重截瘫。

(4)症状护理。

1)疼痛护理。患者常伴有疼痛,尤以夜间为甚。为了减轻疼痛,应保持病房安静,护理操作时动作要轻;制订适宜止痛计划;按医嘱给予镇痛药物。

2)肿瘤局部护理。肿瘤局部不能用力按摩挤压,不能热敷和理疗,不能涂药油和刺激性药膏,不能随便使用中药外敷,以免刺激肿瘤过度生长或导致破溃。

(5)化疗护理:在术前、术中使用化疗,可杀灭手术时进入血液循环的癌细胞,减少局部复发与远处转移;术后长期化疗既可杀灭手术野之外的亚临床肿瘤,也可作为放疗前用药,以缩小肿瘤,减少照射范围,增加放疗敏感性;同时在放疗之后用药可消除在放射野之外的亚临床肿瘤。

1)做好化疗前的准备工作。①向患者解释化疗的目的、化疗时和化疗后可能出现的反应及预防措施,取得患者配合。②测量体重。由于化疗药物大多是按体重计算的,应严格准确地测量体重。患者必须在清晨、空腹、排空大小便后,只穿贴身衣裤,不穿鞋称量。③准备化疗药物要做到 3 个严格:严格执行三查七对,严格按医嘱剂量给药,严格执行无菌操作技术。

2)化疗不良反应的观察与护理。①胃肠道反应:剧烈呕吐是化疗中最常见和难以忍受的并发症,可遵医嘱采取预防性用药。化疗药前 30 分钟常规给予止吐药物,如昂丹司琼 8mg 缓慢静脉注射,在化疗药注射后 4 小时、8 小时各给药 1 次,即化疗当日给药 3 次。化疗结束后改为 8mg 口服,每天 2 次,共 5 天。告诫患者应注意饮食的调节,根据口味给予清淡、易消化的食物,少食多餐,多饮清水,多吃薄荷类食物及冷食,进食面包、脆饼干、新鲜水果或烤、蒸土豆等;忌食加有香料、肉汁或油腻的食物。②心脏毒性:阿霉素对心脏的毒性较大,遵医嘱限制阿霉素总量在 550mg/m^2 以下,同时使用辅酶 A、三磷酸腺苷和维生素 E。用药前常规进行心电图检查,有条件者可行心电监护,观察心率、脉搏、血压变化。用药过程中多巡视,同时备足抢救药品,如毛花苷丙等。③肾脏毒性:化疗药物,尤其是顺铂和甲氨蝶呤对肾脏的毒性更大,可引起出血性膀胱炎。因此,在化疗前和化疗过程中应进行水化和必要的碱化,嘱患者多饮水,每天输液量 3000mL,使尿量维持在每天2000～3000mL,即尿量维持在 100mL/小时以上;适当补充钾盐,应用碳酸氢钠碱化尿液,保持 pH＞8;另外采用生理盐水稀释药液可抑制顺铂在肾小管水解,使肾脏得到保护。④骨髓抑制:骨髓抑制是化疗的另一严重的并发症,大多数患者在使用化疗药物后出现发热、泌尿道感染、皮肤黏膜感染、腹泻、贫血、全身多处的出血倾向,2 周左右出现白细胞降低,特别是粒细胞减少最为严重。化疗前检查血常规,化疗期间每隔 1 天查血常规。如白细胞＜4×10^9/L,血小板＜80×10^9/L 时暂停化疗,并给予升高白细胞药或适当减小化疗药剂量;血小板＜15×10^9/L 时,需输血小板;血红蛋白＜80g/L需输血。患者需住隔离病房,加强消毒,减少探视,严密监测体温,必要时预防性给予抗生素,并做血培养。接受大剂量强化化疗者,应尽量置于洁净室;当白细胞＜1×10^9/L 时,应置于空气层流室,采取严密的保护性隔离措施。⑤皮肤不良反应:化疗药物有强烈的局部刺激性,一旦外渗可引起周围组织的损伤,出现水肿、疼痛,甚至局部坏死和溃疡。根据化疗药物对机体的刺激程度采用不同的静脉给药方法,一般刺激性药物采用静脉注射法;强刺激性药物采用静脉冲入法。应首先选择弹性好、较粗大的静脉建立输液通道,待静脉滴注通畅后将稀释好的化疗药液,由莫菲氏滴管侧孔冲入,随即冲入葡萄糖注射液 2～3 分钟,待药冲入体内后,再恢复至原滴速;还有相当一部分药物采用静脉滴注法。静脉化疗药使用过程中,若发生药物渗漏或局部有烧灼感时,应立即停止给药,在无菌操作下用原针头接注射器进行多方向穿刺、抽吸,尽可能将渗出液吸净,然后局部封闭,冰敷 24 小时,使局部血管收缩,减缓药物的扩散。⑥脱发:化疗后的脱发带给患者很大心理负担,应做好心理安慰。告诉患者停止化疗后头发可再生,建议暂时佩戴假发,使用睡帽以免头发掉在床上加重心理不适。可在头部扎止血带预防脱发。扎止血带在前额打结,于双颞动脉处的带下垫一块厚10cm 的纱布垫加压,止血带的松紧度以颞动脉远端搏动消失为准。静脉注射药物时,扎带在注药 30 分钟后解开;静脉滴注＜2 小时者,滴完后即去带;静脉滴注＞2 小时者,每小时放松止血带 1～2 分钟,同时减慢输液速度。还可采用海绵冷敷枕持续头枕部冷敷法。化疗前将冻结的海绵冷敷枕置于患者头枕部 5～10 分钟,内垫治疗中使枕后皮温降为 21～27℃再化疗;治疗结束后继续冷敷 15～30 分钟。这两种方法均可降低头部器官对化疗药的敏感度,减少对药物的吸收和降低组织细胞代谢,减少脱发。

（6）放疗护理。

1）放疗前的准备工作。①向患者及家属介绍有关放疗的目的、治疗中可能出现的不良反应及需要配合的事项。尽管软骨肉瘤对放疗不敏感,但在某些情况下,放疗可以用来扩大不充分的外科边界。②对有切口的患者,必须待其愈合后方可进行放疗;若全身或局部有感染时,也需控制感染后再行放疗。

2）放疗不良反应的观察与护理。①皮肤反应:以放射性皮炎为特征。应穿全棉柔软内衣,保持照射部位的清洁,局部可用温水和柔软毛巾轻轻擦拭;避免冷热刺激如热敷、冰敷等;禁用肥皂擦洗或热水浸浴;禁用碘酊、乙醇等刺激性消毒剂;禁止剃毛发,防止损伤皮肤造成感染;禁止在照射区皮肤注射。②骨髓抑制:以白细胞及血小板减少为常见。应每周进行白细胞及血小板计数检查 1～2 次,如白细胞<4×10^9/L,血小板<10×10^9/L,应暂停放疗,并服用维生素 B_4、利血生、鲨肝醇、肌苷、维生素 E 等药物以升高白细胞;并采取保护性隔离,反复输血增强抵抗力,应用抗生素预防感染。③口腔黏膜反应:表现为充血、水肿、唾液分泌减少、疼痛、吞咽困难。在进食前可用 2% 利多卡因喷雾或含漱止痛;还可含服维生素 B_{12} 漱口液(用针剂 0.5mg/支的维生素 B_{12} 10 支加生理盐水 10mL 配制而成)。④营养相对不足:由于放疗在杀伤肿瘤细胞同时,对正常组织也有不同程度的损害。加强营养对促进组织的修复,提高治疗效果,减轻不良反应有重要作用。在放疗间歇期间,给予浓缩优质蛋白质和其他必需的营养素,如牛奶中加鲜橘汁,以迅速补足患者的营养消耗;放疗期间多饮水,维持尿量在每天 3000mL 以上,使毒素迅速排出体外,减轻全身放疗反应。

2.术后护理

（1）伤口护理:观察伤口引流液的量、性状以及伤口敷料渗血情况。骶骨肿瘤切除术后的患者,俯卧、侧卧交替,避免压迫伤口;禁食 3 天,留置导尿管 7 天,以避免大、小便污染伤口。

（2）截肢护理:幻觉痛是指截肢患者在术后相当一段时间内对已经切除部分的肢体存在着一种虚幻的疼痛感觉,其特点多为持续性疼痛,且以夜间为甚,但少有剧烈疼痛。可采取心理诱导和心理治疗,一方面在生活上给予帮助和照顾,通过交往、暗示、说服、诱导等方法,使患者学会放松转移自己的注意力,消除不良心理因素;另一方面,可轻轻叩击神经残端,配合理疗,如热敷、离子导入;早期装配义肢,一般 1～3 个月戴正规义肢后,幻觉痛可逐渐消失。防止患者形成对药物的依赖性,幻觉痛多不主张用镇痛药物,对顽固性幻觉痛除心理治疗外,可行普鲁卡因局部封闭、交感神经阻滞或切除术。

（3）瘤段骨灭活再植术后护理。

1）抬高患肢,促进静脉回流,减轻肿胀。

2）保持负压引流的通畅,每 3～4 小时抽吸 1 次。应避免负压过大,使管腔粘连而不利于引流。观察引流液的颜色、量,并准确记录。

3）石膏固定后,密切观察患肢末端血运、感觉及运动情况。术后 6～8 周摄 X 线摄片,无异常者可拆除石膏,活动关节及下床活动,但要避免过早负重;拆除石膏后用弹力绷带包扎植骨固定部位,防止肢体发生水肿,待功能适应后逐渐去除弹力绷带。

3.健康指导

(1)饮食:保证足够的营养,并多饮水。

(2)活动:指导患者制订活动计划,逐步达到生活自理,提高生活质量。

(3)特殊治疗:对需要继续放疗的,不要轻易中止疗程。

(4)复诊:了解肿瘤切除部位骨修复情况,严防过早负重导致病理性骨折。

三、尤因肉瘤

尤因肉瘤起源于骨髓的间充质细胞的恶性骨肿瘤。在原始恶性骨肿瘤中居第 6 位,其恶性度高,发展快,病程短,早期即可广泛转移,预后不良。

尤因肉瘤是少见的恶性骨肿瘤,占恶性骨肿瘤的 7%,好发于 10～25 岁青少年,发生于 5 岁以下及 30 岁以上者均少见,男女之比约为(2.0～2.5):1,肿瘤恶性度高、发展迅速、预后极差。全身骨骼的任何部位均可发病,但以四肢长骨干为好发部位,其次为干骺端。多见于股骨、腓骨、胫骨、髂骨和肩胛骨。

有的文献将尤因肉瘤分为 3 型:①溶骨型,以骨质破坏为主,可有少量骨膜新生骨或小针状骨形成;②硬化型,瘤区内骨增生硬化,骨皮质外出现大量的针状与骨膜新生骨,骨质破坏不易观察或仅有少量骨质破坏可见;③混合型,骨质破坏与骨膜增生基本等量混合表现。

(一)病情评估

1.病史

肿块出现的时间以及增大的速度,是否伴有局部红、肿、热、痛,是否有全身发热,身体一般情况是否迅速恶化,是否有外伤史及其他部位化脓性感染史。了解患者既往健康史,是否有恶性肿瘤家族史。

2.病变局部情况

①望诊:局部是否有肿块,皮肤颜色有无改变。②触诊:肿块的范围、大小,是否有明显压痛,局部皮肤温度是否升高。③量诊:肿胀的程度,邻近关节的活动度。

3.心理—社会支持

患者及家属对疾病的认识及其对治疗的态度。

4.临床特点

局部疼痛和肿块,肿块具有显著的压痛,伴有皮温升高、皮肤发红,可伴有全身症状如厌食、发热、寒颤、白细胞升高及血沉增快等现象,早期即可发生转移,影响全身骨骼及内脏,而淋巴结却很少累及。

5.辅助检查

(1)X 线检查:病变较广泛,甚至波及全骨干。患骨表现为不规则的骨质疏松,并有斑点状溶骨型骨质破坏,有如虫蛀样。骨皮质破坏后,可出现软组织肿块阴影。发生于长管状骨的尤因肉瘤,有时出现葱皮样骨膜反应。

(2)病理检查:大体见灰白色鱼肉样组织。镜下见小圆细胞密集成堆,核大深染呈圆形或椭圆形,胞质少,胞膜不清,细胞排列成圈,如菊花,但无蕊,故称"假菊花团"。细胞堆之间有纤维间隙。组织化学检查以显示丰富糖原为特征。

(3)实验室检查:贫血征、血沉加快,白细胞升高及核左移。

6.治疗

(1)药物治疗。

1)止吐药。由于化疗药物本身或其代谢产物会刺激大脑引胃肠道反应,此时,可选择昂丹司琼、格拉司琼、甲氧氯普胺等止吐药,缓解化疗药物引起的恶心、呕吐等症状。

2)止痛药:此类药物可缓解肿瘤所致的疼痛,常用药物有布洛芬、酮洛芬、双氯芬酸等。

(2)相关药品:昂丹司琼、格拉司琼、甲氧氯普胺、布洛芬、酮洛芬、双氯芬酸、长春新碱、阿霉素、环磷酰胺、异环磷酰胺、依托泊苷。

(3)手术治疗:尤因肉瘤的局部外科治疗既要有效地控制局部的复发率,又要减少保肢术后的并发症。在外科边界有保证的情况下,外科治疗应是首选方法。经过有效的化疗,需行广泛手术切除的适应证包括:

1)位于切除后不影响功能的骨骼上的单发病灶;

2)重要的骨骼上的病灶经广泛切除与重建后,造成的功能障碍明显小于放疗所造成的功能障碍;

3)放疗后出现孤立的局部复发;

4)大的病灶造成骨质大部分或全部破坏,骨折不可避免者;

(4)放化疗。

1)化学治疗。通过化学药物杀死肿瘤细胞或阻止肿瘤细胞分裂,进而抑制肿瘤的生长。通常联合两种或多种药物,采用口服或静脉输注的方式。常用药物包括长春新碱、阿霉素、环磷酰胺、异环磷酰胺、依托泊苷。化学治疗适用于以下几种情况:①可能使肿瘤缩小,并使其更容易通过手术或放射疗法清除癌症;②手术或放疗后,可能会继续进行化学疗法治疗,以杀死可能残留的癌细胞;③对于晚期癌症,化学疗法可能有助于缓解疼痛并减缓肿瘤的生长。

2)放射治疗。使用 X 射线和质子等高能射线杀死癌细胞的方法。在放射治疗期间,能量束从一台机器上发出,当患者躺在治疗台上时,机器会在患者周围移动。将光束小心地对准尤因肉瘤区域,以减少损坏周围健康细胞的风险。放射治疗适用于以下情况:①手术后杀死残留的癌细胞;②如果尤因肉瘤位于无法进行手术或会导致无法接受的功能结局(例如肠或膀胱功能丧失)的身体部位,则也可以代替手术;③对于晚期尤因肉瘤,放射疗法可以减缓肿瘤的生长并帮助患者缓解疼痛。

(二)护理问题

1.焦虑、恐惧

与肢体功能丧失或对预后的担心有关。

2.疼痛

与肿瘤压迫或浸润神经、手术创伤、截肢后的患肢痛有关。

3.躯体移动障碍

与疼痛或肢体功能受损有关。

4.营养不良

与恶病质、食欲不振有关。

5.有皮肤受损的危险

与患者长期卧床、放疗反应及化疗药物外渗有关。

6.有口腔黏膜改变

与化疗药物及抗生素的应用有关。

7.自我形象紊乱

与肿瘤引起的肢体畸形、手术截肢及化疗药物的不良反应有关。

8.知识缺乏

肿瘤局部护理知识缺乏。

9.睡眠障碍

与疼痛及焦虑有关。

10.潜在并发症

病理性骨折、血容量不足、肢体的废用综合征、自杀倾向、压疮、肺炎、泌尿系感染、便秘等。

（三）护理目标

（1）患者能够调整心态，顺应身体的变化。

（2）患者疼痛得到缓解或消除。

（3）患者能够在床上活动或下床活动。

（4）维持机体的营养代谢平衡。

（5）无压疮及抗肿瘤药物外渗。

（6）患者无口腔溃疡发生。

（7）患者乐观开朗，自己充满信心。

（8）患者对疾病相关知识有一定了解。

（9）患者睡眠良好。

（10）无并发症发生。

（四）护理措施

参见"骨肉瘤"的相关内容。

四、脊索瘤

脊索瘤是一种先天性、来源于残余的胚胎性脊索组织的恶性肿瘤。脊索瘤是一种罕见的低度恶性肿瘤，起源于残余的胚胎脊索，沿脑脊髓轴生长。本病约 50％发生于骶尾部，35％发生于骶骨底区，15％发生于椎体。

（一）病情评估

1.病史

病变局部疼痛的性质及疼痛的时间；若疑为骶尾部脊索瘤，是否有大、小便失禁，以判断肿瘤是否引起了括约肌的损害。了解患者既往健康状况，有无手术史及药物过敏史，家庭成员中是否有恶性肿瘤病史。

2.局部情况

望诊:病变局部是否有肿块。触诊:病变局部是否有压痛;若疑为骶尾部脊索瘤,肛门指检时在骶前可触及表面光滑、质硬、基底部固定伴有压痛的肿块。

3.心理—社会支持

患者及家属对疾病的认识及其对治疗的态度。

4.临床特点

病程长,平均在3年以上,头痛为最常见症状,痛性质是持续性钝痛,常为全头痛,也可向枕部或颈部展,因肿瘤部位,肿瘤的发展方向不同其临床表现各有所不同。

(1)鞍部脊索瘤:主要表现为阳痿,闭经,身体发胖等;视神经受压产生原发性视神经萎缩,视力减退以及双颞偏盲等。

(2)鞍旁部脊索瘤:主要表现为动眼神经、滑车神经、外展神经麻痹,以外展神经受累较为常见。

(3)斜坡部脊索瘤:主要表现为脑干受压症状,即步行障碍,锥体束征,外展神经、面神经功能损害。由于肿瘤发生于颅底,可引起交通性脑积水,如:肿瘤向桥小脑角发展,出现听觉障碍、耳鸣、眩晕,若起源于鼻咽壁远处,常突到鼻咽引起鼻不通气、疼痛,可见脓性或血性分泌物。

5.辅助检查

(1)X线检查:可见脊索瘤在骶尾骨骨质破坏有多种形式,包括纯溶骨性破坏、膨胀性骨破坏、髓腔蔓延、骶孔破坏、骨质增生硬化改变、软组织肿块和钙化(骨化)与残留骨影。颅底病变脊索瘤破坏包括蝶鞍、斜坡、一侧岩骨尖及蝶骨大翼等,多为溶骨性破坏。

(2)CT检查:若疑为骶尾部病变,平扫显示为尾部骨质破坏,软组织肿块或压迫直肠、臀肌和骨盆肌。肿瘤内常见点状高密度影。增强扫描见肿瘤边缘部分强化较明显,中央呈轻度强化。

(3)MRI检查:能清晰显示脊索瘤的范围和生长情况。

(二)护理问题

1.焦虑、恐惧

与肢体功能丧失或对预后的担心有关。

2.疼痛

与肿瘤压迫或浸润神经、手术创伤、截肢后的患肢痛有关。

3.躯体移动障碍

与疼痛或肢体功能受损有关。

4.营养不良

与恶病质、食欲不振有关。

5.有皮肤受损的危险

与患者长期卧床、放疗反应及化疗药物外渗有关。

6.有口腔黏膜改变

与化疗药物及抗生素的应用有关。

7.自我形象紊乱

与肿瘤引起的肢体畸形、手术截肢及化疗药物的不良反应有关。

8.知识缺乏

肿瘤局部护理知识缺乏。

9.睡眠障碍

与疼痛及焦虑有关。

10.潜在并发症

病理性骨折、血容量不足、肢体的废用综合征、自杀倾向、压疮、肺炎、泌尿系感染、便秘等。

(三)护理目标

(1)患者能够调整心态,顺应身体的变化。

(2)患者疼痛得到缓解或消除。

(3)患者能够在床上活动或下床活动。

(4)维持机体的营养代谢平衡。

(5)无压疮及抗肿瘤药物外渗。

(6)患者无口腔溃疡发生。

(7)患者乐观开朗,对自己充满信心。

(8)患者对疾病相关知识有一定了解。

(9)患者睡眠良好。

(10)无并发症发生。

(四)护理措施

1.非手术治疗及术前护理

(1)心理护理:向患者及其家属讲解脊索瘤的特点、治疗方法与预后,以便心中有数并配合治疗。由于该病病变部位的限制,手术十分困难,且很难彻底切除,术后复发率极高,但与放疗联合应用,可使局部复发率降低。另外,对不能手术切除或多次复发或未能彻底切除的肿瘤,放疗能缓解症状,抑制肿瘤生长,延长生存期。对于第 3 骶椎以上的肿瘤,切除骶骨时可能损伤骶丛神经。

(2)症状护理。

1)尿潴留。①对心理因素导致的尿潴留患者给予暗示,以放松肌肉,并创造排尿环境,消除顾虑。②对行麻醉术后或不习惯卧床排便等功能性尿潴留患者,采用甘油灌肠剂 10～20mL 肛门塞入法可助排尿,其机理是肛门括约肌和膀胱括约肌的协同作用。③按摩腹部操作者将手置于患者下腹部膀胱膨隆处,向左右轻轻按摩 10～20 次,促进腹肌松弛。然后一手掌自膀胱底部向下推移按压,另一手以全掌压关元、中极两穴位,以促排尿。注意用力要均匀,由轻而重,逐渐加大压力,切忌用力过猛而损伤膀胱。持续按摩 3 分钟后,尿液即可排出,但仍不能松手,直至尿液排空。若患者膀胱高度膨胀,病情严重时,首次排尿不得超过 1000mL,以免由于腹压突然降低引起虚脱或因膀胱内压力突然降低而引起膀胱黏膜急剧充血导致血尿。

年老体弱及有高血压病史的患者慎用按摩法排尿。④针刺中极、三阴交等穴,以促排尿。⑤上述措施无效或尿潴留为梗阻引起,则选用导尿术,必要时留置导尿管。对于留置导尿管的患者使用气囊导尿管,插管见尿后,再插入 3～4cm,必须确认导尿管的气囊进入膀胱后才能注入生理盐水 10～30mL 以固定;在拔管前应先抽出生理盐水,而后拔管,以免损伤尿道和前列腺致大出血。应对患者及家属进行宣教,以免患者因插管不适时自行违规拔管。至于留置导尿管的引流袋,尽量使用抗逆流袋且每周更换 1～2 次,并保持会阴部清洁,消毒尿道口及导尿管近端 10cm 处,每天 2 次,以防感染。

2)便秘。重建正常排便形态:定时排便,注意便意,食用促进排泄的食物,摄取充足水分,进行力所能及的活动等。①可于早餐前适当饮用较敏感的刺激物(如咖啡、茶、热水或柠檬汁等热饮料),以促进排便。②在早餐后协助患者排便。因在饭后,尤其是早餐后,由于肠蠕动刺激而产生多次的胃结肠反射。③给患者创造合适的环境(如用屏风或布帘遮挡)、充足的时间排便。④利用腹部环状按摩协助排便。在左腹部按摩,可促进降结肠上端之粪便往下移动。⑤轻压肛门部位促进排便。⑥使用甘油栓塞肛,刺激肠壁引起排便反应并起局部润滑作用以协助和养成定时排便的习惯。⑦使用轻泻剂,如口服大黄碳酸氢钠(每次 3g,每 6 小时 1 次,连服 3 次)以软化大便而排出秘结成团的"粪石"。该药还有一定的降温作用。因此,使用大黄碳酸氢钠治疗低热伴有粪石者有较好的疗效。在此,也提醒护理人员,对于发热患者应首先询问有无便秘,并给予相应处理。⑧告诉患者在排便时适当用力,以促进排便。协助进行增强腹部肌肉力量的锻炼。⑨合理饮食:多食植物油,起润肠作用;选用富含植物纤维的食物,如粗粮、蔬菜、水果、豆类及其他粗糙食物。这些不易被消化的植物纤维可增加食物残渣,刺激肠壁促进肠管蠕动,使粪便及时排出;多食果汁、新鲜水果及果酱等食物,蜂蜜、凉拌黄瓜、萝卜、白薯等食物也有助于排便;多饮水和多喝饮料,每天饮水量>3000mL,可防止粪便干燥;少食多餐,以利于消化吸收;多食酸奶,以促进肠蠕动;避免食用刺激性食物,如辣椒、生姜。⑩协助医师积极为患者消除引起便秘的直接因素,如妥善处理骨盆骨折、痔疮局部用药等。

3)解除不适症状。①肛门注入甘油灌肠剂 10～20mL,临床证明对直肠型便秘效果尤佳;②对便秘伴有肠胀气时,用肛管排气;③在软化大便的前提下,油类保留灌肠;④戴手套用手指挖出粪便,但应防止损伤直肠黏膜或导致痔疮出血。

4)维持身体清洁和舒适:大便后清洁肛门周围并洗手,更换污染床单,倾倒大便并开窗排除异味等。

5)皮肤:由于患者大、小便失禁,若病变在骶尾部则更易发生皮肤破损,应卧智能气垫床垫,保持会阴部清洁、干爽。

(3)饮食:由于手术、化疗都需要足够的营养支持,因此,保证充足的营养供给尤为重要。鼓励患者定时进餐,多食高蛋白质、高热量、高维生素、易消化的食物,增加纤维素的摄入,多饮水,预防便秘。

(4)体位:由于肿瘤对骨质破坏大,易发生病理性骨折,故应卧硬板床,避免下地负重;脊柱肿瘤患者翻身时,应保持头、肩、腰、臀在一直线上,防止脊柱扭曲和屈曲造成或加重截瘫。

(5)术前准备。

1)肠道准备。骶尾部病变患者术前 3 天开始进流质饮食,术前 1 天禁食,术前晚及术晨均清洁灌肠，以防术中及术后污染切口。

2）备足够的血。由于手术出血多，常需大量输血而需备足够的血。

（6）化疗护理：在术前、术中使用化疗，可杀灭手术时进入血液循环的癌细胞，减少局部复发与远处转移；术后长期化疗既可杀灭手术野之外的亚临床肿瘤，也可作为放疗前用药，以缩小肿瘤，减少照射范围，增加放疗敏感性；同时在放疗之后用药可消除在放射野之外的亚临床肿瘤。

1）做好化疗前的准备工作。①向患者解释化疗的目的、化疗时和化疗后可能出现的反应及预防措施，取得患者配合。②测量体重。由于化疗药物大多是按体重计算的，应严格准确地测量体重。患者必须在清晨、空腹、排空大小便后，只穿贴身衣裤，不穿鞋称量。③准备化疗药物要做到3个严格。严格执行三查七对，严格按医嘱剂量给药，严格执行无菌技术操作。

2）化疗并发症的观察与护理。①胃肠道反应：剧烈呕吐是化疗中最常见和难以忍受的并发症，可遵医嘱采取预防性用药。化疗药前30分钟常规给予止吐药物，如昂丹司琼8mg缓慢静脉注射，在化疗药注射后4小时、8小时各给药1次，即化疗当日给药3次。化疗结束后改为8mg口服，每天2次，共5天。告诫患者应注意饮食的调节，根据口味给予清淡、易消化的食物，少食多餐，多饮清水，多吃薄荷类食物及冷食，进食面包、脆饼干、新鲜水果或烤、蒸土豆等；忌食加有香料、肉汁或油腻的食物。②心脏毒性：阿霉素对心脏的毒性较大，遵医嘱限制阿霉素总量在 $550mg/m^2$ 以下，同时使用辅酶A、三磷酸腺苷和维生素 E。用药前常规进行心电图检查，有条件者可行心电监护，观察心率、脉搏、血压变化。用药过程中多巡视，同时备足抢救药品，如毛花苷丙等。③肾脏毒性：化疗药物，尤其是顺铂和甲氨蝶呤对肾脏的毒性更大，可引起出血性膀胱炎。因此，在化疗前和化疗过程中应进行水化和必要的碱化。嘱患者多饮水，每天输液量 3000mL，使尿量维持在每天 2000～3000mL，即尿量维持在 100mL/h 以上；适当补充钾盐，应用碳酸氢钠碱化尿液，保持 pH＞8；另外采用生理盐水稀释药液可抑制顺铂在肾小管水解，使肾脏得到保护。④骨髓抑制：骨髓抑制是化疗的另一严重的并发症，大多数患者在使用化疗药物后出现发热、泌尿道感染、皮肤黏膜感染、腹泻、贫血、全身多处的出血倾向，2周左右出现白细胞降低，特别是粒细胞减少最为严重。化疗前检查血常规，化疗期间每隔1天查血常规。如白细胞 $<4×10^9/L$，血小板 $<80×10^9/L$ 时暂停化疗，并给予升高白细胞药或适当减小化疗药剂量；血小板 $<15×10^9/L$ 时，需输血小板；血红蛋白 $<80g/L$ 需输血。患者需住隔离病房，加强消毒，减少探视，严密监测体温，必要时预防性给予抗生素，并做血培养。接受大剂量强化化疗者，应尽量置于洁净室；当白细胞 $<1×10^9/L$ 时，应置于空气层流室，采取严密的保护性隔离措施。⑤皮肤不良反应：化疗药物有强烈的局部刺激性，一旦外渗可引起周围组织的损伤，出现水肿、疼痛，甚至局部坏死和溃疡。应根据化疗药物对机体的刺激程度采用不同的静脉给药方法，一般刺激性药物采用静脉注射法；强刺激性药物采用静脉冲入法。首先选择弹性好、较粗大的静脉建立输液通道，待静脉滴注通畅后将稀释好的化疗药液，由莫菲滴管侧孔冲入，随即冲入葡萄糖注射液2～3分钟，待药冲入体内后，再恢复至原滴速；还有相当一部分药物采用静脉滴注法。静脉化疗药物使用过程中，若发生药物渗漏或局部有烧灼感时，应立即停止给药，在无菌操作下用原针头接注射器进行多方向穿刺、抽吸，尽可能将渗出液吸净，然后局部封闭，冰敷24小时，使局部血管收缩，减缓药物的扩散。⑥脱发：化疗后的脱发

带给患者很大心理负担,患者自我形象紊乱,应做好心理安慰。告诉患者停止化疗后头发可再生,建议暂时佩戴假发,使用睡帽以免头发掉在床上加重心理不适。可在头部扎止血带预防脱发。扎止血带在前额打结,于双颞动脉处的带下垫一块厚 10cm 的纱布垫加压,止血带的松紧度以颞动脉远端搏动消失为准。静脉注射药物时,扎带在注药 30 分钟后解开,静脉滴注<2小时者,滴完即去带;静脉滴注>2 小时者,每 1 小时放松止血带 1～2 分钟,同时减慢输液速度。还可采用海绵冷敷枕持续头枕部冷敷法。化疗前将冻结的海绵冷敷枕置于患者头枕部(内垫治疗巾)5～10 分钟,使枕后皮温降为 21～27℃再化疗;治疗结束后继续冷敷 15～30 分钟。这两种方法均可降低头部器官对化疗药的敏感度,减少对药物的吸收和降低组织细胞代谢,减少脱发。

(7)放疗护理。

1)放疗前的准备工作。①向患者及家属介绍有关放疗的目的、治疗中可能出现的不良反应及需要配合的事项。②对有切口的患者,必须待其愈合后方可进行放疗,若全身或局部有感染时,也需控制感染后再行放疗。

2)放疗并发症的观察与护理。①皮肤反应:以放射性皮炎为特征。应穿全棉柔软内衣,保持照射部位的清洁,局部可用温水和柔软毛巾轻轻擦拭;避免冷热刺激如热敷、冰敷等;禁用肥皂擦洗或热水浸浴;禁用碘酊、乙醇等刺激性消毒剂;禁止剃毛发,防止损伤皮肤造成感染;禁止在照射区皮肤注射。②骨髓抑制:以白细胞及血小板减少为常见。应每周进行白细胞及血小板计数检查 1～2 次,如白细胞 $4×10^9$/L,血小板<$10×10^9$/L,应暂停放疗,并服用维生素 B_4、利生血、沙肝醇、肌苷、维生素 E 等药物以升高白细胞;并采取保护性隔离,反复输血增强抵抗力,应用抗生素预防感染。③口腔黏膜反应:表现为充血、水肿、唾液分泌减少、疼痛、吞咽困难。在进食前可用 2% 利多卡因喷雾或含漱止痛;还可含服维生素 B_{12} 漱口液(用针剂0.5mg/支的维生素 B_{12} 10 支加生理盐水 10mL 配制而成)。④营养相对不足:由于放疗在杀伤肿瘤细胞同时,对正常组织也有不同程度的损害。加强营养对促进组织的修复,提高治疗效果,减轻不良反应有重要作用。在放疗间歇期间,给予浓缩优质蛋白质和其他必需的营养素,如牛奶中加鲜橘汁,以迅速补足患者的营养消耗;放疗期间多饮水,维持尿量每天 3000mL 以上,使毒素迅速排出体外,减轻全身放疗反应。

2.术后处理

(1)潜在并发症的观察与处理。

1)休克。由于手术出血多,因此需密切观察生命体征及尿量的变化,并补充足够的血容量,以防休克。

2)切口感染。术后禁食 3 天,然后进流质饮食直至切口愈合,以防大便污染切口,且避免排大便时用力而影响切口愈合。加强静脉营养,预防营养不足而影响伤口愈合。

3)压疮。采用俯卧位或切口处垫气圈,以避免切口处受压。

(2)截肢护理:幻觉痛是指截肢患者在术后相当一段时间内对已经切除部分的肢体存在着一种虚幻的疼痛感觉,其特点多为持续性疼痛,且以夜间为甚,但少有剧烈疼痛。可采取心理诱导和心理治疗,一方面在生活上给予帮助和照顾,通过交往、暗示、说服、诱导等方法,使患者学会放松转移自己的注意力,消除不良心理因素;另一方面,可轻轻叩击神经残端,配合理疗,如热敷、离子导入;早期装配义肢,一般 1～3 个月穿正规义肢后,幻觉痛可逐渐消失。防止患者形成对药物的依赖性,幻肢痛多不主张用镇痛药物,对顽固性幻觉痛除心理治疗外,可行普鲁卡因局部封闭、交感神经阻滞或切除术。

(3)瘤段骨灭活再植术后护理。

1)抬高患肢,促进静脉回流,减轻肿胀。

2)保持负压引流的通畅,每 3～4 小时抽吸 1 次。应避免负压过大,使管腔粘连而不利于引流。观察引流液的颜色、量,并准确记录。

3)石膏固定后,密切观察患肢末端血运、感觉及运动情况。术后 6～8 周行 X 线检查,无异常者可拆除石膏,活动关节及下床活动,但要避免过早负重;拆除石膏后用弹力绷带包扎植骨固定部位,防止肢体发生水肿,待功能适应后逐渐去除弹力绷带。

(五)康复与健康指导

(1)饮食:保证足够的营养,并多饮水。

(2)活动:指导患者制订活动计划,逐步达到生活自理,提高生活质量。

(3)特殊治疗:需要继续放疗、化疗者,不要轻易中止疗程。

(4)复诊:了解肿瘤切除部位骨修复情况,严防过早负重导致病理性骨折。

(刘菊新)

第九节　骨巨细胞瘤

骨巨细胞瘤是一种起源于松质骨的溶骨性肿瘤,临床比较常见,属潜在恶性。发病年龄多在 20～40 岁,发病部位可在任何骨骼,以股骨下端、胫骨上端、桡骨下端和肱骨上端最多见。病理特点是出现以成纤维样梭形细胞和散在多核巨细胞为主的结构。多核巨细胞甚多,梭形细胞分化良好者属Ⅰ级,为良性。多核巨细胞很少,梭形细胞分化较差,有丝分裂象多者属Ⅲ级,为恶性。介于两者之间者为Ⅱ级。

一、临床表现

早期症状是局部疼痛及压痛,疼痛性质可为间歇性。位于浅表部位者,可出现局部肿胀或肿块。当肿瘤增大而使表面骨皮质膨胀变薄时,触之有捏乒乓球样感觉。位于脊椎的肿瘤,可引起相应神经压迫症状。

二、辅助检查

X 线片表现骨骺处有局限的囊性改变,一般呈溶骨性破坏,也可有"肥皂泡"样改变,其扩展一般为软骨所限。不破入关节,少有骨膜反应,肿瘤范围清楚,初发时病变在骨骺内旁侧,发展后可占骨端的全部,骨皮质膨胀变薄,有的可以穿破,进入软组织。X 线片可显示其一般特点,但仍不足以确诊。

三、治疗

属 $G_0 T_0 M_{0\sim1}$ 者,以手术治疗为主,采用切除术加灭活处理,再植入自体或异体骨或骨水泥,但易复发。对于复发者,应做切除或节段切除术或假体植入术。属 $G_{1\sim2} T_{1\sim2} M_0$ 者,采用广泛或根治切除,化疗无效。

四、护理措施病情评估

1.病史

病变局部疼痛的性质及疼痛的时间;若疑为骶尾部脊索瘤,是否有大、小便失禁,以判断肿瘤是否引起了括约肌的损害。了解患者既往健康状况,有无手术史及药物过敏史,家庭成员中是否有恶性肿瘤病史。

2.局部情况

望诊:病变局部是否有肿块。触诊:病变局部是否有压痛;若疑为骶尾部骨巨细胞瘤,肛门指检时在骶前可触及表面光滑、质硬、基底部固定伴有压痛的肿块。

3.心理—社会支持

患者及家属对疾病的认识及其对治疗的态度。

4.临床特点

早期症状是局部疼痛及压痛,疼痛性质可为间歇性。位于浅表部位者,可出现局部肿胀或肿块。当肿瘤增大而使表面骨皮质膨胀变薄时,触之有捏乒乓球样感觉。位于脊椎的肿瘤,可引起相应神经压迫症状。

5.辅助检查

X线检查显示为骨端偏心性溶骨性破坏而无骨膜反应,呈肥皂样改变;骨皮质膨胀变薄,有时穿破进入软组织。

五、护理问题

1.焦虑、恐惧

与肢体功能丧失或对预后的担心有关。

2.疼痛

与肿瘤压迫或浸润神经、手术创伤、截肢后的患肢痛有关。

3.躯体移动障碍

与疼痛或肢体功能受损有关。

4.营养不良

与恶病质、食欲不振有关。

5.有皮肤受损的危险

与患者长期卧床、放疗反应及化疗药物外渗有关。

6.有口腔黏膜改变

与化疗药物及抗生素的应用有关。

7.自我形象紊乱

与肿瘤引起的肢体畸形、手术截肢及化疗药物的不良反应有关。

8.知识缺乏

肿瘤局部护理知识缺乏。

9.睡眠障碍

与疼痛及焦虑有关。

10.潜在并发症

病理性骨折、血容量不足、肢体的废用综合征、自杀倾向、压疮、肺炎、泌尿系感染、便秘等。

六、护理目标

(1)患者能够调整心态,顺应身体的变化。

(2)患者疼痛得到缓解或消除。

(3)患者能够在床上活动或下床活动。

(4)维持机体的营养代谢平衡。

(5)无压疮及抗肿瘤药物外渗。

(6)患者无口腔溃疡发生。

(7)患者乐观开朗,对自己充满信心。

(8)患者对疾病相关知识有一定了解。

(9)患者睡眠良好。

(10)无并发症发生。

七、护理措施

(一)术前护理

1.心理护理

骨巨细胞瘤为潜在恶性肿瘤,患者心理压力大;加上所实施的人工关节置换、异体骨与关节移植都是大手术,对患者精神刺激也很大。护士要关心理解患者,多与其沟通,保持患者情绪稳定,能接受并积极配合治疗。

2.饮食

宜高蛋白质、高能量、高维生素类饮食,以增强机体抵抗力及组织修复愈合能力。

3.疼痛

在进行护理操作时动作要轻柔、准确;疼痛较轻者可采用分散疗法,冷敷、按摩等;对疼痛严重而诊断已明确者,在局部对症处理前可应用芬太尼、哌替啶等镇痛药物,以减轻患者的痛苦。

4.预防感染

必须重视患者全身及局部皮肤的清洁,术前3天开始用肥皂水清洗手术部位皮肤,用无菌巾包扎;术前1天用肥皂水清洗局部皮肤后,剃掉该区汗毛,用70％乙醇消毒皮肤,最后用无菌巾包扎;术前日做全身皮肤、毛发清洁。术前2～3天遵医嘱使用抗生素治疗。术前日,病房及其用物彻底清洁与消毒。

(二)术后护理

1.体位

根据手术性质、部位决定体位。如人工髋关节置换术后应保持患肢外展中立位,膝关节置换术后保持膝关节屈曲10°中立位。

2.病情观察与处理

(1)伤口:注意伤口渗血和引流情况,记录引流液的量和性状。出血多时要及时报告医师,更换敷料,加压包扎;如有截肢断端大出血,应立即压迫止血或以止血带止血并及时输血。

(2)患肢:注意患肢远端血运情况。上肢手术后观察桡动脉搏动,下肢手术后则观察足背动脉搏动。肢体有无肿胀、色泽及温度的改变,包扎有无过紧,有无神经损伤表现。

3.外固定

护理外固定方式与时间:植骨术后3～4周内,植入骨小血管容易损伤,因此需对相应部位有效固定。如股骨植骨内固定后常需用托马斯(Thomas)夹板先固定4周,然后再用髋人字石膏固定2个月;肱骨骨折植骨内固定后加外固定制动3～4周。

4.警惕排斥反应

骨与关节移植排斥反应虽较脏器移植排斥反应发生率低,也应提高警惕。若患者出现高热、移植关节处肿胀、疼痛、积液及浆液性液体自伤口渗出,血中黏蛋白及白细胞计数升高等,则应考虑排斥反应。防治:配合医师,为术后患者应用氢化可的松等激素5～7天,必要时使用免疫抑制剂。

5.功能锻炼

功能锻炼对改善肢体功能非常重要,可借助关节被动活动器持续练习髋、膝、踝关节的活动。下肢手术后即可开始股四头肌的等长收缩和足趾活动,术后1～2周逐渐进行关节活动。髋关节置换者练习外展运动,术后2周扶拐下地,站立负重;膝关节置换者锻炼伸屈运动,睡眠时使膝关节屈曲20°;异体骨与关节移植者,当X线摄片显示异体骨与宿主骨连接处愈合后,可适当锻炼,逐渐增加活动量,以防异体骨发生骨折。

八、康复与健康指导

1.活动

异体骨与关节移植术后应避免早期负重,防止骨折。

2.石膏护理

行石膏固定后应注意患肢末梢血运及石膏固定的效果,如发现石膏松动,应及时更换。

3.锻炼

继续进行患肢的功能锻炼,以防止关节僵直和肌肉失用性萎缩,最大限度地改善移植肢体功能。

4.复查

由于骨巨细胞瘤复发率较高并有恶变倾向,要定期复查,以便了解肿瘤切除部位骨修复情况,及时发现病情变化,及时治疗。

（刘菊新）

参考文献

[1]龚仁蓉,许瑞华,冯金华.肝胆胰脾外科护理[M].北京:科学出版社,2022.

[2]何丽娟,武爱萍.外科护理查房案例分析[M].北京:中国医药科技出版社,2019.

[3]甄莉,宋慧娟,叶新梅.普通外科护理健康教育[M].北京:科学出版社,2018.

[4]王萌,郝强.外科护理[M].北京:科学出版社,2018.

[5]兰华,陈炼红,刘玲贞.护理学基础[M].北京:科学出版社,2013.

[6]白凤霞.基础护理操作技术[M].兰州:兰州大学出版社,2017.

[7]王丽芹,李丽,宋楠.外科护理急性事件处理预案[M].北京:科学出版社,2017.

[8]田姣,李哲.实用普外科护理手册[M].北京:化学工业出版社,2017.

[9]杨玉南,杨建芬.外科护理学笔记[M].3版.北京:科学出版社,2014.

[10]王萌,张继新.外科护理[M].北京:科学出版社,2016.

[11]唐少兰,杨建芬.外科护理[M].3版.北京:科学出版社,2015.

[12]丁淑贞,吴冰.普通外科临床护理一本通[M].北京:中国协和医科大学出版社,2016.

[13]陶红,张伟英,叶志霞.外科护理查房[M].2版.上海:上海科学技术出版社,2016.

[14]丁蔚,王玉珍,胡秀英.消化系统疾病护理实践手册[M].北京:清华大学出版社,2016.

[15]熊云新,叶国英.外科护理学[M].3版.北京:人民卫生出版社,2014.

[16]张红,黄伦芳.外科护理查房手册[M].北京:化学工业出版社,2014.

[17]钱火红,朱建英,刘燕敏.外科护理教学查房[M].2版.北京:人民军医出版社,2009.

[18]宁宁,朱红,陈佳丽.骨科护理手册[M].2版.北京:科学出版社,2021.

[19]赵志荣,全小明,陈捷.骨科护理健康教育[M].北京:科学出版社,2018.

[20]孙育红.手术室护理操作指南[M].2版.北京:科学出版社,2019.

[21]郭莉.手术室护理实践指南[M].北京:人民卫生出版社,2020.